关节外科诊治策略

主编 孙 伟 李子荣

科学出版社

北京

内 容 简 介

本书分为四部分，共 31 章。分别阐述了常见疾病的诊疗策略；人工关节置换术围术期的处理；髋关节置换术常见并发症的处理；膝关节置换术并发症的处理。全书从关节外科常见疾病的基础知识到临床应用，详细介绍以关节疾病为主，阐述髋、膝人工关节置换围术期和并发症处理的诊疗手段、典型病例及诊疗流程。

本书适合骨科专业医护人员、研究生、进修生、基地培养住院医师及全科医师等参考阅读。

图书在版编目（CIP）数据

关节外科诊治策略 / 孙伟，李子荣主编. —北京：科学出版社，2018.1
ISBN 978-7-03-055607-3

Ⅰ.关⋯ Ⅱ.①孙⋯②李⋯ Ⅲ.关节疾病—外科手术 Ⅳ.R687.4

中国版本图书馆CIP数据核字（2017）第286328号

责任编辑：王海燕 / 责任校对：张小霞
责任印制：肖 兴 / 封面设计：吴朝洪

科 学 出 版 社 出版

北京东黄城根北街 16 号
邮政编码：100717
http://www.sciencep.com

三河市春园印刷有限公司 印刷
科学出版社发行 各地新华书店经销

*

2018 年 1 月第 一 版 开本：787×1092 1/16
2018 年 1 月第一次印刷 印张：20 1/2 插页：2
字数：486 000
定价：138.00 元
（如有印装质量问题，我社负责调换）

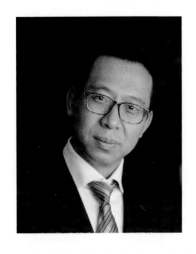

孙伟 主任医师，教授，博士生导师。中日友好医院骨科主任医师，中国医学科学院北京协和医学院博士研究生导师，北京航空航天大学生物医学工程学院兼职博士生导师及医工交叉医学导师，北京大学医学部教授。曾先后在香港大学玛丽医院、法国 Henri Mondor 医院、德国 Rummsberg 医院和 Mainz 医院、美国 HSS 和 Mount Sinai Berth Israel 医院研修股骨头坏死治疗及人工关节手术技术。2013—2014年在美国纽约大学关节病医院做访问学者，进行博士后研究。国际骨坏死与骨循环协会（ARCO）资深会员，国际医用体外震波协会（ISMST）咨询委员会委员，中国研究型医院学会冲击波医学专业委员会骨循环与骨坏死专家委员会主任委员、冲击波医学专业委员会副主任委员，中国中医药促进会骨伤分会骨坏死工作委员会副主任委员，中国研究型医院学会骨科创新与转化专业委员会骨坏死修复工作组副组长，中国医师协会骨科分会骨循环与骨坏死工作委员会委员等。主持国家自然科学基金项目 2 项。主译、主编《骨坏死》等专著 3 部。在关节外科，尤其是骨坏死领域发表文章近 200 篇，其中 SCI 收录 40 余篇。曾获"中华医学科技进步奖"等省部级奖项 3 项。

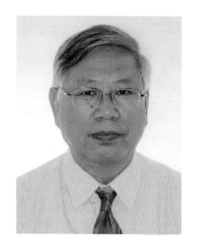

李子荣　主任医师，教授，博士生导师。中日友好医院骨科首席专家，北京协和医学院博士研究生导师，北京大学医学部兼职教授，享受国务院政府特殊津贴。原中日友好医院大外科主任、骨科主任、骨坏死与关节保留重建中心主任，中华骨科学会关节组委员，北京市 SARS 骨坏死诊疗专家组组长，中华关节外科杂志副主编，中华外科杂志、中华骨科杂志等 12 本专业杂志常务编委。擅长股骨头坏死诊治，以及髋、膝关节微创人工关节置换术，对髋、膝、脊柱等疑难病有丰富的临床诊治经验。主持国家自然科学基金、卫生部临床重点学科基金、首都医学发展基金联合攻关项目 7 项。培养博士生 13 名，博士后 1 名，硕士生 8 名。在国外及国内主要专业杂志发表论文 110 篇。主编《髋关节外科学》等专著 2 部，参编专著 12 部。主持的"激素性骨坏死基础与临床研究"被评为"2007年中华医学科技奖二等奖""卫生部科技进步三等奖"等。

《关节外科诊治策略》编写人员

主　编　孙　伟　李子荣

副主编　高福强　李子剑

编　者（以姓氏笔画为序）

马金辉　中日友好医院

毛天立　北京大学医学部

左　伟　北京大学医学部

刘立华　北京协和医学院

孙　伟　中日友好医院

李　杨　北京大学第三医院

李　锋　北京大学第三医院

李子荣　中日友好医院

李子剑　北京大学第三医院

李腾奇　北京大学医学部

时利军　北京大学医学部

张庆宇　北京协和医学院

张庆熙　北京大学医学部

赵　然　北京大学第三医院

赵旻暐　北京大学第三医院

高福强　中日友好医院

韩　钧　北京大学医学部

由孙伟教授组织中日友好医院、北京大学第三医院等临床医师编著的《关节外科诊治策略》，经大家的辛勤劳作出版了，值得祝贺。此书的出版表明，一大批临床骨干医师仍在兢兢业业、认认真真做事。长江后浪推前浪，一浪更比一浪高。

当然，此书定名为"关节外科"并不确切，因为此书仅包括了髋、膝两大关节部分疾病，其他关节并未涉及。但就目前国情而言，绝大多数关节外科医师主要从事髋、膝关节疾病诊治，因此统而称之为《关节外科诊治策略》也可为大家所理解。

该书命名为"诊治策略"，值得细嚼慢咽。所谓策略，是指由决策者针对某一患者的疾病做出周密的计划，用熟练而又现代的技术手段去解决难题，从而到达成功的彼岸。任何一位患者的疾病诊治都需要策略，主治的医师就是决策者。决策者应有必要的素养和知识储备，方能做出切合实际的策略。发达国家对疾病都有规定的程序（protocol），按程序实施则可较少遗漏，较少偏差。而诊治策略中，诊断是首要的。"老协和"的传统中，有一句经典："没有诊断就没有治疗"。此书第一章就概述了多种髋、膝疾病的诊疗策略，强调对准确诊断的重视。

详尽的病史及仔细的体检对获得准确诊断的重要性怎么强调都不过分。著名医学家张孝骞教授是中国乃至世界都认可的少有的疑难病诊断大家。他生前诊治了大量转辗于全国各大医院、经历很多名医诊治而未能确诊的疑难病患者，主要的法宝是详细的病史和仔细、反复的体检。现已传为佳话。当然，没有大量临床经验的积累、广博知识的沉淀，要想达到此高度是困难的。但是，按诊疗的程序步骤实施，准确的诊断率是可以提高的。

与老一代医师相比，部分中青年医师在认真询问病史、详细体格检查的技能和态度上仍有差距。过分依赖影像资料和检验结果而不结合患者情况做出的治疗方案总会有缺陷，有时甚至会给患者带来灾难性的后果。我的老师王桂生教授认为有三种骨科医师：第一种是先检查患者，再看影像资料；第二种是先看影像资料，再检查患者；第三种是只看影像资料，不检查患者。他反复告诫我们要做第一种医师，并时时以身作则，对待每位患者都是如此，老师的教导使我终身受益。

目前"飞刀医师"很多，一下飞机，直奔手术室，只看影像就"刀光剑影"，需要警惕，切莫如此，否则错误难逃。一次，我的一个学生告诉我，他一天之内飞两个地方，做了3台有难度的手术。在他得意之时，我叮嘱他，先看患者，再开刀！

　　该书包含常见髋、膝疾病的诊治策略，主要部分为手术治疗要点。内容新颖，也结合作者各自的实践经验，值得一读。

中日友好医院骨科首席专家
北京协和医学院博士研究生导师
北京大学医学部兼职教授

前　言

　　近几年来，骨科专业细分是不争的事实，尤其是骨关节外科发展迅速，知识更新较快。对于很多开始接触和从事多年关节外科的医师来说，面对各种复杂关节疾病及关节置换术遇到的各种问题，常常感到诊断困难、治疗棘手。因此有一本对关节疾病诊治有指导性的专业用书，显得弥足珍贵，这正是我们出版此书的初衷。

　　本书系中日友好医院和北京大学第三医院骨科各位同仁及各大医院从事骨关节外科基础与临床研究的中青年翘楚共同完成。本书对关节外科常见疾病、髋和膝关节围术期及并发症的处理提出最新的指导性意见，并附典型病例和诊疗流程，旨在为广大关节外科医师提供诊治策略，以指导临床操作。每一章节都进行了多次精心的修改及校对，但由于编者的文字叙述风格各异，对该领域疾病进展的了解仍可能存在差异和不足之处，敬请读者谅解并指正。

　　本书的顺利出版，得益于各位编者的辛苦付出，编者中有从事该领域的高年资专家医师，也有在关节外科研究学习多年的北京大学医学部和北京协和医学院的高才研究生，他们为撰写本书阅读了大量的最新文献，做好充足的知识更新，全力投入此书的编写；尤其感谢李子荣教授，作为国内关节外科领域的元老级人物，为本书做了认真细致的审校修正，其对工作孜孜不倦、精益求精的精神，令人敬佩；感谢本书副主编李子剑教授和高福强副主任医师的认真负责、兢兢业业，没有他们的艰辛付出，就不会有本书的顺利完成；最后感谢我的家人的付出，妻子、儿女的理解和支持是我创作的泉源和动力。本书凝聚了以上每个人的智慧和汗水，愿本书的出版能为各位读者指点一些关节外科领域的迷津！

　　我衷心地向各位骨科同道，尤其是骨关节外科领域的医师推荐这本书。

中日友好医院主任医师

中国医学科学院北京协和医学院博士研究生导师

目 录

第一部分　常见疾病的诊疗策略

第二部分　人工关节置换术围术期的处理

第三部分　髋关节置换术常见并发症的处理

第四部分　膝关节置换术并发症的处理

第一部分
常见疾病的诊疗策略

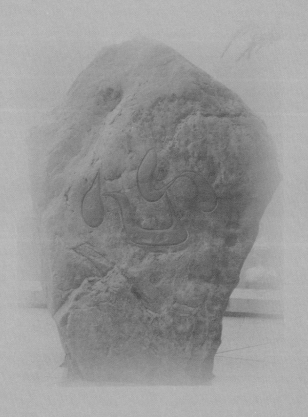

第 1 章　骨关节炎

一、概　　述

骨关节炎（osteoarthritis，OA）又称老年性骨关节病，是以关节软骨变性、破坏及骨质增生为特征的慢性关节病，主要病理改变为关节软骨退变，继发骨质增生。本病的发生与衰老、肥胖、炎症、创伤、关节过度使用、代谢障碍及遗传等因素有关。年龄是其发病最主要的危险因素，发病率随年龄增长而增加，特别是当今世界老龄化进程加剧，该病的发病率呈逐年上升趋势，将会对患者、家庭及社会造成更大影响。体重也是一个重要影响因素，关节负荷随体重指数（body mass index，BMI）增加而增大，造成关节表面软骨退变加速。另外，与人种、性别、地理位置及遗传易感性也有一定的关系。外伤对关节软骨造成不同程度的损坏，可诱发和加速退行性病变的发生。调查研究发现，70 岁以上的人群中，60% 的男性和 70% 的女性都存在一定的膝关节退变。最近的一项人群调查显示，65 岁以上的老年人中，60% 有明显的骨关节炎 X 线改变，而 75 岁以上的老年人中，近 70% 有不同程度的膝关节退变与 Heberden 结节。

本病按病因分为原发性 OA 和继发性 OA。前者是指原因不明的 OA，与遗传和体质因素有一定关系，多见于中、老年人；后者是指继发于关节外伤、先天性或遗传性疾病、内分泌及代谢病、炎性关节病、地方性关节病、其他骨关节病等。两类 OA 有时很难鉴别，问诊和体格检查可以帮助判断病因，影像学检查有助于继发性 OA 的诊断。本病按照是否伴有临床症状分为症状性 OA 和放射性 OA。前者伴有明显的 OA 临床症状，而后者无临床症状，只有 OA 的 X 线表现。

二、临床表现

本病好发于膝、髋、手（远端指间关节、第 1 腕掌关节）、足（第 1 跖趾关节、足跟）、脊柱（颈椎及腰椎）等负重或活动较多的关节。

1. 疼痛　大多数骨关节炎患者因关节疼痛而就诊，以无法确切定位的深部疼痛多见。本病最常见的表现是关节局部的疼痛和压痛，负重关节及双手最易受累。一般早期为轻度或中度间断性隐痛，疼痛多表现在活动后发生或加重，休息后好转甚至消失。关节局部可有压痛，在伴有关节肿胀时尤为明显。随病情进展可出现持续性疼痛，或导致活动受限。疼痛在阴冷、潮湿和雨天会加重。急性发作期疼痛剧烈，多伴有关节肿胀、僵硬和关节内摩擦音。有些患者晨起下床或关节保持固定位置过久，可有关节疼痛，即静息痛。若患者缓慢活动关节，一段时间后疼痛可消失，关节功能可恢复。疼痛发生可受天气变化影响，空气湿度增加、大气压降低均可能促使关节疼痛症状加重。

2. 关节僵硬　关节发紧、活动迟缓称为关节僵硬，它可单独存在和（或）疼痛伴随出现，有些情况下，僵硬在疼痛出现之前即存在。与疼痛一样，关节僵硬也受天气变化影响。患者可出现晨起或关节静止一段时间后僵硬感，活动后可缓解。本病的晨僵时间一般数分钟至十几分钟，很少超过30分钟。

3. 关节活动摩擦感　多见于膝关节。由于软骨破坏、关节表面粗糙，出现关节活动时骨摩擦音（感）。患者在主动或被动活动时出现关节接触面反复摩擦作响的感觉，这多因关节面不规则或关节内碎屑所致。显著的关节活动摩擦感具有诊断意义，有时会伴有关节活动摩擦音。

4. 关节肿胀　早期为关节周围的局限性肿胀，随病情进展可有关节弥漫性肿胀、滑囊增厚或伴关节积液。后期可在关节部位触及骨赘。关节肿胀可由关节渗液、骨性突起和滑膜炎等导致。除了远端指（趾）间关节外，骨关节炎受累部位很少出现红、热等炎症表现。

5. 关节无力、活动障碍　由于关节肿痛、活动减少、肌肉萎缩、软组织挛缩等引起关节无力，活动受限。缓慢发生，早期表现为关节活动不灵，之后关节活动度减小。还可因关节内的游离体或软骨碎片出现活动时的"绞锁"现象。骨关节炎患者多在关节活动时自觉摩擦感，晚期出现活动度下降、活动不便和关节无力的情况。关节疼痛、僵硬、关节畸形、关节面形态异常、骨质增生、软组织挛缩、肌肉痉挛与萎缩及全身失适应状态均可导致负重和活动关节功能丧失，引起关节无力和活动障碍。

三、辅助检查

1. 实验室检查　红细胞沉降率（ESR）、血常规一般均无异常变化。

伴有滑膜炎的患者可出现C反应蛋白（CRP）和ESR轻度升高。继发性OA患者可出现原发病的实验室检查异常。出现滑膜炎者可有关节积液。一般关节液透明、淡黄色、黏稠度正常或略降低，但黏蛋白凝固良好。可显示轻度白细胞增多，以单个核细胞为主。滑液分析有助于排除其他关节疾病。

2. 影像学检查　影像学检查不仅可以帮助确诊OA，而且有助于评估关节损伤的严重程度，评价疾病进展性和治疗反应，及早发现疾病或相关的并发症。

X线是常规检查方法。放射学的特征性表现为软骨下骨质硬化、软骨下囊性变及骨赘形成、关节间隙变窄等，严重时出现关节变形及半脱位。这些变化是OA诊断的重要依据。放射学表现的严重程度与临床症状的严重程度和功能状态并没有严格的相关性，许多有明显影像学改变的关节并无典型症状，而有典型症状的关节仅发生轻微的影像学改变。关节间隙变窄不仅是由于关节软骨含量减少，半月板损伤和软骨被挤压也是重要原因。X线片于早期并无明显异常，一般在数年后逐渐出现关节间隙狭窄，表明关节软骨已开始变薄。关节间隙在非负重时正常，承重后出现关节狭窄。病变后期，关节间隙有显著狭窄，软骨下可有微骨折征（microfracture），而后出现骨质硬化，最后关节边缘变尖，有骨赘形成，负重处软骨下骨质可出现囊性变，形成典型的骨关节病征象。

CT及MRI检查可在早期发现关节软骨及软骨下骨质的异常改变，但不推荐常规使用。磁共振检查仅有助于发现关节相关组织的病变,如软骨损伤、关节滑液渗出、软骨下骨髓水肿、滑膜炎和半月板或韧带损伤;还可用于排除肿瘤和缺血性骨坏死等。

超声有助于检测关节少量渗出、滑膜增殖、骨赘、腘窝囊肿、炎症反应,也有助于鉴别手的侵蚀性和非侵蚀性OA。

四、诊　断

根据患者的症状、体征和影像学检查等依据,骨关节炎的诊断并不困难。目前,国内多采用美国风湿病学会(ARA)1995年制定的骨关节炎诊断标准。

1. 手骨关节炎的临床诊断标准　①近1个月大多数时间有手痛、发酸、发僵。②10个指骨间关节中,骨性膨大关节≥2个。③掌指关节肿胀≤2个。④远端指骨间关节骨性膨大>2个。⑤10个指间关节中,畸形关节≥1个。

注:10个指骨间关节为双侧第2、3远端及近端指骨间关节,双侧第1腕掌关节。

满足①+②+③+④条或①+②+③+⑤条可诊断。

2. 膝骨关节炎的临床诊断标准

(1) 临床标准:①近1个月大多数时间有膝痛。②有骨摩擦音。③晨僵≤30min。④年龄≥38岁。⑤有骨性膨大。

满足①+②+③+④条,或①+②+⑤条,或①+④+⑤条可诊断。

(2) 临床+放射学标准:①近1个月大多数时间有膝痛。②X线平片显示骨赘形成。③关节液检查符合骨关节炎。④年龄≥40岁。⑤晨僵≤30min。⑥有骨摩擦音。

满足①+②条,或①+③+⑤+⑥条,或①+④+⑤+⑥条可诊断。

3. 髋骨关节炎的临床诊断标准　临床+放射学标准:①近1个月大多数时间有髋痛。②红细胞沉降率≤20mm/h。③X线平片显示骨赘形成。④X线平片显示髋关节间隙狭窄。

满足①+②+③条,或①+②+④条,或①+③+④条可诊断。

4. 特殊类型OA的表现特点

(1) 原发性全身性OA:以远端指间关节、近端指间关节和第1腕掌关节为好发部位。膝、髋、足趾关节和脊柱也可受累。症状呈发作性,可有受累关节积液、红肿等表现。根据临床和流行病学特点将其分为两类。①结节型:以远端指间关节受累为主,女性多见,有家族聚集现象。②非结节型:以近端指间关节受累为主,性别和家族聚集特点不明显,但常反复出现外周关节炎。重症患者可有红细胞沉降率增快及C反应蛋白增高等。

(2) 侵蚀性炎性OA:常见于绝经后女性,主要累及远端及近端指间关节和腕掌关节。有家族性及反复急性发作的特点。受累关节出现疼痛和触痛,最终导致关节畸形和强直。患者的滑膜检查可见明显的增生性滑膜炎、免疫复合物沉积和血管翳的形成。少数患者最终发展为类风湿关节炎(RA),有的患者合并干燥综合征(SS)。X线可见明显的骨赘生成和软骨下骨硬化,晚期可见明显的骨侵蚀和关节骨性强直。

(3) 弥漫性特发性骨质增生症(diffuse idiopathic skeletal hyperostosis, DISH):是一种特殊的脊柱骨质增生症,好发于中老年男性,肥胖者较多。病变累及整个脊柱,特别是颈椎,呈弥漫性骨质增生,脊柱韧带广泛增生骨化,伴邻近骨皮质增生。但椎小关节和椎间盘保持完整。一般无明显症状，少数患者可有肩背痛、发僵、手指麻木或腰痛等症状，病变严重时会出现椎管狭窄的相应表现。X 线可见特征性椎体前纵及后纵韧带的钙化，以下胸段为著，一般连续 4 个或 4 个以上椎体，可伴广泛骨质增生。

五、鉴别诊断

1. 类风湿关节炎 ①多发生在 20 ～ 50 岁，女性多于男性。②大多数缓慢起病，少数急性发作，严重者多脏器受累，持续时间长。③受累关节多对称或多发，不侵犯远端指间关节。④关节早期肿胀呈梭形，晚期功能障碍及强直畸形。⑤ X 线检查局部或全身骨质疏松，关节间隙消失，骨性强直。⑥实验室检查显示红细胞沉降率增快，类风湿因子阳性。

2. 急性风湿热 ①发病急，全身症状重，持续时间短。②关节表面皮肤呈红热。③受累关节疼痛、压痛，严重为游走性，无关节功能障碍。④多伴发心脏病变。⑤ X 线检查无变化。

3. 强直性脊柱炎 ①多发于 15 ～ 30 岁男性青壮年。②发病缓慢，间歇疼痛，多关节受累。③脊柱活动受限，关节畸形，有晨僵。④ X 线检查显示骶髂关节间隙狭窄模糊，脊柱韧带钙化，呈竹节状改变。⑤实验室检查显示红细胞沉降率增快或正常，HLA-B27 为阳性。类风湿因子多属阴性。

4. 银屑病关节炎 ①本病好发于中年人。②起病较缓慢，以远端指（趾）间关节、掌指关节、跖趾关节及膝和腕关节等四肢关节受累为主。③关节病变常不对称，可有关节畸形。④病程中可出现银屑病的皮肤和指（趾）甲改变。

5. 痛风性关节炎 ①本病多发于中年以上男性。②常表现为反复发作的急性关节炎，最常累及第 1 跖趾关节和跗骨关节，也可侵犯膝、踝、肘、腕及手关节。③表现为关节红、肿、热和剧烈疼痛。④血尿酸水平多升高，滑液中可查到尿酸盐结晶。⑤慢性者可出现肾损害，在关节周围和耳郭等部位可出现痛风结节。

六、治疗策略

由于 OA 的发病机制尚不完全明确，因此无法从根本上阻止关节软骨细胞的凋亡过程，只能进行增殖修复治疗。但由于破坏速度比修复速度快，故虽然治疗方法很多，却无一种可以特效根治的方法。目前临床对该病的总体治疗原则是非药物治疗与药物治疗相结合，必要时手术治疗，治疗应注重个体化。骨关节炎治疗的目的是缓解疼痛和僵硬感，改善关节功能，使关节结构保持完整，消除炎症，逆转病情。无症状的骨关节炎不需要治疗，症状明显者可采用有效的治疗。

1. 非药物治疗

（1）运动疗法：临床研究表明，采用适当的运动康复疗法治疗 OA 能有效缓解疼痛，提高生活质量。但要注意运动方式和持续时间。合理的关节肌肉锻炼：关节在非负重状态下进行活动，以保持关节活动度；进行有关肌肉或肌群的锻炼，以增强肌肉的力量和增加关节的稳定性。对不同受累关节进行不同的锻炼，如手关节可做抓、握锻炼，膝关节在非负重情况下做屈伸活动，颈椎和腰椎关节进行轻柔的不同方向活动。有氧运动：步行、游泳、骑自行车等有助于保持关节功能。

（2）物理治疗：热疗、水疗、电刺激、

超短波、红外线等均可改善病变关节局部血液循环，松弛肌肉，减轻疼痛。采用体外冲击波治疗早、中期 OA 病例，效果明显。急性期物理治疗的主要目的是镇痛、消肿和改善关节功能；慢性期物理治疗的目的是以增强局部血液循环和改善关节功能为主。物理治疗可以减轻疼痛症状和缓解关节僵直，包括针灸、按摩、推拿、热疗、水疗等。

2. **药物治疗**　药物治疗是当前治疗 OA 的主要措施，虽然目前尚无药物可以逆转或停止 OA 的病理过程，但其可在短期内缓解症状。主要分为控制症状的药物、改善病情的药物及软骨保护剂。

作用于 OA 治疗的药物分为 3 类：①快速缓解症状药物，可迅速镇痛和改善症状，该类药物包括镇痛药、非甾体抗炎药（NSAIDs）及局部使用的激素；②慢起效缓解症状药，起效较慢，停药后尚有一定治疗作用，对关节软骨有一定保护作用，如硫酸软骨素、硫酸葡萄糖胺、透明质酸钠等；③软骨保护剂，可减缓、稳定甚至逆转关节软骨的降解。

对乙酰氨基酚是国内骨关节炎诊疗指南推荐的首选药物，其优点是不良反应较小，不易引起胃肠道出血，但镇痛作用较弱，适用于 OA 早期及症状较轻的患者。

选择性 NSAIDs 药物可更多地作用于环加氧酶 -2（COX-2），故其抗炎镇痛效果好，不良反应发生率低。目前临床上选择性 NSAIDs 中最常用的是塞来昔布、美洛昔康，其解热、镇痛、抗炎、抗风湿的效果满意，而不良反应表现在多个方面，最常见的是胃肠道功能损害。此外，NSAIDs 可通过影响血压、血糖、血脂代谢，增加心血管疾病危险。

糖皮质激素主要起抗炎、消肿及缓解疼痛的作用，还能抑制结缔组织的异常增生。对于剧烈疼痛及其他药物治疗无效者，关节腔内注射糖皮质激素可明显缓解关节疼痛，改善关节功能。鉴于糖皮质激素可加速软骨病损，建议关节腔注射 1 年内不宜超过 3 次，间隔时间不可少于 3 个月，且糖皮质激素的用量应根据关节大小来决定，美国风湿病学会建议膝关节给予泼尼松龙每次 20~50mg。多数学者不支持常规关节腔内注射皮质类固醇类药物。

关节内注射透明质酸钠可润滑关节，控制滑膜通透性，有效清除自由基，促进蛋白多糖聚合，并且患者容易接受，无不良反应；D- 葡糖胺能刺激软骨细胞合成蛋白聚糖和透明质酸，降低蛋白酶活性；硫酸软骨素是软骨基质的一种成分，能抑制并降解酶活性，改善血液循环，有效减轻骨关节炎症状。

3. **手术治疗**　对 OA 顽固性疼痛、关节不稳定或关节功能丧失者，可考虑手术治疗。

截骨术多用于髋、膝骨关节炎的矫形；主要目的是纠正下肢不正常的力线，以减缓关节的退行性变，缓解疼痛。胫骨结节前移术主要适用于髌股关节退变为主的 OA 患者。

关节镜下关节清理术主要是针对关节内的冲洗、病变软骨修整及滑膜切除，它适合轻、中度的慢性骨关节炎患者，存在机械性关节绞锁症状，可能为关节内游离体、盂唇或半月板撕裂，或慢性滑膜增生等情况所致；该治疗创伤小、术后恢复快，但对膝关节损坏明显，已有内外翻角度、畸形者效果不佳。该治疗不能从根本上改变 OA 的病理进程，但关节清理术可明显改善膝关节功能，减轻负重时的疼痛。经内科规范治疗仍无效者，可给予关节内灌洗来清除纤维素、软骨残渣及其他杂质，此为关节清创术；或通过关节镜去除软骨碎片，以减轻症状，此为游离体摘除术。

关节融合术可针对年轻体力劳动者的髋、膝骨关节炎，远期效果可观。

人工关节置换术对于广泛关节破坏、明显畸形的关节病变可减少关节疼痛，同时改善患者的关节功能。近年来材料、工艺及置换技术趋于成熟，但应严格掌握手术适应证。对 60 岁以上、药物治疗反应不佳的进展性 OA 患者可给予关节置换术，由此可显著减轻疼痛症状，改善关节功能。

附：诊治流程

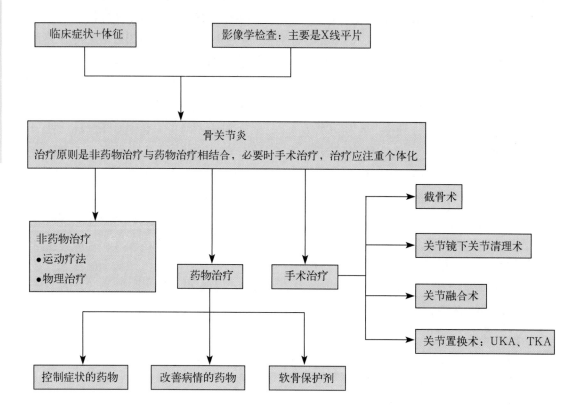

七、典型病例

病例一

患者 43 岁，右膝关节骨关节炎，时有关节绞锁，关节镜治疗，可见软骨剥脱，术后缓解明显（图 1-1）。

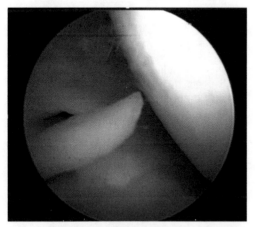

图 1-1　膝关节镜下可见半月板退变，软骨剥脱

病例二

患者 45 岁，年龄相对年轻，下肢力线异常。双膝关节内翻，骨关节炎，行双侧胫骨高位闭合楔形截骨术（图 1-2 至图 1-5，图片由李锋提供）。

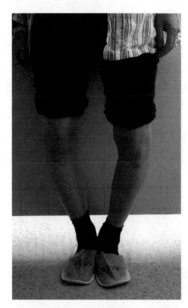

图 1-2　术前相片：双膝屈曲内翻畸形

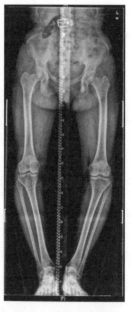

图 1-3　术前 X 线片：双膝内翻畸形，关节内侧间室轻度退变

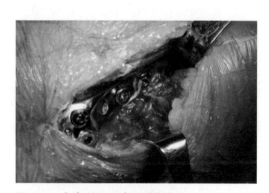

图 1-4　术中所见及内固定材料

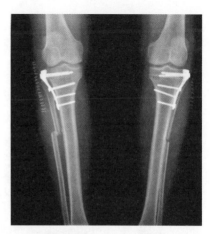

图 1-5　术后 X 线片：双膝内翻畸形经过胫骨高位截骨后力线已经矫形

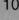

病例三

患者，女性，59 岁，右膝单间室骨关节炎，行内侧单髁关节置换术（图 1-6）。

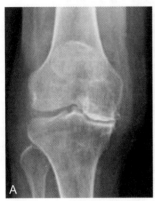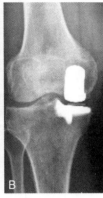

图 1-6　右膝内侧间室骨关节炎，行内侧单髁关节置换术

病例四

患者，男性，59 岁，右膝创伤性关节炎，膝外翻畸形，右膝外侧半月板关节镜下切除术后，胫骨髁间棘内固定术后，行右侧全膝关节置换术（图 1-7 和图 1-8）。

病例五

患者，女性，73 岁，双膝重度骨关节炎，屈曲内翻畸形，右侧胫骨近端应力性骨折，假关节形成，行双侧全膝关节置换术，右侧假体选择 MBT 翻修旋转平台假体（Depuy TC3），左侧假体为 Zimmer 公司 NexGen 高屈曲假体（图 1-9 和图 1-10，图片由史振才提供）

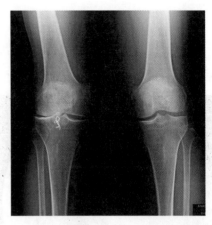

图 1-7　术前 X 线片：右膝创伤性关节炎，膝外翻畸形

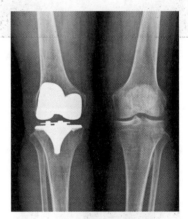

图 1-8　右侧全膝关节表面置换术后，力线矫正

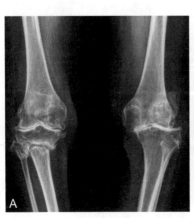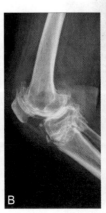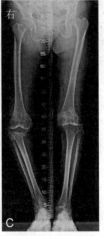

图 1-9　术前 X 线片：双膝重度骨关节炎，右膝关节严重屈曲内翻畸形，右侧平台下应力骨折线

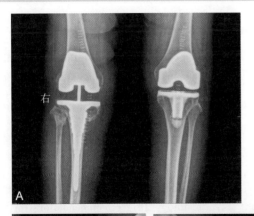

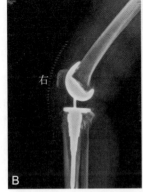

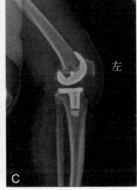

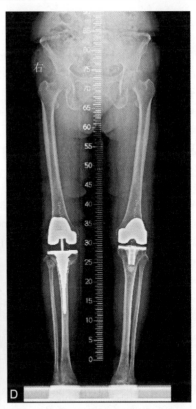

图 1-10 术后 X 线片显示双膝关节置换术后，假体位置好，力线好，右膝骨折线不明显

（高福强 孙 伟）

主要参考文献

[1] 中华医学会风湿病学分会. 骨关节炎诊断及治疗指南. 中华风湿病学杂志, 2010, 14(6)：416-419.

[2] 王坤正, 王岩. 关节外科教程.4 版. 北京：人民卫生出版社, 2014.

[3] 胥少汀, 葛宝丰, 徐印坎, 等. 实用骨科学.4版. 北京：人民军医出版社, 2014.

[4] McCabe PS, Maricar N, Parkes MJ, et al. The efficacy of intra-articular steroids in hip osteoarthritis: a systematic review. Osteoarthritis Cartilage, 2016, 24(9):1509-1517.

[5] Roman-Blas JA, Bizzi E, Largo R, et al. An update on the up and coming therapies to treat osteoarthritis, a multifaceted disease. Expert Opin Pharmacother, 2016:21.

[6] Coudeyre E, Byers Kraus V, Rannou F.

Osteoarthritis in physical medicine and rehabilitation. Ann Phys Rehabil Med, 2016, 59(3):133.

[7] Kulkarni K, Karssiens T, Kumar V, et al. Obesity and osteoarthritis. Maturitas, 2016, 89:22-28.

[8] Matthews GL, Hunter DJ. Emerging drugs for osteoarthritis. Expert Opin Emerg Drugs, 2011, 16(3):479-491.

[9] Hussain SM, Neilly DW, Baliga S, et al. Knee osteoarthritis: a review of management options. Scott Med J, 2016, 61(1):7-16.

[10] Nguyen C, Lefèvre-Colau MM, Poiraudeau S, et al. Rehabilitation (exercise and strength training) and osteoarthritis: A critical narrative review. Ann Phys Rehabil Med, 2016, 59(3):190-195.

[11] Salaffi F, Ciapetti A, Carotti M. The sources

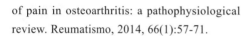

of pain in osteoarthritis: a pathophysiological review. Reumatismo, 2014, 66(1):57-71.

[12] Shagam JY. Medical imaging and osteoarthritis of the knee. Radiol Technol, 2011, 83(1):37-56.

[13] 陈孝平，汪建平．外科学（第 8 版）．北京：人民卫生出版社，2013.

[14] Goldring MB, Goldring SR. Osteoarthritis. Journal of Cellular Physiology, 2007, 213(3):626-634.

[15] Altman R, Asch E, Bloch D, et al. Development of criteria for the classification and reporting of osteoarthritis: Classification of osteoarthritis of the knee. Arthritis & Rheumatology, 1986, 29(8):1039-1049.

[16] Lane N E, Schnitzer TJ, Birbara CA, et al. Tanezumab for the treatment of pain from osteoarthritis of the knee. New England Journal of Medicine, 2010, 363(16):1521-1531.

[17] Altman R, Alarcon G, Appelrouth D, et al. The American College of Rheumatology criteria for the classification and reporting of osteoarthritis of the hand. Arthritis & Rheumatology, 1990, 33(11):1601–1610.

[18] Felson D T, Dsc Y Z, Hannan M T, et al. The incidence and natural history of knee osteoarthritis in the elderly, the Framingham osteoarthritis study. Arthritis & Rheumatology, 1995, 38(10):1500-1505.

[19] Kizawa H, Kou I, Iida A, et al. An aspartic acid repeat polymorphism in asporin inhibits chondrogenesis and increases susceptibility to osteoarthritis. Nature Genetics, 2005, 37(2):138-144.

[20] Felson D T, Lawrence R C, Dieppe P A, et al. Osteoarthritis: new insights. Part 1: the disease and its risk factors.Annals of Internal Medicine, 2000, 133(8):635-646.

[21] Dieppe, Paul A, Lohmander, et al. Pathogenesis and management of pain in osteoarthritis. Lancet, 2005, 365(9463):965-973.

[22] Felson D T. Clinical practice. Osteoarthritis of the knee. New England Journal of Medicine, 2006, 354(8):841-848.

[23] Pelletier J P, Martel-Pelletier J, Abramson S B. Osteoarthritis, an inflammatory disease: Potential implication for the selection of new therapeutic targets. Arthritis & Rheumatology, 2001, 44(6):1237-1247.

[24] Bijlsma J, Berenbaum F, Lafeber F. Osteoarthritis: An update with relevance for clinical practice. Lancet, 2011, 377(9783):2115-2126.

[25] Hochberg M C. American College of Rheumatology 2012 recommendations for the use of nonpharmacologic and pharmacologic therapies in osteoarthritis of the hand, hip, and knee. Arthritis Care & Research, 2012, 64(4):465-474.

[26] Felson D T, Chaisson C E, Hill C L, et al. The association of bone marrow lesions with pain in knee osteoarthritis.Annals of Internal Medicine, 2001, 134(7):541-549.

[27] Loeser R F, Goldring S R, Scanzello C R, et al. Osteoarthritis: a disease of the joint as an organ. Arthritis & Rheumatology, 2012, 64(6):1697-1707.

[28] Hamerman D. The biology of osteoarthritis. New England Journal of Medicine, 1989, 320(320):1322-1330.

[29] Amin A R, Di C P, Vyas P, et al. The expression and regulation of nitric oxide synthase in human osteoarthritis-affected chondrocytes: evidence for up-regulated neuronal nitric oxide synthase. Journal of Experimental Medicine, 1995, 182(6):2097-2102.

[30] Link T M, Steinbach L S, Ghosh S, et al. Osteoarthritis: MR imaging findings in different stages of disease and correlation with clinical findings. Radiology, 2003, 226(2):373-381.

[31] Altman R, Brandt K, Hochberg M, et al. Design and conduct of clinical trials in patients with osteoarthritis: recommendations from a task force of the Osteoarthritis Research Society. Results from a workshop. Osteoarthritis & Cartilage, 2012, 4(4):303-322.

[32] Ganz R, Parvizi J, Beck M, et al. Femoroacetabular impingement: a cause for

osteoarthritis of the hip. Clinical Orthopaedics & Related Research, 2003, 417(417):112-120.

[33] GAmp A. Recommendations for the medical management of osteoarthritis of the hip and knee: 2000 update. Arthritis & Rheumatism, 2000, 43(9):1905–1915.

[34] Wieland H A, Michaelis M, Kirschbaum B J, et al. Osteoarthritis-an untreatable disease? Nature Reviews Drug Discovery, 2005, 4(4):331-344.

[35] Hochberg M C, Altman R D, Brt K D, et al. Guidelines for the medical management of osteoarthritis. Arthritis & Rheumatism, 1995, 38(11):1541-1546.

[36] Belo J N, Berger M Y, Reijman M, et al. Prognostic factors of progression of osteoarthritis of the knee: A systematic review of observational studies. Arthritis & Rheumatology, 2007, 57(1):13-26.

[37] Blanco F J, Guitian R, Vázquez-Martul E, et al. Osteoarthritis chondrocytes die by apoptosis: A possible pathway for osteoarthritis pathology. Arthritis & Rheumatism, 1998, 41(2):284-289.

[38] Jones G, Glisson M, Hynes K, et al. Sex and site differences in cartilage development: a possible explanation for variations in knee osteoarthritis in later life. Arthritis & Rheumatology, 2000, 43(11):2543-2549.

[39] Sellam J, Berenbaum F. The role of synovitis in pathophysiology and clinical symptoms of osteoarthritis. Nature Reviews Rheumatology, 2010, 6(11):625-635.

[40] Jr S W, Lethbridge-Cejku M, Reichle R, et al. Reliability of grading scales for Individual radiographic features of osteoarthritis of the knee. Investigative Radiology, 1993, 28(6):497-501.

[41] Yoshimura N, Muraki S, Oka H, et al. Research on osteoarthritis/osteoporosis against disability study. International Journal of Epidemiology, 2010, 39(4):988-995.

第 2 章 强直性脊柱炎

一、概　　述

强直性脊柱炎（ankylosing spondylitis，AS）是主要发生于青少年男性的自身免疫性疾病，它是一种自限性疾病，多数 AS 患者经非手术治疗会停止发展，症状可缓解或消失，但仍有一部分 AS 患者会发展为严重的畸形，而影响脊柱和关节功能，最终需手术矫形治疗，以最大限度地恢复功能。

文献已经报道，任何治疗均不能改变 AS 的自然病程（nature history），AS 患者伴有下述情况有可能发展为较严重的畸形：①伴有严重皮损，如神经性皮炎、牛皮癣等；②发病年龄小，多关节受损；③有害的手术干预，如对髋、膝关节进行不必要的滑膜切除及关节清创，使受累关节可迅速发展至强直而使关节功能完全丧失；④早期即有周围关节受累。已经证实，如果髋关节在 AS 发病后 10 年仍正常，则预后良好。

AS 主要累及脊柱和髋、膝关节，肩关节和踝关节有时也会受累，但比例很低。

二、AS 累及脊柱

典型的 AS 从骶髂关节开始发病，然后向上发展累及腰段、胸段甚至颈段脊柱的关节突，使其强直及韧带骨化。当然并非所有累及脊柱的 AS 患者均会发展至颈椎而告终。相当一部分患者局限在胸、腰椎，产生后凸畸形，少数患者可发展至颈椎，产生颈椎后凸，严重者引起上颈椎及颈枕关节强直，最严重者可累及下颌关节，使患者张口功能受限。

文献报道，从骶髂关节发展至颈椎需 5 ~ 30 年。尽管有广泛的脊柱关节受累，但多数患者除背部外形有不美观外，对日常生活和劳动并无大的影响。毫无疑问，这些患者是不需要手术干预的。

应强调的是，内、外科医生在接触早期进展期的 AS 患者时，应建议和指导患者在用药物控制症状的同时，进行必要的理疗和体疗及简便的坐卧姿势，如建议患者做脊柱和髋、膝关节的过伸运动，做背部肌肉锻炼，以及尽可能多的俯卧，促使患者在病变静止或自限时背部和髋、膝关节屈曲畸形减轻，此措施无疑可使一部分患者免于手术，有些最终需手术的患者，也可使手术容易一些，并减少和避免严重手术并发症的发生。

1. 累及脊柱的 AS 外科治疗的目的　医生在为患者制订治疗计划及与患者交代病情时应明确，AS 累及脊柱时脊柱的关节韧带均已骨化融合，手术治疗后的脊柱决不能变成活动的节段，只能将处于非功能位的畸形脊柱通过手术变成近似功能位的脊柱，然后再融合。因此矫正畸形后的脊柱仍然没有活动节段。

站立时，正常人的脊柱在冠状面上为一直线，而在矢状面上呈"S"形弯曲，即颈椎弧度向前，胸椎弧度向后，腰椎弧度向前，骶椎弧度向后。如果上述生理弧度变直反屈或弧度加大，则站立的姿势或行走的步态均会发生改变。AS累及脊柱常见的畸形有颈椎极度屈曲，头不能抬起，双眼不能平视，更不能仰头，胸、腰椎常见的畸形为腰椎后凸（kyphosis），有时也可伴有冠状面的侧弯；严重畸形者两眼不能平视，胸、腰椎极度后凸，造成这些患者生活质量下降，劳动能力丧失，而且由于脊柱畸形，使胸腔和腹腔的容量缩小而导致心肺功能及消化系统功能受损。虽然脊柱有严重畸形，但由于系慢性发展，因此合并脊髓受压者少见，但常有神经根刺激或受压的症状。

手术矫正畸形后，使头部抬高，两眼可平视或向上看，躯干直立可改善步态及站立姿势，也可改善生活质量和劳动能力，同时可增加患者的心肺功能，减轻或消除神经根刺激症状。

2.手术适应证　恰当选择手术适应证才能取得预定的效果，减少严重并发症。对AS累及脊柱的手术适应范围包括如下：

（1）寰枢椎不稳，伴有疼痛及中度神经功能障碍。

（2）颈椎后突畸形：出现下颌顶住胸部，头部不能抬高，双眼不可平视。此在临床较少见。

（3）腰椎后凸，出现头不能抬起，眼不能平视，上半躯干前弯，形成严重驼背。

（4）脊柱骨折伴假关节形成。

对于能否进行手术矫正，年龄是一个重要因素，一般认为超过50岁的患者在选择做脊柱截骨术时应慎重。首先要拍摄胸、腹部X线片，如有主动脉钙化阴影者，不宜手术，否则在做截骨术后有主动脉折断的可能而引起术中死亡。

另一项应考虑的因素是肺部功能，由于AS患者常累及胸椎，胸椎小关节强直，胸廓运动受限，加之胸腰部后凸，使胸腔容量减少，肺功能受损。因此术前检查肺功能至关重要，如肺功能减至正常的40%以下，手术宜慎重，否则有可能发生肺功能障碍。

3.手术技术　近10年来，由于麻醉、手术器械、内固定材料等的进步，对临床经验丰富的骨科医生来说，脊柱截骨术已是一项比较安全的手术。

（1）麻醉：由于AS累及脊柱，使脊柱韧带骨化，椎板间孔大多被增生骨覆盖，因此硬膜外及脊髓麻醉是很困难的。对行脊柱截骨术者，可选用局部麻醉，此种麻醉的优点是安全，术中能随时监视下肢活动，避免神经损伤，但缺点是镇痛不全，特别是患者在清醒状态下俯卧在手术台上3～4h，故难以耐受。目前常用的麻醉为气管内插管全身麻醉。由于AS患者多伴有颈椎活动受限，故气管内插管技术有一定难度。现在应用新技术，如纤维支气管镜或经皮穿刺插管，对常规插管困难的患者提供了方便和安全的方法。对上述技术仍困难者，可行气管切开插管。

（2）体位：做脊柱截骨术应有相应的体位架。由于患者胸、腰椎严重后凸，俯卧时，胸腹部悬空，故应有拱形支架放置于患者身下，此手术支架最好能在术中调整弧度，以便在截骨时随时调整体位。

（3）截骨技术：虽然有胸椎后凸，但由于胸椎椎管小，胸髓容易损伤，且损伤后果严重，故一般选择腰段做截骨术，多在 $L_{1\sim2}$、$L_{2\sim3}$ 节段截骨（图2-1）。

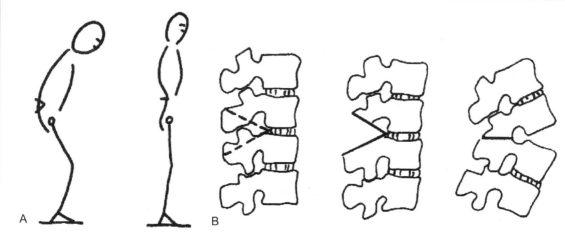

图 2-1　A.胸、腰椎后凸畸形矫正前后对比；B. 腰椎伸展截骨术

最早的截骨术是 1945 年由 Smith-Petersen 完成的，他是经 $L_{1\sim2}$ 节段做椎板 "V" 形截骨术，采用棘突钢板固定，但早期由于麻醉、神经监视、手术器械及固定方法等都存在缺陷，截骨术死亡率在 8%～10%，截瘫发生率在 30% 左右。

近 10 年来，采用术中皮质诱发电位（SSEP，MEP）监视术中神经功能，采用多节段截骨、椎板根钉固定技术，使手术矫正效果明显提高，截骨完成后椎体张口不大，术后神经系统并发症降至 1% 以下，死亡率在 1‰ 以内。

应用经椎弓根骨质刮除做椎体及后部附件 "V" 形截骨术，使手术效果提高，损伤脊髓和神经根的可能性减少，是目前应用的新技术。此截骨经椎体进行，前侧椎间张口更小，故更安全（图 2-2）。

对 AS 并发应力骨折假关节形成的患者，应切除假关节，采用椎弓根钉及钩固定技术，同时植骨修复假关节。对合并严重后凸畸形者，同期行后凸畸形矫正术（图 2-3 和图 2-4）。

对颈椎严重后凸者，C_7 后方截骨术，使头部抬起，采用椎弓根钉或侧块钢板固定。但此手术有相当的难度和较高的神经

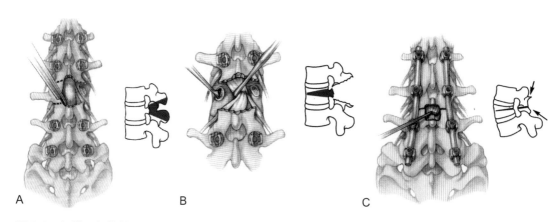

图 2-2　经椎弓根椎体去骨松质截骨

A.环绕椎弓根后部成分截骨；B.椎弓根和椎体去骨松质；C.闭合截骨处及内固定

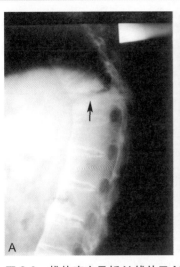
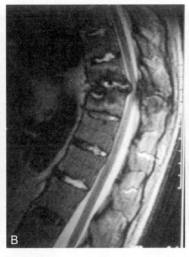
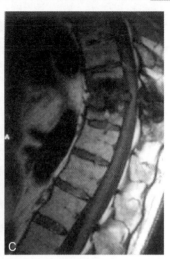

图 2-3　椎体应力骨折 X 线片及 MRI 表现

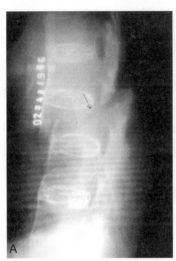
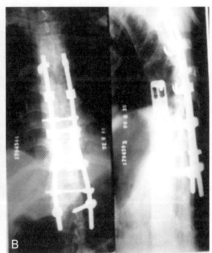

图 2-4　AS 脊柱骨折及内固定

系统并发症。

4.治疗效果和并发症的防治　脊柱后方截骨术治疗 AS 胸腰椎后凸畸形的疗效是肯定的。李坚等报道 96 例 70°～100°的胸腰椎后凸，经截骨后改善为 44.5°，矫正 42.5°（20°～75°）。Bridwell 采用经椎弓根减压截骨，均获得平均 30°的腰椎前凸（正常为 20°～40°）。截骨术后患者的生活质量、劳动能力和外观均有明显改善。

由于各项技术的进步，并发症在进一步下降，但仍时有发生，应提高警惕。

（1）神经系统并发症：此为脊柱后凸截骨最严重的并发症，重者可完全截瘫，轻者神经根损伤。防止此并发症的措施为：①术前仔细估计脊髓情况，必要时行 MRI 检查，以排除脊髓内病变，明确脊髓受压原因；②术中做脊髓诱发电位监视；③术中仔细操作，防止过度矫形；④防止器械损伤脊髓。

（2）消化系统并发症：对严重后凸畸形矫形后，由于脊柱的弧度改变，脊柱伸直使附着在脊柱上的腹腔内脏受牵拉，可导致肠系膜上动脉综合征。术后患者频繁呕吐、腹痛、腹胀。治疗的方法为胃肠减压，采用俯卧位，纠正水、电解质失衡。无效者可考虑做胃镜减压。

（3）大血管损伤：如患者年龄较大，伴有主动脉钙化，做截骨矫正时可能发生。此为致命的并发症，应予以注意。既往认为合并有主动脉钙化是手术禁忌证，现在经改良手术，即经椎弓根椎体去骨松质矫正，主要是脊柱短缩术，椎间盘前方张口不大，此时主动脉牵拉不大，故相对安全，对于畸形严重，严重影响生活质量，必须手术者，虽伴有轻至中度主动脉钙化也可以试行此法矫形。

（4）感染和假关节形成：如术前预防性应用抗生素，术中仔细操作，术后引流，感染可降至最低程度。感染的发生率低于1%，但由于放置的内固定突起引起皮肤压疮则不少见，故术中应放置好内固定，不要遗留突起的硬性材料。

脊柱截骨术后假关节形成时有发生，主要原因是截骨处上下均为强直节段，截骨处应力较大，同时由于截骨过宽使截骨处骨质接触不良，或内固定不牢固，或采用外固定等，均会形成截骨处的假关节。预防措施为术前仔细设计，使截骨宽度合适，截骨处骨质接触，放置可靠内固定，术中在截骨周围植骨，术后石膏或支具制动3～6个月，如采取上述措施则假关节发生率会降低。

一旦假关节形成，内固定会折断，矫正的角度会丢失，有时畸形甚至比截骨前还要严重。故假关节一旦确诊，则应手术，包括假关节切除、畸形再矫正及更换内固定。

5. AS合并脊柱骨折的诊断与治疗 AS合并脊柱骨折的损伤机制、好发部位、发病率及影像学改变均不同于一般的外伤

性脊柱骨折。此类骨折易误诊和漏诊，处理上也有不少问题，应予以重视。

由于AS使脊柱自发性融合，同时常伴有骨质疏松，因此此类患者一旦损伤则发生脊柱骨折的机会更高，据报道，约为正常脊柱的3.5倍。有时骨折的发生可无外力或轻微外力，所谓的应力骨折，此类骨折以下颈椎和胸椎段为好发部位，因为此处承受的应力大。

AS脊柱骨折常累及前、中、后3柱，故为不稳定骨折，合并脊髓损伤的可能性大，对AS累及脊柱的患者应更注意保护，防止外伤。

部分AS脊柱骨折为应力骨折，诊断时常已形成假关节，此类骨折称为脊柱的静息性骨折，患者主诉疼痛，但不严重，也无明确的外伤史，应注意不要漏诊。

颈椎骨折常呈剪力骨折，容易移位，而胸、腰段骨折常为应力骨折，X线表现为相邻椎体的终板硬化，软骨下骨质破坏。MRI检查可更清楚地显示，有时会误诊为脊柱结核。因此对可疑病例可加摄断层X线片或CT扫描，必要时行穿刺病理检查。

AS脊柱骨折常发生在患AS多年的患者，据报道常达15年以上病史。

对AS脊柱骨折的治疗原则同脊柱骨折。对应力骨折，如仅有假关节形成，可切除假关节固定植骨，是否同时矫正畸形仍有不同意见。对假关节进行性发展引起的脊髓或神经根受损，则宜做前外侧减压、前路固定及植骨术。

三、AS累及关节的外科治疗

AS累及髋关节最为常见，据报道占42%，而累及膝关节者为10%，踝关节更少，累及其他关节罕见。本节主要叙述累及髋、

膝和踝关节的外科治疗。

1. AS累及髋关节　AS累及髋、膝、踝关节的病理改变与类风湿关节炎相似，呈非特异性滑膜炎，有淋巴细胞和浆细胞浸润，但炎症细胞浸润程度较轻，结缔组织也仅呈轻度反应性增生。虽伴有肥大绒毛形成，关节软骨也可被炎性肉芽组织覆盖，但关节内血管翳形成较类风湿关节炎轻。增生的纤维组织可呈软骨化或进一步骨化，最终导致骨性强直。骨化倾向较类风湿关节炎明显。

AS初期改变为关节边缘的骨炎，其特点是存在慢性炎症细胞和肉芽组织。由于破骨细胞活性增加而出现骨质疏松，随后软骨下骨和纤维软骨被纤维组织替代，关节表面出现侵蚀和退行性改变。AS累及髋、膝等关节的程度因人而异。有的迅速发展成骨性强直，关节间隙消失，骨小梁通过髋臼与股骨头之间间隙而融合成片，股骨头突入髋臼也较多见，而有的则仅有轻至中度关节活动障碍，关节间隙虽变窄，但仍保留。双髋多同时受累，但双侧严重程度可不同步。

在治疗AS累及髋、膝关节时，应记住尽量教会患者做体疗，尽可能防止或减少屈曲畸形，以免造成手术困难和严重并发症。

对AS累及髋、膝关节做滑膜切除有害无益。笔者曾诊疗多例患者，患者术前原有部分关节活动，但做滑膜切除后迅速强直。

人工关节置换术是治疗晚期AS累及髋关节的唯一方法，其手术适应证包括严重关节疼痛及关节功能障碍，特别是双侧累及者。对合并关节强直者更应考虑人工关节置换（图2-5）。

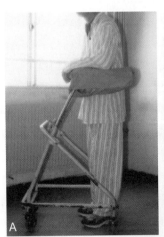 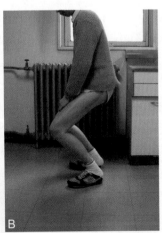 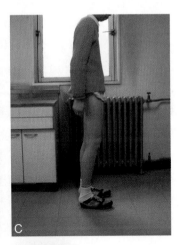

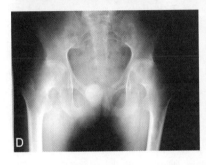 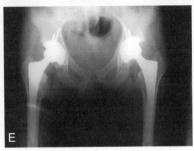

图2-5　强直性脊柱炎累及双髋致双髋关节强直

A. 术前站立位需扶拐行走；B. 术后可半蹲；C. 术后弃拐行走；D. 术前X线片示双髋强直；E. 一次双髋人工关节同时置换

对 AS 的髋关节病变施行人工关节置换术有如下考虑。

(1) 什么时间施行手术? 因为 AS 患者多为年轻人,而人工关节置换术的长期疗效目前又尚难肯定,有些患者可能会遭受 1~2 次关节翻修术。因此,对关节尚存部分活动,疼痛又不严重,用药物控制者可暂缓手术。当然,如疼痛严重,关节功能明显障碍,特别是关节强直在非功能位已严重影响患者生活质量和劳动能力,应及时行人工关节置换。

(2) 人工关节置换术后的疗效 AS 患者不如骨关节炎、骨坏死及类风湿关节炎患者,主要是活动范围没有预想的那么大,同时,随着时间推移,关节活动还会减少,原因是关节周围肌肉和韧带骨化,有的虽没有骨化,但也缺乏弹性。此应与患者交代清楚,但对一个强直的关节有 80°～90° 的活动度,还是对患者有很大意义的。

(3) 双侧关节一次置换还是分期置换? 如双侧关节均已强直,则提倡一次麻醉下置换双侧髋关节。因为这些患者年轻,且麻醉多困难,一次手术置换两侧关节可节省医疗费用,缩短住院时间,也利于康复。如一侧关节有部分活动,且疼痛不严重,对侧关节强直者,可先置换强直一侧。

(4) 对合并脊柱畸形者是先矫正脊柱畸形还是先做髋关节置换? 对此有不同意见。主张先行关节置换者认为,髋关节畸形矫正后做脊柱矫正术容易些;而主张先做脊柱截骨术者认为,如先做全髋关节置换术,由于畸形的脊柱存在使患者站立处于不稳定状态,骨盆过伸,人工关节会有脱位的危险。

(5) 采用骨水泥固定假体还是非骨水泥骨长入型假体? 笔者认为,AS 患者多为中青年,故采用非骨水泥骨长入型假体较好,因为这些患者有成骨倾向,骨长入型假体容易,同时以后翻修也方便。但很多患者长期采用药物治疗,特别是合并应用糖皮质激素者,因长期负重少,骨质疏松明显,股骨骨髓腔扩大,应用骨长入型假体困难,现代骨水泥使股骨柄假体使用寿命明显延长。对应用非骨水泥假体困难者,也可应用骨水泥假体。

(6) AS 患者关节置换术后异位骨化发生率高,故围术期宜用吲哚美辛(消炎痛)等预防。

(7) 人工关节到底能用多久? 这是一个很难回答的问题。由于 AS 患者年轻,活动量大,使用寿命会较老年人短,但随着新技术、新材料的应用,人工关节使用寿命也在不断延长。据最近一组长期随访病例报道,人工关节使用超过 30 年的优良率仍可达 64%。

2. AS 累及膝关节　多数情况下,累及膝关节必然累及髋关节。累及膝关节者常发生膝关节强直,而在临床工作中,常见的足膝关节屈曲位强直,严重者达 90°,使手术面临极大困难和严重并发症(血管、神经受损)。

对 AS 累及膝关节者,采用全膝关节置换术是最好的选择。全膝关节置换术后患者可获得一个稳定的、有一定活动度的无痛关节。但对于超过 60° 屈曲畸形者,在手术时将屈曲关节伸直有较大的神经血管牵拉受损危险,必须认识到这一点 (图 2-6)。

由于膝关节受累,常伴有髋关节受累,且为双侧,故会面临一个手术顺序选择的问题。根据目前文献和笔者的经验,一次手术行同侧髋、膝关节置换,先髋后膝,但髋关节切口可暂不闭合,待完成膝关节置换后确保髋关节人工关节位置好时再闭合切口。

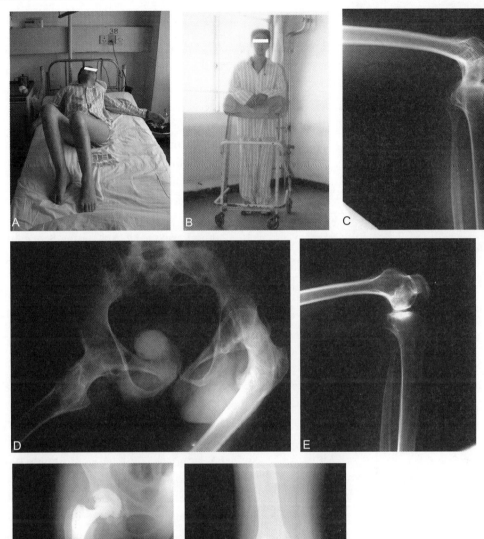

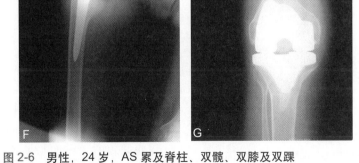

图 2-6　男性，24 岁，AS 累及脊柱、双髋、双膝及双踝

A. 术前患者不能站和坐，只能卧床；B. 术后能行走；C. 术前 X 线片示左膝骨性强直在屈曲 90°；D. 术前 X 线片示双髋骨性强直；E. 术前 X 线片示右膝强直在屈曲 90°；F. 人工髋关节置换术后；G. 人工膝关节置换术后

3. AS 累及踝关节　此情况少见。累及踝关节者，一定会累及同侧的髋、膝关节。踝关节强直是否要手术取决于踝关节的位置，如强直在功能位，则在髋、膝关节置换后，踝关节可不手术。如踝关节强直在非功能位，尽管做了髋、膝关节置换术，但由于踝关节位置不良，也很难恢复正常行走功能，则踝关节可做人工关节置换或踝关节截骨术。踝关节人工关节置换术的疗效仍存在许多问题，宜慎重选择。

附：诊治流程

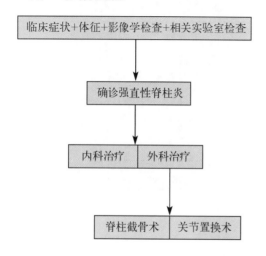

临床症状+体征+影像学检查+相关实验室检查

↓

确诊强直性脊柱炎

↓

| 内科治疗 | 外科治疗 |

↓

| 脊柱截骨术 | 关节置换术 |

（孙　伟　李子荣）

主要参考文献

[1] Guan M, Wang J, Zhao L, et al.Management of hip involvement in ankylosing spondylitis.Clin Rheumatol, 2013, 32(8):1115-1120.

[2] Goodman SM, Figgie M.Lower extremity arthroplasty in patients with inflammatory arthritis: preoperative and perioperative management. J Am Acad Orthop Surg, 2013, 21(6):355-363.

[3] Qian BP, Mao SH, Jiang J, et al.Mechanisms, predisposing factors and prognosis of intra-operative vertebral subluxation during pedicle subtraction osteotomy in surgical correction of thoracolumbar kyphosis secondary to ankylosing spondylitis.Spine (Phila Pa 1976), 2016:6.

[4] Chong RW, Chong CS, Lai CH.Total hip arthroplasty in patients with chronic autoimmune inflammatory arthroplasties.Int J Rheum Dis, 2010, 13(3):235-239.

[5] Ohlmeier M, Karras P, Suero EM, et al.Ankylosing spondylitis does not increase the risk of neurogenic heterotopic ossification in patients with a spinal cord injury: a retrospective cohort study.Spinal Cord, 2016:18.

[6] Altun I, Yuksel KZ.Ankylosing Spondylitis: Patterns of spinal injury and treatment outcomes.Asian Spine J, 2016, 10(4):655-662.

[7] Hu X, Thapa AJ, Cai Z, et al.Comparison of Smith-Petersen osteotomy, pedicular subtraction osteotomy, and poly-segmental wedge osteotomy in treating rigid thoracolumbar kyphotic deformity in ankylosing spondylitis:a systematic review and meta-analysis.BMC Surg, 2016, 16:4.

[8] Hamilton L, Macgregor A, Toms A, et al.The prevalence of axial spondyloarthritis in the UK: a cross-sectional cohort study.BMC Musculoskelet Disord, 2015, 16:392.

[9] Alves PL, Martins DE, Ueta RH, et al. Options for surgical treatment of cervical fractures in patients with spondylotic spine: a case series and review of the literature.J Med Case Rep, 2015, 9:234.

[10] Zhu Y, Zhang F, Chen W, et al.Incidence and risk factors for heterotopic ossification after total hip arthroplasty: a meta-analysis.Arch Orthop Trauma Surg, 2015, 135(9):1307-1314.

[11] Saglam Y, Ozturk I, Cakmak MF, et al.Total hip arthroplasty in patients with ankylosing spondylitis:Midterm radiologic and functional results.Acta Orthop Traumatol Turc, 2016, 50(4):443-437.

[12] Liu JZ, Frisch NB, Barden RM, et al. Heterotopic ossification prophylaxis after total hip arthroplasty: Randomized trial of 400 *vs* 700 cGy.J Arthroplasty, 2016, Nov 1.

[13] Lubrano E, Astorri D, Taddeo M, et al. Rehabilitation and surgical management of ankylosing spondylitis. Musculoskelet Surg, 2013, 97（Suppl2）:S191-S195.

[14] Lazennec JY, d'Astorg H, Rousseau MA. Cervical spine surgery in ankylosing spondylitis: Review and current concept. Orthop Traumatol Surg Res, 2015, 101(4):507-513.

[15] Qian BP, Jiang J, Qiu Y, et al.The presence of a negative sacral slope in patients with ankylosing spondylitis with severe thoracolumbar kyphosis.J Bone Joint Surg Am, 2014, 96(22):e188.

[16] Moon KH, Kim YT.Medical treatment of ankylosing spondylitis.Hip Pelvis, 2014, 26(3):129-135.

[17] Woodward LJ, Kam PC.Ankylosing spondylitis: recent developments and anaesthetic implications.Anaesthesia, 2009, 64(5):540-548.

[18] Celiktas M, Kose O, Turan A, et al. Conversion of hip fusion to total hip arthroplasty: clinical, radiological outcomes and complications in 40 hips.Arch Orthop Trauma Surg, 2016, Nov 29. [Epub ahead of print]

[19] Cancienne JM, Werner BC, Browne JA. Complications of primary total knee arthroplasty among patients with rheumatoid arthritis, psoriatic arthritis, ankylosing spondylitis, and osteoarthritis.J Am Acad Orthop Surg, 2016, 24(8):567-574.

[20] Li J, Zhao J, He C, et al.Comparison of blood loss after total hip arthroplasty between ankylosing spondylitis and osteoarthritis.J Arthroplasty, 2016, 31(7):1504-1509.

[21] Putnis SE, Wartemberg GK, Khan WS, et al.A Literature review of total hip arthroplasty in patients with ankylosing spondylitis: Perioperative considerations and outcome. Open Orthop J, 2015, 9:483-488.

第2章 强直性脊柱炎

第 3 章　类风湿关节炎

一、概　　述

类风湿关节炎（rheumatoid arthritis，RA）是一种慢性、系统性炎性的自身免疫性疾病，主要累及手、足小关节，也可累及有滑膜的所有关节。未经正规治疗的 RA 可反复迁延多年，最终导致关节畸形及功能丧失。故对 RA 应在发病早期积极进行药物等非手术治疗，以抑制病情的发展。根据对患者自然病史的观察，起病 1～2 年后，关节的毁损就发生了，因此当非手术治疗无效时，应及时考虑手术治疗。治疗的目的主要是为了：①减轻关节的炎症反应；②减轻疼痛；③抑制病变发展及不可逆骨质破坏；④尽可能保护关节和肌肉的功能；⑤增加关节稳定性等。总的来说，对于每一个关节施行手术的时机，最好选择在发生结构性破坏的初期。

RA 通常累及全身多个关节，同时也累及其他脏器和系统。在施行手术后，RA 患者并发症较多，诸如晚期感染、晚期松动、假体磨损等。RA 患者对感染的敏感度增高，人工全膝关节置换术后 RA 患者感染的危险较骨关节炎患者高 2.7 倍。因此，术前评估与准备极其重要。

二、术前评估及处理

1. 精神和心理准备　RA 患者多表现为"类风湿人格"，表现为情绪消沉不稳、意志薄弱，甚至有绝望无助感，以致患者在术后不能很好地配合医务人员进行积极的康复锻炼。故应在术前了解并评估患者的康复欲望和能力。

2. 围术期的药物准备　由于早期 RA 非手术治疗多使用药物，如非甾体抗炎镇痛药、类皮质激素、免疫抑制药、生物因子等，这些药物可以减轻 RA 患者的痛苦，减缓其对手术的需要。但对于必须进行手术的患者，则可能导致免疫系统的抑制，从而增大感染风险等。许多患者长期进行皮质激素治疗，约有 10% 的患者在手术时仍服用皮质激素，此时肾上腺皮质功能受到抑制，必须补充额外的皮质激素，以满足手术应激的需要。此外，非甾体类抗炎药物可能增加术中和术后出血，引起胃肠道出血，这时仔细检查出凝血时间很有帮助，偶尔需要输血小板。对长期进行免疫抑制药治疗的 RA 患者，应考虑药物对术后感染和切口愈合的影响。除了影响伤口愈合外，青霉胺与金制剂一样可能产生肾损害，导致蛋白尿，偶尔可发生肾病综合征（表 3-1）。

3. 术前综合评价　术前必须评估手术的全身危险，尤其应从 RA 的全身表现方面着手，否则将对手术的结果产生负面影响。①术前进行颈椎 X 线检查，包括过伸过屈侧位，检查 $C_1 \sim C_2$ 寰枢关节关系，

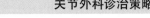

表3-1　RA围术期的药物建议

药物	主要药物交叉作用	建　议
NSAIDs	华法林，可能增加INR值	术前至少停用5个半衰期，阿司匹林停用要7~10d
皮质激素	喹诺酮类，增加肌腱断裂可能抗真菌药和克拉霉素等，能增加激素水平	围术期使用应慎重
甲氨蝶呤	和青霉素合用会导致中性粒细胞减少症	对糖尿病、肝肾功能欠佳者可考虑停用1~2次
来氟米特	可增加华法林和利福平血浆水平	大、中型手术术前1~2d停用，术后1~2周续用
TNF拮抗药	避免疫苗接种	依那西普应停用1周，英夫利昔单抗和阿达木单抗应在给药末期使用，术后10~14d再续用
IL-1拮抗药	无	大、中型手术术前1~2d停用，术后1~2周续用

是否有不稳定。②人工关节手术前应发现和消除明显的感染病灶，以防术后产生手术部位的血源性播种，如拔除龋齿，发现并治疗尿路感染等。③在手术前评估时，尤其要注意局部软组织问题，由于许多患者服用免疫抑制药，加上疾病本身造成皮肤变薄变脆，毛细血管脆性增加，Garner等发现RA患者与非RA患者相比切口延迟愈合率要高2倍。④术前评价还包括对患者术后参加治疗意愿和能力的评估。必要时可寻求心理医师和职业治疗师的帮助。

4.手术顺序的选择　RA累及全身多个关节，晚期患者常有多关节手术的指征，选择正确的手术顺序对患者术后的康复训练及疗效十分重要。对双侧髋、膝受累患者行一期手术，我们的经验可先行同侧的髋关节置换，再行膝关节置换，术中注意髋关节脱位的问题。如果同侧的肩肘关节受累，手术时先行一期肘关节置换，二期再考虑肩关节置换，这样可获得更好的功能恢复，并可使手术间期延长。而对于手部手术，一般先处理顽固的腱鞘炎、肌腱断裂和神经卡压等，但同时需行腕关节融合术时，因为融合后的位置影响指伸、指屈肌腱的平衡，则必须先行融合后再行其他手术。

三、外科治疗的方法

治疗RA的手术种类多样，因病变部位和病程进展不同有很大的差异。但一般情况下，无论哪个关节，根据病程的早晚及关节破坏的程度，都可使用以下4种方法。

1.滑膜切除术　在RA早期，多伴有关节的滑膜炎症，尤其是膝关节，关节内肥厚、炎症的滑膜成为主要病变，没有或只有轻度的软骨及骨的改变和破坏，在经过一段时间严格内科治疗，一般6个月左右而没有好转时，就应选择外科治疗，而最好的选择就是滑膜切除术。否则将使骨和软骨的破坏进一步加重，最终导致关节畸形及功能丧失。膝关节是人体最大的滑膜关节，膝关节炎症时，滑膜量可达75%。一次手术清除大量病变的滑膜，去除类风湿因子攻击的靶器官，减少关节内致病因子释放入血液循环，有利于全身病情的改善。同时使抗RA药物更集中作用于全身其他关节，在一定程度上可减轻疾病发展。手术有两种形式：①开放性滑膜切除；②关节镜下滑膜切除。

2.关节矫形术　在关节炎的早期，为了防止各个关节的进一步破坏，除了行滑膜切除术外，还可以采用关节矫形术，尤其是那些滑膜不多的关节，以及那些骨与软骨的破坏主要不是由滑膜病变导致的，而是由畸形导致的继发关节炎等，如类风湿手、足、肩、肘畸形等。

3. 关节融合术　又称关节固定术，是一种导致关节骨性强直的手术，可借以减轻疼痛，终止病变，提供关节稳定。关节固定术的手术方法可以是关节内、关节内与关节外及关节外 3 种。对手术方法的选择应依据患者的年龄、被累及关节的病变和关节是否有明显畸形而定。现代最常用的关节固定术是关节内外同时固定的手术方法。但除非在万不得已的情况下，关节固定术不能随便使用，一定要严格把关适应证的选择。

4. 人工关节置换术　随着人工关节置换技术的发展，一些晚期关节严重破坏的 RA 患者有了希望，部分长期卧床患者，通过手术重新获得了站立和行走的功能，完全或部分恢复了生活自理能力。它作为一种成熟的治疗方法现已在国内外广泛应用。

四、RA 累及膝关节的治疗

在 RA 患者中，双膝屈曲畸形经常存在，当这种畸形超过 30° 时，患者往往需要使用轮椅。对膝关节治疗的手术方式有：①滑膜切除术分为关节镜下或开放性两种；②胫骨近端截骨；③关节融合术；④关节置换术。

1. 关节镜下滑膜切除术　手术指征主要是经 6 个月药物等非手术治疗失败的患者，且影像学显示关节间隙无明显变窄，累及的关节仅为 1~2 个。开放性滑膜切除在 19 世纪末期已经开始实施，该手术方式可暂时缓解疼痛，但往往会导致关节活动范围减少，且对 RA 自然病史进展无明显改善。Doets 等报道 65 例行膝关节滑膜切除的患者，经平均 7（3~11）年的随访，

证实早期 RA 的滑膜切除不会阻止膝关节的破坏，只是对症状改善有一定帮助，但对晚期 RA 患者，关节间隙变窄明显时，滑膜切除往往失败率较高，不推荐使用。

关节镜下滑膜切除已经使用了近 30 年，相对于切开手术，有很多优势，包括切口小、滑膜切除彻底、股四头肌不受损伤、感染率低、对关节活动度影响小、患者易接受等，已经取代了开放性滑膜切除术。Ogilvie 等对 96 例关节镜下膝关节滑膜切除的 RA 患者随访 2~4 年，发现这种手术方式能明显控制疼痛和滑膜炎症，但关节活动范围不能增加，术后关节功能恢复不明显。在关节软骨破坏轻的患者当中，手术效果较好。Smiley 在对 19 例 25 膝患者的系列随访中，得出类似结论，96% 患者术后 6 个月效果满意，90% 在术后 2 年仍有不错的效果，但在 4 年后优良率降至 57%，影像学显示有 19% 的患者在随访 2 年出现进展，术后 4 年为 38.5%，影像学和临床结果相似。最近一个多中心的研究显示，在长期随访的患者中，Larsen Ⅰ 和 Ⅱ 期早期患者效果尚可，但在 Ⅱ 和 Ⅲ 期的患者中多数进展到需要人工关节置换的程度。

Matsui 等比较了 41 例关节镜下滑膜切除和 26 例开放性滑膜切除的患者，在早期随访中，临床效果无显著差异，但在随访至 8 年后，开放性手术患者出现骨关节炎的影像学表现明显。尽管一些患者的影像学进展延迟，但最终这种疾病的自然病史不会被任何方式的滑膜切除阻断。

关节镜下滑膜切除应该系统进行，包括髌股关节、膝关节内缘、交叉韧带附近、半月板周围，此外应该对关节囊后方进行全面检查，可使用刨刀将滑膜切除，手术操作者应该将膝关节视为一系列的间室，需要将各个间室的弥漫性滑膜逐一切除（图 3-1）。

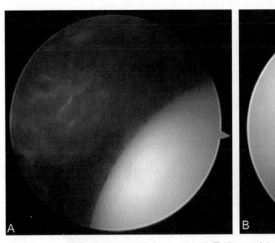
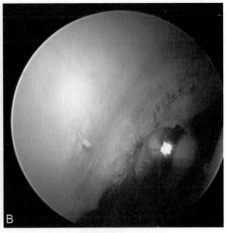

图 3-1　A. 关节镜下见滑膜充血；B. 关节镜下以刨刀行滑膜清理

2. 胫骨近端截骨　又称胫骨高位截骨，主要用于矫正膝关节骨性关节炎的内翻或外翻畸形，恢复下肢力线。但在 RA 患者中实施较少，因为 RA 往往同时累及内外侧间室和髌股关节，此外 RA 患者骨质疏松明显，对手术要求较高，易出现关节内的骨折、髌韧带撕脱及固定失败等并发症（图 3-2）。

3. 关节融合术　关节融合能重建关节稳定，并脱离疼痛的困扰，但近年来随着人工关节的成熟，关节融合仅在少量年轻、活动量大且单侧关节受累的患者中实施，如果另外一侧关节也出现受累，则膝关节融合视为禁忌（图 3-3 和图 3-4）。

4. 关节置换术　近年来随着人工关节技术的发展，膝关节置换成为多数 RA 累及膝关节晚期患者的主要治疗选择，对非手术治疗及滑膜切除术疗效不佳的患者，关节置换可明显减轻疼痛，增加关节活动。Rodriguez 等报道了 104 例 RA 全膝置换术后 16 年的优良随访结果，这批患者平均年龄 52（26~72）岁。Rand 在一篇 9200 例膝关节综述中指出，RA 全膝置换的失败率低于其他疾病所行的膝关节置换（图 3-5 至图 3-8）。

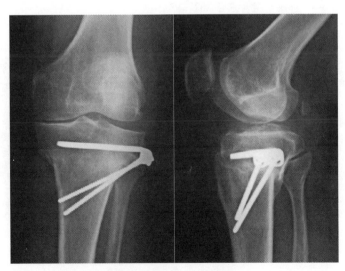

图 3-2　胫骨高位截骨术后正侧位 X 线表现

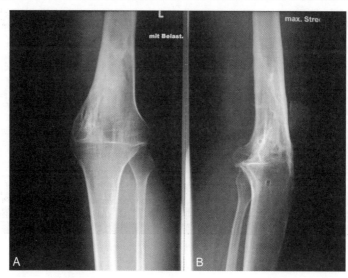

图 3-3　膝关节融合术后 X 线表现

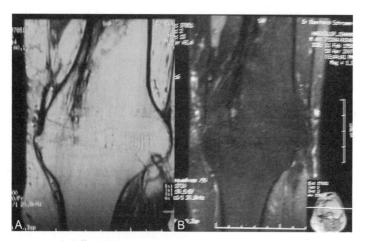

图 3-4　膝关节融合术后 MRI 表现

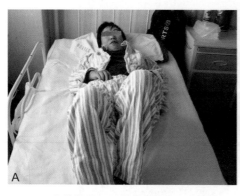
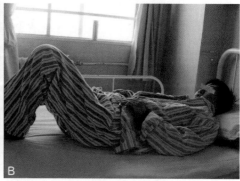

图 3-5　术前体位，膝关节屈曲 95° 畸形

　　RA 膝关节置换的并发症多于骨关节炎，这是因为：①组织愈合能力差；②深部切口易感染；③严重的屈曲挛缩畸形；④关节过度松弛；⑤严重的骨量减少或骨质疏松；⑥累及多关节影响术后康复；⑦我们认为 RA 膝关节外翻畸形较多，国内关节外科医生对内翻畸形经验相对较多，但外翻畸形的膝关节手术难度较大。为减少并发症，我们建议术前改善患者营养状况，术中使用抗生素骨水泥，对骨量减少严重及畸形严重的患者使用加长杆。

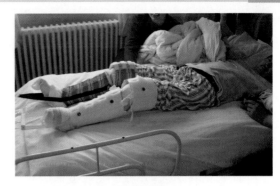

图 3-6　术后牵引下逐渐伸直

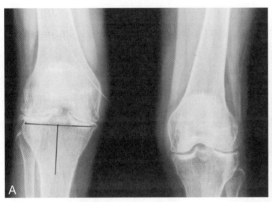
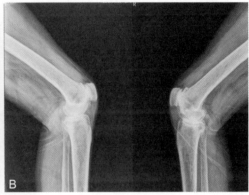

图 3-7　术前 X 线显示关节间隙变窄，骨质疏松骨质破坏

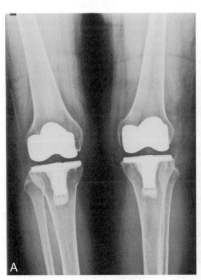
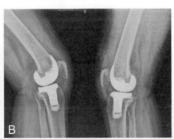
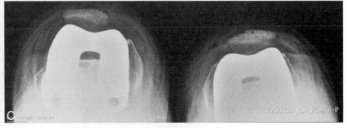

图 3-8　术后 X 线显示双膝关节假体位置好，对位对线好，髌股轨迹良好

五、RA 累及髋关节的治疗

RA 患者中，尽管早期临床症状不重，但髋关节是经常累及的，Eberhart 等报道有 15% 的患者在起病 1 年内受累，而到 2 年时达 28%。可通过滑膜切除、关节融合、关节置换及头颈切除等外科手段治疗。

临床对滑膜炎的诊断往往比较困难，当病情发展至症状较重时，多伴随影像学上的关节间隙变窄等改变。滑膜切除术实施并不多见，Mogensen 等报道 16 例 18 髋患者的随访结果，在 11 例 13 髋患者中，疼痛明显减轻，这些患者手术时平均年龄仅有 14 岁，经平均随访 52 个月，关节活动范围轻度减少，行走能力轻度提高。作者指出，尽管滑膜切除能在一定时间内明显减轻疼痛，但对活动范围和关节功能改善并不显著，故只能将滑膜切除作为争取时间（time gaining）手术，以延迟关节置换。

单侧的髋关节累及并不多见，只有对年轻活动量大且仅单髋受累的患者，可考虑行关节融合术。

全髋置换是关节严重疼痛和功能明显受限患者的最佳选择，可在对侧髋膝或同侧膝关节严重病变时实施。但对年轻患者的髋关节置换仍需慎重。Bisla 报道 67 髋年龄低于 30 岁的 RA 患者，经低于 3 年的随访，96% 疗效优良，但缺乏长期结果。Severt 等对 53 例随访了 7.4 年，发现有 25% 的假体失败或倾向于失败。最近，Chmell 报道了一个 15 年的骨水泥型髋关节的随访结果，发现股骨柄存活率为 85%，而臼杯存活率仅为 70%，无菌性松动是主要的失败原因。骨水泥型关节在 RA 患者中有不错的疗效，Unger 等随访 12 年患者中有 13% 的翻修率，Creighton 等报道了 RA 骨水泥全髋翻修率与其他疾病髋关节置换相同。但 Thomason 等报道非骨水泥型关节疗效较好，Jana 报道多孔喷涂的股骨柄有 98% 的存活率。髋臼突入是 RA 髋关节置换经常遇到的问题，需要使用切掉的股骨头做自体骨移植，并使用压配技术来固定生物型的臼杯。我们近年来对年轻患者的全髋置换，多采用生物型假体，目前中长期随访结果满意（图 3-9 至图 3-11）。

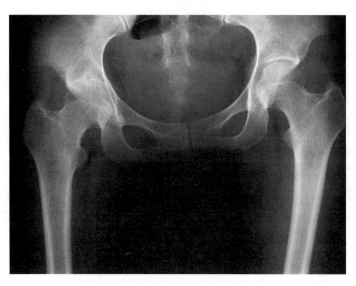

图 3-9 类风湿关节炎累及右髋术前 X 线表现

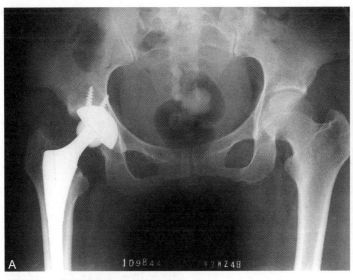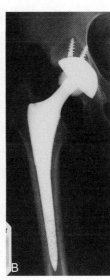

图 3-10　全髋置换术后 X 线表现

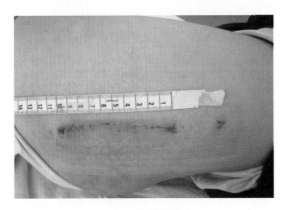

图 3-11　切口＜10cm 的美容缝合

对一小部分长期严重多关节挛缩畸形的患者，关节置换难以实施，可行头颈切除术。Haw 报道 40 例患者行头颈切除后，关节可恢复部分行走能力，患者满意度高。

六、RA 累及脊柱的外科治疗

RA 主要累及颈椎，主要有颅底内陷、寰枢椎失稳、轴下失稳等，Collins 等发现 61% 实施髋膝置换的 RA 患者中有影像学的失稳，但当中仅 50% 有临床症状。对实施手术的 RA 患者多需加拍颈椎的过伸过屈位及张口位来确定颈椎失稳情况。但这种失稳多不需手术干预，有神经症状时应注意，必要时可实施手术矫形固定等。

七、RA 累及上肢的治疗

对 RA 累及上肢的外科治疗应在急性期实施，因为延误后的非活动期治疗可能会减轻疼痛，但往往会丢失关节功能。保护性的肌肉挛缩往往会导致肩关节的内收内旋畸形、肘关节的屈曲畸形、肘关节的旋前或旋后屈曲畸形，腕关节和手的尺偏畸形等。在关节毁损之前的外科治疗有助于其关节及邻近关节的功能恢复。如 Neer 等报道肩关节置换术后的肘关节和腕关节功能得到恢复。通常，应先处理腕和手的关节。

1. RA 累及肩关节的治疗　在 RA 活动期，保护性肌肉痉挛会造成肩关节的内收内旋畸形，还会造成滑囊和肌筋膜的炎症。肩峰下滑囊炎的疼痛多可经滑囊内封闭（注射皮质激素）缓解，但一般只使用 2~3 次，不宜多次使用。少数患者出现滑囊增大和滑膜增生，需要行滑囊和滑膜切除，但疗效一般不太理想。关节镜下清理主要用于关节内有游离体或铰锁症状严重或关节面破坏严重者，因 RA 所致的关节囊和肌腱损坏严重，故不主张使用周围肌腱修复等手术。

由于肩关节是非负重关节，严重关节面毁损时可考虑半肩置换、全肩置换或融合术。Neer 早在 1982 年就报道了 50 例 RA 累及肩关节行肩关节置换的随访结果，有 47 例取得了满意效果。

关节融合术仅适用于单侧肩关节受累的患者，Rybka 的报道指出，融合术对 RA 造成的严重肩袖撕裂和疼痛显著的患者疗效满意，对 39 例 41 肩融合后，疼痛减轻 95%，36% 效果优良、32% 良好、32% 效果一般，得出"融合术是 RA 累及肩关节的一种有效、经济的手术方式"这一结论。

2. RA 累及肘关节的外科治疗　有 20%~50% 的 RA 患者会出现肘关节的受累，主要手术方式为滑膜切除术（通常结合桡骨小头切除）和肘关节置换术。

肘关节滑膜切除术对关节活动特别有帮助，疗效优于其他关节的滑膜切除术，尤其对前臂旋转功能的恢复有很好效果。在桡肱关节或桡尺关节受累时，建议同时切除桡骨小头。但术后的功能锻炼特别重要，应在专业医生指导下进行。

肘关节置换的主要适应证就是 RA 累及肘关节。Ewald 报道了 202 例肘关节置换的患者中，经 2~15 年的随访，在缓解症状和功能恢复方面取得满意效果。但肘关节置换应由有经验的单位和医生实施，术后如假体松动、脱位及感染等并发症发生率较高。

3. RA 累及腕关节及手的治疗　RA 可造成手部的严重畸形，包括关节软骨的毁损、挤压邻近神经、关节的脱位等，严重者会出现"短指手"（main en lorgnette）畸形。

RA 结节的处理：多位于手的背侧、尺骨的皮下、尺骨鹰嘴等，可能会影响手指的活动，造成溃疡形成。如果这些结节造成临床症状时，可行切除，但应当注意避免损伤神经。

对手部可行神经松解术、腱鞘切开术、畸形矫正术、融合术和人工关节术等，用于缓解疼痛和恢复功能。

八、RA 累及足的治疗

RA 患者中累及足的患者比例非常高，其中前足受累可达 89%，多数患者在 RA 诊断 1 年内受累。其中踇外翻伴跖趾关节脱位、爪形趾和锤状趾及滑囊炎等最为常见。在严重畸形出现临床症状时可行矫形手术等。

足部的手术可分为前足手术和中后足手术，手术实施应当慎重，需经临床和影像学的仔细评估，当合并膝关节或髋关节严重畸形时，应先行髋膝关节的手术。

虽然外科治疗在 RA 综合治疗中占有重要的地位，但大多数只是矫正已有的畸形，缓解疼痛及改进功能而已。对于年轻患者，提倡尽量避免人工关节置换术，通过早期的内科治疗和体疗康复等预防畸形发生，仍应视为治疗 RA 这一类疾病的基本方法。即使在手术成功的情况下，也应及时将患者交给内科医生继续进行长期药物治疗，以免疾病进一步恶化，造成其他关节的继续破坏。

附：诊治流程

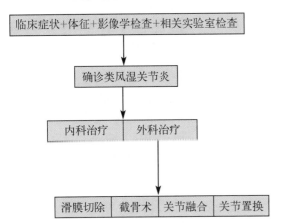

临床症状+体征+影像学检查+相关实验室检查

↓

确诊类风湿关节炎

↓

内科治疗　外科治疗

↓

滑膜切除　截骨术　关节融合　关节置换

（孙　伟　李子荣）

主要参考文献

[1] Yaku A, Hashimoto M, Furu M, et al. Relationship between handedness and joint involvement in rheumatoid arthritis.Sci Rep, 2016, 6:39180.

[2] Mateen S, Moin S, Zafar A, et al. Redox signaling in rheumatoid arthritis and the preventive role of polyphenols. Clin Chim Acta, 2016, 463:4-10.

[3] Bellucci E, Terenzi R, La Paglia GM, et al.One year in review 2016: pathogenesis of rheumatoid arthritis. Clin Exp Rheumatol, 2016, 34(5):793-801.

[4] Apaer S, Tuxun T, Ma HZ, et al. Parasitic infection as a potential therapeutic tool against rheumatoid arthritis.Exp Ther Med, 2016, 12(4):2359-2366.

[5] Canale S, Beaty.JH Campbell's Operative Mosby Elsevier Orthopaedics: 4-Volume.11th ed.2008.

[6] Weiss RJ, Ehlin A, Montgomery SM, et al. Decrease of RA-related orthopaedic surgery of the upper limbs between 1998 and 2004: data from 54, 579 Swedish RA inpatients. Rheumatology (Oxford), 2008, 47(4):491-494.

[7] Kapetanovic MC, Lindqvist E, Saxne T, et al.Orthopaedic surgery in patients with rheumatoid arthritis over 20 years: prevalence and predictive factors of large joint replacement. Ann Rheum Dis, 2008, 67(10):1412-1416.

[8] Massardo L, Gabriel SE, Crowson CS, et al. A population based assessment of the use of orthopedic surgery in patients with rheumatoid arthritis. J Rheumatol, 2002, 29(1):52-56.

[9] Ishikawa H. Surgical treatment for upper extremity disorders in rheumatoid arthritis. Nippon Rinsho, 2005, 63（Suppl1）:611-615.

[10] Minichiello E, Semerano L, Boissier MC.Time trends in the incidence, prevalence, and severity of rheumatoid arthritis: A systematic literature review.Joint Bone Spine, 2016, 83(6):625-630.

[11] Menchaca-Tapia VM, Rodríguez EM, Contreras-YáñezI, et al.Adverse outcomes following hand surgery in patients with rheumatoid arthritis.Plast Surg (Oakv), 2016, 24(2):67-72.

[12] Kong L, Cao J, Zhang Y, et al.Risk factors for periprosthetic joint infection following primary total hip or knee arthroplasty: a meta-analysis.Int Wound J, 2016, doi: 10.1111.

[13] Saitoh M, Matsushita K.Prevention of surgical site infection for orthopaedic surgery in rheumatoid arthritis.Nihon Rinsho, 2016, 74(6):993-999.

[14] Boonen A, Matricali GA, Verduyckt J, et al. Orthopaedic surgery in patients with rheumatoid arthritis: a shift towards more frequent and earlier non-joint-sacrificing surgery. Ann Rheum Dis, 2006, 65(5):694-695.

[15] Carli P, Landais C, Aletti M, et al. Current treatment of rheumatoid arthritis.Rev Med Philadelphia Interne, 2009, 30(12):1067-1079. [Epub ahead of print]

[16] Merle M.Surgery of the wrist and hand in rheumatoid arthritis. Bull Acad Natl Med, 2009, 193(1):63-78;discussion 78-79.

[17] Nishida K.Recent advances in upper extremity surgery for rheumatoid arthritis.Nihon Rinsho, 2016, 74(6):981-985.

[18] Betts HM, Abu-Rajab R, Nunn T, et al. Total

shoulder replacement in rheumatoid disease: a 16- to 23-year follow-up. J Bone Joint Surg Br, 2009, 91(9):1197-1200.

[19] Jensen NC, Linde F.Long-term follow-up on 33 TPR ankle joint replacements in 26 patients with rheumatoid arthritis. Foot Ankle Surg, 2009, 15(3):123-126.

[20] Trieb K, Hofstaetter SG.Treatment strategies in surgery for rheumatoid arthritis. Eur J Radiol, 2009, 71(2):204-210.

[21] Yamaoka K.Potential of bone regenerative therapy with mesenchymal stem cells in rheumatoid arthritis.Clin Calcium, 2016, 26(5):758-762.

[22] Lee GC.What's new in adult reconstructive knee surgery.J Bone Joint Surg Am, 2016, 98(2):156-165.

[23] Goodman SM, Figgie MA. Arthroplasty in patients with established rheumatoid arthritis (RA): Mitigating risks and optimizing outcomes.Best Pract Res Clin Rheumatol, 2015, 29(4-5):628-642.

[24] Iannone F, Lopalco G, Cantarini L, et al. Efficacy and safety of combination therapy for preventing bone damage in rheumatoid arthritis.Clin Rheumatol, 2016, 35(1):19-23.

[25] Favero M, Giusti A, Geusens P, et al. Osteorheumatology: a new discipline? RMD Open, 2015, 1(Suppl 1):e000083.

[26] Eka A, Chen AF.Patient-related medical risk factors for periprosthetic joint infection of the hip and knee.Ann Transl Med, 2015, 3(16):233.

[27] Tanaka Y.Human mesenchymal stem cells as a tool for joint repair in rheumatoid arthritis.Clin Exp Rheumatol, 2015, 33(Suppl92):S58-S62.

[28] Shih YT, Kao TH, Pan HC, et al.The surgical treatment principles of atlantoaxial instability focusing on rheumatoid arthritis. Biomed Res Int, 2015, 2015:518164.

[29] Postacchini R, Carbone S, Canero G, et al. Reverse shoulder prosthesis in patients with rheumatoid arthritis: a systematic review.Int Orthop, 2016, 40(5):965-973.

[30] Lee JK, Kee YM, Chung HK, et al. Long-term results of cruciate-retaining total knee replacement in patients with rheumatoid arthritis: a minimum 15-year review.Can J Surg, 2015, 58(3):193-197.

[31] Gulati A, Solberg T, Giannadakis C, et al. Surgery for lumbar spinal stenosis in patients with rheumatoid arthritis: A multicenter observational study.Eur J Rheumatol, 2016, 56-60.

第 4 章　急性化脓性关节炎

一、概　述

化脓性关节炎为化脓性细菌引起的关节内感染，导致关节破坏及功能丧失，又称细菌性关节炎或败血症性关节炎。任何年龄段均可发病，多见于儿童、老年体弱和慢性关节病患者，感染的菌株和患者的免疫功能是决定感染轻重的重要因素。即使应用现代治疗手段，本病仍可发生严重并发症。全身所有关节均可发病，也可多关节同时发病，但以下肢负重关节的化脓性关节炎最常见（膝和髋关节），其次为肘、肩及踝关节。儿童多由血源性播散导致的急性骨髓炎向关节内扩散形成，成年人多见于创伤后感染所致。关节感染应尽早诊治，否则一旦漏诊会很快发生不可逆的关节损害，并可导致死亡。

（一）病因及感染途径

化脓性关节炎常见的致病菌包括金黄色葡萄球菌、链球菌、肺炎双球菌、大肠埃希菌、流感嗜血杆菌、产气杆菌等。儿童最常见的致病菌是金黄色葡萄球菌，最近有研究表明金格杆菌是导致 4 岁以下儿童骨关节感染的主要致病菌。成年人关节化脓性感染最常见的致病菌为金黄色葡萄球菌，其次为 β 溶血性链球菌和革兰阴性杆菌。感染途径以血源性感染最多见，由血行播散引起的化脓性关节炎一般先出现全身性的菌血症，细菌经血管侵及滑膜、软骨结合区，然后经滑膜和滑液播散到关节内。另外，滑膜的毛细血管由于缺乏有限制作用的基底膜，血管内的细菌可以通过毛细血管上皮细胞之间的间隙进入滑膜组织的血管外间隙，而滑膜的成纤维细胞能抑制吞噬细胞对细菌的吞噬作用。常因呼吸道感染及皮肤疖肿、毛囊炎或体内潜在病灶的细菌进入血流。而局部注射药物进行封闭治疗、手术或开放性创伤，可直接引起关节内感染，近年来随着人工关节置换术的广泛开展，其成为关节感染的重要途径。

（二）病理改变

1. 浆液性渗出期　滑膜肿胀、充血、白细胞浸润，渗出液增多，关节液呈清晰的浆液状。如患者抵抗力强，细菌毒性小，并得到及时治疗，渗出液逐渐减少而获痊愈，关节功能可恢复正常。如治疗不当，虽有时表现为暂时性的好转，而后再复发或进一步恶化，形成浆液纤维蛋白性或脓性渗出液。

2. 浆液纤维蛋白性渗出期　滑膜炎程度加剧，滑膜不仅充血，且有更明显的炎症，滑膜面上形成若干纤维蛋白，但关节软骨面仍不受累。关节液呈絮状，含有大量粒性白细胞及少量单核细胞，细菌培养多呈阳性。关节周围亦有炎症。在此期虽能得以控制，但容易引起关节粘连，造成关节功能一定程度的损失。

3. 脓性渗出液期　是急性关节炎中最严重的类型和阶段。感染很快就波及整个关节及周围组织，关节内有多量脓液。关节囊及滑膜肿胀、肥厚，白细胞浸润，并有局部坏死。关节软骨不久即被溶解，这是由于脓液内死亡白细胞释出的蛋白分解酶的作用，将关节软骨面溶解所致。关节内积脓而压力增加，可破坏韧带及关节囊引起穿孔，使关节周围软组织发生蜂窝织炎或形成脓肿，甚至穿破皮肤，形成窦道。此期治疗困难，可经久不愈，即使愈合，关节常发生纤维性成骨强直。

二、临 床 表 现

1. 全身症状　发病急骤，有寒战、高热，体温可达 $39\sim40\,^{\circ}\mathrm{C}$，全身中毒症状严重，可出现中毒性休克症状。

2. 局部症状　受累关节疼痛剧烈，呈半屈位，怕活动；局部肿胀，疼痛，皮温升高。髋关节位置较深，因此局部肿胀、压痛多不明显，但有活动受限，特别是内旋受限。当遇见不明原因的膝关节疼痛时，应警惕疼痛可能来源于髋关节。老年人和采用糖皮质激素治疗的患者症状和体征较轻。髋关节置换术后感染常有持续痛和静止痛。

三、辅 助 检 查

1. 实验室检查　当机体处于急性感染或炎症时，白细胞计数（WBC）和中性粒细胞（NEU）会反应性升高，但在鉴别化脓性关节炎时，WBC 和 NEU 在区分关节内感染是由于细菌因素引起还是由非细菌因素引起，其意义有限。C 反应蛋白（CRP）和红细胞沉降率（ESR）是检测机体炎症和感染状况的另外两个常用指标，CRP 和 ESR 对于化脓性关节炎与非化脓性关节炎的鉴别有较好的阳性预测作用，但鉴别作用较弱。然而，在临床工作中，由于 CRP 和 ESR 检测方便、价格低廉，因此从成本效益角度出发，可将 CRP 和 ESR 作为鉴别化脓性关节炎与非化脓性关节炎的初筛试验。降钙素原（PCT）是近年来用于鉴别细菌感染与非细菌感染的一个新检测指标，而且该指标在鉴别全身性感染与非全身性感染方面作用明显。当前研究结果提示，在成年人化脓性关节炎患者中，外周血 PCT 水平明显高于非化脓性关节炎患者，说明成年人外周血 PCT 水平对鉴别化脓性关节炎与非化脓性关节炎有较好的应用价值，因此，PCT 水平可作为鉴别成年人化脓性关节炎与非化脓性关节炎的有效指标之一。

2. 血培养　研究报道表明，当全身中毒症状严重时，患者血培养阳性结果较高，然而在实际临床工作当中多数患者在进行细菌培养之前已经应用了抗生素，因此往往阳性率较低。

3. 关节穿刺检查　如果怀疑关节有感染，就应该在使用抗生素之前用大号的穿刺针行关节穿刺抽液。穿刺前必须严格消毒皮肤，抽出的液体必须马上送检，做涂片革兰染色、细菌培养、细胞计数和晶体分析。测定红细胞沉降率或 C 反应蛋白的水平对监测治疗情况可有帮助。典型情况下，关节液白细胞计数超过 $50\times10^9/\mathrm{L}$ 即提示有感染性关节炎。然而有报道表明，经培养确诊为感染性关节炎的患者中，有 50% 的患者初始关节液白细胞计数为 $28\times10^9/\mathrm{L}$ 或更低，同时也发现这些患者中的许多人免疫功能不全。除白细胞计数外，如果中性粒细胞百分数超过 90% 也提示存在感染。

4. 影像学检查　在感染的最初几天，影像学检查一般正常。随着感染的继续加

重，由于关节软骨的破坏，关节间隙逐渐变窄，X线检查常用来观察疗效、判断疾病发展阶段，比如广泛的关节破坏、骨髓炎、骨关节炎、关节融合、骨质丢失等，因此X线平片在确诊是否为细菌性关节炎中并没有帮助。超声检查主要用来检测关节积液的深度。由聚集形成的低回声区是化脓性关节炎的典型表现。超声检查可用来指导关节穿刺和排脓，并可监测关节内部结构、关节囊、骨表面和邻近软组织的情况。CT、MRI和骨扫描也有助于化脓性关节炎的诊断，但这些检查并非必不可少。CT检查的费用比X线检查要高，可应用于早期化脓性关节炎的诊断，它能显示软组织肿胀、关节液渗出、脓肿形成，并能指导关节穿刺，监视治疗效果，帮助选择手术入路。MRI有比CT更高的分辨率，比骨扫描更能清楚地显示关节细微的解剖结构的变化，在区分骨和软组织感染及显示关节液渗出方面很有帮助，而且患者不需接受射线辐射。MRI的缺点是价格昂贵，有金属置入物的患者不能使用，在显示硬化的骨皮质和结构方面不如CT。与其他影像技术一样，MRI是非特异性的并且不能区分感染性和非感染性关节炎症。磷酸盐扫描能显示在成骨活跃和血供丰富的组织中放射性核素吸收增加，但在化脓性关节炎的早期也可能表现为正常，其他一些放射性药物如枸橼酸镓（^{67}Ga）、氯化铟（^{111}In），^{67}Ca和^{111}In扫描在对感染病灶的特异性和敏感性方面比锝（^{99m}Tc）要好，但它们同样不能较好地显示骨和关节的细微区别，也很难区分感染到底来自骨、关节还是软组织。^{111}In标记白细胞可积聚于急性感染区域，在化脓性关节炎患者中有近60%的阳性率，但在骨关节炎的患者中仍有假阳性发生。

四、鉴别诊断

鉴别诊断复杂而且重要，是做到早期治疗的关键，包括：①急性血源骨髓炎；②少年类风湿关节炎；③关节结核；④骨关节炎。

五、治　疗

化脓性膝关节炎的治疗原则和治疗方法：化脓性膝关节炎会对关节软骨造成破坏，后期会在关节内和关节周围出现严重的纤维粘连，容易造成膝关节不可逆的功能损害，处理起来尚须引起重视。总结其临床治疗原则有四点：①早期治疗；②全身应用敏感抗生素；③关节腔进行及时彻底的清创；④检查关节液的细胞学和病原学变化；⑤早期合理的关节功能康复训练。

1. 全身支持疗法　高热应予对症降温处理，维持患者水、电解质的平衡，及时纠正酸中毒。可少量多次输新鲜冰冻血浆，增强患者抵抗力，并同时给予充分的营养支持。

2. 抗生素的应用　初始的抗生素治疗是经验性的，应根据患者年龄和危险因素而定。这种经验性治疗应持续至获得细菌培养和药敏试验结果时为止，此后开始进行确定的治疗。如果没有分离出病原菌，应继续经验性治疗。总的来说，治疗持续的时间应由医生决定，主要依据病原菌的类型、患者的情况及治疗效果来定。

3. 局部治疗　对感染性关节腔进行早期处理已是目前的共识，使用的方法包括：①局部重复关节穿刺减压术；②关节腔持续灌洗引流术；③关节切开；④关节镜下手术。局部重复关节穿刺减压术适用于疾病早期即浆液性渗出期，抽净积液后可注入抗生素，但目前研究观点认为在病变早期感染关节就开始出现软骨软化及关节腔内粘连,因此及时清除关节内的脓性物质和覆盖在关节软骨表面的纤维层,减轻其对软骨的破坏至关重要。但关节穿刺术作用仍有限,同样关节腔持续灌洗引流术不能有效地清除关节腔内坏死病变及纤维粘连,目前只作为辅助治疗手段。因此,对于临床诊断的化脓性关节炎应进行彻底的清创处理。临床上对于关节镜清创引流和关节切开清创引流临床效果目前尚存争议。当前普遍认为,相对于传统关节切开清创引流而言,关节镜下清创引流具有以下优势:①病变清理彻底可靠,可直接清理坏死组织及沉积的纤维蛋白。②手术创伤小,可多次手术,术后对关节功能影响小,恢复快,疗程短。③镜下置管部位准确,冲洗有效,引流通畅,避免单纯灌洗的盲目性和不彻底性。④可处理开放手术处理不到的后关节囊内病变。⑤术后可早期渐进式功能锻炼,减少关节活动障碍,有效保留和改善关节的功能,有利于关节功能最大限度的恢复。

4. 术后康复功能锻炼 感染消退后就可开始恢复关节正常功能的治疗,包括早期应用功能性夹板以防止患肢畸形;患肢肌肉进行等长收缩,以增加肌力;进行主动的关节活动范围锻炼等。在感染的后遗症阶段,感染已完全消退,但受累的关节常遗留畸形或活动受限,治疗应针对畸形的矫正和关节功能的恢复来进行牵引、动力夹板、系列管型石膏和被动活动锻炼对畸形的矫正可有所帮助。然而在这一阶段进行任何必要的治疗时,还必须考虑到感染有复发的可能。手术彻底清创术后仍有可能产生关节粘连。此外,关节软骨的营养是在关节活动时从关节液中获取的,术后积极的康复训练是早期、充分恢复膝关节功能的关键。但是在术后第 1 周,一般不要求患者进行大范围膝关节活动训练。这样,既有利于炎症反应和手术反应的消退,又有利于防止关节积血和炎疗的复发。由于感染不可避免地会对关节软骨造成损害,在强调膝关节早期活动训练的同时,为了保护关节软骨,也应强调术后的延期负重,建议患者在术后第 7 周开始部分负重训练。

六、典型病例

患者,男性,53 岁。主述:左膝关节疼痛伴活动受限 10d,左膝关节局部红肿 3d。现病史:患者 10 余天前不慎将左膝关节拉伤,出现活动受限,随即到当地医院就诊,诊断为左膝关节肌腱拉伤。予以针刀及关节腔注射治疗。治疗后 2d 患者开始出现发热不适,体温达 38.6℃。于当地医院就诊,急查血常规结果:WBC 12.8×10^9/L,红细胞沉降率 68mm/h,未给予处置。为进一步诊治,来我院就诊,门诊以"化脓性关节炎待查"收治入院。

入院专科查体:左膝关节肿胀、屈曲畸形,未见局部肿块,皮肤表面未见溃疡及瘢痕。左膝局部皮肤温度高。左膝关节内外侧压痛 (+),内外侧胫股间隙压痛 (+)。左膝关节因疼痛活动严重受限,对侧关节活动正常。左膝浮髌试验 (+)。

外院 X 线检查显示:左膝关节内未见骨折征象,左膝关节退行性病变,关节间隙狭窄(图 4-1)。

入院后治疗经过:入院后行关节穿刺,抽出 50ml 淡黄色浑浊液体,送细菌培养。培养结果显示:关节积液存在金黄色葡萄球菌感染。结合患者症状、体征及辅助检查,诊断为"左膝关节化脓性关节炎"。完善相关术前准备,急诊行左膝关节切开清

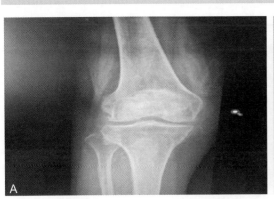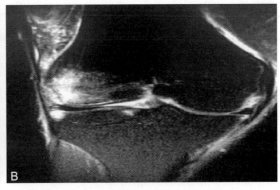

图4-1　早期患者X线检查未出现特异性改变，MRI检查结果显示患者股骨外髁出现骨髓水肿表现

创置管引流术。术后根据药敏结果选用敏感抗生素静脉注射，同时经置管行抗生素灌洗。术后3d患者体温恢复正常，1周后患者左膝关节症状基本缓解，拔除左膝关节引流管，并继续予以静脉应用抗生素治疗。术后2周患者左膝关节局部症状缓解，体温正常，可扶拐部分负重行走，予以出院。外院行康复及后续抗感染治疗。

附：诊治流程

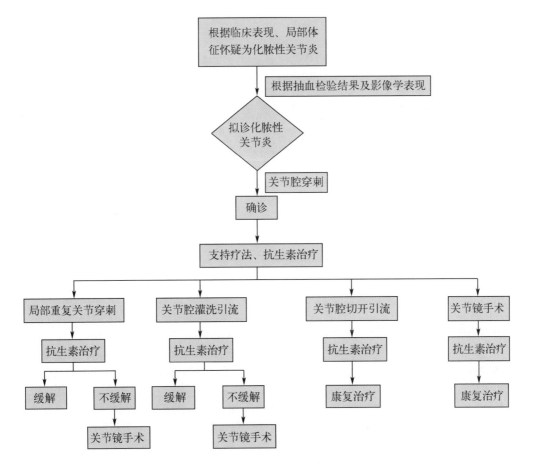

（左　伟　孙　伟）

主要参考文献

[1] Chen WL, Chang WN, Chen YS, et al. Acute community-acquired osteoarticular infections in children: high incidence of concomitant bone and joint involvement. J Microbiol Immunol Infect, 2010, 43(4): 332-338.

[2] Ceroni D, Cherkaoui A, Ferey S, et al. Kingella kingae osteoarticular infections in young children: clinical features and contribution of a new specific real-time PCR assay to the diagnosis. J Pediatr Orthop, 2010, 30(3): 301-304.

[3] Bauer TW. CORR Insights(R): How Reliable Is the Alpha-Defensin Immunoassay Test for Diagnosing Periprosthetic Joint Infection? A Prospective Study. Clin Orthop Relat Res, 2016 .

[4] Oppegaard O, Skodvin B, Halse AK, et al. CD64 as a potential biomarker in septic arthritis. BMC Infect Dis, 2013, 13: 278.

[5] Dinneen A, Guyot A, Clements J, et al. Synovial fluid white cell and differential count in the diagnosis or exclusion of prosthetic joint infection. Bone Joint J, 2013, 95-B(4): 554-557.

[6] Parvizi J, McKenzie JC, Cashman JP. Diagnosis of periprosthetic joint infection using synovial C-reactive protein. J Arthroplasty, 2012, 27(8 Suppl): 12-16.

[7] Lenski M, Scherer MA. Synovial IL-6 as inflammatory marker in periprosthetic joint infections. J Arthroplasty, 2014, 29(6): 1105-1109.

[8] McGillicuddy DC, Shah KH, Friedberg RP, et al. How sensitive is the synovial fluid white blood cell count in diagnosing septic arthritis. Am J Emerg Med, 2007, 25(7): 749-752.

[9] Ruzbarsky JJ, Gladnick BP, Dodwell E. Diagnosing Septic Arthritis in the Synovial White Cell Count "Gray Zone". HSS J, 2016, 12(2): 190-192.

[10] Carpenter CR, Schuur JD, Everett WW, et al. Evidence-based diagnostics: adult septic arthritis. Acad Emerg Med,2011,18(8): 781-796.

[11] Omar M, Ettinger M, Reichling M, et al. Preliminary results of a new test for rapid diagnosis of septic arthritis with use of leukocyte esterase and glucose reagent strips. J Bone Joint Surg Am, 2014, 96(24): 2032-2037.

[12] Proot JL, de Vicente F, Sheahan DE. Analysis of lactate concentrations in canine synovial fluid. Vet Comp Orthop Traumatol, 2015, 28(5): 301-305.

[13] Stirling P, Faroug R, Freemont T. Anticoagulating synovial fluid samples in septic arthritis. Rheumatology (Oxford), 2014, 53(12): 2315-2317.

[14] Talebi-Taher M, Shirani F, Nikanjam N, et al. Septic versus inflammatory arthritis: discriminating the ability of serum inflammatory markers. Rheumatol Int, 2013, 33(2): 319-324.

[15] Shirtliff ME, Mader JT. Acute septic arthritis. Clin Microbiol Rev, 2002, 15(4): 527-544.

[16] Calvo C, Nunez E, Camacho M, et al. Epidemiology and Management of Acute, Uncomplicated Septic Arthritis and Osteomyelitis: Spanish Multicenter Study. Pediatr Infect Dis J, 2016.

[17] Lee JH, Park MS, Kwon H, et al. A guideline for differential diagnosis between septic arthritis and transient synovitis in the ED: a Delphi survey. Am J Emerg Med, 2016, 34(8): 1631-1636.

[18] Andreasen RA, Andersen NS, Just SA, et al. Prognostic factors associated with mortality in patients with septic arthritis: a descriptive cohort study. Scand J Rheumatol, 2016:1-6.

[19] Borzio R, Mulchandani N, Pivec R, et al. Predictors of Septic Arthritis in the Adult Population.Orthopedics, 2016, 39(4): e657-e663.

[20] Ferreyra M, Coiffier G, Albert JD, et al.

Combining cytology and microcrystal detection in nonpurulent joint fluid benefits the diagnosis of septic arthritis. Joint Bone Spine，2016.

[21] Dave OH, Patel KA, Andersen CR, et al. Surgical Procedures Needed to Eradicate Infection in Knee Septic Arthritis. Orthopedics，2016，39(1): 50-54.

第 4 章　急性化脓性关节炎

第 5 章　慢性化脓性关节炎

一、概　　述

慢性化脓性关节炎是由化脓性细菌引起的关节内慢性感染，是一种对关节危害较严重的疾病。由于诊治通常不及时，病变关节会遗留不同程度的活动障碍，致残率为 5%～8%。慢性化脓性关节炎多见于儿童，青少年次之，成人相对少见，常为败血症的并发症，也可因手术感染、外伤感染、火器伤导致，关节内注射类固醇药物时，无菌要求不严格也易发生感染。感染性关节炎常发生在大关节，通常表现为单关节疼痛、肿胀，50% 以上的患者有膝关节受累，髋关节、腕关节和踝关节也是常见的感染部位。

二、临床表现及病理特征

慢性化脓性关节炎的病理变化大致可分为 3 个阶段，即浆液性渗出期、浆液纤维蛋白性渗出期、脓性渗出期，每一阶段无明显界限。当急性化脓性关节炎进入慢性阶段，关节内的纤维蛋白产生粘连，白细胞释放溶酶体会对关节软骨造成不可逆性损害，使关节内大量纤维间隔形成，软骨面遭到破坏，严重影响关节功能。

慢性化脓性关节炎静止期时，患者全身症状不明显；间断发作时，可产生明显的全身症状，包括寒战、高热、全身不适

等菌血症表现，白细胞、中性粒细胞增高，血培养常为阳性。局部表现可有关节肿胀、疼痛和压痛。病程较长时出现关节挛缩、关节强直、畸形。局部形成窦道，伤口流脓，长期不愈。患者出现不同程度的关节僵直，关节活动受限，可出现臀部肌肉萎缩，下肢缩短等情况。儿童慢性髋关节炎可出现不同程度的髋关节发育不良，表现为髋臼、股骨上段发育不良及股骨髓腔狭窄。

三、辅　助　检　查

（一）实验室检查

慢性化脓性关节炎控制后的感染静止期，白细胞计数、中性粒细胞、C 反应蛋白、血沉等通常正常，此时关节穿刺液检查是化脓性关节炎确诊的主要依据。关节液浑浊，呈灰绿色；穿刺液涂片显示脓细胞 (+)，白细胞计数可高达 $100×10^9$/L 以上，中性粒细胞百分数可高达 90%，脓液细菌培养可呈阳性。滑膜穿刺活检可见脓性改变，但关节腔穿刺检查及关节腔组织的活检存在相当高的假阴性率，Bauera 等报道的病例组中，假阴性率可达 30.4%。

（二）影像学检查

X 线片检查表现为关节间隙变窄，软骨下骨质疏松，不同程度的骨质破坏。CT

可显示关节面模糊，骨质破坏，可见增生硬化、条片状及斑点状死骨；可观察到骨质破坏的进展，死骨吸收情况。病情较长者表现为关节骨性强直。MRI检查虽然在骨的大体及空间分辨率方面不如CT，但其组织分辨率高，对骨关节化脓性炎症的病变细节显示明显优于前者，对关节软骨、骨端及骨髓受累情况的显示较好。

四、诊断及鉴别诊断

（一）诊断

感染静止状态的患者血常规、C反应蛋白、红细胞沉降率可正常，应结合患者急性化脓性关节炎的病史、临床表现及影像学特点，对可疑病例行关节穿刺液检查，慢性化脓性关节炎抽出液为灰色或灰绿色，浑浊，失去正常黏度；穿刺液白细胞计数在化脓性关节炎时，可高达$100×10^9$/L以上，中性粒细胞百分数可高达90%；滑液含糖量明显降低，血糖和关节滑液含糖相差可达2.24mmol/L以上。关节腔穿刺涂片及关节腔组织的活检可直接找到细菌，即可明确诊断。影像学检查表现为关节间隙变窄，软骨下骨质疏松及不同程度的骨质破坏，可见增生硬化，关节骨性强直，骨端及骨髓受累等。

（二）鉴别诊断

1. 关节结核　起病缓慢，有低热、盗汗等症状，全身中毒症状较轻，骨质破坏进展缓慢，多伴有寒性脓肿及窦道形成；发病较急的结核性关节炎与慢性化脓性关节炎易混淆，关节液检查或滑膜活检有助于区别。

2. 类风湿关节炎　病程长达数年，常见于多发的手足小关节受累，关节肿胀、不红。血清及关节液类风湿因子试验可为阳性，骨质疏松较明显，关节面为小囊状破坏，关节液细菌检查阴性。

3. 慢性血源性骨髓炎　全身症状类似，病变位于干骺端，局部可见窦道形成，两者可相互侵犯、同时并存，影像学检查可鉴别。

4. 强直性脊柱炎　常双侧对称发病，早期骶髂关节面骨质破坏，增生硬化，晚期发生骨性强直，骨节间隙消失，多数患者HLA-B27阳性；关节液检查或滑膜活检、影像学检查有助于区别。

五、治疗策略

慢性化脓性关节炎通常需要行手术治疗，因为即使感染得到控制，也常继发骨关节炎，严重时由于关节面破坏而导致关节强直。随着关节镜技术的发展，关节镜下治疗化脓性关节炎已逐步代替传统局部治疗方法，可行关节镜下关节腔清理术，切除滑膜及周围软组织，术后持续关节腔冲洗，静脉应用抗生素，尽可能根据药敏结果选择合适的抗生素；对于尚无培养及药敏结果，关节液革兰染色为阳性球菌的病例，建议选用万古霉素。革兰染色为阴性且免疫系统正常的患者，建议选择万古霉素；对免疫功能低下、应用注射药物及创伤性感染性关节炎的患者，建议选用万古霉素加一种第三代头孢类抗生素。

一些晚期患者关节破坏严重，运动功能明显受限，关节间隙粘连严重，缺乏足够的关节腔隙，关节镜下较难进行彻底清理，若临床及血液等方面检查排除了感染迹象，可行人工关节置换术，可最大限度恢复关节活动功能，提高生活质量。术前可进行关节腔组织活检及关节腔穿刺；术中对关节腔组织进行冷冻检查，以明确是否存在低毒性感染状态，如提示感染，则先行清创，6 周后再行二期髋关节置换术，局部可置入含有抗生素的骨水泥或小珠。由于术后存在感染复发风险，手术时机的把握至关重要。术前感染静止期的长短仍存在争议，Kim 等提出感染静止 10 年以上手术才较为安全。Bauer 等的病例回顾研究表明，化脓性关节炎一期清创后平均间隔 6 周行二期关节置换术，也有 87% 的成功率。

术后感染无论是感染迁延不愈，还是关节感染静息状态的死灰复燃，均是导致关节置换术失败的重要原因。即使是化脓性关节炎控制后，症状、体征消失多年的病例，术后应用敏感抗生素，定期复查红细胞沉降率及 C 反应蛋白也十分必要。术后指导患者进行康复训练，改善关节功能，以取得较好的临床效果。

六、典型病例

（一）患者主诉

男性，37 岁，主因"左髋部疼痛 20 年，加重 1 年"入院。

（二）现病史

患者 20 年前无明显诱因出现左髋部剧烈疼痛，向同侧大腿内侧放射，活动时加剧，休息时略缓解，伴发热、寒战、大汗，体温最高达 38.5℃，就诊于当地医院，考虑髋关节感染，予以抗感染等对症治疗后症状缓解，此后未发作。2 年前患者再次出现左髋关节疼痛，疼痛反复发作，偶有发热，无寒战，多次行抗感染治疗，效果一般；近 1 年患者自觉左髋部疼痛进行性加重，就诊于外院，行髋关节 X 线检查示左侧股骨头坏死、左髋关节慢性化脓性感染。为求进一步治疗来我院，门诊以"左侧髋关节陈旧性化脓性感染"收入院治疗。发病以来患者大小便正常，饮食、睡眠尚可，体重无明显减轻。

（三）既往史

高血压病史 2 年，最高达 170/100mmHg，平日口服"硝苯地平控释片"每日 1 片，血压现维持在 120~140/80~90mmHg。否认糖尿病病史，否认心脏病、脑血管病病史，否认神经精神疾病史，否认肝炎、结核、疟疾病史，预防接种史不详，否认手术、外伤、输血史，无食物过敏史，自述对"甲硝唑"过敏。

（四）个人史

出生于原籍，无血吸虫、疫水接触史；患者有长期饮酒史 6 年，每天饮白酒 400ml；吸烟史 15 年，每天 20 支。

（五）查体

视：跛行步态；右髋部皮肤正常，左髋部皮肤可见针灸治疗残留瘢痕及色素沉着等，股四头肌无萎缩，骨盆无倾斜。触：左侧腹股沟区压痛（+），局部压痛（+），皮温不高。右侧腹股沟区压痛（+），局部压痛（+），皮温不高。动：左髋关节活动度受限，内旋 10°，外旋 20°；屈曲 100°，伸直 0°，内收 15°，外展 30°；右髋关节内旋 35°，外旋 30°；屈曲 120°，伸直 0°，内收 20°，外展 30°；量：双大腿周径等长，双下肢长度（髂前上棘至内踝）等长。双侧臀中肌、股四头肌肌力 V 级。其他检查：左侧"4"字试验（+），Allis 征（-），Thomas 征（-）；右侧"4"字试验（-），Allis 征（-），Thomas 征（-），双足背动脉搏动良好。Harris 评分：右髋 100 分，左髋 55 分。

（六）辅助检查

髋关节 X 线检查：右侧髋关节未见明显异常。左侧股骨头密度增高，骨质硬化，内部可见囊状改变，关节间隙狭窄（图 5-1）。

（七）病例分析

患者 20 年前曾有左髋关节化脓性感染，行抗感染治疗后症状消失，近 2 年来左髋关节疼痛反复发作，左髋关节活动明显受限，结合影像学检查，目前考虑为左髋关节陈旧性化脓性关节炎、左侧股骨头坏死的诊断。患者关节感染及长期饮酒史可导致股骨头缺血性坏死、髋关节疼痛加剧。入院后患者体温正常，血压及心率稳定，白细胞、中性粒细胞不升高，红细胞沉降率无异常，未见明显髋关节感染征象。遂拟行左侧全髋关节置换术，术中取滑膜行病理检查，明确有无感染，如提示感染则先行一期清创术，6 周后再行二期髋关节置换术。

（八）手术过程

全身麻醉起效后，将患者右侧卧位固定于手术床上，封会阴，备皮。常规碘酒、乙醇消毒，铺无菌巾、单、孔被。术中取左髋后外侧切口长约 12cm 切开皮肤及皮下脂肪组织，切开深筋膜。左下肢内旋，分离并于股骨大转子止点处切断外旋肌群，电凝血管止血。切开髋关节后侧关节囊，下肢内旋脱出股骨头，髋关节腔内未见肉眼感染病灶，取两处滑膜组织送冷冻病理，30min 后术中滑膜冷冻病理指示：多形核白细胞极少，不支持感染诊断。遂行左侧全髋关节置换术，电锯将股骨颈锯断，保留股骨矩长度约 1.4cm，取出股骨头。髋臼后缘钉入两枚粗克氏针保护后缘软组织及坐骨神经，切除髋臼前、上方及后缘盂唇，清理髋臼窝滑膜及软组织。自直径为 44mm 髋臼挫开始打磨并加深髋臼，至 55mm 为止。见软骨下骨板渗血良好，外展 45°、前倾 20° 方向打入直径为 56mm 髋臼杯假体（Pinnacle 型，Depuy 产品），见牢固嵌入，两枚长 20mm 螺钉固定。装入四代陶瓷髋臼杯内衬，检查已牢固嵌入。股骨抬起板钩抬起股骨近端，沿股骨颈断端长轴方向使用骨刀开槽去除骨松质，开髓器插入股骨髓腔中，扩髓至 5 号。插入 5 号股骨柄假体（Summit 生物型，美国 Depuy 公司产品），缓慢打入。使用标准股骨头假体（＋5.0mm）试模，复位后检查髋关节屈曲、外展活动自如、稳定。取出试模，安装标准陶瓷股骨头假体，复位后再次检查髋关节屈曲、外展活动，关节活动自如、稳定。手术过程顺利，出血 400ml，麻醉平稳，患者麻醉恢复后安返病房。

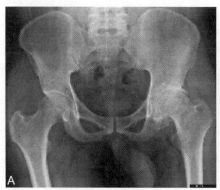
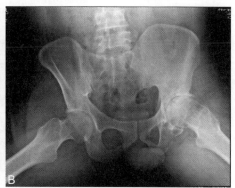

图 5-1　术前髋关节正侧位片

第一部分　常见疾病的诊疗策略

（九）术后处理

患者术后生命体征平稳，予以改善循环、镇痛、静脉补液、头孢呋辛抗炎等对症支持治疗。嘱患者练习股四头肌收缩功能，以及双足跖屈背伸活动、双侧足趾活动，促进肌力恢复，预防下肢静脉血栓形成。术后第 3 天患者扶拐下地行走。伤口定期换药，未见明显红肿、渗血、渗液；患肢未见外旋或内旋畸形，未见肢体短缩。复查 X 线显示，假体位置良好，于术后第 5 天出院（图 5-2）。

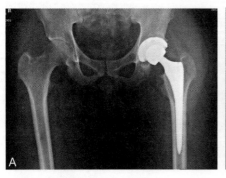
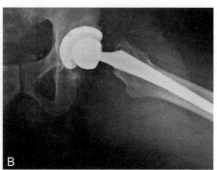

图 5-2　术后髋关节 X 线检查

附：诊治流程

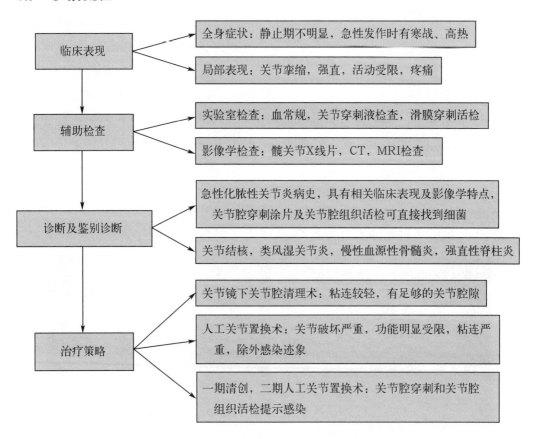

临床表现
- 全身症状：静止期不明显，急性发作时有寒战、高热
- 局部表现：关节挛缩，强直，活动受限，疼痛

辅助检查
- 实验室检查：血常规，关节穿刺液检查，滑膜穿刺活检
- 影像学检查：髋关节X线片，CT，MRI检查

诊断及鉴别诊断
- 急性化脓性关节炎病史，具有相关临床表现及影像学特点，关节腔穿刺涂片及关节腔组织活检可直接找到细菌
- 关节结核，类风湿关节炎，慢性血源性骨髓炎，强直性脊柱炎

治疗策略
- 关节镜下关节腔清理术：粘连较轻，有足够的关节腔隙
- 人工关节置换术：关节破坏严重，功能明显受限，粘连严重，除外感染迹象
- 一期清创，二期人工关节置换术：关节腔穿刺和关节腔组织活检提示感染

（毛天立　高福强）

主要参考文献

[1] 金涛,李璐,金卉,等. 金黄色葡萄球菌感染致化脓性关节炎的临床研究. 中华医院感染学杂志, 2015,12(19):15-17.

[2] Goldenberg DL. Septic arthritis and other infections of rheumatologic significance. Rheum Dis Clin North Am,1999, 17：149.

[3] Bauer T, Lacoste S, Lhotellier L,et al. Arthroplasty following aseptic arthritis history：a 53 cases series. Orthop Traumatol SurgRes,2010,96：840-843.

[4] 李军,许会永. 化脓性髋关节炎的CT与MRI表现. 实用医学影像杂志, 2010, 11(5):313-315.

[5] 查振刚,张还添,谭文成,等. 关节液用于关节疾病诊断的意义及未来展望. 中华关节外科杂志, 2016,10(1):81-85.

[6] 张立明,曹晓凯,王永平,等. 关节镜手术治疗化脓性关节炎临床分析. 临床误诊误治, 2015(5):90-91.

[7] 王粉粉,吴九妹. 采用关节镜技术治疗化脓性关节炎的个性化护理. 国际护理学杂志, 2016, 35(11):1566-1568.

[8] Liu C, Bayer A, Cosgrove SE, et al. Clinical practice guidelines by the infectious diseases society of america for the treatment of methicillin-resistant Staphylococcus aureus infections in adults and children. Clin Infect Dis,2011,52：e18.

[9] 袁义,章海均,张波. 不同冲洗时间对关节镜治疗老年化脓性膝关节炎的疗效分析. 中国骨伤, 2017,30(4):300-303.

[10] Allison DC, Holtom PD, Patzakis MJ,et al. Microbiology of bone and joint infections in injecting drug abusers. ClinOrthop Relat Res,2010,468:2107.

[11] Kim YH,Oh SH,Kim JS. Total hip arthroplasty in adult patients who had childhood infection of the hip. J Bone Joint Surg Am,2003,85:198-204.

第 6 章　骨关节结核

一、概　述

骨关节结核 (bone and joint tuberculosis) 一度是非常多见的感染性疾病，它与生活贫困有着直接关系。随着抗结核药物的广泛使用和生活条件的逐步好转，骨与关节结核的发生率明显下降。但近年来，由于耐药性细菌及城镇化建设导致人口流动性增加，导致骨与关节结核发病率有所增加。

骨关节结核是一种特异性慢性炎性病变，绝大多数是继发结核，原发病灶为肺结核或消化道结核。在我国，以原发于肺结核的占绝大多数。骨与关节结核可以出现在原发性结核的活动期，但大多发生于原发病灶已经静止，甚至痊愈多年以后。在原发病灶活动期，结核分枝杆菌经血液循环到达骨与关节部位，不一定会立刻发病。它在骨与关节内可以潜伏多年，待机体抵抗力下降，如外伤、营养不良、过度劳累、糖尿病、大手术等诱发因素，都可以促使潜伏的结核分枝杆菌活跃起来而出现临床症状。通常很难确定骨外结核是否是原发性的，结核患者中约 14% 有肺外结核，1%～8% 有骨结核。骨结核患者中约 50% 同时有肺结核。结核分枝杆菌通过血行或淋巴系统传播至骨关节，多发于血供丰富和负重大的骨质或活动较多的关节滑膜，常发病于体质虚弱及免疫力低下者，其中脊柱结核发病率最高，其次为关节结核。一般来说，四肢的骨关节结核好发于负重部位，最常累及髋和膝，然后是足、肘和手，其他部位的骨和关节均可受累。另外，骨关节结核还可合并有窦道软组织脓肿及腱鞘炎。

病理变化与身体其他部位的结核病相似。在结核性肉芽组织内有干酪样坏死。骨组织变化以溶骨为主，少有新骨形成。早期关节结核可表现为干骺端结核，为单纯性骨结核，也可是细菌经血行先累及滑膜，为单纯性滑膜结核。其中，早期单纯性滑膜结核更为多见。单纯性骨结核的病变可依次侵犯软骨下骨、软骨，最后侵犯滑膜，发展为全关节结核。最初为滑膜结核的病变，滑膜肉芽组织逐渐侵犯软骨和关节面，首先累及承重轻、接触面小的边缘部分，造成关节面的虫蚀状骨质破坏，主要在边缘，且上、下骨面多对称受累。由于病变首先侵犯滑膜，关节渗出液中又常缺少蛋白质溶解酶，关节软骨破坏出现较晚。因此，虽然已有明显关节面骨质破坏，而关节间隙变窄则较晚。待关节软骨破坏较多时，则关节间隙变窄。病灶逐渐向软骨下骨质侵蚀，继而进展为全关节结核。

二、临床表现

骨关节结核可发生于任何年龄，男女发病率无明显区别。多起病较缓慢，症状隐匿，可无明显全身症状或只有轻微结核中毒症状。全身症状包括低热、乏力、盗汗，典型病例可伴有贫血、食欲缺乏、消瘦等症状。30%～50%的患者起病前往往有局部创伤史。病变部位隐痛，活动后加剧。儿童患者常有"夜啼"。部分患者因病灶脓液破入关节腔产生急性症状，此时疼痛剧烈。晚期患者可见肌肉萎缩，关节呈梭形肿胀。

1. 典型的结核中毒症状　患者起病缓慢，有低热、乏力、盗汗、消瘦、食欲缺乏及贫血等；也有起病急骤者，有高热及毒血症状，一般多见于儿童及免疫力差的患者。

2. 好发部位　脊柱结核好发于腰椎，胸腰段、胸椎次之，颈椎再次之，单纯累及骶尾椎者少见。关节结核病变部位大多为单发性，少数为多发性，但对称性十分罕见。青少年患者起病前往往有关节外伤病史。

3. 疼痛　病变部位有疼痛，初起不甚严重，每于活动后加剧。儿童患者常有"夜啼"。部分患者因病灶快速造成骨质破坏及形成脓肿，致使骨关节腔内压力升高和产生炎症刺激的急性症状，此时疼痛剧烈。髋关节与膝关节的关节神经支配有重叠现象，髋关节结核患儿可以指认膝关节部位有疼痛。单纯骨结核者髓腔内压力高，脓液积聚过多，疼痛也很剧烈。

脊柱结核"疼痛"是最先出现的症状。通常为轻微疼痛，休息后症状减轻，劳累后则加重。颈椎结核除有颈部疼痛外，还有上肢放射痛及麻木等神经根受刺激、压迫的表现，咳嗽、打喷嚏时会使疼痛与麻木加重。有咽后壁脓肿者可妨碍呼吸与吞咽，睡眠时有鼾声。后期可在颈侧扪及寒性脓肿所致的颈部肿块。

胸椎结核患者有背痛症状，下胸椎病变的疼痛有时表现为腰骶部疼痛。脊柱后凸十分常见，部分患者直至偶然发现后凸畸形方至医院就诊。炎症组织刺激神经根时会出现肋部放射痛，病变组织进入椎管会出现截瘫。

腰椎结核患者在站立与行走时，往往用双手托住腰部，头部及躯干向后倾，使重心后移，应尽量减轻身体重量对病变椎体的压力。炎症组织刺激神经根时会产生下肢放射痛，严重者大量病变组织进入椎管压迫硬膜囊，会出现马尾神经症状，导致大小便功能障碍。

4. 局部肿胀或积液　脊柱结核流出脓肿可以直至皮下，出现在腰三角、胸壁、腹股沟、大腿，部分患者以此就诊。浅表关节可以查出有肿胀和积液，并有压痛，关节常处于半屈状态以缓解疼痛；至后期，肌肉萎缩，关节呈梭形肿胀。

5. 窦道或瘘管形成　骨关节结核发展的结果是在病灶部位积聚大量脓液、结核性肉芽组织、死骨和干酪样坏死物质。脓肿可经过组织间隙流动，向体表溃破形成瘘管。脓肿也可以与空腔内脏器官沟通成为窦道。

6. 混合性感染　窦道及瘘管经久不愈混合并感染导致高热，局部急性炎症反应加重。重度混合感染的结果是慢性消耗、贫血、中毒症状明显，甚至因肝、肾衰竭而致死。

7. 截瘫　脊柱结核骨质破坏形成死骨或脓肿，压迫脊髓而产生截瘫症状，以颈椎及胸椎多见。

8. 病理性骨折与脱位　结核病病灶会导致骨与关节的病理性骨折与脱位。

9.病变静止后遗症　①关节腔纤维性粘连形成纤维性强直而产生不同程度的关节功能障碍；②关节挛缩于非功能位，最常见的畸形为屈曲挛缩与椎体破坏形成脊柱后凸畸形（驼背）；③儿童骨骺破坏将产生双侧肢体的长度不等。

全关节结核进一步发展，导致病灶部位积聚大量脓液、结核性肉芽组织、死骨和干酪样坏死组织。由于缺乏红、热等急性炎症反应，故结核性脓肿称为"冷脓肿"或"寒性脓肿"。脓肿可经组织间隙流动，形成病灶之外的脓肿。也可向体表形成窦道，经窦道流出米汤样脓液，有时还有死骨及干酪样坏死物质流出。脓肿也可与空腔脏器沟通形成内瘘，若经皮肤穿出体外则形成外瘘。

晚期病变静止后可遗留以下各种并发症：关节腔粘连成纤维性强直而产生不同局部的关节功能障碍；畸形，最常见的是关节屈曲挛缩于非功能位；小儿骨骺破坏，肢体不等长。

三、辅　助　检　查

1.实验室检查　大多数患者的白细胞计数正常，仅10%的患者白细胞计数升高，红细胞沉降率可升高或正常。结核菌素试验一般有助于诊断，但是假阴性率较高，达20%～30%。免疫功能不全的患者皮试结果一般都不可信。从组织或脓液中查到结核抗酸杆菌是确诊的标志。关节穿刺液的结核噬菌体法检查阳性率较高。肺部有病变的患者痰和胃内容物培养阳性率超过50%，经支气管活检的阳性率可达70%～80%。

2.影像学检查　受累关节的X线摄片能指导治疗。其特征性的表现为区域性骨质疏松和周围少量钙化的破坏性病灶。关节边缘的侵蚀性病变在X线片上一般表现为溶骨性病变，可类似于感染性、非感染性关节疾病或恶性肿瘤。X线摄片检查对诊断骨与关节结核十分重要。在骨与关节结核早期，出现软组织肿胀和关节腔大量积液时，可见关节间隙增宽和周围软组织密度增高等；骨结核当骨质出现破坏时，方可在X线平片上观察到骨质结构的改变；在骨与关节结核的晚期，尚可清楚显示关节组成骨的位置关系及破坏程度。

骨扫描或镓扫描可检查出88%～96%的骨结核病变。这种扫描的敏感性很高，但特异性不高。核素骨显像可以早期显示出病灶，但不能做出定性诊断，也不是常规的检查项目。

CT扫描也可提供病变的具体情况，发现早期的结核病灶。CT检查能够比普通X线摄片发现更多更细微的改变，特别是在显示病灶死骨及空洞方面等具有独特优势，并可以更清晰地显示病灶周围寒性脓肿的部位及累及范围；尤其是多平面重建技术(MPR)及三维(3D)重建技术显示骨与软组织结构更加清晰和直观。

MRI检查可以在炎性浸润阶段就显示出异常信号，具有早期诊断的价值。MRI尚可显示脊柱结核患者的脊髓有无受压与变性等异常，尤其对并发截瘫患者的诊断与评价具有重要意义，且明显优于CT及其他检查。寒性脓肿通常在MRI上表现为腰大肌或者椎旁均匀一致的T_1WI低信号、T_2WI高信号，因此可以早期明确颈椎、胸椎、腰椎及骶椎的寒性脓肿形状、大小和流注方向。骨质破坏的典型MRI表现为T_1WI呈混杂低信号或均匀信号，T_2WI呈混杂高信号，部分呈均匀高信号；病灶内死骨可使T_1WI、T_2WI信号明显不均匀，

T_2 脂肪抑制序列对病变显示更佳。滑膜增厚 T_1WI 表现为均匀一致的中等偏低信号，T_2WI 表现为中高低混杂信号，可见不规则的低信号条状、突起状结节或团块影，高信号的液体渗出信号可分布于混杂信号间。MRI 的多平面成像有利于观察脊柱和椎间盘细微的病理改变，有利于观察病变向前或向后纵韧带及椎间孔蔓延的范围，确定病变区内有无脓肿形成及流注脓肿的范围，观察病变向椎管内侵犯的情况和硬脊膜囊、脊髓的受压程度，为更确切地制订治疗方案，以及进行术后或药物治疗后的随访提供参考。

超声检查可以探查深部寒性脓肿的位置和大小，关节镜检查及滑膜活检对滑膜结核的早期诊断具有重要价值。

四、诊　　断

根据病史、症状、体征、X 线检查和实验室检查，关节结核一般可以诊断。

五、鉴别诊断

1. 暂时性滑膜炎　多为一过性。7 岁以下儿童多见，有过度活动的病史，表现为髋部疼痛和跛行。X 线片未见异常。卧床休息 2 周即愈，没有后遗症。

2. 类风湿关节炎　儿童型类风湿关节炎也有发热、红细胞沉降率增高，尤其在初发时为单关节性，则很难区别。但本病的特征为多发性和对称性，经过短期观察不难区别。单纯滑膜结核常需与单关节类风湿关节炎鉴别，确诊往往要靠滑膜切取和关节液的细菌学检查。

3. 化脓性关节炎　发病急骤，有高热。急性期有脓毒症表现，血液和关节液中可检出化脓性致病菌。X 线表现破坏迅速，并有增生性改变，后期会发生骨性强直。当关节结核发展或化脓性关节炎表现为亚急性或慢性病变时，两者不易区别。病史、其他结核病灶或化脓性病灶的存在，关节穿刺积液检查，有助于鉴别。

4. 布氏杆菌感染性关节炎　慢性布氏杆菌病性关节炎累及的关节表现为肿胀、疼痛、发热及红斑，关节内有渗出，且患者的发热可表现为波浪热、弛张热或间歇热型，再结合病史及关节液培养可以鉴别。

六、治疗策略

治疗骨结核的主要目的包括：控制感染、限制畸形、保持关节活动能力和减轻不适。所幸的是，约 90% 的患者经药物治疗、适当休息，并在指导下恢复活动后能够基本治愈。关节病变严重或者有进展性疼痛的患者，用辅助性夹板（被动的、动力性的、功能性的）或石膏固定会有一定的作用。偶见关节破坏严重的患者，随着病情的持续发展，最终需行关节融合。

1. 支持疗法　注意休息，加强营养，每日摄入足够的蛋白质和维生素。平时多卧床休息，必要时遵医嘱严格卧床休息。有贫血者可给予补血药，重度贫血或反复发热不退者，可间断性输注少量新鲜血液。混合感染的急性期可给予抗生素治疗。

2. 抗结核药物疗法　分为治疗原则、药物选择、治疗方案 3 个部分进行阐述。

（1）治疗原则：早期、联合、适量、规律、全程。

（2）药物选择：世界卫生组织（WHO）将结核药物分为 5 组。第 1 组为一线口服抗结核药物，异烟肼（H）、利福平（R）、乙胺丁醇（E）、吡嗪酰胺（Z）、利福布丁（Rfb）；第 2 组为注射用抗结核药物，卡那霉素（Km）、阿米卡星（Am）、卷曲霉素（Cm）、链霉素（S）；第 3 组为氟喹诺酮类药物，莫西沙星（Mfx）、左氧氟沙星（Lfx）、氧氟沙星（Ofx）、加替沙星（Gfx）；第 4 组为口服抑菌二线抗结核药物，乙硫异烟胺（Eto）、丙硫异烟胺（Pto）、环丝氨酸（Cs）、特立齐酮（Trd）、对氨基水杨酸（PAS）；第 5 组为疗效尚不确切的抗结核药物，氯法齐明（Cfz）、利奈唑胺（Lzd）、阿莫西林 / 克拉维酸（Amx/Clv）、氨硫脲（Thz）、亚胺培南 / 西司他丁（Ipm/Cln）、大剂量异烟肼（H）、克拉霉素（Clr）。

（3）治疗方案：①初治患者，单一部位骨关节结核，病程在 6 个月内，无窦道、不合并巨大脓肿，且临床未发现肺结核征象者推荐 1 年方案：3HRSE/9HRE；除此之外，以 1.5 年方案为佳：6HREZ/12HRE。②复治患者，对于未知耐药者使用 1.5 年方案：6 HREZ/12 HRE，获得药物敏感试验结果后及时调整。有药敏试验结果者可根据药敏试验结果和既往用药史制订治疗方案。若患者为多次治疗或治疗失败者，可根据患者既往治疗史制订治疗方案，获得药敏试验结果后及时调整方案。③耐多药骨与关节结，6ZAm（Km，Cm）Lfx（Mfx）PAS（Cs，E）P to 8ZLf x（Mf x）PAS ＜ Cs,E）Pto（括号内为替代药物）。化疗方案确定后，要注意保证方案能够按要求实施，应尽可能地将患者纳入耐多药控制策略（DOTS-PIus），实施医务人员直接面视下的督导治疗（DOT）。静脉用药期间宜住院治疗，便于督导、观察和处理药物的不良反应。

经过抗结核药物治疗后，全身症状与局部症状都会逐渐减轻。用药满 1 ~ 1.5 年后能否停药的标准为：①全身情况良好，体温正常，食欲良好。②局部症状消失，无疼痛，窦道闭合。③ X 线表现脓肿缩小乃至消失，或已经钙化；无死骨或仅有少量死骨，病灶边缘轮廓清晰。④每次间隔 1 个月以上、连续 3 次红细胞沉降率检查结果正常。⑤患者起床活动已 1 年，仍能保持上述 4 项指标正常。符合标准者可以停止抗结核药物治疗，但仍需定期复查。

抗结核药物治疗一般维持 2 年。目前，临床常用的抗结核药物包括异烟肼、利福平、乙胺丁醇、吡嗪酰胺和链霉素等。典型的治疗方案是：初期用多种药物联合冲击治疗，之后逐渐减少药物维持，治疗时间为 6 ~ 12 个月。但结核病初始耐药率为 18.6%，获得性耐药率为 46.5%，初始耐多药率和获得性耐多药率分别为 7.6% 和 17.1%，总耐药率为 27.18%。在一线口服抗结核药中异烟肼、利福平耐药性较高，复治患者耐药率较初治患者高。鉴于结核分枝杆菌耐药性的出现，国内有学者尝试在药敏试验指导下开展结核个体化药物治疗，根据药敏试验结果组成个体化联合治疗方案具有较好的有效性和安全性。

目前临床上研究开发应用的几类新型抗骨关节结核药物，有大环内酯类抗生素和喹诺酮类药物及其衍生物。研究表明，克拉霉素在体外试验中与异烟肼、链霉素对耐多药菌株 H37Rv 的最低抑菌浓度下降，呈现良好的协同作用。环丙沙星和氧氟沙星均具有杀结核分枝杆菌的良好效果。近年来，飞速发展的磁性微球靶向给药系统在提高药物对病灶的靶向性、降低药物的不良反应方面显示出巨大的发展前景。由于磁性载药微球同时具有磁响应性和高分子微球的特性，因此在抗骨关节结核药物的靶向给药、药物控释及缓释等研究领域具有广阔的应用前景。近年来的研究发现，CD4$^+$CD25$^+$ 调节性 T 细胞（T reg）亚群在结核分枝杆菌感染的发病机制中起着

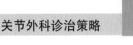

重要作用，T细胞是在胸腺内发育成熟的抑制自身免疫和移植排斥反应作用的一群细胞，研究结果表明，CD4$^+$CD25$^+$T细胞在结核发生及发展过程中具有重要作用。通过分子生物学技术在体外、体内消除CD4$^+$CD25$^+$T细胞，从而阐明CD4$^+$CD25$^+$T细胞在骨关节结核发病机制中的作用，为开展骨关节结核的免疫治疗提供新的策略。在难治性关节结核治疗方面，国内有学者尝试采用臭氧进行局部辅助治疗。

3. 手术治疗　治疗骨和关节结核的传统手术包括关节切开术、关节外病灶刮除植骨术、关节切除术、骨切除术、软组织脓肿切开引流术或切除术、关节融合术、截肢术。大多数权威学者认为，应该在结核手术之前开始有效的抗结核治疗。有屈曲畸形者应做皮肤牵引。畸形矫正后上髋人形石膏3个月，一般都能控制病情，不主张早期外科干预。单纯滑膜结核可在关节腔内注射抗结核药物；如果髋关节内液体较多，为保全股骨头，有指征者做髋关节滑膜切除术。一般手术中的发现远重于X线表现即临床估计，有必要在滑膜切除时做局限性病灶清除，即对骨性病灶做彻底刮除。有寒性脓肿形成时宜做彻底的病灶清除术。术后髋人形石膏固定3周，以利病灶愈合。然后开始髋关节功能锻炼。有慢性窦道形成者亦需手术，术前后还需加用抗生素，治疗混合感染。有混合感染者一般主张同时做髋关节融合手术。部分病例病变已静止，髋关节出现纤维性强直，但微小活动便会诱发疼痛，对该类病例适宜做髋关节融合术。该类病例在抗结核药物控制下，也可做全髋关节置换术。关节置换术后会诱发结核病灶活动，成功率约在80%。对髋关节有明显屈曲、内收或外展畸形者，可做转子下矫形截骨术。

病灶清除术的手术指征：①骨与关节结核有明显的死骨及大脓肿形成；②窦道经久不愈者；③单纯性骨结核髓腔内积脓压力过高者；④单纯性滑膜结核经药物治疗效果不佳，即将发展为全关节结核者；⑤脊柱结核有脊髓受压、神经根刺激症状者。

病灶清除术的手术禁忌证：①合并严重的结核性脑膜炎或血行播散性肺结核危及生命者；②有混合性感染、中毒症状明显，且经综合评估不能耐受手术者；③患者合并有其他严重疾病难以耐受手术者。

病灶清除术的相对禁忌证：①患者有其他脏器结核性病变尚处于活动期，但如果经过一段时间非手术治疗及准备工作，全身情况好转时，仍可接受手术；②有混合性感染、体温高但不超过38.5℃，病灶清除术后有可能帮助患者改善一般状况，有利于控制结核病病情者，如急性粟粒型肺结核、结核性脑膜炎及脑炎等。

手术时机的选择：为提高手术安全性，术前应用抗结核药物4～6周，至少3周。

对于早、中、晚期，甚至合并窦道形成的全关节结核，均可考虑行关节镜下关节清理术。对全关节结核的镜下清理可以彻底清创，减轻创伤，降低伤口不愈合率，保持非负重关节的功能，提高负重关节的融合率。人工关节置换在治疗无菌性关节疾病中已普遍应用，并被公认为是一种补救关节功能的好方法。但是，能否用于骨关节结核（非治愈型）的治疗，过去一直视为禁忌。现代理念认为，凡病变静止达10年，关节已有骨小梁通过者，手术不会引起结核复发。有临床工作者研究发现，髋、膝关节结核除合并瘘管和混合感染者外，在彻底清除病灶的基础上，均可行一期人工关节置换术。

附：诊治流程

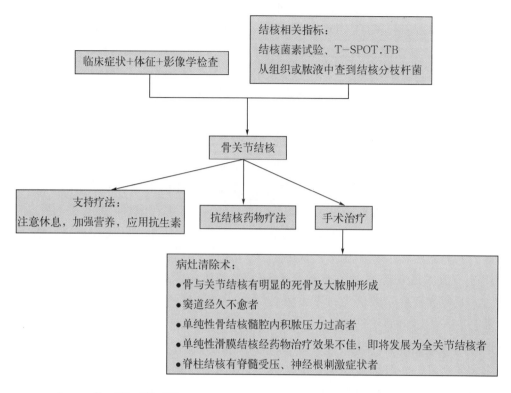

七、典型病例

见图 6-1。

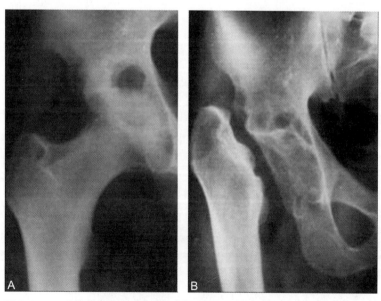

图 6-1　A. 髋关节结核；B.Girdlestone 关节成形术后

（高福强　孙　伟）

主要参考文献

[1] 骨关节结核临床诊断与治疗进展及其规范化专题研讨会学术委员会. 正确理解和认识骨与关节结核诊疗的若干问题. 中国防痨杂志, 2013, 35(5):384-392.

[2] 胥少汀, 葛宝丰, 徐印坎, 等. 实用骨科学. 4版. 北京: 人民军医出版社, 2014.

[3] Zhang X, Ji J, Liu B. Management of spinal tuberculosis: a systematic review and meta-analysis. J Int Med Res, 2013, 41(5):1395-1407.

[4] 王坤正, 王岩. 关节外科教程. 4版. 北京: 人民卫生出版社, 2014.

[5] Kim SJ, Postigo R, Koo S, et al. Total hip replacement for patients with active tuberculosis of the hip: a systematic review and pooled analysis. Bone Joint J, 2013, 95-B(5):578-582.

[6] Suárez-García I, Noguerado A. Drug treatment of multidrug-resistant osteoarticular tuberculosis: a systematic literature review. Int J Infect Dis. 2012,16(11):e774-e778.

[7] Pigrau-Serrallach C, Rodríguez-Pardo D. Bone and joint tuberculosis. Eur Spine J, 2013, 22 (Suppl4):556-566.

[8] Rajasekaran S, Khandelwal G. Drug therapy in spinal tuberculosis. Eur Spine J, 2013, 22 (Suppl4):587-593.

[9] 陈孝平, 汪建平. 外科学(第8版). 4版. 北京: 人民卫生出版社, 2013.

[10] Shyam Kumar Saraf, Surendra Mohan Tuli. Tuberculosis of hip: A current concept review. Indian J Orthop, 2015, 49(1): 1-9.

[11] Davies PD, Humphries MJ, Byfield SP, et al. Bone and joint tuberculosis. A survey of notifications in England and Wales. Bone & Joint Journal, 1984, 66(3):326-330.

[12] Martini M, Ouahes M. Bone and joint tuberculosis: a review of 652 cases. Orthopedics, 1988, 11(6):861-866.

[13] Chen ST, Zhao LP, Dong WJ, et al. The Clinical Features and Bacteriological Characterizations of Bone and Joint Tuberculosis in China. Scientific Reports, 2014, 5:51-76.

[14] Zhuang W, Shi SY, Zhuang RJ. Distribution of pathogens causing focal infections in patients with bone and joint tuberculosis. Chinese Journal of Nosocomiology, 2015.

[15] Stanislas T, Abdoulaye B, Samba K, et al. Profile of Knee's Bone and Joint Tuberculosis in Adults: About 33 Cases. Open Journal of Orthopedics, 2015, 5(7):189-197.

[16] Johansen IS, Nielsen SL, Hove M, et al. Characteristics and clinical outcome of bone and joint tuberculosis from 1994 to 2011: a retrospective register-based study in Denmark. Clinical Infectious Diseases An Official Publication of the Infectious Diseases Society of America, 2015, 61(4):554-562.

[17] Dabkana T M, Nyandaiti Y. Musculoskeletal Tuberculosis: A Prospective Study. Nigerian Journal of Orthopaedics & Trauma, 2014.

[18] Awasthi S, Saxena M, Ahmad F, et al. Abdominal Tuberculosis: A Diagnostic Dilemma. Journal of Clinical & Diagnostic Research, 2015, 36(11-12):57-59.

[19] Byng-Maddick R, Noursadeghi M. Does tuberculosis threaten our ageing populations? Bmc Infectious Diseases, 2016, 16(1):1-5.

[20] Zeng M, Hu Y, Leng Y, et al. Cementless total hip arthroplasty in advanced tuberculosis of the hip. International Orthopaedics, 2015, 39(11):2103-2107.

[21] Roberts CA, Bernard MC. Tuberculosis: A biosocial study of admissions to a children's sanatorium (1936-1954) in Stannington, Northumberland, England. Tuberculosis, 2015, 95:S105-S108.

[22] Horn JRV. Increase of bone and joint tuberculosis in The Netherlands. Bone & Joint Journal, 2004, 86(6):901-904.

[23] Grosskopf I, Ben D A, Charach G, et al. Bone and joint tuberculosisa 10-year review. Israel Journal of Medical Sciences, 1994, 30(4):278-283.

[24] Pigrau-Serrallach C, Rodríguez-Pardo D. Bone and joint tuberculosis. European spine journal : official publication of the European Spine Society, the European Spinal Deformity

Society, and the European Section of the Cervical Spine Research Society, 2013, 22 (Suppl4) .

[25] Sandher DS, Al-Jibury M, Paton RW, et al. Bone and joint tuberculosis: cases in Blackburn between 1988 and 2005.Journal of Bone & Joint Surgery British Volume, 2007, 89(10):1379-1381.

[26] Jellis JE. Bacterial infections: bone and joint tuberculosis.Baillières Clinical Rheumatology, 1995, 9(1):151-159.

[27] Reisis N, Dendrinos G, Fragiadakis E, et al. Value of tissue biopsy in bone and joint tuberculosis. Acta Orthopaedica Belgica, 1989, 55(1):12-16.

[28] Sammon DJ. Bone and joint tuberculosis in Glasgow: the present situation. Scottish Medical Journal, 1983, 28(1):48-56.

[29] Holland TS, Sangster MJ, Paton RW, et al. Bone and joint tuberculosis in children in the Blackburn area since 2006: a case series. Journal of Children S Orthopaedics, 2010, 4(1):67-71.

[30] Shanmugasundaram T. Bone and joint tuberculosis-Guidelines for management. Indian Journal of Orthopaedics, 2005, 39(3):195-198.

[31] Serke M, Hauer B, Loddenkemper R. Chemotherapy in bone and joint tuberculosis. Der Orthopäde, 1999, 28(4):375-380.

第 7 章　骨坏死

骨坏死仅仅是一种病理改变，可由许多病因引起，最终均导致相似症状，故称为骨坏死症。早在 1738 年，Munro 就提出了骨坏死的概念。1744 年，Russell 首次发表相关论文。1829 年，法国解剖学家 Jedu Cruveilheir 首次描述了创伤后的股骨头变形，推测系血供损害所致。1926 年，Freund 报道了 1 例双侧股骨头特发性坏死的病例。20 世纪 40 年代，Phemister 对股骨头坏死的病因、病理及治疗进行了系统研究，提出骨坏死系血管损伤造成，并首次采用经股骨大转子对股骨头钻孔，植入自体胫骨皮质骨移植治疗股骨头坏死。近 30 年来，报道了骨坏死基础与临床研究的论文每年均有数百篇，对其病因、病理、诊断与治疗的研究日渐深入，取得了较大进展。日本、韩国、美国、欧洲等对此课题研究工作较深入。由于骨坏死本身的复杂性和特异性，许多相关问题仍未搞清，因而建立在病因基础上的特异性治疗方法尚未真正建立。

骨坏死有许多名称，应用较普遍的有骨坏死 (osteonecrosis, ON)、缺血性骨坏死 (avasculer necrosis, AVN)、无菌性骨坏死 (aseptic osteonecrosis)，骨梗死 (bone infarction)。中华骨科杂志编辑部 2006 年召集国内从事此领域研究和临床的专家座谈，综合国际骨循环学会 (Association Research Circulation Osseons, ARCO) 及美国骨科医师学会 (America Association of Orthopaedic Surgeon, AAOS) 对股骨头坏死做出定义：股骨头坏死系指股骨头血供中断或受损，引起骨细胞及骨髓成分死亡及随后的修复，继而导致股骨头结构改变，股骨头塌陷，关节功能障碍的疾病。发生在骨端关节面的称为骨坏死，发生在长骨骨干及干骨骺端的称为骨梗死。

骨坏死可累及全身许多部位的骨组织，其中以股骨头坏死 (osteonecrosis of the femoral head, ONFH) 最为常见，且对患者危害最重。除 ONFH 外，发生率的高低依次为股骨髁、肱骨头、胫骨髁、腕部月骨、踝部距骨、足舟骨、跟骨。据北京市卫生局指定的 SARS 骨坏死诊疗专家组对北京市部分应用大剂量皮质类固醇治疗后康复期患者的调查：在 176 例骨坏死患者中，股骨头坏死为 130 例 210 髋，膝部(股骨髁、胫骨髁、髌骨）坏死为 98 例 170 膝，肱骨头坏死 21 例 36 肩，踝部坏死 16 例 26 踝，腕部坏死 11 例 17 腕。其中 37 例为多灶性坏死，18 例为股骨和胫骨骨梗死。

由于骨坏死病因复杂，类似人类骨坏死的动物模型尚未诱导成功，故对其确切的病理过程尚未完全明了，因此在诊断、治疗、预后判断及干预等方面尚有许多难点。骨坏死的研究和临床在国内外均为骨科的热点之一。日本厚生省将此病列入难治性疾病，于 1975 年成立股骨头坏死调查研究班，并于 1992 年将股骨头坏死指定为经费资助类疾病。美国、韩国、法国、奥地利等国将此病列为尚未解决的难治性疾病，投巨资研究。

骨坏死的确切发病率尚不知。据报道，美国每年全髋关节置换术为 20 万例，其中 10%～15% 为 ONFH，因此推测每年新发病例在 2 万～3 万。日本 2003 年全国 200 余所医院登记收入院的股骨头坏死患者为 5000 例。以此推测，我国新发生的 ONFH 每年在 10 万～15 万，累计需治疗的病例在 300 万～500 万。实际病例会远远高于此数，因为我国滥用皮质激素普遍，且大量人群酗酒严重。

引起骨坏死的原因分两大类，即创伤性和非创伤性。在我国，非创伤性骨坏死的主要原因为应用皮质类固醇和酒精摄入。据中日友好医院骨坏死与关节保留重建中心对收治的 602 例 1036 髋股骨头坏死患者统计，皮质激素相关为 280 例，占 46.51%；酒精相关 194 例，占 32.25%；特发性 52 例，占 8.6%。也有医院收治的病例中，酒精相关的 ONFH 病例超过激素相关的 ONFH 病例。

骨坏死，特别是 ONFH 中青年多发，既往对该症的自然病程（natural history）研究，发现未经治疗的 ONFH 约 80% 会在发现后 1～4 年进展到股骨头塌陷。股骨头一旦塌陷，约 87% 的患者会在 24 个月内进展到需做人工关节置换术的程度。由于 ONFH 患者大多为年轻人（Mont，38 岁；李子荣等，38.6 岁 ±11.5 岁），且常为双侧受累，人工关节置换术的长期疗效（≥20 年）仍难预料，因此研究如何挽救和保留患者自身关节（joint-preserving）非常必要，而全面深入了解骨坏死病因、病理、探索准确可靠的诊断方法、有效的治疗措施及科学判断预后等是基础。

由于骨坏死中股骨头坏死最常见且危害最重，其他部位骨坏死的病因、病理、诊断和治疗方法与 ONFH 相似，故本章将重点讨论 ONFH。

第一节　股骨头坏死的病因与病理

引起 ONFH 的危险因素诸多，包括直接原因和加重因素等（表 7-1）。

表 7-1　骨坏死的相关危险因素

直接相关
- 创伤
- 沉箱病（减压病）
- Gaucher 病
- 较大的动脉疾病
- 镰状细胞病及地中海贫血
- 放射或 γ 射线照射后

密切相关
- 饮酒
- 皮质类固醇治疗

续表

可能相关
- 吸烟
- 结缔组织疾病 / 风湿性病
- 饮食（肥胖、饥饿）
- 胃肠道疾病
  炎性肠病
  胰腺炎
- 血液病及血管病
  动脉硬化
  弥散性血管内凝血
  巨细胞性关节炎
  血友病
  低纤溶

一、创伤性股骨头坏死

最新的研究揭示，股骨头血供来自股深动脉的旋股内动脉分支与来自股动脉的旋股外动脉分支组成的动脉环，此环位于转子沟，动脉环围绕股骨颈等距离发出许多分支，称为颈升支。颈升支走行在 Weitbrecht 支持带下，在头颈交界处进入股骨头内。最大的两支分别称为外骺动脉和下骺动脉，前者由股骨头颈交界后上方进入股骨头，供应股骨头外前上 1/2～2/3 的血供（即负重区）；后者由股骨头下后方进入股骨头，供应股骨头下 1/2 的血供（非负重区）。当然，股骨颈内的髓动脉及圆韧带动脉也参与了股骨头的血供（图 7-1）。

当股骨颈骨折，特别是骨折远端向上移位时，外骺动脉断裂的可能性很大。Claffey 发现，当股骨颈骨折向上移位小于股骨头直径的 1/2 时，外骺动脉就会断裂。应用注射技术对尸体股骨头研究发现，股骨颈骨折的患者中，仅 16% 的股骨头血供正常（图 7-2）。

髋部外伤后关节囊血肿可影响股骨头血供。Bonnaire 等发现，应用超声技

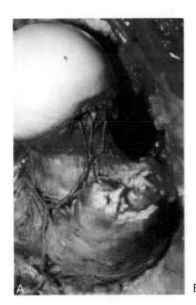
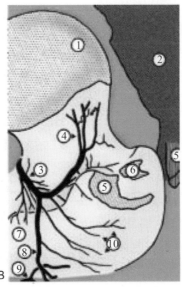

图 7-1　旋股内侧动脉（MFCA）深支及其终末支照片（A）和示意图（B）（右髋，后上方观。①股骨头；②臀中肌；③ MFCA 深支；④ MFCA 的滑膜下终末支；⑤臀中肌腱止点；⑥梨状肌腱和止点；⑦小粗隆及滋养血管；⑧粗隆支；⑨第一穿动脉分支；⑩粗隆支。）[摘自 Gautier E, Ganz K, Krugel N, et al: Anatomy of the medial femoral circumflex artery and its surgical implications. J Bone Joint Surg Br, 2000, 82(5): 679-683]

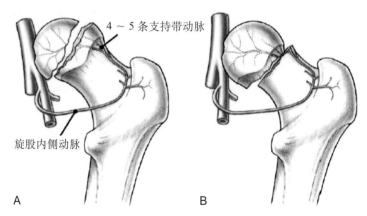

图 7-2　**股骨颈骨折后血管损伤**（摘自 Stoller DW 主编的 "*MRI in orthipaedics and sports medicine*" 图 3-264）

术，即使伤后 2 周，关节囊内压力仍可达 88mmHg。此压力足以阻断颈升动脉血流及静脉回流。也有文献报道髋部较小创伤、髋臼后部骨折、关节内血肿引起 ONFH 的病例。

股骨颈骨折后 ONFH 的发生率超过 80%，但真正引起股骨头塌陷约为 30%。部分股骨头可有多处小灶坏死，但不引起塌陷而较长期保持良好的关节功能。

二、非创伤性股骨头坏死

许多疾病及原因可引起股骨头坏死（ONFH），但我国最常见的原因为应用皮质类固醇及酒精摄入，占临床非创伤性 ONFH 的 90% 以上。

（一）皮质类固醇

应用皮质类固醇（corticosteroid）引起的 ONFH 占国人非创伤性 ONFH 的 40%～50%。皮质激素引起 ONFH 最早于 1957 年由 Pietrogrande 及 Mastromarino 报道 1 例天疱疮患者长期应用皮质激素发生骨坏死，随后国内外出现大量文献报道。国内最先由影像学者张雪哲 1977 年报道。

1. 临床上许多疾病需用皮质激素治疗。应用激素者发生骨坏死的比例是多少？多大量激素会引起骨坏死？是口服激素损害大，还是静脉注射激素危害更大？除股骨头可发生坏死外，哪些关节和骨也会受累？应用激素到发生骨坏死的时间有多久？这些问题目前仍未取得一致意见。多数文献报道显示，从应用激素到发生骨坏死的间隔绝大多数在 1 年以内。日本学者 Oinuma 等应用系列 MRI（用药后 1、3、6、12 个月）对 72 例患系统性红斑狼疮应用静脉冲击治疗后又长期口服泼尼松龙的患者行髋、膝关节坏死监测，发现 32 例发生股骨头或膝关节坏死，占 44.4%，发生骨坏死的时间在用药开始后 5 个月内。1 年时再行 MRI 检测，则未发生新的病例。北京市骨坏死诊疗专家组对我国北方地区应用激素治疗 SARS 患者进行骨坏死检测，发现骨坏死发生的时间均在用药开始后 1 年以内，骨坏死的发生率为 32.7%。1 年内未发生骨坏死者，随访 7 年均未发现坏死患者。而中国香港的 SARS 患者应用激素后发生骨坏死为 5%，发生时间也在 1 年以内。

2. 引起骨坏死的激素剂量报道不一，

多数研究认为口服泼尼松在 2000mg 以上，或短期静脉冲击治疗，发生骨坏死的危险明显增加。但同样使用激素，同样有内科并存病，多数不会发生骨坏死，发生骨坏死者仅为 3%～40%，因此认为激素引起骨坏死存在易感人群。据初步研究发现，激素引起骨坏死者存在血液高凝和低纤溶，并探测到易感者的基因多态性改变。

3. 激素引起骨坏死除主要累及股骨头外，大剂量应用激素者，尚可引起膝关节（主要为股骨髁）、肱骨头、踝部（距、跟骨）、腕部（舟状骨、月骨）等坏死，甚至可发生肘部及髌骨坏死。据研究，大剂量激素可引起多灶性骨坏死，而在临床上除对股骨头坏死注意外，对其他部位的骨坏死未引起警觉，因而发生误诊的机会也不少（图 7-3）。

（二）酒精摄入是引起骨坏死的另一重要原因

饮酒者有多大比例会发生骨坏死？饮酒开始至发生骨坏死要经历多长时间？饮多大量的酒才会发生骨坏死？与激素性骨坏死相比，酒精性骨坏死的上述问题更难搞清。从临床资料看，酒精引起骨坏死较激素的比例要低得多，而且饮酒开始至发生骨坏死（临床就诊）最短者为 5 年，多数骨坏死患者都经历了 10～20 年或更长的饮酒时间。至于饮酒量更难做出评价。狂饮者并非均发生骨坏死，而仅少量饮酒者发生骨坏死也屡见不鲜。酒精引起骨坏死的原因远未搞清。Chao 等发现，乙醇代谢酶的基因多态性可影响饮酒者是否发生骨坏死。对肝中乙醇脱氢酶的等位基因 *ADH2-1* 及 *ADH2-2* 进行评估，发现 *ADH2-1* 在骨坏死组中明显降低。

（三）镰状细胞病及地中海贫血引起的股骨头坏死在我国少见

在地中海沿岸国家，如法国，其发病率超过激素和酒精性骨坏死，镰状细胞性贫血引起骨坏死的原因据推测系镰状红细胞缺乏弹性变形性，不能通过终末小动脉或毛细血管，引起股骨头软骨下骨的终末小动脉栓塞，进而发生骨坏死。

（四）其他原因

如脂类代谢病、凝血性疾病、减压病等与骨坏死尚难得出确切的相互关系。高血脂患者众多，但在无激素及酒精诱因时发生骨坏死罕见。因此临床把直接原因不明的骨坏死归于特发性，随诊断技术及研究的深入，临床上归于特发性股骨头坏死的病例比例越来越低，因为很多骨坏死的直接原因可以明确。

（五）对非创伤性 ONFH 的确切发病机制尚未明确

目前的理论有细胞学说，骨外及骨内学说。

1. 细胞学说　在放射性骨坏死、化疗药物相关的骨坏死、热损伤等直接对细胞发生毒性而引起骨坏死，但此理论难以解释激素及酒精性骨坏死，因为生理浓度的激素和酒精对骨细胞并无毒性作用。

2. 骨外机制学说　在创伤性 ONFH，血供中断与骨坏死的发生关系明确，但在非创伤性 ONFH 则不清楚。目前已观察到 ONFH 患者的血管内栓塞，但此是因还是果，是动脉栓塞还是静脉淤滞引起骨坏死均仍未搞清。

3. 骨内机制学说　发生骨坏死是血管内栓塞还是血管外压迫目前仍存在争论。

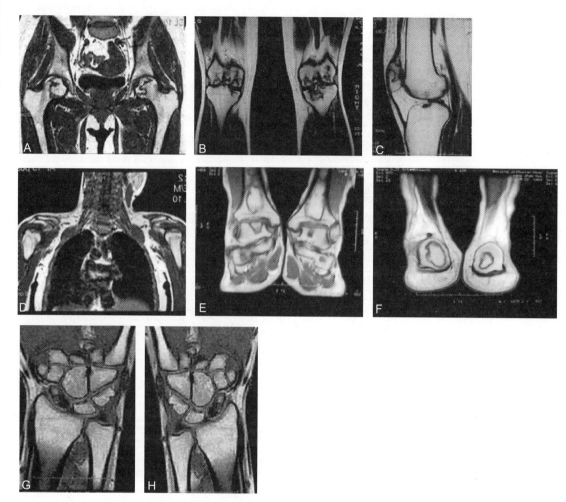

图 7-3　多灶性骨坏死，女性，28 岁，SARS 感染时应用大剂量激素（甲泼尼松 4200mg）引起多灶性坏死（髋、膝、肩、踝、腕）

一些研究显示微血管栓塞是引起骨坏死的原因，而反对者认为系肥大脂肪细胞压迫引起骨内压升高导致骨细胞坏死。

三、血管内凝血为各种骨坏死的共同途径

通过对股骨头坏死的深入研究，近年来又重新对血管内凝血在骨坏死发生中的原因探讨引起兴趣。

Jones 认为，非创伤性骨坏死虽然病因不同，但最终的共同通道为血管内凝血。近年来，国内外研究已显示骨坏死患者的血液中，一些能激活血管内凝血的因子已被鉴别，包括易栓（thrombophilia）和低纤溶（hypofibrinolysis）两部分，前者可增加血管内凝血的可能，后者减少自身溶解血管内凝血的能力。

1. Korompilias 等对 106 例各种原因引起的非创伤性 ONFH 患者进行凝血和纤溶检查，发现完全正常者仅 18 例，而 88 例（83%）有 1 项以上的异常，其中以活化蛋

白 C 对抗（APC-R）最高，占 33%，而对照组阳性率仅为 7.5%（2/17）。Jones 等研究也显示骨坏死组凝血或纤溶至少有 1 项异常者占 82.2%，而对照组仅为 30%，有两项或更多异常者为 46.5%，而对照组仅为 2.5%，两者差异非常显著。

2. 韩国、我国对黄种人非创伤性骨坏死的患者进行检测，也有类似的发现。但与白种人不同的是低纤溶异常者更高。

3. 在做基因检测时发现，引起高凝的基因如凝血前因子 V 突变在 APCR 升高的患者中常见，表明有遗传性缺陷。除此之外，尚有 PAI-1 4G/4G 多态性改变，胶原酶 $2A_1$ 基因突变，药物转运蛋白基因突变等。有关基因突变与非创伤性骨坏死关系的研究方兴未艾，前景看好。

4. 基因研究的发现不仅能引导更好地了解骨坏死的病因，也促使临床医师去检测骨坏死的易感人群，并找出有效措施从源头上干预骨坏死的发生。

四、骨坏死与骨髓间充质干细胞的关系

近年来，许多有关非创伤性 ONFH 与骨髓间充质干细胞之间关系的研究结果发表。有的甚至认为骨坏死就属于骨髓间充质细胞病。

1. 骨髓间充质细胞（bone marrow mes-echymal stem cell, MSC）分化能力受损是 ONFH 的发病原因之一。此障碍主要发生在股骨头颈及转子部，而髂骨不受影响。

2. 无论是酒精还是激素均可引起 MSC 的成骨分化能力下降、成脂分化能力升高，其结果是 MSC 的成骨能力下降和髓腔内脂肪体积增加而使股骨头内血流减少，此与 ONFH 的发生有直接关联。

3. 研究显示，激素诱导的 ONFH 在股骨近端干细胞数量减少，导致多潜能 MSC 的数量不能满足骨塑形或修复能力。

4. 目前对成骨细胞在 ONFH 发生中的作用研究较多，但对破骨细胞作用的研究仍较薄弱，应加强研究。

五、股骨头坏死的病理

无论是创伤性还是非创伤性股骨头坏死（ONFH），其病理形态改变相似，基本改变为坏死、修复，部分股骨头最终出现塌陷。

股骨头坏死一旦发生，坏死部位的修复反应随之启动。由于患者的年龄及病因不同，坏死体积及部位差异，患者之间的修复能力存在差异。

（一）I 期股骨头坏死

人体标本很难获得，对其了解多来自动物模型或偶尔在髓芯减压时获得的小块标本，因此对其病理观察是有局限性的。此期的病理改变为骨髓造血细胞死亡，脂肪细胞肥大且融合成片，骨髓内出血，骨小梁中的骨细胞陷窝空虚，但骨的修复反应尚未启动。

（二）II、III 期股骨头坏死

在临床上常可获得股骨头标本，因而对其观察较直接全面。此期坏死界线已明确，修复反应已启动，但每位患者的修复反应不同，大致可分为 3 类，但无显著界线。

1. 有限性修复（limited repair）　此种病理改变发生在多数 ONFH 患者。主要特点是修复从坏死病灶的远端开始，此处新生血管增加，坏死骨小梁周围成骨细胞包绕、肥大、形成新生骨，为沉积性修复方式（repositional repair），在修复同时破骨细胞也在不断吸收坏死骨小梁。由于坏死部位纤维肉芽组织生长较骨修复快，故位于修复边缘新生血管被致密的纤维肉芽组织阻挡，反复在原位修复，形成硬化带。此硬化带一旦形成，阻碍坏死灶的中央修复，特别是软骨下骨板难以完整修复而出现微骨折，最终导致关节面塌陷。

2. **破坏性修复**（destructive repair）少数 ONFH 患者修复初期破骨细胞活跃，成骨能力差，因而坏死区很快吸收形成大小不等的囊腔，有时联合成大空洞，甚至扩展到软骨下骨，因而出现早期快速的关节面塌陷。

3. **重建性修复**（reconstructive repair）小部分患者坏死体积小，病灶离关节面较远，修复能力强，新生成骨速度快，量大。这些患者的坏死骨周缘硬化带不明显，而在坏死病灶内出现新生修复骨，这些修复骨呈散在或片状硬化，其力学性能虽然不能与正常排列的骨小梁相比，但机械支撑力仍较强，坏死的股骨头可长达 10 余年不发生塌陷。

多数骨坏死患者 3 种修复方式共存，不过以哪种为主而已。

目前尚难以用 MRI、CT 或 X 线片准确判断属于哪种修复，因而在治疗方法的选择上仍存在盲目性。

第二节　股骨头坏死的诊断和分期

股骨头坏死早期通常无临床症状和体征，因此早期诊断较难。但临床经验显示，唯有早期诊断、早期治疗才能使挽救患者自身关节的治疗获得优良疗效。因此，使更多的 ONFH 患者获得早期诊断是骨科医生的努力方向。

所谓早期诊断有两个概念：一是指坏死病变在 X 线片、CT 扫描尚无显示阳性改变，仅 MRI 阳性，称为 I 期（前放射期）；二是指坏死病灶出现 X 线片及 CT 扫描阳性，但股骨头仍未发生塌陷，称为 II 期（前塌陷期）。

目前一些分类中又将 ONFH 分出 0 期，但均无明确定义。笔者认为，所谓 0 期是指有害因素（外伤、皮质类固醇、酒精等）进入体内至 MRI 扫描阳性的这段时间，病变主要是血流改变（缺血）。0 期病变目前尚无非侵入检查方法诊断，而依赖侵入性组织病理学检查又不能用于临床，因此仍然是临床难题。目前正在探索中，分子影像技术的 MRI 检查有光明的前景（灌注 MRI、弥散 MRI 等）。

一、诊断标准

中华骨科杂志编辑部 2006 年召集国内骨坏死专业的主要专家，综合日本厚生省骨坏死研究会和 Mont 等提出的诊断标准，结合我国的情况，提出 ONFH 的诊断标准，在国内同行中形成共识。

（一）主要标准

1. **临床症状、体征和病史**：髋关节痛，以腹股沟和臀部、大腿外侧为主，髋关节内旋活动受限，有髋部外伤史或应用皮质类固醇及酗酒史、减压工作环境史。

2. **X 线片改变**：①股骨头塌陷，不伴关节间隙变窄；②股骨头内有分界的硬化带；③软骨下骨有透 X 线带（新月征阳性，软骨下骨折）。

3. CT 扫描显示坏死病灶和硬化带。

4. 核素骨扫描显示股骨头内热区中有冷区。

5. 股骨头的 MRI T_1 加权像显示带状低信号影（带状类型）或 T_2 加权像显示双线征。

6. 骨活检显示骨小梁的骨细胞空陷窝多于 50%，且累及邻近多根骨小梁，骨髓坏死。

（二）次要标准

1. X 线片示股骨头塌陷伴关节间隙变窄，股骨头内囊性变或斑点状硬化，股骨头前上部变扁。

2. 核素骨扫描显示股骨头内冷区或热区。

3. 股骨头 MRI 显示等质或异质低信号强度，伴 T_1 加权像的带状改变。

两个或以上主要标准阳性，即可诊断为 ONFH。1 个主要标准阳性或 3 个次要标准阳性，其中至少包括 1 个 X 线片阳性改变，即可诊断为股骨头可能坏死。

二、诊 断 方 法

（一）临床检查

仔细询问病史，包括髋部外伤、应用皮质类固醇、饮酒或贫血史等。询问临床症状，包括疼痛部位、性质、与负重的关系等。体检包括髋关节旋转活动情况。

（二）X 线检查

依据 X 线片诊断早期（0，Ⅰ 期）ONFH 很困难，Ⅱ 期以上的病变可显示阳性改变，如硬化带、透 X 线的囊性变，斑点状硬化，软骨下骨折及股骨头塌陷等。推荐的 X 线片为双髋后前位（正位）和蛙式位（frog lateral view）。后者可更清楚地显示股骨头坏死区的改变（图 7-4）。

（三）MRI 检查

MRI 对 ONFH 诊断的敏感度和特异度达 96%～99%，为早期诊断最可靠的方法。典型 ONFH 的 MRI 改变为 T_1 加权像显示股骨头残存骨骺线近端或穿越骨骺线的蜿蜒状带状低信号，低信号带包绕高或混合信号区。T_2 加权像显示双线征。建议同时行 T_1 及 T_2 加权序列。对可疑病灶可另加 T_2 脂肪抑制或 STIR 序列。常规应用冠状位与横断位成像，为更精确估计坏死体积及更清晰显示病灶，可另加矢状位成像。应用 Gadolinium 增强的 MRI 对检测早期 ONFH 非常有价值（图 7-5）。

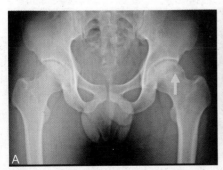
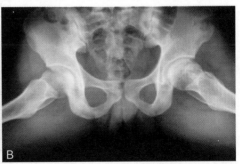

图 7-4　X 线片可显示 Ⅱ 期骨坏死

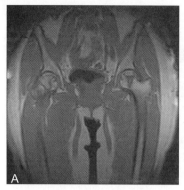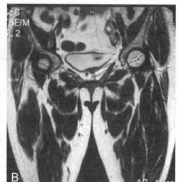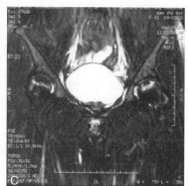

图 7-5　MRI 显示 I 期骨坏死

（四）核素骨扫描

核素骨扫描可用于诊断早期 ONFH，但其敏感度高而特异度低。采用金属标记甲基二磷酸盐 ^{99AF}TC-MDP 扫描，若出现热区中有冷区即可确诊。但单纯核素浓集（热区）应与其他髋关节疾病鉴别。此检查可用于筛查早期及多部位病变。单光子放散断层扫描（SPECT）可增加敏感度，但特异度仍不高（图 7-6）。

（五）CT 扫描

CT 扫描对 I 期 ONFH 的诊断无帮助，但对 II、III 期病变可更清楚显示坏死灶的边界、面积、硬化带情况，病灶的自行修复及软骨下骨折情况。CT 扫描显示软骨下骨折的清晰度与阳性率优于 MRI 及 X 线片。加用二维重建可显示股骨头冠状位整体情况。CT 扫描对确定病灶部位与分期及选择治疗方法有价值（图 7-7）。

（六）其他检查

正电子断层扫描（PET），^{67}Ga、胶体硫等标记的核素扫描，T_2 动态 MRI 灌注血流测定等用于 ONFH 的早期诊断尚在试验探索中，仍未在临床常规应用。

由于 ONFH 早期通常无临床症状，而相当多来骨科就诊的病例均已进展到 II 期，甚至 III 期。为使更多的 ONFH 患者获得早

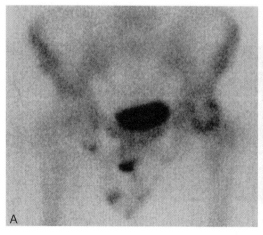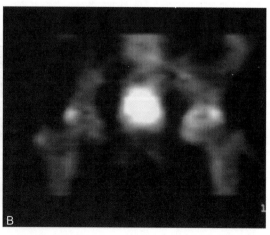

图 7-6　核素骨扫描显示早期骨坏死的炸面包圈症（热区中有冷区）

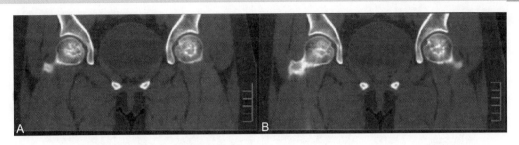

图 7-7　CT 扫描可清楚显示坏死病灶及修复情况

期诊断（Ⅰ、Ⅱ期），下述工作是必需的。

1. 对高危人群及早实施 MRI 检查。应用激素的患者多数不为骨科医生诊疗，因此，应对相关医务人员（移植、风湿免疫、皮肤、创伤、血液等专业）培训激素性 ONFH 的相关知识，使应用激素的患者在用药 2 个月后即行 MRI 检查，最长不要超过 1 年。

2. 对一侧股骨头已被 X 线片诊断为 ONFH 者，应加行双髋 MRI 检查，以判断对侧股骨头的情况。

3. 对于长期酗酒，有髋关节不适，但各项检查阴性者，行 MRI 检查。

当然，对上述人群普遍行 MRI 检查，花费较大，推广不易。因此更科学、方便、价廉的方法是利用基因技术筛选出 ONFH 患者的易感基因，利用生物芯片进行筛选。

三、鉴别诊断

髋部许多疾病与 ONFH 有类似的影像学改变，应予以鉴别。

（一）类似 MRI 图像改变的疾病

1. 暂时性骨质疏松症（idiopathic transient osteoporosis of the hip, ITOH）　多见于中青年，属暂时性疼痛性骨髓水肿。X 线片检查显示股骨头、颈甚至转子部骨量减少。MRI 可见 T_1WI 示均匀低信号，T_2WI 示高信号，范围可至股骨颈及转子部，无带状低信号，可与 ONFH 相鉴别。此病可在 3～6 个月自愈（图 7-8）。

2. 软骨下不全骨折　多见于 60 岁以上的老年人，无明显外伤史，突然发作的髋部疼痛，不能行走，关节活动受限。X 线片显示股骨头外上部稍变扁，MRI 检查 T_1WI 及 T_2WI 显示软骨下低信号线，周围骨髓水肿，T_2 脂肪抑制像示片状高信号（图 7-9）。

3. 色素沉着绒毛结节性滑膜炎　此病多见于膝关节，髋关节受累少见。累及髋关节的色素沉着绒毛结节性滑膜炎的特点为青少年，髋部轻、中度痛伴有跛行，关节活动受限，早、中期轻，晚期受限明显。CT 扫描及 X 线摄片可显示股骨头、颈或髋臼的骨皮质侵蚀，关节间隙轻、中度变窄。MRI 显示广泛滑膜肥厚，低或中度信号强度，分布均匀，累及全关节（图 7-10）。

4. 股骨头挫伤　有髋关节外伤史，髋部疼痛，跛行。MRI 显示股骨头内 T_1WI 中信号强度，T_2WI 高信号强度，以股骨头内侧多见（图 7-11）。

5. 股骨头骨软骨病变（osteochondral lesion, OCL）　此病常见于青年，有髋部反复损伤史，髋部疼痛，内旋活动受限，MRI 和 CT 可比较清楚地显示病变（图 7-12）。

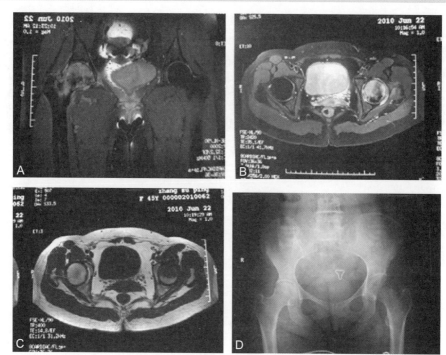

图 7-8　女性，45 岁，突发性左髋疼痛，无诱因，诊断为暂时性骨质疏松症

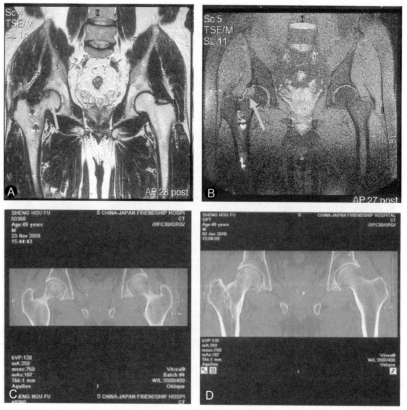

图 7-9　男性，49 岁，右髋突发疼痛，不能行走，诊断为软骨下不全骨折，有股骨干骨折，髓内钉固定史

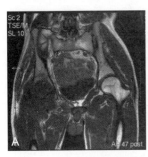
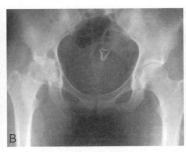
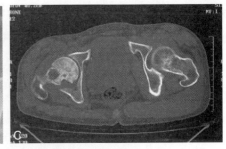

图 7-10 男性，28 岁，右髋钝痛 2 年，关节活动受限，诊断为色素沉着绒毛结节滑膜炎

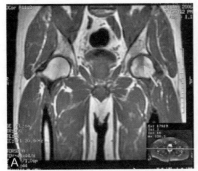
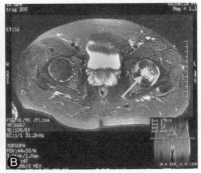

图 7-11 男性，43 岁，左髋扭伤后疼痛，诊断为股骨头挫伤

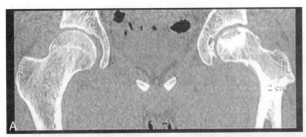

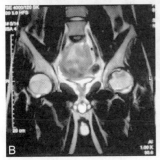
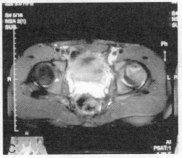
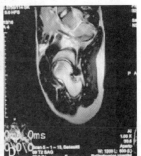

图 7-12 男性，19 岁，反复军事训练后，左髋疼痛，内旋活动受限，诊断为左股骨头 OCL

6.滑膜疝凹（synovial herniation pit）此为滑膜组织增生侵入股骨颈部皮质的良性病变，MRI 显示 T_1WI 低信号，T_2WI 高信号的小的圆形病灶，多侵蚀股骨颈上部皮质，通常无症状（图 7-13）。

7.股骨头内软骨母细胞瘤（chondroblastorn）多见于青少年，MRI 显示股骨头内病灶，T_1WI 低信号，T_2WI 高信号，边界清楚，多不累及关节面，CT 扫描可清楚显示股骨头内病灶（图 7-14）。

（二）类似 X 线改变的疾病

1. 中、晚期骨关节炎　鉴别不难，但当关节间隙轻度变窄，出现软骨下囊性变时会混淆，CT 扫描可示硬化并有囊变，MRI 改变以低信号为主，常伴有股骨头下缘骨赘等可鉴别症状（图 7-15）。

2. 髋臼发育不良继发骨关节炎　股骨头包裹不全，髋臼浅股骨头外上部关节间隙变窄、消失，骨硬化、囊变，髋臼对应区出现类似改变，与 ONFH 容易鉴别（图 7-16）。

3. 强直性脊柱炎累及髋关节炎　青少年男性多发，双骶髂关节受累，HLA-B27（＋），股骨头保持圆形，但关节间隙变窄、消失甚至融合，故不难鉴别。部分长期应用激素者可合并 ONFH，股骨头出现塌陷但常不重。

4. 类风湿关节炎　多见女性，股骨头保持圆形，但关节间隙变窄、消失。常见股骨头关节面及髋臼骨侵蚀，鉴别不难。

四、分　期

股骨头坏死一经确诊，则应做出分期。科学的分期可指导制订合理的治疗方案，较准确地判断预后，也使治疗效果有可比性。目前国际上公认的分期方法有美国 Pennsylvania 大学的 Steinberg 分期（表 7-2）、ARCO 分期（表 7-3）和 Ficat 分期（表 7-4）。

Steinberg 分期与 ARCO 分期的异同为 Ⅲ 期，ARCO 的 Ⅲ 期包括 Steinberg 的 Ⅲ、Ⅳ 期，最近 ARCO 分期做出修正，将 Ⅲ 期分为 Ⅲ 期早期和 Ⅲ 期晚期，并将软骨下骨折累及关节面范围和股骨头变扁的程度放在一起标示，成为 Ⅲ AA、Ⅲ AB 或 Ⅲ AC 等，

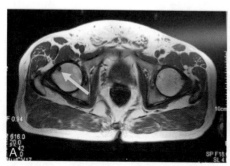
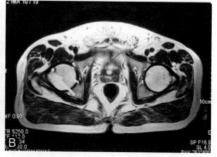

图 7-13　男性，48 岁，误诊为股骨头坏死，行左髋髓芯减压术，诊断为滑膜疝凹

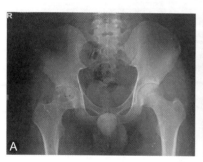
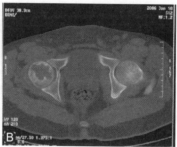
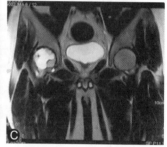

图 7-14　男性，21 岁，右髋关节疼痛伴膝关节疼痛，关节活动轻度受限，手术诊断为软骨母细胞瘤

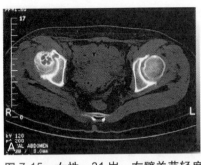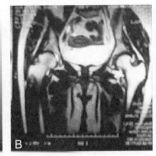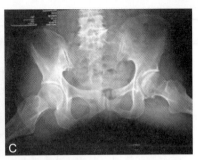

图 7-15 女性，31 岁，右髋关节轻度疼痛，内旋活动受限，MRI 显示股骨头内低信号，CT 显示软骨下囊性变，X 线片显示关节间隙变窄，诊断为早期骨关节炎

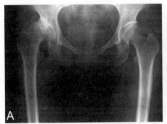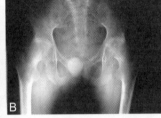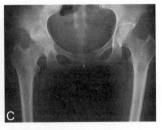

图 7-16 A. 髋关节发育不良伴骨关节病；B. 强直性脊柱炎；C. 类风湿关节炎

表 7-2 Pennsylvania 大学股骨头坏死分期

分期	标准（X 线片，核素骨扫描，MRI）
0	正常或不能诊断
Ⅰ	正常 X 线片，异常骨扫描和（或）MRI A：轻度（< 15% 股骨头受累） B：中度（15% ~ 30%） C：重度（> 30%）
Ⅱ	X 线平片显示囊性变和硬化 A：轻度（< 15% 股骨头受累） B：中度（15% ~ 30%） C：重度（> 30%）
Ⅲ	软骨下塌陷（新月征）无股骨头变扁 A：轻度（< 15% 关节面） B：中度（15% ~ 30%） C：重度（> 30%）
Ⅳ	股骨头变扁 A：轻度（> 15% 关节面和 < 2mm 下沉） B：中度（15% ~ 30% 关节面和 2 ~ 4mm 下沉） C：重度（> 30% 关节面和 > 4mm 下沉）
Ⅴ	关节间隙变窄或髋臼改变
Ⅵ	晚期退行性改变

从而能更准确反映坏死的股骨头情况。

中国分期和中日友好医院（CJFH）分型：2014 年 12 月，中华医学会骨科学分会关节外科学组召集国内骨坏死研究及诊疗专家讨论，制定了《股骨头坏死临床诊疗规范》，制定了中国分期（表 7-5）。同时，推荐使用中日友好医院分型。

1. 坏死面积的估计：Ⅰ、Ⅱ期需做坏死面积估计，方法是选用 MRI 或 CT 冠状位正中层面评估坏死面积：小，< 15%；中，15% ~ 30%；大，> 30%。通过坏死累及的层面数评估坏死体积。

2. Ⅲ期需对即将发生塌陷的危险进行评估，方法是蛙式位或正位 X 线平片显示新月征占关节面长度：轻，< 15%；中，15% ~ 30%；重，> 30%。

3. Ⅳ期需对塌陷程度做评估，方法是正位或蛙式位 X 线平片，按关节面塌陷深度测量：轻，< 2mm；中，2 ~ 4mm；重，> 4mm。

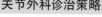

表 7-3　ARCO 分期

分期	0	I	II	III	IV
临床所见	所有检查均正常或不能诊断	X线片、CT正常，但骨扫描或MRI有异常	无半月征X线片异常；硬化，骨小梁缺失，局部囊变	半月征X线片和（或）股骨头关节面变平	骨关节炎关节间隙狭窄、髋臼改变，关节破坏
检查方法	X线片 CT 骨扫描 MRI	骨扫描 MRI 定量基于MRI	X线片 CT 骨扫描 定量基于MRI MRI及X线片	X线片 CT 定量基于X线片	X线片
部位	无	内侧	中央	外侧	无
大小	无	定量 股骨头面积受累(%) 轻度：A < 15% 中等：B 15%～30% 重度：C > 30%	股骨头面积受累(%) A < 15% B 15%～30% C > 30%	肌骨头表面塌陷及圆顶压低 A < 2mm B 2～4mm C > 4mm	无

表 7-4　Ficat 分期

分期	临床症状	X线表现	核素	MRI
0（前临床期）	－	－	摄入↓	＋
I（前放射线期）	＋	偶有骨质疏松	摄入↑	＋
IIA（坏死形成）	＋	广泛骨质疏松，硬化或囊性变，关节间隙及股骨头外形正常	摄入↑	＋＋
IIB（移行期）	＋＋	头变扁，半月征（＋）	摄入↑	＋＋
III（塌陷期）	＋＋	头外形中断，头变扁，关节间隙正常	正常	＋＋
IV（关节炎期）	＋＋＋	头塌陷，关节间隙变窄或消失，骨增生	－	＋＋

4. 对 X 线片未显示股骨头塌陷但出现髋部疼痛的患者，需进一步做 MRI 与 CT 检查。出现骨髓水肿或软骨下骨板断裂的改变，提示坏死已进展到塌陷前期（III期）

5. 发生塌陷，髋部疼痛超过 6 个月，提示关节软骨已发生明显退变（V 期）

中日友好医院分型是以股骨头三柱结构为基础，以坏死灶占据的三柱结构情况，选用 MRI 或 CT 扫描冠状位正中层面，分为：① M 型（内侧型），坏死灶占据内侧柱；② C 型（中央型），坏死灶占据中央柱；③ L₁ 型（次外侧型），坏死灶占据外、中及内侧柱，但外侧柱部分存留；④ L₂ 型（极外侧型），坏死灶占据外侧柱，中央、内侧柱存留；⑤ L₃ 型（全股骨头型），坏死灶占据全股骨头（图 7-17）。

表 7-5　股骨头坏死：中国分期

分期	临床表现	影像学检查	病理改变
Ⅰ（临床前期，无塌陷）无 **依坏死面积** Ⅰa 小＜15% Ⅰb 中15%～30% Ⅰc 大＞30%	无	MRI（＋） 核素（＋） X 线片（－） CT（－）	骨髓组织坏死 骨细胞坏死
Ⅱ（早期，无塌陷） **依坏死面积** Ⅱa 小＜15% Ⅱb 中15%～30% Ⅱc 大＞30%	无或轻微	MRI（＋） X 线片（±） CT（＋）	坏死灶吸收 组织修复
Ⅲ（中期，塌陷前期） **依新月征占关节面长度** Ⅲa 小＜15% Ⅲb 中15%～30% Ⅲc 大＞30%	急性疼痛发作 轻度跛行 中度疼痛 内旋活动受限 内旋痛	MRI T$_2$WI 抑脂示骨髓水肿， CT 示软骨下骨折 X 线片显示股骨头外轮廓中断新 月征阳性	软骨下骨折 或经坏死骨骨折
Ⅳ（中晚期，塌陷期） **依股骨头塌陷程度** Ⅳa 轻＜2mm Ⅳb 中2～4mm Ⅳc 重＞4mm	中重度疼痛 跛行明显 内旋活动受限 内旋痛加重 外展、内收活动稍受限	X 线片显示股骨头塌陷，但关节 间隙正常	股骨头塌陷
Ⅴ（晚期，骨关节炎）	重度疼痛 跛行加重 屈曲、外展、内外旋、内收 均受限	X 线片显示头变扁 关节间隙变窄 髋臼囊性变或硬化	软骨受累 骨关节炎

五、股骨头塌陷的预测

并非所有 ONFH 都会塌陷，对该病自然病史的研究发现，坏死面积大，坏死位于负重区的 ONFH 会在发病后 1～4 年塌陷，而那些坏死面积小，或位于非负重区的 ONFH 将长期维持股骨头的外形而不会塌陷或在发病后很长时间才会引起骨关节炎。因此，对股骨头坏死塌陷的预测为科学制订个体化治疗方案及判断预后有重要意义。

早在 20 世纪 70 年代，Kerboul 等发现采用股骨近端截骨治疗 ONFH 的结果与坏死位置及范围有关。Kerboul 等应用髋关节正侧位 X 线片，画出病灶关节面对应角度，计算其坏死角，两者相加大于 200°为坏死范围大，160°～200° 为中度，小于 160° 为坏死范围小。此方法在临床广泛应用，优点是方法简便，但缺点显而易见，Ⅰ期骨坏死在 X 线片上不能显示，因此无法用于Ⅰ期骨坏死，即使病变进展到Ⅱ期，仍有许多病灶范围显示不清，从而影响测量的精确性，而且 X 线片显示的病灶为多层重叠，因此不能精确反映出坏死病灶

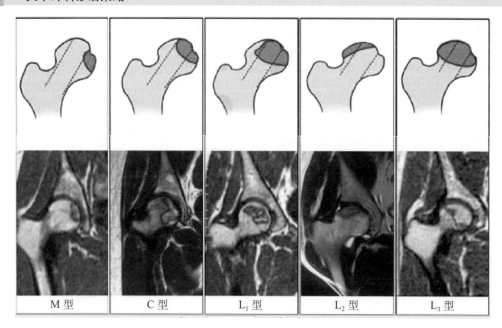

| M 型 | C 型 | L₁ 型 | L₂ 型 | L₃ 型 |

图 7-17　中日友好医院分型

的范围和部位，故此法仅用于坏死面积的初步估计，对塌陷的预测准确性较小（图7-18）。

MRI 用于 ONFH 后，使诊断时间提前，准确性提高，同时也可用于更精确坏死体积的测定。Koo 等 1995 年采用 MRI 的冠状位和矢状位 T_1 图像，画出其正中层面的坏死角，依冠状位角 /180° 乘以矢状位角 /180° 再乘以 100 计算出坏死指数。Koo 等利用此法对行髓心减压或非手术治疗的 33 例 37 髋进行回顾性研究，发现塌陷指数在 33 以下的 9 髋仅 1 髋进展至塌陷，而 21

髋塌陷指数在 33 ～ 66 的 ONFH，在平均 11.6 个月均发生股骨头塌陷，而 > 66 的 7 髋在平均 6.9 个月均塌陷。为此他认为塌陷指数 33 为界限，小于此数值的 ONFH 大都不会塌陷，而 > 33 为塌陷危险病例，> 66 为高危塌陷者（图 7-19）。

此法已在临床广泛采用，对 ONFH 的塌陷预测有很大的临床价值。但此法仍有其局限性：一是 Koo 的方法仅选用正中层面作为计算依据，但临床观察发现，股骨头坏死不是同心圆式坏死，坏死多发生在前上方，即偏心式，因此正中层面并不能

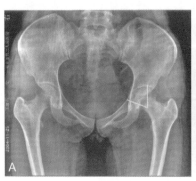
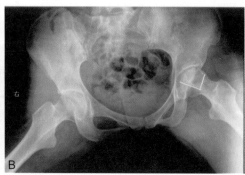

图 7-18　Kerboul 法测定坏死角度，预测塌陷

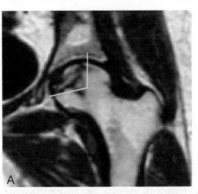
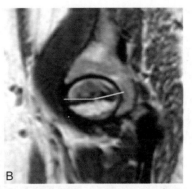

图 7-19　Koo 应用磁共振测量，预测股骨头坏死塌陷

代表最大的坏死层；二是选用正中层面，并不能真正反映整个坏死灶的体积，特别是坏死灶的深度；三是结果仅采用临床病例回顾性研究，无 MRI 图像与标本对照，故 MRI 图像能否真正反映出坏死体积的大小受到质疑。

　　Hernigue 采用 MRI 扫描，计算出连续图片显示的整个股骨头坏死体积，并对手术切下的股骨头标本测定的坏死体积进行对照，发现 MRI 能准确显示坏死体积。

　　中日友好医院骨坏死与关节保留重建中心以上述研究为基础，探索 MRI 对 ONFH 坏死面积的测定并用于临床研究。对欲行关节置换的股骨头，术前采用冠状位 MRI 扫描，利用图像计算仪测定坏死面积和坏死面积比，然后将手术切下的标本，

切成与 MRI 图像一致的层数，利用坐标纸粘贴法，测定标本的坏死面积及面积比。经 13 例测定，统计学处理证实 MRI 能准确测定股骨头坏死的面积及面积比。采用此法对临床病例进行回顾性研究，证明坏死面积比在 31% 以上股骨头塌陷危险性大，而 < 30% 者则塌陷危险性明显减少（图 7-20）。

　　在此研究基础上，利用计算机处理，将 MRI 图像转换成三维模型，能直观显示坏死股骨头，在此基础上，应用有限元分析，对不同坏死体积的股骨头进行测试，观察股骨头塌陷的可能性。结果显示，当坏死体积 < 25% 时，股骨头表面有点状塌陷，而 > 30% 时，会出现片状塌陷（图 7-21）。

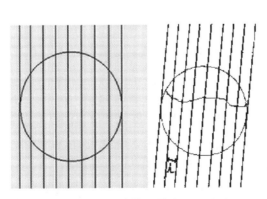
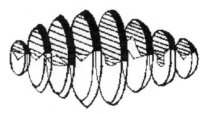

图 7-20　股骨头坏死表面积的 MRI 测定法

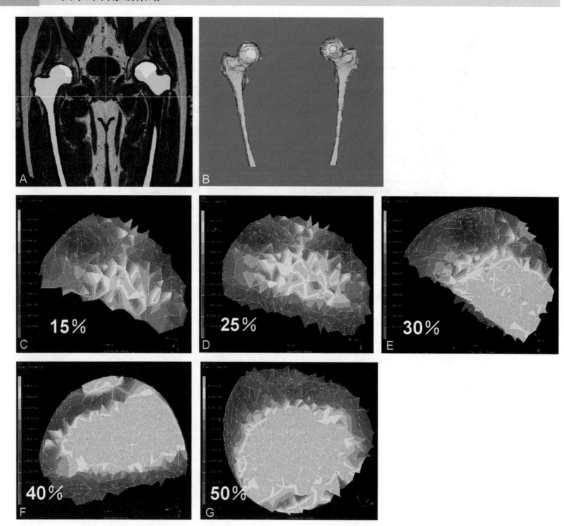

图 7-21　计算机处理 MRI 图像，股骨头坏死三维重建模型。有限元分析显示坏死面积＞ 30% 时有片状塌陷

上述方法因计算复杂、费时，尚难以在临床实际应用，待进一步进行软件开发，则可在临床推广。

六、股骨颈骨折后股骨头坏死的预测

股骨头坏死是股骨颈骨折最严重且最常见的并发症。临床上预测股骨颈骨折后股骨头坏死的常见方法是依据骨折的 Garden 分型，认为Ⅰ、Ⅱ型坏死率低，Ⅲ、Ⅳ型坏死率高。依次做出治疗选择，对 60

岁以下的股骨颈骨折患者除内固定外，对Ⅲ、Ⅳ型骨折加上带血管或肌瓣植骨术。而对 60 岁以上患者，Ⅰ、Ⅱ型做内固定，Ⅲ、Ⅳ型则有的选择人工关节置换术。但依据 Garden 分型预测股骨头是否会坏死的准确性仍可疑，因为临床上可见到Ⅰ、Ⅱ型骨折也出现坏死者，而Ⅲ、Ⅳ型也可不发生坏死。因此，探索其他方法更有必要。

研究显示，如在骨折后的股骨头采用造影剂 Gd-DTPA 静脉注射，T_1 脂肪抑制扫描，可出现 3 种不同类型图像，Ⅰ型为非增强型，预示将发生坏死，Ⅱ型为带状增强，预示部分患者股骨头坏死，Ⅲ型为整个股骨头增强，预示不会发生股骨头坏死。以此做个体化检查，结果可指导治疗方法的选择，特别是对 60 岁以上移位的股骨颈骨折患者，如伤后检查预示会发生股骨头坏死，则可考虑选择 I 期人工关节置换术，如预示预后良好，则可选择多根钉内固定术。

第三节 治疗与预后判断

制订合理的治疗方案应根据坏死的分期、坏死体积及部位、患者年龄、关节功能、职业、个体需求及修复类型等综合考虑。

目前尚无一种方法能治愈所有的ONFH，应做出个体化科学的选择，以求达到用最适用、最经济的方法取得最优疗效。股骨头坏死的治疗包括非手术治疗和手术治疗，各有其适应证。

一、非手术治疗

非手术治疗 ONFH 的疗效尚难以肯定，但可试行。

（一）保护性负重

国内外许多学者都建议对早期 ONFH 试行保护性负重，包括使用双拐或轮椅。长期坐轮椅可使髋部产生失用性骨质疏松，故建议使用双拐。各家报道结果不一，Mont 总结 21 篇报道共 1026 髋，采用非手术治疗，最终 80% 需行全髋关节置换术或挽救手术，髋关节保存率 I 期为 35%，Ⅱ期为 31%，Ⅲ期为 13%；其他作者的 11 篇报道仅 18% 的髋获得成功，但有 3 篇报道的成功率＞ 40%。

（二）药物治疗

药物对 ONFH 的干预及早中期患者的疗效是肯定的，但单独应用的疗效仍难预料。

由于非创伤性 ONFH 患者多存在高凝低纤溶倾向，因此在发病早期应用抗凝、增加纤溶的中西药物对阻止病变进展会有帮助。Glueek 采用 60mg/d 的依诺肝素对23 例 I 、Ⅱ期 ONFH 治疗，治疗 12 周，随访 2 年以上，14 例无进展，9 例失败。

增加成骨减少破骨活性的药物对ONFH 的修复会有帮助。目前国内外广泛应用双膦酸钠制剂，已有肯定疗效的报道。日本学者应用阿仑膦酸钠治疗 ARCO I 、Ⅱ期和Ⅲ期早期股骨头坏死，25 例患者 36髋分为治疗组（5mg/d）和对照组，随访至少 12 个月，结果显示对照组股骨头塌陷 6髋，治疗组仅塌陷 1 髋，两组的塌陷病例均为坏死面积区者，实验室显示治疗组 I型胶原的 N- 末端肽及碱性磷酸酶活性下降，表明破骨减少，但也有治疗效果不佳的报道。国内董天华等采用左旋多巴治疗Ⅱ、Ⅲ期股骨头坏死，部分患者症状明显改善且股骨头塌陷减少。

对 ARCO I 期股骨头坏死患者采用抗凝、活血化瘀，减少破骨活性，保护软骨及电磁场等综合治疗 3 ～ 6 个月，146 例患者随访 6 年，股骨头进展到塌陷者仅 28例，明显低于国外有关自然病史研究显示的股骨头塌陷数，表明早期采用包括药物等综合治疗的疗效是肯定的。

（三）高频磁场治疗

电磁场治疗 ONFH 已有较长历史，报道结果差别很大。Aaron 等对 633 例 Ⅰ、Ⅱ期 ONFH 治疗，随访 36 个月，结果与髓心减压相似，优于单纯保护性负重者，股骨头保存率 Ⅰ、Ⅱ、Ⅲ 期分别为 53%、27% 和 10%。笔者经验显示，高频磁场对关节积液，骨髓水肿伴有关节疼痛者，镇痛效果好，但对防止股骨头塌陷并未显示优势。

（四）体外冲击波

体外冲击波（extracoporeal shock wares，ECSW）最先用于治疗长骨骨不连获得成功。近 10 年试用于治疗股骨头坏死，对 Ⅰ、Ⅱ期 ONFH 的疗效是肯定的。中国台湾王清贞报道，45 例 57 髋分为 ECSW（24 髋）及髓芯减压植骨（28 髋）两组，经至少 2 年随访，结果显示 ECSW 组病灶从 Ⅱ 期进展至 Ⅲ 期（股骨头塌陷）较病灶消散的病例明显优于髓芯减压组。需强调的是，应用 ECSW 治疗 ONFH，应是高能量机器（eletrohydraulic ossaTro orthotriptor）在全身麻醉下，超声或 X 线定位进行。麻醉后，根据 X 线片或 CT 片显示的坏死区，选择 4 点（一般在坏死区与正常区交界区），每点 1500 脉冲，进行一次性冲击治疗。主要并发症为血管和神经损伤，治疗时应定位避开。其他还有腹股沟区的瘀斑、出血点、肿胀和血肿。治疗后应用双拐部分负重 4 ~ 6 周。应用治疗运动末端病如网球肘、跟腱炎、肩周炎的低能量冲击波对 ONFH 无效。

二、手术治疗

约 80% 以上的股骨头坏死需采用手术治疗。目前挽救关节的手术分为 3 类，即髓芯减压、各种方法的骨移植（血管、非血管）及各类截骨术。各种方法各有其适应证及疗效，可供选择。目前的共识是挽救关节的手术应满足下述条件，即手术技术不要太复杂，临床效果在不同的医院和医生可重复，不增加日后需做人工关节置换术的困难，即不要有过度的股骨髓腔移位或髋臼改建等。

各种挽救股骨头（head-salvaging）的手术如适应证选择恰当，技术规范，均可取得较好疗效。目前认为保存关节的手术主要适用于 ARCO Ⅰ、Ⅱ期，坏死面积在 25% 以上，年龄在 55 岁（或 60 岁）以下，这些患者可望取得优良疗效。但一旦股骨头出现塌陷 [crescent sign(+)，新月征（+）] 疗效则明显下降，因此，对这些患者年龄范围更要限制，主要用于 45 岁以下的中青年患者。而一旦股骨头严重塌陷（ARCO Ⅲ B、或 Ⅲ C、Ⅳ），则保存自身关节的手术失败率高，选择宜慎重。

（一）髓芯减压术（core decompression, CD）

股骨头髓芯减压术在临床应用已超过 30 年，目前仍是治疗早期 ONFH 的常用方法。既往均采用 8 ~ 10mm 直径带锯面的套筒，在 X 线透视引导下，经股骨大转子进入病灶，进行病灶清除。但近年发现，大直径的套筒减压后有增加股骨头塌陷的可能，故改良为直径 3mm 左右的细针多处减压，股骨头塌陷率明显降低。CD 术主要适用于 ARCO Ⅰ、Ⅱ期，坏死界线清晰且坏死面积在中等（15% ~ 30%）程度的 ONFH。手术要点是一定要进入坏死病灶，减压充分。

除单纯髓芯减压外，最近一些报道在作此手术同时，注入增加成骨的细胞因子如 BMP2、TGF 等，提高了疗效。

（二）浓集自体骨髓干细胞移植

研究显示，非创伤性 ONFH 患者股骨近端包括股骨头内骨髓基质细胞（bone marrow stem cell, BMS'c）数量下降，成骨能力降低，而髂骨区却基本正常。鉴于此，法国医生 Hernigou 首先采用浓集自体骨髓基质细胞注入股骨头坏死区，116 例 189 髋 ONFH，经平均 12（10 ～ 15）年随访，显示临床治愈Ⅰ期 94%，Ⅱ期 84%。中日友好医院骨坏死中心对 2004 年起实施的 144 髋中获得 1 ～ 4 年随访的 59 髋研究显示优良率为 79.6%（Harris 评分≥ 80）。

此种治疗可单独用于Ⅰ、Ⅱ期坏死病灶小（ARCO 分期中的 A、B）的 ONFH，对坏死面积大（C）的 ONFH，单独应用此法的疗效不佳，可用于其他治疗的补充。

治疗方法为多点吸取髂骨骨髓血 150 ～ 250ml，应用血液分离仪（Cobe 2991），离心后将骨髓中有核细胞分离浓集（应达 $10^6 \sim 10^8$/ml）成 30 ～ 50ml，股骨头坏死区细针（直径 3 ～ 3.5mm）多处钻孔，将浓集的骨髓血注入股骨头内，保护下负重 4 ～ 6 周，并辅以相应的药物治疗。

此种治疗方法简单、创伤小，可单独应用或作为其他治疗的补充，禁忌证为贫血、局部及全身感染者禁用。年龄以 50 岁以下为宜（图 7-22）。

（三）各类截骨术

由于 ONFH 的坏死部位多在股骨头前

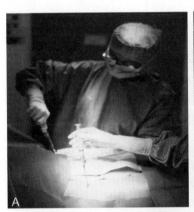
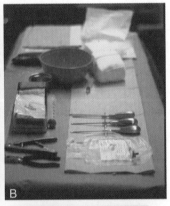
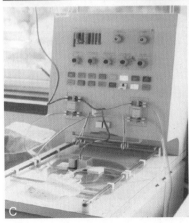
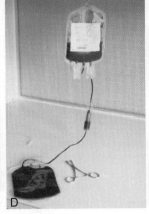
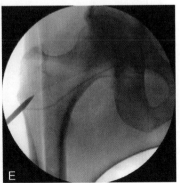

图 7-22　浓集自体骨髓细胞治疗股骨头坏死的仪器（Cobe 2991）方法

上部负重区，因此很多医生力图通过改变坏死区的负重位置设计各种截骨术，以治疗Ⅱ、Ⅲ期 ONFH。目前常用的截骨术有转子间截骨术（内外翻）及经股骨粗隆股骨头旋转截骨术（sugioka），各种截骨术均有良好的疗效。但截骨术后股骨髓腔的位置改变，日后一旦需做人工关节置换术会带来一些技术上的困难。适用于截骨术的患者应年轻（＜45 岁），病灶局限在负重区，而非负重区仍为正常的骨与软骨结构，关节活动度较好（屈曲≥90°），关节软骨保留（图 7-23）。

（四）各类植骨术

目前应用的植骨术包括带血管蒂、带肌瓣骨移植、不带血管骨移植及打压植骨术等。

1. 带血管腓骨移植术　1979 年由 Urbaniak 首创，目前已积累超过 2000 髋，方法为经股骨大转子做坏死病灶清除，同时取带腓动、静脉的腓骨中段插入股骨头内，腓动、静脉与旋股外动、静脉分支吻合。在植入的腓骨远端经转子插入 1 枚克氏针，以阻碍移植物下滑。可用于 ARCO Ⅱ、Ⅲ，甚至Ⅳ期 ONFH。

Urbaniak 等对 646 例做 1～17 年随访，关节保留率为 83%，7 个中心 1303 髋 ONFH，塌陷前行此手术，随访＞2 年，股骨头保存率 88%。

此手术需微小血管吻合技术训练，缺陷包括手术创伤较大，特别是腓骨取骨处的并发症较多。

2. 带血管蒂髂骨移植　此手术曾在国内外多家医疗中心实施，总有效率及适应范围同带血管腓骨移植，因骨块系带血管蒂（旋髂深或浅动、静脉），故不需做小血管吻合，但切除的髂骨块要带较厚的肌肉和骨膜，故植入股骨头达到软骨下骨板较困难。

3. 游离腓骨移植术　采用同种异体的腓骨干经冻干或深冷冻处理后，经股骨大转子开窗，病灶清除后将腓骨干植入。此手术可避免带血管腓骨移植的供区并发症，也不需做血管吻合，故技术简化，但临床疗效较带血管蒂骨移植稍差。

4. 带肌蒂骨移植　可供选择的有带缝匠肌髂骨移植，带股方肌骨移植等，均有较好的中、长期临床疗效。

5. 病灶清除，打压植骨术　股骨头坏死病灶清除的途径有 3 条：①经关节软骨

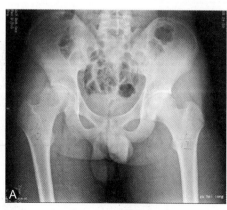
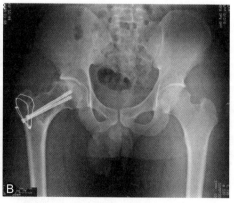

图 7-23　男性，20 岁，激素性骨坏死 ARCO 分期Ⅲ a 期，旋转截骨术后 3 年，功能良好（Harris 评分 92 分）

面活板门手术（trapdoor）；②经股骨头、颈交界处开窗；③经大转子开隧道。3 种病灶入路经多年多位医生应用发现经关节面活板门手术需将股骨头脱出，关节面复原不平，故术后关节功能恢复较差，现已放弃不用。经大转子开隧道，做病灶清除往往较困难，因为 90% 以上的骨坏死病灶位于股骨头前上方，经股骨转子进入的器械难以偏向前，故病灶清除多不彻底。多数学者认为股骨头颈开窗，利用小切口（5～7cm），从关节前侧进入，损伤小，可在直视下清除股骨头前上部坏死灶，直至软骨下骨。

打压植骨的来源可用自体髂骨，同种异体骨和人造骨，与自体骨髓细胞移植并用可提高疗效。据笔者对 SARS 骨坏死患者 ARCO Ⅱ、Ⅲ期（Ⅲa）ONFH 应用，关节保留且功能优良（Harris 评分 ≥ 90）占 77%（随访 4～6 年）。

此技术优点为操作简单，不需特殊血管吻合技术，也无供区并发症之虑。不足之处是股骨头支撑力不够，故非负重及保护性负重时间较长（图 7-24）。

6. 病灶清除，记忆合金网置入　王岩等经股骨转子开隧病灶清除后，置入记忆合金网（内植骨或人工骨），以支撑关节软骨面，经多年病例随访，获得较好疗效。

但支撑力是否足够，网内骨质成活状态如何仍存疑问。

7. 病灶清除，打压植骨，多孔钽钉支撑术　钽金属被称为骨小梁金属，因其弹性模量与骨相近，骨长入较易，越来越广泛用于骨科。Tsao 等对 ARCO Ⅰ、Ⅱ期的 ONFH 113 髋置入多孔钽钉，随访 48 个月，22 髋失败行全髋关节置换术，其余 91 髋维持功能。中日友好医院骨坏死中心自 2008 年 3 月起应用钽钉治疗 Ⅱ、Ⅲa 期 ONFH，已行 135 髋手术，经 1～3 年随访，有 5 髋失败。

单纯置入钽钉的适应证有限（Ⅰ、Ⅱ期，坏死体积为中等者）如联合使用病灶清除植骨及自体骨髓细胞移植，则可明显扩大手术适应范围，且可提高疗效。因病例随诊时间尚短，需中、长期随访才能定论（图 7-25）。

（五）关节置换术

无可置疑，股骨头坏死的患者，无论采用哪种挽救自身关节的治疗，仍会有相当数量、相当比例的坏死关节进展到骨关节炎，而不得不行关节置换术。由于 ONFH 患者，特别是非创伤性 ONFH 患者年龄轻，因此选用关节置换时应慎重，特别要考虑承重面的选择。

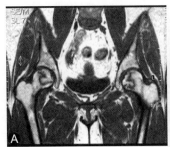
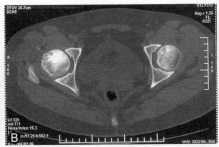
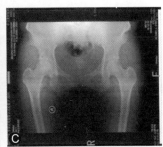

图 7-24　女性，31 岁，SARS 术后双侧骨坏死（Ⅰc），打压植骨后股骨头完全修复，无塌陷，关节功能优（随诊 5 年，Harris 评分 95 分）

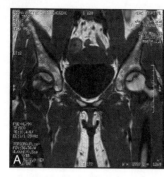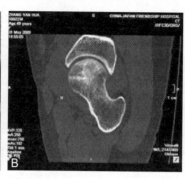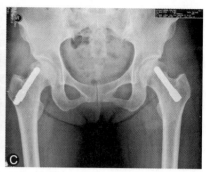

图 7-25　女性，48 岁，药物引起双侧股骨头坏死（左Ⅱc，右Ⅲa）病灶清除，打压植骨，骨髓细胞移植加钽钉支撑

1. 适应证　完全界定股骨头坏死关节置换术的适应证较困难，一般认为如股骨头坏死已进展到严重塌陷（塌陷深度≥4mm），或头臼匹配度不良，疼痛较重且关节活动差（屈曲<70°，内外旋受限，外展受限或内收挛缩等），即使患者较年轻（<40 岁），也应考虑关节置换术。相反，关节功能仍较好，中度以下疼痛，坏死体积中等，即使年龄较大（≥55 岁），也应行挽救自身关节治疗，延缓关节置换术时间。

2. 置换关节的选择　完全共识是较困难的，目前已有基本共识。

（1）全髋关节置换术：此类关节置换适用于大多数需置换的 ONFH 患者。多数学者推荐应用非骨水泥型，骨长入假体，对少数年龄大，股骨髓腔宽且呈烟囱形的患者，可选用混合型假体（股骨骨水泥、髋臼非骨水泥）。关节承重面选择：对中青年（≤65 岁）患者，可选用陶瓷对陶瓷或金属对金属，或陶瓷股骨头对高交链超高分子聚乙烯髋臼内衬；对≥65 岁患者，可选用金属（陶瓷）股骨头对高交链超高分子聚乙烯髋臼内衬。

金属对金属大头置换的优点为术后稳定性好，关节活动范围大，但顾虑为体内高浓度金属离子的不良反应，故不适合需生育的女性。

目前推广的短小柄，保留部分股骨颈的股骨柄假体应用对日后估计需翻修术的患者（≤40 岁）提供了较好的选择。

（2）双动人工股骨头置换术：对髋臼软骨面保留，但股骨头已塌陷者，也可选用双动人工股骨头置换。此在日本较多施行，国内应用不多，因有髋臼软骨磨损，且有约 20% 以上患者主诉腹股沟疼痛。应慎用于老年体弱的股骨头坏死患者。

（3）金属对金属表面置换术：此类关节置换用于股骨头坏死仍有顾虑。因股骨头坏死者坏死灶较深，清除坏死骨后，充填骨水泥失败率会较高；坏死面积较大者股骨头清创后前侧缺损，放置金属杯的失败率会增加，因此选择病灶硬化为主的股骨头坏死患者为好。单股骨头金属杯置换术后髋部疼痛发生率较高，不宜采用。

3. 股骨头坏死关节置换术的特殊性及中、长期疗效

（1）特殊性：皮质类固醇相关的 ONFH 患者长期应用激素使肾上腺皮质萎缩，特别是有内科并发病者仍需继续应用激素，因此，术前应充分估计患者肾上腺皮质功能，在围术期应用皮质类固醇进行保护，防止危象发生。

（2）由于多数患者应用皮质类固醇（或所谓的祖传秘方），手术感染率会高于骨关节炎或创伤而行关节置换者。因此，围术期抗感染措施要加强，术中更应注意减少创伤，缩短手术时间。

（3）部分股骨头坏死患者病程长，又曾做过一至数次保存关节手术，畸形重，手术困难，长期不负重至局部（髋臼及股骨上段）骨质疏松，这些都给手术带来困难，应充分做好各项准备。

（4）多数非创伤性股骨头坏死患者累及双侧，因此，双髋均进展到需做关节置换术的病例不少。是Ⅰ期双髋同时置换还是分期置换，存在不同意见。应根据患者年龄，畸形情况，全身状态及手术者经验决定。应该牢记，全髋关节置换术是较大的手术，出血量在1050ml左右，双髋Ⅰ期手术创伤大，并发症增加，应谨慎选择。

多数文献报道，全髋关节置换术中、长期疗效，股骨头坏死患者与骨关节炎患者及创伤后患者相似，无明显差异（图7-26）。

（六）关节融合术

髋关节融合术为经典手术，在历史上发挥过重要作用。随着人工关节置换术普及，此类手术已经很少做，很多中青年医生已无此手术的实践，但髋关节融合术对少数情况的股骨头坏死还是适用的。

1. 青年（< 40岁），从事体力劳动或需爬山等，一侧坏死关节已毁坏，腰及同侧膝关节无病变，可考虑行髋关节融合术。

2. 双侧关节均已损坏，其他条件同上，

也可考虑一侧行关节融合术，一侧行关节置换术。

3. 髋部神经病变，外展肌力丧失的一侧股骨头坏死且关节已毁损者。

股骨头坏死治疗方案选择复杂，目前尚无经过循证医学研究的合理方案可供选择。中日友好医院骨坏死与关节保留重建中心经多年研究、实践，提出下列诊疗程序，供读者参考。

1. 患者入院后检查　双髋MRI、CT扫描，冠状、矢状及横断面重建，双髋正位及蛙式位X线平片。确定坏死部位、体积及有无骨髓水肿，有无软骨下骨折及修复状态（有限、破坏及重建），ARCO分期。

2. 有限修复型（多数患者）

（1）ARCO分期Ⅰa、Ⅱa：药物治疗，观察6个月至1年。

（2）ARCO分期Ⅰb、c，Ⅱb、c：细针多处钻孔减压，浓集自体骨髓细胞移植、病灶清除并行打压植骨（自体、同种异体、人工骨）±钽钉支撑，药物治疗（1年），或体外冲击波治疗。

（3）ARCO分期Ⅲa：< 55岁，关节疼痛轻或中度（Harris疼痛评分≥30）治疗同ARCO Ⅰb、c，Ⅱb、c，但慎用钽钉，可选用带血管腓骨、髂骨或带肌蒂骨植入支撑。

（4）ARCO分期Ⅲb：> 55岁，或Ⅲb < 55岁，关节疼痛重（Harris疼痛评分≤20）人工关节置换术。

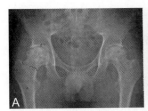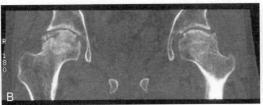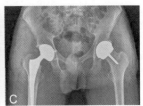

图7-26　男性，28岁，激素性骨坏死（左Ⅲb，右Ⅳ），左侧表面置换术（MOM），右侧全髋置换术（COC）

（5）ARCO Ⅳ期：人工关节置换术。

3. 破坏性修复型患者 病变快速进展，约占全部 ONFH 患者的 10%。

ARCO Ⅱc，Ⅲac：①＜40 岁，按有限修复型的 ARCO 分期Ⅲa 方案。②＞40 岁。关节已毁损，疼痛重（≤20 分），人工关节置换术。

4. 重建性修复型（修复好，病灶大部硬化） ARCO Ⅱb，c Ⅲa，浓集自体骨髓细胞移植，药物或体外冲击波。

三、无症状 ONFH 的治疗问题

在股骨头出现塌陷前，相当比例的 ONFH 不出现临床症状，称为静息性 ONFH（silent ONFH）。特别是 MRI 用于诊断 ONFH 以后，许多早期（ARCO Ⅰ期）病例得以诊断，这些病例往往是普查所见或为诊治其他病时偶见，通常无症状。对所谓静息性 ONFH 是否需要治疗的问题有不同意见。一种意见是暂不需治疗。持此种观点者认为静息性 ONFH 一部分会自行消散。但多数意见认为 ONFH 的治疗不依赖于有无症状，而主要依赖于坏死面积的大小和部位。

Steinburg 对 328 髋 Stage Ⅰ、Ⅱ 期的非创伤性 ONFH 进行平均 46 个月随访，发现不管有无疼痛，最终需做全髋关节置换术的病例数相近，因此他的结论是预防性治疗不应特别等待疼痛出现。Hungerford 推荐对坏死面积小（＜15%）、病灶位于股骨头中央和内侧者观察，对坏死面积为 15%～30% 者，应及早行保存关节的手术，不管是否存在髋部症状。

第四节 SARS 患者骨坏死

2003 年春季，严重急性呼吸综合征（severe acute respiratory syndrome, SARS）病毒在全球蔓延，至 2003 年 7 月，被 SARS 病毒感染者发生在 27 个国家共 8098 例，我国广东和北京地区为重度播散区。为抢救这些重症患者的生命及控制症状，应用了剂量不等的皮质类固醇（corticosteroid，以下简称激素）。在该病控制后 2 个月起，我们对北京及周边地区部分康复期的 SARS 患者进行了骨科并发症的普查，检出许多骨坏死患者（osteonecrosis, ON），并适时进行了治疗。在整个研究期，有许多新的发现。本节主要叙述与以往不同或没有的发现。

一、概 况

2003 年 3～5 月，北京及周边地区SARS 患者集中治疗抢救，至 2003 年 5 月底病情均已稳定，进入康复期，2003 年 7 月～2004 年 2 月，即在使用皮质类固醇后的 3～9 个月，对 551 例康复期的 SARS 患者进行骨与关节并发症的普查。

1. 一般资料 本组 551 例 SARS 康复期患者，男 131 例，女 420 例；年龄 21～59 岁（平均 33 岁 ±9 岁），539 例患者在治疗抢救期应用皮质类固醇，使用的方法包括甲泼尼松龙静脉冲击和口服，应用剂量 80～1020mg/d（静脉冲击）和 5～50mg/d（口服），静脉冲击时间 1～14d，口服用药为 1～50d。12 例治疗时未用皮质类固醇。

2. 骨关节普查方法 由中高年资骨科专科医生询问病史，做全身骨科检查，逐例调查皮质类固醇的用量。

对所有患者行双髋、双膝 MRI 普查(GE sigma profile gold 全身 MR 扫描机),采用 T_1WI,T_2WI 及 T_2 脂肪抑制序列,行冠状位、轴位扫描,部分患者有矢状位扫描。对 MRI 髋、膝阳性患者行肩、腕、踝关节扫描。全部患者均拍摄前后位及蛙式位 X 线片,部分患者有 CT 扫描。

由骨与肌肉影像学专科医师及骨科专科医生分别阅片,两组医生均同意者列为阳性,对可疑患者再做复查。

3. 诊断及分期标准 按 ARCO 及 Steinberg 分期及 MRI 骨坏死诊断标准。

4. 所有病例均每年复查 最近一次复查在 2009 年 8 月(即诊断后 6 年),资料报道均经患者知情同意及医院伦理委员会批准。

二、检查结果与新的发现

539 例应用皮质类固醇患者,检出骨坏死 176 例(32.7%),而 12 例未用皮质类固醇者未检出骨坏死,坏死部位分布见表 7-6。

按 ARCO 分期,股骨头坏死Ⅰ期 119 例 195 髋(ⅠA 45、ⅠB 77、ⅠC73),Ⅱ期 11 例 15 髋(ⅡA 1、ⅡB 6、ⅡC 8),膝、肩、腕、踝骨坏死均为Ⅰ期(图 7-27)。

(一)骨坏死发生时间

本组骨坏死的检查情况显示,所有骨坏死发生的时间,均在应用皮质类固醇开始算起的 9 个月内。在 9 个月内未检出骨坏死的 SARS 患者,以后经 1~4 次(每年 1 次)MRI 复查,均未发现骨坏死病灶。

表 7-6 176 例 SARS 患者骨坏死部位分布

受累部位	例数 / 关节数	单侧	双侧
股骨头	130/210	50 (L23)	80
		(R27)	
膝关节	98/170	26	72
股骨髁		46 (L30)	52
		(R16)	
胫骨平台		9 (L8)	4
		(R1)	
髌骨	3/4	2	1
肱骨头	21/33	9 (L4)	12
		(R5)	
踝关节	16/26	6	10
距骨	24		
跟骨	8		
腕关节	11/17		
月骨			
舟状骨			
骨干梗死	18		
(股骨、胫骨)			

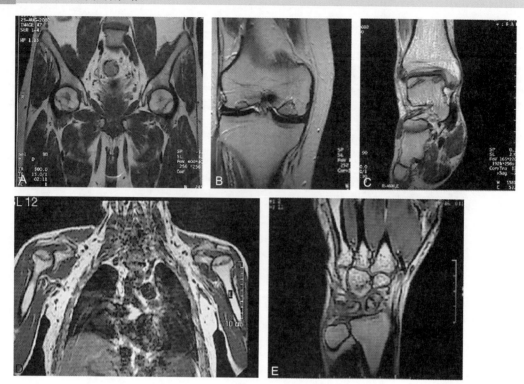

图 7-27　男性，48 岁，SARS 骨坏死（激素用量 30 000mg），髋、膝、肩、踝、腕多灶性坏死

此结果与日本学者 Oinumma 及 Sakamoto 报道结果相同。

（二）骨坏死发病率与皮质类固醇的剂量关系

本组病例皮质类固醇相关的骨坏死发病率为 32.7%，低于 Oinuma 对 SLE 患者应用皮质类固醇的骨坏死发生率（44%），但高于中国香港 SARS 患者骨坏死的发病率（5%）。

结果显示：骨坏死的发病率与使用皮质类固醇剂量成正比，即应用剂量越大，发病率越高。但存在明显个体差异，有的患者仅应用了 < 1000mg 甲泼尼龙发生骨坏死，而有的患者应用总量 > 30 000mg 却未发生骨坏死。

皮质类固醇剂量与骨坏死发生率的关系见表 7-7。

若以 2000mg 为界限，176 例用药在 2000mg 以下者仅 16 例患者发生骨坏死（9.09%），而超过 2000mg 的 323 例，发生骨坏死 142 例（45.6%），两组差异非常显著（$P < 0.000\,1$）。

（三）骨坏死发生率与每日皮质类固醇用量有明显关系

表 7-8 显示，每日皮质类固醇（甲泼尼龙）160mg 以下，骨坏死发生率仅 7.1%，而超过 320mg，则明显升高（$P < 0.01$）。

皮质类固醇使用的时间长短与骨坏死发生率也密切相关，以 21d 为界限，短于 21d 者，骨坏死发生率仅为 22.2%，而长于 21d 者，可升高至 78.5%（$P < 0.01$）。采用大剂量皮质类固醇静脉冲击治疗者骨坏死发生率升高，特别是多灶性骨坏死的发生率明显升高。

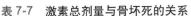

表 7-7　激素总剂量与骨坏死的关系

激素使用总量 (mg)	骨坏死		无骨坏死		OR	95%CI
	例数	发生率（%）	例数	发生率（%）		
≤ 2000	16	9.09	160	90.91	1	—
2000～4999	75	38.07	122	61.93	7.03	3.79～13.03
5000～9999	44	44.90	54	55.10	9.31	4.74～18.31
10 000～14 999	10	83.33	2	16.67	57.14	11.38～286.87
15 000～20 000	13	81.25	3	18.75	49.52	12.60～194.71
未知	18	34.62	34	65.38		
合计	176	31.94	375	68.06		

表 7-8　每日皮质激素的用量与骨坏死发生的关系

激素用量（mg）	骨坏死		无骨坏死		OR	95%CI
	例数	发生率（%）	例数	发生率（%）		
< 160	8	7.1	104	92.9	1.00	
160～319	67	29.2	162	71.8	5.38	2.48～11.65
320～479	28	40.0	42	60.0	8.67	3.65～20.55
480～639	37	57.8	27	42.2	17.81	7.44～42.68
640～799	6	75.0	2	25.0	39.00	6.75～225.43
> 800	15	60.0	10	40.0	19.50	6.65～57.18
合计	161		347			

（四）骨坏死发生部位

本组病例显示，凡是发生肩、肘、腕、踝等周边关节坏死者，都伴有髋或膝关节坏死，而髋、膝关节坏死可单独存在，骨干及干骺端骨梗死（bone infarction）也可单独存在。

除股骨头坏死最常见，膝关节坏死也很多见，因此对诊断为皮质类固醇及酒精相关的股骨头坏死患者，应常规行膝关节MRI检查，可检出较多的膝关节坏死病例，特别是大剂量应用皮质类固醇者。膝关节坏死以股骨髁常见。

除髋、膝骨坏死外，大剂量皮质类固醇也会引起周边关节坏死，发生的频率依次为肱骨头、腕月骨、踝部距骨、腕舟状骨、踝部舟骨、肘关节的肱骨髁。

（五）多灶性骨坏死

本组SARS患者的MFON为37例，占176例骨坏死的21%，MFON均有大剂量静脉冲击治疗的病史，超过5000mg，MFON临床不易诊断，因为这些患者通常无临床症状和体征。详细叙述见本章第十一节。

三、皮质类固醇相关骨坏死的早期诊断

骨坏死无论是股骨头、膝及肩部肱骨头坏死早期均无临床症状和体征，因此早期诊断困难。当出现临床症状特别是有较

重疼痛时，病变往往已进展到Ⅱ期甚至Ⅲ期，而在0期或Ⅰ期诊断时治疗效果会明显提高。因此探索骨坏死的早期诊断方法很有必要。

1. 0期骨坏死。目前国际上采用的骨坏死分类中均有0期1项，但对其定义尚不明确。笔者认为，以皮质类固醇为例，从应用药物至MRI上出现阳性改变（T_1WI带状低信号）的时间在4周至1年，此期可称为0期骨坏死。

2. 如何诊断0期骨坏死。侵入性的病理检查在临床不能应用，目前有希望的非侵入性检查方法为采用分子影像学的MRI检查（动态灌注MRI、弥散MRI等），需进一步研究。

3. Ⅰ期骨坏死可靠的诊断方法。MRI检查对骨坏死的诊断具有高敏感度和特异性（95%～99%），因此宜在临床高危患者应用。股骨头坏死、膝部坏死、肱骨头坏死等骨坏死均有类似的MRI图像改变，诊断可靠。

4. X线摄片及CT扫描对骨坏死的早期诊断价值有限。据笔者的研究，骨坏死出现X线或CT的阳性改变，90%的病例均在MRI诊断后的1年以上，有的甚至达3年仍无阳性表现。

CT对中期骨坏死的病灶范围，修复情况可清楚显示，对制订治疗方案，判断预后有较大帮助。

四、早期治疗与预后判断

所谓早期治疗是指骨坏死处于Ⅰ、Ⅱ期，患者尚未出现临床症状或仅有轻微的临床症状时。由于对骨坏死确切的病因尚未阐明，因此高度选择性切断其致病途径的特异性治疗方法尚未探明，早期治疗方法也仅是针对其病理过程实施的。本组146例SARS患者骨坏死均集中3个月进行非手术治疗。

1. 抗凝及增加纤溶的药物。许多研究都提示，骨坏死与血管内高凝与低纤溶相关，因此采用上述药物可能对抗骨坏死进展。Gluck等对23例Ⅰ、Ⅱ期非创伤性股骨头坏死应用依诺肝素（enoxaparin）60mg/d皮下注射共12周，随访108周，14例未进展，9例失败后行人工关节置换术。本组病例均应用低分子肝素，前列腺素E（一种脂溶性靶向血管扩张药）及中药川芎嗪、丹参等联合治疗。

2. 抗骨质疏松药（双膦酸盐制剂）。用以降低破骨细胞活性。

3. 高频磁场。本组病例显示，应用高频磁场治疗对消除关节积液及骨髓水肿并伴有关节痛患者有较好的镇痛及消除水肿作用。可能有成骨作用。

146例骨坏死患者每年随访1次，最近1次为2009年8月，距初次诊断均超过6年。随访的方法包括临床体检、X线摄片、MRI及CT扫描。325例在2003年未诊断骨坏死的SARS患者，在以后的6年内，每例有1～3次双髋MRI复查。

随访结果显示，在119例175髋中，进展到Ⅲ期23例32髋（股骨头塌陷或新月征阳性），多数患者仍维持在Ⅱ期。在小病灶坏死患者中（ARCO分期中A型），3例骨坏死在3年内完全消散［MRI(-)］。多数股骨头坏死病灶均缩小，病灶周边部分修复、钙化，但所有ARCO分期中的B、C型患者，均遗留有较大的未修复病灶（图7-28）。

325例在2003年MRI未检出骨坏死病灶者，以后1～3次MRI复查均未发现新的骨坏死病灶。本组资料显示应用大剂量

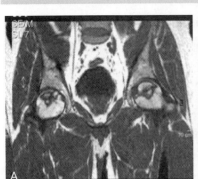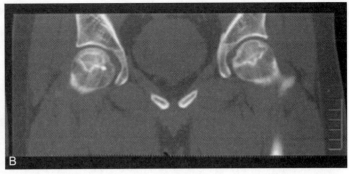

图 7-28　男性，41 岁，SARS 骨坏死，MRI 显示坏死面积大（c），药物治疗 4 年，CT 显示股骨头无塌陷，但病灶修复较差

皮质类固醇的 SARS 患者骨坏死发生均在用药后的 9 个月内。如 9 个月内不发生骨坏死，则以后不会再发生。

本组病例随访结果显示，与目前国际上报道的非创伤性股骨头坏死自然进展结果不一。文献认为股骨头坏死一旦发现，在 1 ～ 4 年约 80% 的患者会进展到股骨头塌陷。但本组病例随访 6 年以上显示，股骨头塌陷仅占 1/4 左右，其余病例仍维持股骨头圆形。

膝关节的股骨髁坏死预后优于股骨头坏死，这些患者坏死病灶缩小，愈合者约占 1/2，只有约 20% 坏死病灶体积较大的患者进展到关节面塌陷。

SARS 患者骨坏死的进展情况仍在随访研究总结，随访结果将会在以后陆续报道。

第五节　膝关节骨坏死

膝关节为全身骨与关节坏死的第 2 位常见部位，仅次于股骨头坏死。膝关节骨坏死可发生于青少年，但以成人常见，可分为特发型和继发型两大类。前者主要发生在中老年人，称为自发性膝关节坏死（spontaneous osteonecrosis of the knee，SONK），后者与股骨头坏死情况类似。继发于皮质类固醇摄入、酗酒、结缔组织疾病（如系统性红斑狼疮）、血红蛋白病、HIV 感染等，与股骨头坏死不同，继发于膝关节脱位或复杂骨折等的膝关节坏死罕见，继发于镰状细胞贫血的膝关节坏死也明显较髋和脊柱少发。

一、自发性膝关节骨坏死

自发性膝关节骨坏死（SONK）最早由 Ahlback 于 1968 年报道，其发病机制、病理改变、临床及影像学等改变完全不同于继发性膝关节坏死，治疗原则也不完全相同。

（一）病因及病理

关于 SONK 的病因，目前有两种学说：血管模式和创伤模式。血管模式学说认为血栓性静脉堵塞导致股骨髁微循环中断，发生水肿和骨内压增加。骨内压增加可依次导致骨组织缺血缺氧而死亡。新血管长入后的再血管化可使残存骨结构变弱，引起软骨下骨塌陷及关节面破坏。如再血管化完全，则不会导致愈合的坏死节段塌陷。

创伤模式学说认为软骨下不全骨折可发生在已经疏松的骨质经轻微创伤后，软骨下骨处于坏死的危险中。关节滑液经已被损害的关节面继发性反流导致骨内压升高，引起血管受损。目前，创伤模式学说更能解释临床现象。

（二）临床特点

SONK 多见于中老年女性（50 岁以上），女男之比约为 3 : 1，90% 以上的 SONK 发生在股骨内髁，股骨外髁及胫骨平台少见。SONK 不会像股骨头坏死那样出现对侧膝关节相同的病变（双侧发病罕见）。

主要的临床特点为突发性膝关节痛，患者可很清楚描述引起疼痛的准确时间。疼痛开始时剧烈，休息时仍难缓解。疼痛持续时间为 2 ～ 3 个月，随后缓解，至 10 ～ 15 个月可消散。病变的缓解期长短依赖于坏死病灶的大小和部位。如病灶较小（直径 < 3.5cm，累及股骨髁 < 50%）可持续缓解数年，但累及范围广的病灶则因软骨下骨折导致症状持续且关节功能受损。

（三）影像学检查

1. 常规 X 线片的改变依赖于病期。早期常呈阴性，出现症状以后 X 线平片的阳性改变率在 10% ～ 43%。

2. 目前常采用 X 线片改变进行分期：① Ⅰ 期，正常；② Ⅱ 期，股骨髁稍变扁或软骨下骨轻微塌陷，但关节间隙正常；③ Ⅲ 期，软骨下骨明显塌陷或出现新月征（crescent sign），或病灶周围软骨下骨出现硬化区；④ Ⅳ 期，病灶周缘出现硬化圈（sclerotic halo）；⑤ Ⅴ 期，股骨髁变形，出现继发性骨关节炎。

3. 为看清股骨内髁骨质及关节间隙的改变，推荐应用屈膝 30º 站立前后位（rosenberg）摄片。

4. CT 扫描。对临床可疑为 SONK，或 X 线片及 MRI 检查已确诊者，CT 扫描可更清楚显示软骨下骨的改变，特别是二维冠状位和矢状位重建，对确定治疗方案有较大帮助。

5. MRI。SONK 的 MRI 改变主要显示为分界不清的骨髓水肿，缺乏继发性骨坏死常见的低信号强度边缘，依此可清楚鉴别 SONK 及继发性骨坏死。

合并骨髓水肿的 SONK 应用 T_1 及 T_2 加权像很难与其他原因的骨髓水肿鉴别，因此推荐应用 T_2 脂肪抑制或 STIR 序列。

SONK 最特异的 MRI 改变为 T_2WI 像局灶性低信号强度，此低信号强度穿透软骨下骨板。另一个特异改变为股骨髁负重面变扁或局灶性凹陷，有时可见软骨下液样高信号强度裂缝，此为软骨下骨折（图 7-29）。

概括上述各项，SONK 的主要特点如下。

1. 临床表现

（1）中老年人。

（2）合并有骨强度减弱（老年女性、骨质疏松）。

（3）缺少引起缺血性骨坏死（AVN）的致病因素。

（4）常较肥胖。

2. 累及膝关节

（1）主要发生在股骨内髁（ > 90%）和负重区。

（2）明显合并有半月板病变。

3. MRI

（1）缺少 AVN 的主要特征（分界边缘）。

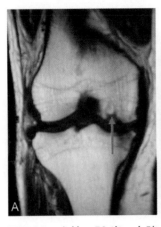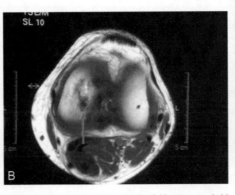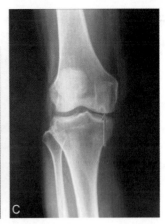

图 7-29　女性，50 岁，右膝内髁 SONK MRI、CT、X 线片均可显示病灶

（2）存在软骨下不全骨折（SIF）。

（3）合并膝关节其他部位的 SIF。

4.组织学

（1）局限的软骨下骨坏死区。

（2）其他的 SIF。

二、继发性骨坏死

（一）病因和病理

继发性骨坏死又称缺血性坏死（AVN of the knee），在我国主要致病因素为使用皮质类固醇，其次为酗酒。其发病机制与股骨头坏死相似，目前尚未完全搞清。膝关节为发生激素性 AVN 的第 2 位常见部位。据中日友好医院骨坏死与关节保留重建中心对 SARS 骨坏死的调查，在 174 例骨坏死中，膝关节坏死 98 例 170 膝，仅次于股骨头坏死（130 例 210 髋）。

膝关节 AVN 的病理改变类似股骨头 AVN，早期为微血管栓塞，骨髓成分死亡，骨细胞死亡。随后出现修复反应，在坏死的骨小梁周围成骨细胞修复，新生骨呈沉积性生长（appositional growth），死骨与活骨并存。由于修复期骨的力学强度下降，

部分膝关节发生软骨下骨折，关节面继而塌陷最终形成骨关节炎。

（二）临床特点

早期通常无症状，一旦出现症状，多已进展到软骨下骨折，关节面塌陷。临床确诊膝关节 AVN 病例不多，实际上，膝关节坏死并不少见，若对因激素及酗酒引起的双侧股骨头坏死病例，对其行膝关节核素扫描或 MRI 检查，可找到许多临床症状隐匿的膝关节坏死病例。

膝关节继发性 AVN 与 SONK 不同，它可累及膝关节的任何部位，其中以股骨内外髁最常见，其次为胫骨平台，髌骨及髌股关节面股骨侧也可累及，有的还同时合并有股骨干远端和胫骨干近端及干骺端坏死（骨梗死）。

（三）影像学改变

1.常规 X 线片　早期无改变。修复期可出现骨骺部的点状或片状硬化。出现软骨下骨折则会有透 X 线新月区（crescent sign），并伴有关节面塌陷，晚期出现骨关节炎改变，常难与原发性骨关节炎鉴别。

2.核素骨扫描　采用亲骨性核素如

^{99m}Tc 双膦酸盐对检测 AVN 有用，但在膝关节仅在修复期（塌陷期）有阳性改变。如病变处于早期，难以出现类似早期股骨头坏死的热区中有冷区改变。因此，核素骨扫描对膝关节 AVN 的价值不大。

3. MRI　膝关节 AVN 的 MRI 改变类似股骨头坏死即 T_1 加权像显示高信号改变的病灶被低信号强度缘包绕。组织学上低信号强度缘相当于活性和非活性骨髓的反应性交界。T_2 加权像，此低信号强度缘表现为双线征（double line sign），其特点是与低高信号强度缘相邻。此双线征表示自身修复，故随时间推移，双线征可中断、变短，最终消失，预示自身修复过程的结束（图 7-30）。

对合并骨髓水肿者，采用脂肪抑制成像可更清楚显示病灶（图 7-31）。

4. CT 扫描　CT 扫描特别是冠状位和矢状位二维重建对 II 期以上的病变及出现软骨下骨骨折塌陷后关节面轮廓及修复情况可清楚显示，推荐临床采用见表 7-9。

（四）分期

目前尚无一种方便且广泛接受的膝 AVN 分期系统，目前参照股骨头 AVN 分期。尽管缺乏便利的分期系统，但对每例患者鉴别有无软骨下骨折最为重要，因为此情况对选择治疗，判断预后至关重要。

三、关节镜手术后膝关节骨坏死

有很多文献报道认为，关节镜下半月板切除或机械性的滑膜刨削后少数患者可发生膝关节坏死，此并发症虽罕见，但从

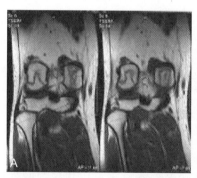
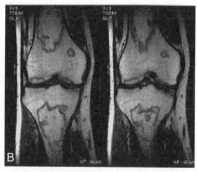

图 7-30　男性，44 岁，激素性骨坏死累及股骨髁、胫骨平台、股骨和胫骨干骺端

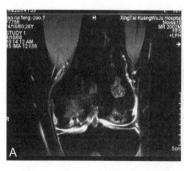
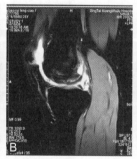
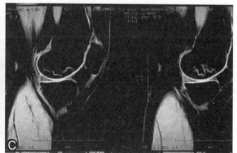

图 7-31　男性，24 岁，股骨髁坏死，脂肪抑制成像显示清楚

表 7-9 膝关节继发性 AVN 与 SONK 的鉴别

特点	AVN	SONK
致病因素	皮质类固醇、酒精等	骨质疏松、肥胖、老龄化
年龄	任何（危险因素）	中老年人
病灶发布	任何部位，双侧多发	股骨内髁
症状	静息，隐匿（梗死） 较多的急性病（塌陷）	突发自发病 一定期限
假定病因	血管起源	机械起源
X 线改变	无 梗死 塌陷 软骨下透 X 线区	无 各种软骨下骨改变 塌陷 软骨下透 X 线区
MRI	地图样改变 周缘分界带 ± 骨髓水肿 ± 软骨下骨裂缝 ± 软骨下骨板畸形	骨髓水肿改变 局灶性异常：T_2 低信号强度（软骨下区） ± 骨折线（低信号强度） ± 软骨下骨折裂缝 ± 软骨下骨板畸形
组织学	广泛的骨髓梗死	骨折线与软骨下骨板之间软骨下有限坏死区

医学法律角度，骨科医生必须警惕其存在。

既往曾认为内侧半月板切除后，由于生物力学的改变而导致股骨内髁坏死，但最近的研究认为，关节镜手术后出现类似骨坏死 MRI 图像的原因有两种：一种系原已存在膝关节的 SONK，但未做 MRI 检查；另一种重要的原因系软骨下骨折，而不是骨坏死。

MacDessi 等对 MRI 诊断为内侧半月板撕裂，但无骨坏死改变的患者行关节镜半月板切除，在 2 年内诊断为关节镜手术后骨坏死的 8 例患者行全膝人工关节置换术，手术将 MRI 显示的坏死股骨髁做组织病理切片，发现并无骨坏死的组织学改变，而是软骨下骨折（有或无骨痂），因此认为关节镜下手术后出现所谓骨坏死是不正确的，而是软骨下骨折，原因系作为软垫作用的半月板切除后软骨下骨经受应力增加，出现微骨折。

四、自发性膝关节骨坏死的鉴别诊断

继发性膝关节 AVN 的诊断较为容易，根据病史、MRI 改变等不难做出明确的诊断，但自发性膝关节骨坏死（SONK）的诊断在部分患者较为困难，必须与其他类似病变相鉴别。

1. 软骨下不全骨折（insufficient subchoudral fracture，SIF），系不正常骨质（骨质疏松、骨质软化等）经受正常应力而发生在骨端的骨折。SIF 以髋部多见，膝部也不少见，主要发生在股骨内髁中心负重区，也可发生在膝关节其他部位。典型的 MRI 表现为低信号强度带，走行几乎平行于软骨下骨板，与关节面距离不等，此线代表骨折平面，由骨髓水肿包绕。此线在 T_2 加权或抑脂像显示清楚。

2. 当 SONK 存在骨髓水肿时，需与一些自行消退的骨髓水肿病变，如 SIF、暂时性骨质疏松（TO）、暂时性骨髓水肿（BME）等相鉴别。

诊断为 SONK 的最特异 MRI 表现为存在低信号强度的软骨下区（厚度 > 4mm，长度 > 14mm，或存在超过 $3cm^2$ 表面区），此在 T_2 加权或增强 T_1 加权像显示清楚（表 7-10）。

3. 剥脱性骨软骨炎（osteochondritis dissecans, OCD），主要发生在青少年，多数为骨骺未闭前。OCD 病灶较小，MRI 可见软骨下骨髓水肿。现已倾向将所有骨软骨病变称为 OCL（osteochondrel），包括 OCD。

五、治　疗

无论 SONK 还是继发性骨坏死，治疗应根据病变分期、病变范围及患者年龄、职业等综合考虑。

1. 非手术治疗。早期病变（Ⅰ、Ⅱ期）可应用药物治疗，如非类固醇消炎镇痛药（NSAID），抗高凝（如低分子肝素）增加纤溶（如川芎嗪、丹参注射液）等，对合并骨髓水肿者，可试用 Iloprost（前列环素类似物）。

2. 对合并疼痛性骨髓水肿的 SONK 或继发性坏死，可试用细针（直径 3mm 左右）多处钻孔减压，有条件者，可同时行浓集自体骨髓细胞移植。

3. 对病灶位于负重区，软骨及软骨下骨已剥脱（Ⅲ期）但无明显继发性骨关节炎改变，年龄在 55 岁以下患者，可应用马赛克镶嵌骨软骨块移植术。此手术可从膝关节非负重区取约 4mm 大小软骨块（带软骨下骨），骨坏死灶清理后，镶嵌植入自体骨软骨块。

4. 对坏死面积大，已有继发性骨关节炎，疼痛加重，年龄超过 55 岁的局限在股骨内髁的 SONK 或继发性坏死患者，可选择单髁人工关节置换术。

5. 对累及膝关节两个间室病变且疼痛，功能障碍明显的 55 岁以上患者，可应用人工全膝关节置换术。

6. 对病灶位于股骨内髁负重区，坏死面积中等，有膝内翻（即便很轻）伴内侧关节间隙疼痛，年龄在 55 岁以下的患者，可采用胫骨高位外翻截骨术（HTO），也可在 HTO 的同时，做病灶内减压术，浓集自体骨髓细胞移植。

六、预　后

继发性膝关节骨坏死的预后明显好于非创伤性股骨头坏死。坏死面积大于负重

表 7-10　自发性膝关节骨坏死与自行消退的 BME 的鉴别

MRI 表现	SONK	自行消退的 BME
BME	+++	+++
T_2 软骨下区低信号强度	++（为广泛非常特异）	+（罕见且厚度有限）
T_1、T_2 低信号强度带（与关节面的距离）	++	++（SIF） ±（TO, RSDS 罕见）
畸形轮廓	+	±（罕见且隐匿）
T_2 软骨下液样		
高信号强度（骨折裂缝）	±（罕见但特异）	—

区的 30% 常会进展，最终进展到骨关节炎。而 < 30% 的坏死或非负重区的坏死，随时间推移，坏死区域可缩小，甚至消散。因此，治疗方法的选择须参照自然进展的情况。SONK 的预后明显差于 AVN，如未行有效治疗，最终将进展到膝关节骨性关节炎。

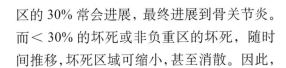

第六节　肱骨头坏死

肱骨头坏死居全身骨坏死的第 3 位。尚未见肩胛盂坏死的病例和报道。引起肱骨头坏死的病因分为创伤性（肱骨头三部分或四部分骨折、肱骨解剖颈骨折等）及非创伤性（皮质类固醇、酒精等）。后者发病率较高。由于肩关节为非负重关节，肱骨头坏死不像股骨头坏死一样，不易进展至塌陷。据日本对 220 例股骨头坏死的患者行双肩关节 MRI 检查发现，29 例 50 侧肱骨头坏死（13.2%）中，46 例随访 2 ～ 19年，肱骨头塌陷 11 肩。笔者对北京应用激素的 SARS 患者普查发现，肱骨头坏死为 21 例 36 肩，占 12%。随访 6.5 年，仅 1 例肱骨头塌陷。鉴于此种情况，骨科医生对肱骨头坏死的关注程度较低。

一、肱骨头血供

肩关节为全身活动范围最大的滑膜关节。肱骨头有骨内和骨外两组血管供血，恒定的血管来自前外侧的旋肱前动脉升支，此为弓形动脉，由肱二头肌沟的上端进入肱骨近端，发出分支供应肱骨大小结节。此弓形动脉一旦进入骨内，形成弯曲分支在骨骺之下向后内侧行径。肱骨头由旋肱后动脉分支供给小部分血液。

由于此区域内动脉呈弯曲状，进入骨内时 180° 转折，使软骨下骨的血供易受损而形成血栓，仅有一支主要动脉供血及极度弯曲扭转的软骨下血管使肱骨头易受损伤而发生坏死。

二、病因和病理

肱骨头坏死可分为创伤后和非创伤性，虽然病因不同，但两者存在共同血供障碍通路。

1. 创伤　肱骨解剖颈骨折使肱骨头血循环处于危险状态。所有肱骨近端骨折中，骨坏死发生率最高，占 15% ～ 30%，原因可能系前、后旋肱动脉均受损。对此类骨折行切开复位内固定可进一步损害肱骨头血供，增加骨坏死的危险性。

2. 非创伤　激素大剂量（> 5000mg 甲泼尼龙）长期应用（> 30d），大剂量静脉冲击治疗（≥ 200mg）及有并存病（系统性红斑狼疮、肾病、血液系统病等），常在发生股骨头坏死的同时发生肱骨头坏死。国内外资料显示肱骨头坏死占全身骨坏死的 10% ～ 15%。由于绝大多数激素引起的肱骨头坏死早期无症状和体征，故诊断率较低，漏诊较多。如对临床发现的股骨头坏死且有上述应用激素危险因素的患者行双肩 MRI 检查，可发现许多无症状的肱骨头坏死病例。

（1）过量饮酒：在我国非创伤性骨坏死中，酒精相关骨坏死与激素相关骨坏死数量相似或酒精相关略高。病因不清，可能系脂肪代谢紊乱，脂肪栓子堵塞肱骨头血供。早期无症状与体征，因此诊断率低。如对已诊断酒精相关股骨头坏死患者行双肩 MRI 检查，可发现许多肱骨头坏死病例。

（2）其他原因：如合并减压病、Gaucher

病、SLE 等，同股骨头坏死发病机制相似，也会发生肱骨头坏死。

肱骨头坏死的病理改变类似于股骨头坏死。

三、分　类

肱骨头坏死分类最早由 Cruess 于 1978 年提出，他参照 Ficat-Arlet 对股骨头坏死分类，依据 X 线片改变，将肱骨头坏死分为 5 期。

1. Ⅰ期　X 线片不能显示，仅能在 MRI 上显示，图像改变与股骨头坏死相同（T_1WI：带状低信号，T_2WI：双线征，抑脂像：高信号区）（图 7-32）。

2. Ⅱ期　肱骨头上、中部硬化灶，X 线平片可显示，但断层 CT 显示更清楚。

3. Ⅲ期　呈现软骨下骨折。肱骨头开始变形，部分软骨下骨折病例呈现新月征（crescent sign），上臂外旋时肩关节后前位 X 线摄片可显示更清晰（图 7-33）。

4. Ⅳ期　股骨头塌陷，部分病例有骨软骨游离体。部分患者出现肱盂关节骨关节炎改变。

5. Ⅴ期　塌陷晚期。肱骨头完全变形，甚至缺如，肩胛盂硬化，囊形变，骨赘形成关节间隙丧失（图 7-34）。

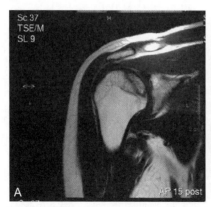
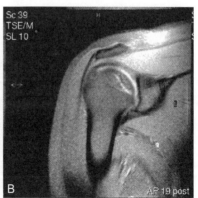

图 7-32　女性，37 岁，激素性骨坏死累及右肩，MRI 显示Ⅰ期骨坏死

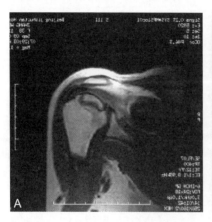
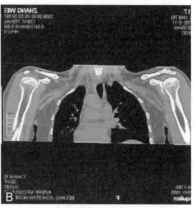

图 7-33　男性，41 岁，激素性骨坏死累及左肩，CT 显示为Ⅱ期

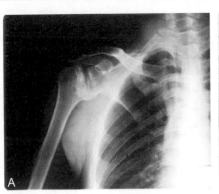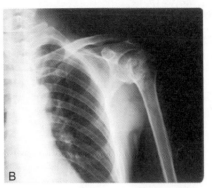

图 7-34　男性，40 岁，激素性骨坏死累及双肩未行治疗，10 年后双肩肱骨头破坏

四、诊断与鉴别诊断

（一）临床特点

仔细询问病史，包括外伤，应用皮质类固醇及避孕药、酒精摄入、工作环境（高压）等，对诊断此病有帮助。

肱骨头坏死患者早期多数无症状和体征。一旦出现肩关节疼痛和功能障碍（以肩关节旋转活动受损为主），则病变已进展到Ⅲ期及以上。

（二）影像学特点

肱骨头坏死的影像学改变与股骨头坏死相似。MRI 是诊断肱骨头坏死的"金标准"。Ⅰ期坏死可清楚显示。与股骨头坏死不同的是伴随骨髓水肿较少。坏死一旦进展到Ⅱ、Ⅲ期，X 线平片可显示，坏死发生在软骨下骨，多为半月状，典型改变为雪帽征，即肱骨头关节面下半月状高密度死骨，周边可见低密度的肉芽组织带。

CT 扫描能清晰显示Ⅱ及Ⅲ、Ⅳ期的坏死区结构及周边修复区情况，也可清楚显示塌陷区和新月征，值得应用。

核素扫描可作为筛选，其特异性不高。

（三）鉴别诊断

类似肱骨头坏死应与下述疾病鉴别。

1. 肩部 Hill-Sachs 病变　肩关节复发性前脱位时，由于肱骨头与肩盂反复撞击，肩盂前下部变圆钝，肱骨头后上部缺损，周边硬化，此称为 Hill-Sachs 病，类似肱骨头坏死改变。

2. 肩关节骨关节炎　发生率不高，可见肱骨大结节边缘硬化和骨赘，MRI 图像可鉴别。

3. 类风湿关节炎　早期出现关节破坏、硬化，活动障碍明显，类风湿因子阳性，鉴别不难。

五、治疗和预后

多数非创伤性肱骨头坏死进展缓慢，发生塌陷率低，因此治疗相对容易。

日本学者 Sakai 等研究肱骨头坏死塌陷的危险，发现 MRI 检查中斜冠状位和中斜矢状位显示坏死角 > 90° 的坏死者肱骨头将在 4 年内塌陷。

对预测不会塌陷者的治疗包括如下。

1. 药物治疗，同股骨头坏死。

2. 细针（≤ 3mm）髓心减压，浓集自体骨髓来源细胞（BMCD）移植（Ⅰ、Ⅱ期）。

对有游离体骨软骨碎片，阻碍关节活动，但肱骨头仍较完整者，可行肩关节镜清理术（Ⅲ、Ⅳ期）。

3. 对肱骨头塌陷碎裂，可行肩关节成型术。目前肩关节成形术包括肱骨头表面置换（hemicap）；肱骨头置换和全肩关节置换术，应依据患者年龄需求，关节面破坏程度及技术条件确定。

相对股骨头坏死，肱骨头坏死发病率低，进展慢。肱骨头塌陷少见，因此预后较好。

第七节　踝部和足骨坏死

踝部和足骨坏死中，以距骨最为常见，其次为跟骨，足舟骨及第2跖骨头坏死，现分别叙述。

一、距骨坏死

距骨为人体第2大跗骨，位于踝穴内而较隐藏，表面约60%为软骨覆盖，因此其血供特殊，易发生缺血而继发坏死。

（一）解剖与分类

1. 骨与韧带　距骨有7个关节面，呈前宽后窄。因此，踝关节背屈时，稳定性增加。距骨在颈部最薄弱，此处骨质凹陷，以允许踝关节背屈，距骨向内偏移，内侧面变短。在水平及矢状面上，距骨颈与距骨体的朝向不一，在水平面，颈转向内侧，偏移度为24°（10°～44°），在矢状面，颈向下偏移平均24°（5°～50°），因此，难以用X线平片去检测骨折复位的精确性。

当踝关节跖屈时，活动性增加，前侧不稳定，在此位置，旋转外力可引起半脱位甚至完全脱位。距骨颈是距骨仅有的关节外部分，其形成前中部关节面的连接。距跟韧带和颈韧带对稳定距骨颈非常重要，如果这些韧带断裂，将可发生背侧半脱位和内翻移位。后距跟韧带通常是最后的支持结构，一旦断裂则距骨体将从踝穴中完全脱出。

距骨下方与跟骨后侧关节面形成关节，此将维持距骨体呈直立位。骨间和距跟颈韧带在距骨颈骨折复位时起重要作用。内侧和外侧后结节形成跗长屈肌的顶部，外侧结节与腓骨及踝穴的胫骨部分形成关节，因此，外侧结节损伤可累及关节面。外侧突出为强大的前距腓韧带及后距跟韧带的附着点。

2. 距骨血供　距骨坏死为距骨损伤最严重的并发症。为避免医源性血管损伤，外科医生必须充分了解距骨血液循环。距骨的血供主要来源于骨外和骨内循环。骨外部分来自胫前、胫后及腓动脉，形成骨外血管环，此血管环围绕距骨颈和跗骨窦。跗骨窦动脉来自胫前和腓动脉，跗管动脉为胫后动脉在内踝下三角韧带内发出分支，形成三角动脉，为距骨体骨外循环的重要来源。在稳定或复位距骨颈和体骨折时保留三角动脉至关重要。

在约60%的解剖标本中发现距骨内所有区域有完全的骨内血管吻合。距骨内血供变异多，距骨头有丰富血供，此主要由胫前动脉供应，在距骨头的前外及上面可见多个血管孔。三角动脉主要供给距骨体的内侧及远端部的骨内血液。距骨体的前外侧面及距骨后结节相对无血管。

3. 距骨坏死分类　距骨坏死的原因分为3个基本范畴：①特发性距骨坏死，约占距骨坏死10%；②药物引起，如皮质类固醇，约占15%，此主要与全身其他部位如股骨头坏死等并存；③约75%的距骨坏死为距骨骨折引起。

（二）诊断与鉴别诊断

1. 对有距骨颈骨折者，应高度警惕骨坏死发生。距骨颈骨折占所有距骨损伤50%，而占所有创伤性距骨坏死的90%。距骨颈和距骨体骨折的分类、诊断与治疗见创伤部分相关章节。需要说明的是，在做固定时，选用金属以钛钉为好，或应用可吸收的聚酯固定物，以免干扰MRI检查。

2. 皮质类固醇引起的距骨坏死早期无症状和体征，采用MRI普查可检出早期距骨坏死病例，在T_1WI上表现为线状低信号影，T_2WI及抑脂像上表现为双线征或线状高信号影。坏死区多位于体部、滑车，多为单灶，也偶有多灶坏死（图7-35）。

3. X线片早期常难以显示坏死灶，待距骨体塌陷，可清楚显示，CT扫描冠状位重建可较清楚显示坏死病灶。

4. 特发或激素性距骨坏死需与距骨骨软骨病变（osteochondral lesion，OCL）相鉴别。此病多见于青少年的运动损伤，表现为踝部疼痛，MRI显示距骨体软骨面分离，CT显示软骨下骨折，不难鉴别。

（三）治疗

一旦诊断距骨坏死，则应免负重或保护下负重。

早期治疗可采用细针逆向钻孔，进入坏死灶，浓集自体骨髓细胞移植。

不是每位患者都出现距骨体坏死塌陷。对无症状患者仍可采用免负重治疗或支具保护下负重，最长可达2年。

对距骨塌陷，出现踝关节退行性关节炎且疼痛症状重，关节活动受限者可考虑行踝关节融合术。需要强调的是，距骨坏死做踝关节融合时，不宜将距骨整块切除，而是只将坏死部分清除，另加髂骨植入，钛钉固定。

二、跟骨坏死

外伤性跟骨坏死罕见，大剂量皮质类固醇治疗发生多灶性骨坏死的同时，也会发生跟骨坏死。

跟骨有丰富的血管网，特别是软骨下

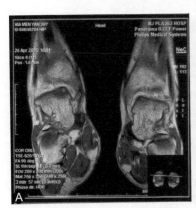
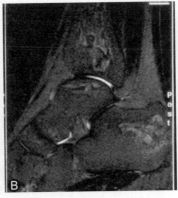
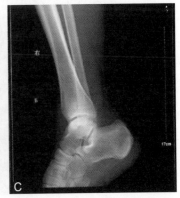

图7-35　男性，45岁，激素性骨坏死累及距骨和跟骨

骨尤为密集,故骨坏死少见。对于跟骨缺血,Abrahim-Zadeh 等提出了两种理论:理论一认为,跟骨内外侧动脉在中间部分汇合,其血供各占 45%～55%,如两侧血管邻接区血管发生病变（如外伤后微骨折或皮质类固醇应用引起骨髓内脂肪细胞肥大而使髓内静脉受压）,从而发生跟骨坏死,坏死区域在跟骨内、外侧动脉弓交界处的跟骨中线部位。在普查 SARS 患者中 6 例跟骨坏死均位于中线部位。理论二认为,血管自外侧骨质穿入,形成一宽大的腰区,血管大都汇集在此,然后发出分支,在跟骨后部与干骺动脉吻合后穿越骺板。在此部位形成分水岭,此部位为缺血区。前述的 6 例跟骨坏死均位于跟骨后侧,可用此理论解释。

跟骨坏死早期无症状和体征,MRI 改变为 T_1WI 带状信号,包绕高或中等信号区,晚期 X 线可见坏死灶。由于跟骨系不规则骨,血液循环较好,较少出现塌陷、碎裂（图 7-36）。

跟骨坏死一般不需治疗,密切观察即可。如出现坏死区修复差,可行浓集自体骨髓来源细胞（BMDC）移植。

三、足舟状骨坏死

此病首先由 Kohler 叙述,故又称 kohler 病。好发生在 3～7 岁儿童,青少年也可发病,男多于女,约 1/3 患者为双侧。病因尚不明,有学者认为系施加在此骨反复压缩应力所致。

临床症状轻微,可出现跛行,患儿采用足的外侧面负重,以减轻足的纵弓压力。体征可见局部压痛、肿胀。

MRI 检查可检测早期病变。其特点为 T_1WI 带状低信号或斑点状改变,T_2WI 脂肪抑制成像可显示舟状骨高信号病灶。X线平片显示舟状骨变扁、碎裂、硬化等,诊断不难。

此病为自限性疾病,轻度症状者可采用纵行足弓垫,高 5mm,足跟呈楔形。

对无症状者,可正常负重,也可用膝下步行支具,使足弓呈内翻 10°～15°,马蹄 20°,可穿戴 6 周。预后好,通常不会遗留畸形。

四、第 2 跖骨头坏死

第 2 跖骨头坏死,首先由 Freiberg 于

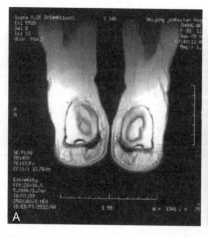
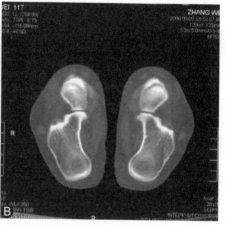

图 7-36　男性,41 岁,激素性双侧跟骨坏死 Ⅱ 期

1914 年报道, 故又称 Freiberg 病或 Koehler 病。

（一）病因

与其他骨软骨病一样, 此病的病因尚未明了。有许多推测, 创伤和血管受损为目前较流行的理论, 也有学者认为此病为多因素引起。

1. 创伤　Smillie 认为此病类似于行军或疲劳骨折, 可由反复创伤引起, 特别容易发生在结构较薄弱的足, 如伴有短的内翻足, 也可发生在第 1 跖骨过度活动的足。Braddock 采用尸体做试验显示, 11 ~ 12.5 岁的儿童跖骨头骨骺最薄弱, 因此在此骨发育期骨骺最易碎裂。Braddock 还认为, 由于第 2 跖骨头位于力学上的固定位, 因此最易受损伤。其他学者认为不正常应力和疲劳引起微骨折而导致骨的缺血性坏死。

McMaster 认为, 关节的突然极度过伸及轴向压力, 近节趾骨基底的背侧缘在凹面的跖骨头上撞击, 从而引起骨软骨骨折或软骨裂伤。认为多发生在女性系因其穿高跟鞋而加重与地面的撞击。

但近年来, Stanley 等注意到 33 例坏死中有创伤史者仅占 15%, 且这些人也都没有穿高跟鞋的历史。但他注意到 85% 的患者第 2 跖骨较长。

2. 血供障碍　许多学者认为此病系因血供不足而引起坏死。1981 年, Wiley 等研究了 6 具尸体的跖骨头动脉血供, 发现有 2 具无第 2 跖动脉, 其血供依赖于第 1 和第 3 跖动脉的分支, 他的结论是在明显应力作用下, 这些患者极易产生第 2 跖骨头缺血性坏死。1989 年 Bayliss 也叙述了 3 例前足手术后第 2 跖骨头缺血性坏死, 他们认为第 2 跖动脉变异较多。

一些学者认为 Freiberg 病分为 5 期：

①供应跖骨头的动脉受机械性压迫；②动脉痉挛；③痉挛导致骨骺缺血；④长时期压迫导致血管闭塞；⑤当肉芽组织带来新的血供至骨骺, 发生骨吸收、重建及塌陷, 最终导致跖趾关节骨性关节病。

3. 多因素说　Duthie 等认为, 单纯创伤或血管改变不会导致此病, 他认为问题发生在尚不知原因的骨骺结构不适合, 激素的改变是其中原因。

目前尚无一种病因能被广泛接受, 多数学者认为多因素的发病原因较易接受。一般认为, 如第 2 跖骨最长且较固定, 女性穿高跟鞋, 血管损伤或供血不足及反复的前足损伤均为可能的病因。

（二）病理及分期

许多学者都提出病理分期。1955 年 Smillie 将此病分为 5 期。1987 年, Thompson 等分为 4 型, 而第 5 型为罕见的多个跖骨头受累, 认为系骨骺发育不良的一种形式。Gauthier 等分为 5 个阶段, 有些患者可经历 5 个阶段, 也可停留在某个阶段。

1. 阶段 1　相当于 Smillie Ⅰ期, 此为早期, 骨骺出现裂隙, 软骨下骨骺早期骨折, 认为系继发于骨坏死的早期骨骺行军骨折。此期愈合将导致正常关节。此期 X 线片正常, 但骨扫描可发现损伤（出现核素冷区）。

2. 阶段 2　相当于 Smillie Ⅱ期, 此期为软骨下骨折并有骨吸收, 跖骨头背侧中央塌陷, 并发生关节面改变。此期愈合将遗留下变扁的跖骨头。此期 X 线片显示关节稍变宽, 关节面变扁, 软骨下骨硬化, 骨扫描示核素摄入增加。

3. 阶段 3　相当于 Smillie Ⅲ期。跖骨中央部分变扁且塌陷并涉及内外侧缘, 但跖面峡部关节面仍保持完整。此期愈合将遗留轻度关节面不平，可有或无临床症状。X 线片显示距骨头进行性变扁并有骨溶解及塌陷。围绕硬化区出现骨质稀疏，显示再血管化，也可见生长板过早闭合。

4. 阶段 4 相当于 Smillie Ⅳ 期，显示距骨头骨折，分离及出现游离体，距骨头边缘突起。此期愈合将遗留下不平整关节伴游离体。X 线片显示骨骺裂，关节间隙变窄，关节周围有多量游离体，特别是斜位投照时。

5. 阶段 5 为此病的终末期，显示晚期退行性改变及关节破坏。X 线片显示关节间隙变窄，距骨头肥大，近节距骨基底不平整及骨赘形成，也可显示距骨干变粗。

手术时，可见关节囊增厚、软骨面碎裂、滑膜炎及关节面被纤维软骨覆盖。关节软骨软化并与其下的软骨下骨脱落。

Omer 将关节骨软骨病分为 3 期：第 1 期为关节内及周围软组织增厚、水肿；第 2 期为骨骺外形不规整，反映了软骨内骨化障碍；第 3 期为坏死组织被肉芽组织替代而修复。

组织病理显示坏死骨周围有血管化的纤维组织缘。

（三）临床特点

此病的典型表现多发生于年轻女性。文献报道女与男比例为 5 : 1 ～ 11 : 1。在一组 275 例的报道中，比例为 5 : 1。发病年龄为 11 ～ 17 岁，但由于许多患者无症状，故直至 30 岁方能确诊。此病累及第 2 距骨头占 68%～82%，第 3 距骨头次之，而第 1、4、5 距骨头罕见。双侧同时受累占 6.6%。

主要临床症状为受累关节呈现不同程度的疼痛和活动受限。疼痛多为模糊的前足痛，活动和负重后加重，休息后缓解。

体检可发现关节周围肿胀，距骨头周围软组织增厚，有时局部皮温稍升高，距部胖胀可存在，但也可能缺乏。活动受限，局部压痛并出现抗痛步态。X 线片检查可确诊。

（四）治疗

正如此病的病因有许多学说，治疗的意见也有多种。

1. 非手术治疗　治疗的目标是使骨骺畸形减少至最轻的程度。Omer 叙述了两个阶段治疗：第一阶段称为保护性制动；第二阶段为逐渐增加功能活动。推荐先采用短腿石膏固定，然后用鞋矫治，同时应用拐做保护性负重。也可采用距骨垫使受累部位不负重。

2. 手术治疗　一旦非手术治疗失败，如症状持续，则宜采用手术治疗。

（1）关节清理术：早期病变可采用此法。切除骨赘，清除游离体可取得较好的疗效。有些学者还建议如距面皮质完整可采用植骨术抬高已压缩的关节面，同时辅以克氏针穿过距趾关节，6 周短腿石膏制动。

（2）距骨头切除：对晚期病变，建议做受累距骨头或近节趾骨基底切除，虽然许多报道有满意疗效，但此手术毕竟是破坏性手术，其可导致其他问题，如进行性踇外翻，转移性距骨痛及足趾短缩。近年来，许多学者反对此手术，因其干扰距弓的排列，导致相应足趾畸形及步态异常。

（3）关节置换术：对晚期病变在切除距骨头后用硅胶假体置换。此手术虽然短期疗效较好，但长期随诊有假体失效、转移性距骨痛、滑膜炎及感染等并发症的可能。

（4）距骨头清理术：此为破坏性较小的手术，即清除多余的骨质并使距趾关节重新塑形。虽然此手术保留了长度和功能，但它切除了完整的关节软骨，故活动较差，但可获得满意的症状缓解。

（5）跖骨截骨术：1979年，Gauthier等报道了跖骨头背屈截骨术的新技术，53例患者仅1例仍存在症状，35例术后屈伸度达80°。其原理是正常的跖骨头跖面关节面替代坏死骨。其他学者也取得了满意疗效。

据报道，1985年和1991年，采用截骨术使跖骨缩短约4mm，截骨在关节囊近端，但不打开关节做清理。此法也取得较好疗效。但多数学者们推荐做跖骨头背屈截骨术，认为此手术简单、可靠且不具破坏性。

第八节　腕部骨坏死

腕关节骨坏死不多见，在腕部坏死中，累及月骨、舟状骨较多，其他腕骨的坏死仅见个案报道。此节仅叙述前两种坏死。

腕部的血流由桡动脉、尺动脉及前骨间动脉供给。在腕部水平，这些动脉分成背侧和掌侧血管系统，每一系统由一系列横行血管弓的纵行吻合支连接。舟状骨、头状骨及28%的月骨的血供为单独支，使上述各骨处于骨坏死的危险中。

一、月骨坏死

月骨坏死1910年由Kienbock叙述，故又称为Kienbock病，原因仍不清。

月骨的血供来自掌侧和背侧血管网，也可仅由掌侧血管网供给。80%的标本显示，月骨接受两者来源血供，但28%的标本显示仅由掌侧血管网单独供给。除相对小的背侧和掌侧面，月骨其余部分由关节软骨覆盖，因此没有其他血管进入。

进入背侧血管较掌侧细，进入骨内在软骨下骨呈终末动脉，背侧和掌侧血管骨内吻合支恰位于月骨中部远端，近端相对供血少。

（一）病因与病理

月骨坏死病因仍未搞清，相关因素包括创伤（如急性骨折、隐匿性骨折、应力损伤、反复或过度使用性创伤）及继发于药物（如皮质类固醇的应用）和疾病（如镰状细胞性贫血）。两种原因的月骨坏死均在临床可见。

创伤学说的支持证据为从事把握高频振荡工具如风钻等操作者，腕掌侧韧带处于快速的紧张与松弛交替状态，特别当腕关节背伸时，腕掌侧韧带紧张，可压迫位于其内的月骨营养动脉，反复振荡使月骨营养动脉痉挛甚至受损，长此以往，影响月骨的血供。

也有学者认为，月骨坏死者存在负性尺偏，即尺骨短，月骨经受偏移应力损害处于血灌注边缘状态的月骨血供。

临床上也可见大剂量皮质类固醇应用后股骨头坏死等多灶坏死者中并存月骨坏死。

多数学者认为月骨坏死系综合因素共同作用所致，多发生在反复创伤，腕关节负向及单支供血者。

月骨坏死的病理改变与其他部位骨坏死相似，分为缺血期、修复期。如无有效治疗，最终可进展到月骨塌陷。

（二）临床特点和诊断

月骨坏死多见于20～40岁中青年，男性多于女性。

初期症状和体征包括腕关节发僵，腕

部疼痛，月骨部压痛，腕关节活动丧失（以背伸受限为多），手的握力下降。

特发性月骨坏死早期可无症状和体征。

MRI 检查可早期诊断月骨坏死。MRI 改变包括 T_1WI、T_2WI 普遍低信号，如出现 T_2WI 高信号，则预示坏死会得到较完全的修复（图 7-37）。

标准月骨正位片应使患者在肩外展 90°，屈肘 90° 前臂中立位，腕关节中立位拍摄。早期坏死 X 线平片常呈阴性，随后的改变包括硬化增加、碎裂、塌陷，最终出现退行性改变。

至坏死晚期，CT 扫描可帮助进一步估计月骨碎裂程度及塌陷与退行性改变情况。

Lichtman 及 Weiss 改良 Stahl 依据 X 线片分类，将月骨坏死分为 1 期，月骨未见改变，骨扫描及 MRI 阳性；2 期显示月骨硬化但无月骨变形；3A 期为月骨碎裂或塌陷；3B 期显示舟状骨固定旋转；4 期在 3 期的基础上出现邻近腕骨间关节退行性改变。

（三）治疗

治疗方案依据分期，临床表现及是否存在或缺乏尺骨负性变异。目前尚无统一的治疗程序。

1. 1 期　非手术治疗：制动或改变腕部活动方式。

2. 2 期　月骨减负（unloading）或再血管化，如存在尺骨负性改变，可行桡骨短缩或尺骨延长术，以改变关节线水平。头状骨短缩可减少月骨来自远端的压力性负荷。桡骨成角或楔形截骨可增加或减少桡偏。

3. 再血管化手术　包括带动静脉蒂植入月骨或其他带血管蒂骨移植（背侧或掌侧远端桡骨、豌豆骨、游离髂骨），这些手术技术要求高，临床疗效尚难肯定。

4. 挽救手术　3 期或 4 期，通常需行挽救手术。包括近排腕骨切除，月骨成形（单独切除或伴各种植入物）近排或全腕骨固定术，或全腕关节成形术。

二、舟状骨坏死

（一）解剖

有许多学者研究舟状骨血供，最新的报道为 Gelberman 及其同事的研究结果。

在腕间关节水平，桡动脉分出腕间动脉，并立即分出两个分支：一支在腕部背侧横向行径；另一支在掌侧呈垂直向远端行径。约在桡骨茎突水平，在腕间动脉起源近端 5mm，另一支血管在桡腕韧带之上行径，从背侧嵴经腰部进入舟状骨。约占标本的 70%，背侧动脉直接由桡动脉分出，23% 背侧动脉起源腕间动脉的主干，7% 的舟状骨直接接受腕间动脉和桡动脉两者分支的血供。每一例标本都显示前骨间动脉的背侧支与桡动脉的背侧舟状骨分支均有较大的吻合动脉。无血管经背侧舟月韧带区及经背侧软骨区进入舟状骨的近端背侧

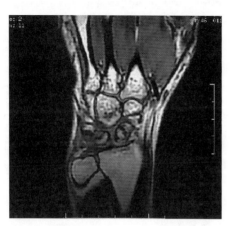

图 7-37　男性，48 岁，激素引起腕关节月骨和舟状骨坏死

区，前骨间动脉拟是通过桡动脉的背侧和掌侧舟状骨分支的吻合支增加舟状骨血供。

经舟状骨背侧嵴进入的血管占骨内动脉的 70% ～ 80%，均在近端区，背侧嵴在舟状骨腰部斜行朝向，主要背侧血管通常经此背嵴的小孔进入舟状骨，远端约 20% 的血供来自桡动脉的掌侧分支。

（二）病因病理

尸体标本研究已清楚显示，舟状骨近端部分的血管薄弱，因此，创伤后发生骨坏死的危险性大。舟状骨在腕部创伤发生率高，创伤后坏死占全身骨的第2位，仅次于股骨头。舟状骨坏死占骨折的 13% ～ 40% 而近端 1/3 骨折发生率高，移位骨折的坏死率超过 50%。

骨坏死系因进入舟状骨近端的返支损伤所致。

无创伤的患者也可发生骨坏死，称为特发性，可因应用皮质类固醇诱发。

（三）诊断

临床症状轻，体征少。早期诊断依赖病史及 MRI 检查。

对有腕部受损，怀疑有舟状骨骨折的患者，行腕部 MRI 检查，正常舟状骨含有骨髓，故 T_1WI 呈高信号强度，当缺乏骨髓时，表现为低信号强度或缺乏信号，显示无血供（正常骨髓脂肪及生血组织丧失），此为坏死的早期表现，如采用四环素标记可增强 MRI 的效果。

X 线片改变均在损伤 4 ～ 8 周后出现，

但也有延缓至数月者，表现为硬化、囊性变，断层 CT 可显示无血管区密度增加。

核素扫描可显示摄入增加或减少，但特异性低，不常规应用。

骨折复位好，骨折可愈合，坏死骨可再血管化。如骨折不愈合，则坏死进行加重，退行性改变及塌陷，使腕关节功能严重受损。

（四）治疗

治疗基于是否存在骨折不愈合、腕骨不稳及塌陷等。

推荐延长石膏制动，电刺激及带血管蒂骨移植等。

1. 对移位骨折应精确复位内固定，带固定拇指的管形石膏固定 12 ～ 20 周，最长可延长至 9 个月。无移位骨折也采用上述类型的石膏固定 12 ～ 20 周。

2. 再血管化手术：包括带动静脉的血管束植入，带血管蒂的桡骨、尺骨近端骨条植入，也有报道应用带旋前方肌肌蒂骨移植。

3. 骨移植：以自体骨为好。

4. 舟状骨近端坏死骨节段切除：切除同时行舟大多角骨固定，以预防腕骨不稳定。

5. 挽救手术：如坏死致舟状骨塌陷及继发性关节炎，可行近排腕骨切除或桡腕关节固定术。近排腕骨切除的先决条件为关节炎局限在桡舟关节，桡骨的月骨窝保留，头状骨的关节软骨完整。如坏死致舟状骨完全塌陷，则可考虑行舟状骨切除腕关节融合术。

第九节　肘关节坏死

与其他关节相比，肘关节坏死是最少见的。儿童和青年的肘部坏死与运动和创伤相关，成人肘关节坏死也分为创伤性和非创伤性两大类。

一、病　因

儿童和青年肱骨头坏死称为 Panncer 病，青少年肘关节坏死，以肱骨头受累最常见，也有发生在肱骨滑车者报道，推测为反复性应或者肘部微骨折所致，如青少年棒球运动员中可见此类坏死。

应用皮质类固醇也可引起肘关节坏死，与其他周边关节的骨坏死一样，肘关节坏死也可为多灶性骨坏死的一部分，主要发生在肱骨小头，也可为肱骨滑车。

二、诊断和临床特点

与其他周边关节骨坏死相同，早期无明显疼痛及功能障碍，多数坏死系做 MRI 检查时发现，肘部坏死的 MRI 与其他周边关节相同（图 7-38）。

坏死进展到中晚期，可出现肘部疼痛及活动障碍，依坏死部位不同而功能障碍各异。此时做 X 线片特别是 CT 扫描可显示软骨下骨硬化及病灶。

依据病史，MRI 图像改变及 X 线平片、CT 等可以确诊。

三、治　疗

与其他部位坏死一样，可行药物治疗，待病灶分界清楚，也可行细针减压，浓集自体骨髓细胞移植或体外震波治疗。

罕见关节功能障碍者，可行桡骨小头切除或全肘关节置换术。

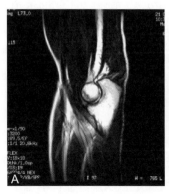
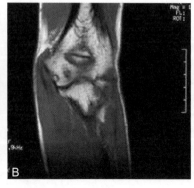
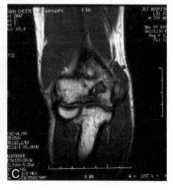

图 7-38　男性，23 岁，激素引起肘关节坏死

第十节　长骨骨梗死

骨梗死（bone infarction）系指骨坏死发生在长骨骨干或干骺端，其发病机制与骨坏死相同，即有害因素（如减压、皮质类固醇的应用、酒精等）作用于骨髓引起骨髓的生长成分坏死，随后修复。

一、发病率和病灶部位

骨梗死的发病率尚未见文献报道。在普查 SARS 患者中因使用皮质类固醇而引起的骨梗死共 22 例，其中 4 例单独存在，18 例与骨坏死共存，占 176 例骨坏死的 12%。在日常医疗工作中，也可见酒精引起的骨梗死，均为 MRI 检查时发现，目前笔者所见的骨梗死均位于股骨干、胫骨干，它可单独存在，也可两者并存。它可位于骨干，也可位于干骺端，少数患者也可发现干骺端的骨梗死病灶与骨端关节面下的骨坏死灶相连（图7-39）。

二、诊　　断

1.临床表现　骨梗死早期多数患者无症状和体征。绝大多数病例在MRI检查时偶然发现。极少数患者可以并发骨髓炎，病灶破溃来就诊。这些患者会有相应的临床症状和体征。

2.影像学改变　骨梗死早期仅出现MRI改变，X线片、CT扫描均为阴性。

（1）MRI：骨梗死的MRI图像很独特，即出现地图样或斑马图像样改变。T_1WI为不规整的低信号带，T_2WI可显示为双线征，晚期病灶范围可缩小，双线征消失，病灶区低信号（图7-40）。

（2）X线片：早期无改变，约在1年病灶处可出现钙化，骨密度升高或新生骨。

（3）CT扫描：横断面CT可显示不规则环形钙化影不累及皮质，无骨膜反应。

依据病史、诱因，无明显临床症状及特异的影像学改变，诊断不难。

三、鉴别诊断

1.骨髓炎　单纯MRI图像有类似骨髓炎改变，但骨髓炎患者应有明显临床症状，如发热、疼痛、拒动等，故不难鉴别。

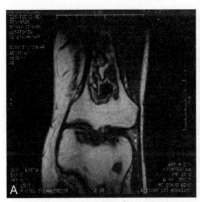
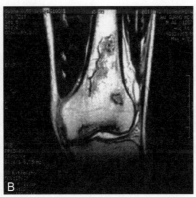
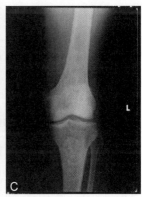

图7-39　男性，46岁，酒精性骨梗死

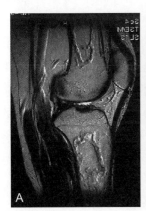
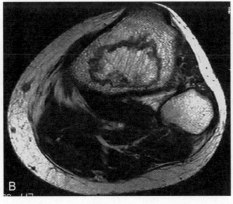
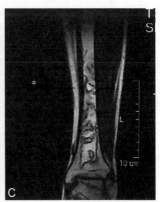

图7-40　男性，40岁，激素引起骨梗死，中间图显示坏死的髓腔断面

极少数骨梗死患者可继发骨髓炎（如多次病灶穿刺等），此时出现高热、剧痛。X 线片也发现死骨、骨膜反应等，应及时鉴别。

2. 骨肿瘤 骨干内生软骨病少见，可见干骺端骨肿瘤早期即有 X 线平片、CT 改变，包括骨破坏、骨膜反应，且均会有临床症状，因此鉴别不难。

骨梗死恶性变仅见个案报道。

第十一节　多灶性骨坏死

非创伤性骨坏死常发生的部位在股骨头，但也可累及膝、肩、腕、踝、肘关节多处。所谓多灶性骨坏死（multifocal osteoporosis, MFON）定义为累及 3 个及以上独立解剖部位的坏死。双股骨头坏死加膝关节坏死也不能称 MFON，只有髋、膝、肩或髋、膝、踝等 3 个解剖部位均发生骨坏死才定义为 MFON。

一、发病率

多灶性骨坏死国内尚无文献报道，国外报道也不多。Mont 等收集 1980 年至 1996 年 16 年中美国 21 个骨坏死或关节中心的 MFON，共收集 101 例，其中 12 个中心有骨坏死的数字统计，共诊断 2848 例骨坏死，MFON 为 81 例，占 3.3%。2003 年，对应用皮质类固醇的 SARS 后康复者做骨关节普查，发现骨坏死 176 例，其中 MFON 37 例，占 22%。而在中日友好医院骨坏死中心 2001—2008 年日常收集的病例中，621 例骨坏死病例中诊断 MFON 仅 3 例，占 5%。为什么 SARS 患者 MFON 明显高于日常医疗工作中的比例？原因很简单，因为 MFON 中膝、肩、踝等处坏死无症状和体征，每名 SARS 康复患者均行双

四、治　疗

多数骨梗死不需治疗，1～2 年后梗死病灶会钙化、缩小、修复。22 例骨梗死病灶中，20 例钙化，17 例缩小，均未出现疼痛、关节障碍等临床症状。出现并发症，如骨髓炎、恶性变者应按并发病的方法治疗。骨梗死极少累及骨皮质，因此不影响骨的强度，罕见发生骨折者。

髋、双膝、双肩及双腕或双踝 MRI 扫描，故可发现尚未出现症状的骨坏死，而在日常医疗工作中，仅注意了股骨头坏死的诊断，而未对其他关节进行 MRI 检查，故 MFON 诊断率低，说明在日常诊疗工作中漏诊了许多 MFON 患者。日本一关节中心从 1993 至 2004 年 11 月，用 MRI 诊断 220 例股骨头坏死患者，同时行双肩、双膝、双踝 MRI 检查，发现 29 例 50 肩有肱骨头坏死。文献未列出膝、踝坏死情况，可以肯定，多灶性坏死病例比例不会低。

二、病因及病灶分布

据数篇报道 MFON 的文献及笔者经验，引起 MFON 的主要原因为应用大剂量皮质类固醇。法国的 Hernigou 在 1985—1995 年诊断的 140 例 MFON，均为皮质激素引起。Mont 等报道的病例 91% 有皮质激素应用史，在无激素使用史的病例中，多数有凝血系统疾病。笔者诊断的 41 例 MFON 均为应用大剂量皮质类固醇的患者，也有酒精相关的 MFON，但比例很低。

应用皮质类固醇的剂量与 MFON 的发生率明显相关。Hernigou 研究皮质类固

醇剂量与 MFON 的关系发现总剂量，特别是每日静脉冲击剂量与 MFON 发生密切相关，550 例骨坏死中，140 例 MFON 激素总剂量平均为 7868mg（泼尼松，4123～16 876mg）；每日静脉冲击剂量为 346mg（234～812mg），明显高于 410 例单纯股骨头坏死的患者，后者的总剂量为 2538mg（560～9856mg），冲击剂量为 125mg（20～178mg），应用皮质类固醇引起骨坏死的 SARS 患者，单灶性坏死患者的剂量均在 2000mg 左右，而多灶性坏死患者除 1 例为 2000mg 外，其余均在 5000mg 以上，最高为 31 000mg，用药时间也明显更长（≥ 30d）。

坏死病灶数：Mont 报道的 101 例共 632 处坏死灶（每例平均 6.2），SARS 骨坏死患者 41 例，共 278 处坏死灶（每例平均 6.8），两组病例的病灶数相似。

坏死病灶分布见表 7-11。

SARS 患者多灶性坏死 41 例，累及髋、膝、肩 3 个关节 18 例，髋、膝、踝 3 个关节 11 例，髋、膝、腕 3 个关节 2 例，髋、膝、肩、踝 4 个关节 7 例，髋、膝、肩、踝、腕 5 个关节 3 例。

98%～100% 多灶性坏死会累及股骨头，50%～80% 会累及膝关节。累及肱骨头也较多，大多数 MFON 患者坏死灶为双侧（髋、膝、肩）。凡是累及肩、踝、腕关节者均有髋、膝关节坏死，肩、腕、踝关节坏死不会单独发生。

三、诊　断

1. 临床上 MFON 多数被漏诊，为减少漏诊率，尽可能早的诊断 MFON 病例，笔者认为下述患者为 MFON 高危患者：①有系统性红斑狼疮（SLE）、慢性肾病、血液系统病及凝血功能缺陷者；②应用皮质类固醇总量超过 5000mg（甲泼尼龙），每日静脉冲击量超过 280mg；③应用激素时间长于 30d；④应用皮质类固醇或长期大量酗酒，偶尔做周围关节（肩、肘、踝、腕）MRI 检查发现其中 1 处或多处坏死者。

2. 为尽量减少漏诊，笔者建议：①有内科等并发病，又长期大量应用皮质类固醇，应尽早（用药后 6 个月至 1 年）行髋、膝关节 MRI 检查；②对髋、膝关节均阳性者，加做双肩 MRI 检查；③对应用皮质类固醇及酗酒者偶尔查出肩、踝、腕、肘关节 1 个至数个关节坏死者，应加做髋、膝关节 MRI 检查。

3. 多灶性坏死的 MRI 改变，CT 及 X 线平片改变与单病灶坏死相同，无特殊（图 7-41）。

表 7-11　坏死病灶分布

部位	Mont（101）	Zizic（28）	McCallum（47）	本中心（37）
髋	200（99%）	41（73%）	8（17%）	72（98%）
膝	179（87%）	36（64%）	16（34%）	58（78%）
肩	146（72%）	16（29%）	15（32%）	33（44%）
踝	72（35%）	0	0	22（9%）
腕	0	0	0	7（9%）
髌骨	0	0	0	3（4.5%）
长骨干	0	0	0	18（45%）

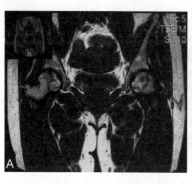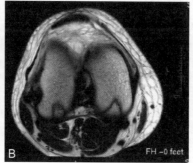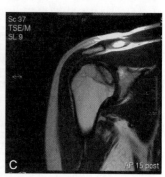

图 7-41　女性，37 岁，激素引起多灶性骨坏死（双髋、双膝、双肩），激素量为 2000mg

4. 全身核素骨扫描能否同时显示多关节阳性目前尚无尝试。全身 MRI 与各部位分别做 MRI 的价格、诊断价值及对患者的损害等是否相似也未研究。

四、治　疗

多灶性骨坏死的治疗仍是难题。总的原则是充分估计各处坏死灶的预后，预测是否会塌陷是治疗顺序的重要依据。同时根据关节对全身的影响，应首先重视髋、膝关节坏死的治疗。

全身性治疗如药物可首先尝试。

做浓集自体骨髓移植可同时在 2 ～ 3 个坏死灶进行，3 个月后可重复。

其他治疗方法见各部位骨坏死的章节。

附：诊治流程

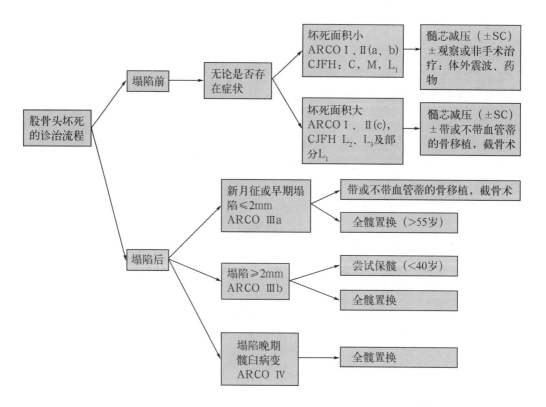

（李子荣　孙　伟）

主要参考文献

[1] 股骨头坏死诊断和治疗的专家建议.中华骨科杂志,2007,27:146-148.

[2] 李子荣,孙伟,屈辉,等.皮质类固醇与骨坏死关系的临床研究.中华外科杂志,2005,43(16):1048-1053.

[3] Lieberman JR, Berry DJ, Mont MA, et al. Osteonecrosis of the hip: management in the twenty-first century. J Bone Joint Surg (Am), 2002, 84: 834-853.

[4] Mont MA, Jones IC, Herngerfood DS.Nontraumatic osteonecrosis of the femoral head: ten years later. J Bone Joint Surg (Am), 2006, 88: 1117-1132.

[5] Oinuma K, Harada Y, Nawata Y, et al. Osteonecrosis in patients with systemic lupus erythemotosus develops very early after starting high dose corticosteroid treatment. Ann Rheum Dis, 2001, 60: 1145-1148.

[6] WSun, Z-rLi(*), Z-cShi, et al. Changes in coagulation and fibrinaloysis of post-SARS osteonecrosis in a Chinese population. International Orthopaedics (SICOT), 2006, 30:143-146.

[7] Glueck CJ, Freiberg RA, Wang P. Heritable thrombophilia-Hypofibrinolysis and osteonecrosis of the femoral head. Clin Orthop, 2008, 466:1034-1040.

[8] Jones LC, Mont Ma, Le JB, et al. Procoagulats and osteonecrosis. J Rheumatol. 2003, 30:783.

[9] 刘丙立,李子荣,孙伟,等.酒精性股骨头坏死与亚甲基四氢叶酸还原酶 677 C/T 单核苷酸多态性的关系.中国修复重建外科杂志,2009,23:1079-1082.

[10] Gangji V, and Hauzeur JP. Cellular-bosed therapy for osteonecrosis. Orthop Clin N Am, 2009,40: 213-221.

[11] 李子荣.股骨头坏死治疗方法选择的病理学基础.中华医学杂志,2007,87(29):2021-2022.

[12] 李子荣.类似股骨头坏死髋关节疾病的鉴别诊断.中华医学杂志,2006,86(7):1-2.

[13] Steinberg ME, Steinberg DR. Classification systems for osteonecrosis: an overview. Orthop Clin N Amer, 2004, 35(3): 273-283.

[14] Koo KH, Kim R. Quantifying the extent of osteonecrosis of the femoral head: a new method using MRI. J Bone Joint Surg (Br), 1995, 77: 875-880.

[15] 李子荣,张念非,史振才,等.股骨头坏死塌陷的预测与治疗选择.中华骨科杂志,2003,23(4):193-196.

[16] 史振才,李子荣,孙伟,等.计算机处理 MR 图像股骨头坏死体积测定与初步力学测试.中华放射学杂志,2006,40:288-292.

[17] 赵凤朝,李子荣,张念非,等.坏死面积比例在预测股骨头塌陷中的价值.中华骨科杂志,2005,25:520-523.

[18] Ching-jen Wang,Feng-sheng Wang, et al. Treatment for ON of the femoral head: comparison of extraxorparead shock waves with core decompression and bonegrafting. J Bone Joint Surg (Am), 2005, 87:2380-2387.

[19] Marker DR, Seyler TM, Ulrich SD, et al. Do modern techniques improve cove decompression out comes for hip osteoncerosis? Clin Orthop, 2008, 466: 1093-1103.

[20] Bai-Liang Wang, Wei Sun, Zhen-Cai Shi, et al. Treatment of nontraumatic osteonecrosis of the femoral head with the implantation of core decompression and concentratedautologous bone marrow containing mononuclear cells. Arch Orthop Trauma Surg, 2010, 130(7):859-865.

[21] Hernigou P, Beaujean F. Treatment of osteonecrosis with autologous bone marrow grafting. Clin Orthop, 2002, 405: 14-23.

[22] 张念非,李子荣,杨连发,等.经股骨转子部旋转截骨术治疗股骨头坏死.中华外科杂志,2004,42: 1477-1480.

[23] Sugioka Y, Yamamoto T. Transtrochanteric posterior ratational osteotomy for osteonecrosis. Clin Orthop, 2008, 466: 1104-1109.

[24] Hungerford DS, Jones LC. Asymptomatic osteonecrosis, Should it be treated? Clin Orthop, 2004, 429: 124-130.

[25] 张念非,李子荣,张雪哲,等.股骨头髓心减压带旋髂深血管蒂髂骨骨瓣植骨治疗股骨头缺血性坏死.中华外科杂志,2003,41(2):

125-128.

[26] 王义生，殷力，卢中道，等.双支撑骨柱移植术治疗股骨头坏死远期疗效分析.中华骨科杂志，2007，27：59-63.

[27] Wang Y, Chai W, Wang ZG, et al. Superelastic cage implantation: a new technique for treating osteonecrosis of the femoral head with mid-term follow-ups. J Arthroplasty, 2009, 24(7):1006-1014.

[28] Sugioka Y, Hotokebuchi T, Tsutsui H. Transtrochanteric anterior osteotomy for idiopathic and steroid-induced necrosis of the femoral head: indication and long-term results. Clin Orthop, 1992, 277: 111-120.

[29] Jones LC, Hungerford MW, Khanuja JS, et al. Outcome measures for evaluation of treatments for osteonecrosis. Orthop Clin N Am, 2009, 40: 179-191.

[30] Mont MA, Etienne G, Ragland PS. Outcome of non-vascularized grafting for osteonecrosis of the femoral head. Clin Orthop, 2003, 417: 84-92.

[31] Aldridge JM, Berend KR, Gunneson EE, et al. Free vascularized fibular grafting for the treatment of postcollapse osteonecrosis of the femoral head. J Bone Joint Surg(Am), 2004, 86(Suppl1): 87-101.

[32] 李子荣，史振才，郭万首，等.微创小切口人工全髋关节置换术在晚期股骨头坏死治疗中的应用.中国修复重建杂志，2005，19(9): 710-713.

[33] Babis GC, Souekcos PN. Effectives of the total hip arthroplasty in management of hip osteonecrosis. Orthop Clin N Am, 2004, 35: 359-364.

[34] 赵凤朝，李子荣，王佰亮，等.骨髓水肿与股骨头塌陷及疼痛的相关性研究.中华骨科杂志，2008，28:655-658.

[35] Wang BL, Sun W, Shi ZC, et al. Treatment of nontraumatic osteonecrosis of the femoral head using bone impaction grafting through a femoral neck window. Int Orthop, 2009:16.

[36] Mont MA, Tonek IM, Hungerford DS. Core decompression for avascular necrosis of the distal femur: long term follow-up. Clin Orthop, 1997, 334:124-130.

[37] 闵红巍，李子荣，程立明，等.应用激光多普勒血流仪测定股骨头坏死的血流改变.中华外科杂志，2008，46:1171-1173。

[38] Lecouvet FE, Molghem J, Maldague BE, et al. MR imaging of epiphyseal lesions of the knee: current concepts, challenges, and controversies. Radiol Clin N Am, 2005, 43: 655-672.

[39] Pape D, Seil R, Kohn D, et al. Imaging of early stages of osteonecrosis of the knee. Orthop Clin N Am, 2004, 35: 293-303.

[40] Soucacos PN, Johnson EO, Soultawis K, et al. Diagnosis and management of the osteonecrotic triad of the knee. Orthop Clin N Am, 2004, 35: 371-381.

[41] Hangody L, Fules P. Autologous osteochandal mosaicplasty for the treatment of full-thickness defects of weight-bearing joints. J Bone Joint Surg Am, 2003, 85(suppl2): 25-32.

[42] 屈辉.全身性骨坏死的影像学诊断与鉴别诊断.北京：人民卫生出版社，2009.

[43] Sarris I, Weiser R, Sotereanos DG. Pathogenesis and treatment of osteonecrosis of the Shoulder. Orthop Clin N Am, 2004, 35: 397-404.

[44] Sakai T, Sugano N, Nishii T, et al. Extent of osteonecrosis on MRI predicts humeral head collapse. Clin Otrhop, 2008, 466:1074-1080.

[45] Adelear RS, Madrian JR. Avascular necrosis of the talus. Orthop Clin N Am, 2004, 35:383-395.

[46] Botte MJ, Paclli LL, Gelberman RH, et al. Vascularity and osteonecrosis of the wrist. Orthop Clin N Am, 2004, 35:405-421.

[47] Collaborative osteonecrosis Group. Symptomatic multifocal osteonecrosis. Clin Orthop, 1999, 369:312-326.

[48] Gao F, Sun W, Guo W,et al.Combined with Bone Marrow-Derived Cells and rhBMP-2 for Osteonecrosis after Femoral Neck Fractures in Children and Adolescents: A case series.Sci Rep. 2016, 6:30730. doi: 10.1038/srep30730.

[49] Sun W, Shi Z, Gao F, et al.The pathogenesis of mult-ifocal osteonecrosis.26.Sci Rep，2016，6:29576. doi: 10.1038/srep29576.

[50] Ma J, Sun W, Gao F,et al.Porous Tantalum Implant in Treating Osteonecrosis of the Femoral Head: Still a Viable Option?Sci Rep，2016，6:28227.

[51] Zuo W, Sun W, Zhao D,et al.Investigating Clinical Failure of Bone Grafting through a Window at the Femoral Head Neck Junction Surgery for the Treatment of Osteonecrosis of the Femoral Head.PLoS One. 2016 Jun 10;11(6):e0156903. doi: 10.1371/journal.pone.0156903. eCollection 2016. Erratum in: PLoS One, 2016, 11(7):e0160163.

[52] Gao F, Sun W, Li Z,et al.High-Energy Extra-corporeal Shock Wave for Early Stage Osteonecrosis of the Femoral Head: A Single-Center Case Series.Evid Based Complement Alternat Med，2015，2015:468090.

[53] Joint Surgery Group of the Orthopaedic Branch of the Chinese Medical Association.Guideline for Diagnostic and Treatment of Osteonecrosis of the Femoral Head.Orthop Surg，2015，7(3):200-207. doi: 10.1111/os.12193.

[54] Sun W,Li Z,Gao F,et al.Recombinant human bone morphogenetic protein-2 in debridement and impacted bone graft for the treatment of femoral head osteonecrosis.PLoS One，2014，9(6):e100424. doi: 10.1371/journal.pone.0100424. eCollection 2014.

[55] Sun W, Li ZR, Wang BL,et al.Relationship between preservation of the lateral pillar and collapse of the femoral head in patients with osteonecrosis.Orthopedics，2014，37(1):e24-e28.

[56] Sun W, Li Z, Shi Z,et al.Relationship between post-SARS osteonecrosis and PAI-1 4G/5G gene polymorphisms.Eur J Orthop Surg Traumatol，2014，24(4):525-529.

[57] Sun W, Wang BL, Li ZR.Association Research Circulation Osseous (ARCO).Chinese specialist consensus on diagnosis and treatment of osteonecrosis of the femoral head. Orthop Surg，2011，3(2):131-137.

[58] Sun W, Li ZR, Yang YR,et al.Experimental study on phase-contrast imaging with synchrotron hard X-ray for repairing osteonecrosis of the femoral head.Orthopedics，2011，34(9):e530-e534. doi: 10.3928/01477447-20110714-07.

[59] Sun W, Wang BL, Liu BL, et al. Osteonecrosis in patients after severe acute respiratory syndrome (SARS): possible role of anticardiolipin antibodies.J Clin Rheumatol，2010，16(2):61-63.

[60] Wang BL, Sun W, Shi ZC,et al.Treatment of nontraumatic osteonecrosis of the femoral head with the implantation of core decompression and concentrated autologous bone marrow containing mononuclear cells.Arch Orthop Trauma Surg，2010，130(7):859-865.

[61] Sun W, Li ZR, Shi ZC,et al.Changes in coagulation and fibrinolysis of post-SARS osteonecrosis in a Chinese population.Int Orthop，2006，30(3):143-146.

第 8 章 髋关节发育不良

一、概　　述

髋关节发育不良（developmental dysplasia of the hip，DDH）是一种由于发育障碍引起的髋关节应力增加，最终导致髋关节骨关节炎的先天性疾病。国际文献报道的发病率为 1%～10%；在中国，DDH 的发病率为 0.6%，女性与男性发病率的比例约为 6 ∶ 1；1/4 的患者有家族史。DDH 虽然在婴幼儿时期已存在，但该病多为青少年期漏诊或治疗不当，导致成人时期有 43%～79% 的患者继发性出现不同程度的髋关节骨关节炎改变，髋关节发育不良是年轻患者髋关节骨关节炎的一个主要病因。与正常髋关节相比，发育不良的髋关节异常的接触应力容易诱发髋关节骨关节炎。

DDH 有其自身的解剖特点，病理改变包括骨性结构、软组织、血管及神经的解剖异常。髋臼面浅且倾斜，对股骨头覆盖减少，包容较差。其中高位脱位的病例，部分形成假性髋臼，部分依赖关节囊和肌肉承重，真性髋臼发育迟缓呈三角形臼窝，真臼骨质失用性萎缩。髋臼侧存在前侧和上方的骨缺损，而股骨近端常见股骨头缩小，前倾角增大，髓腔变细，直线轮廓，髋内翻或外翻。近来 CT 研究证明，发育不良的股骨均表现为前倾角增大，股骨颈变短，髓腔变细，并且发育不良的程度越严重，股骨前倾角越大。减小的髓腔直径和更细的皮质厚度也使得发育异常的髋关节易于骨折。对于 DDH 患者，软组织的因素也要考虑。软组织解剖异常与骨性结构变化同时存在，畸形越严重，软组织改变也越重。严重的 DDH 患者常常合并外展肌群的肌力减退，导致跛行甚至 Trendelenburg 步态。由于慢性关节脱位，使髋关节内收肌群、屈肌群和伸肌群的肌肉萎缩。股骨头高位脱位，导致关节囊肥厚松弛，盂唇增生，合并腘绳肌、内收肌、股直肌短缩。股神经、坐骨神经及血管短缩。如果肢体延长 > 3cm，坐骨神经也很容易损伤。据文献报道，THA 治疗髋关节发育不良时坐骨神经麻痹的发生率为 5.2%～13%。

二、临床分型

髋关节发育不良常用的临床分型包括 Crowe 分型（1979）和 Hartofilakidis 分型（1996）。临床分型的目的在于通过对畸形严重程度分类，选择相应的手术方法。DDH 的分型有助于手术方案的制订。临床工作中 Crowe 分型使用广泛。

Crowe 分型将髋关节发育不良分为 4 型。其定义为：股骨头与股骨颈交界处至泪滴连线的距离为脱位高度，正常股骨头高度或骨盆高度的 1/5 作为参照高度，股骨头半脱位，如果脱位高度小于参照高度的 50%，为Ⅰ型；股骨头半脱位，脱位率

50%～75%，为Ⅱ型；股骨头半脱位，脱位率75%～100%，为Ⅲ型；股骨头全脱位，脱位率＞100%，为Ⅳ型。这种分型标准可以用于指导THA术中髋臼重建。

Hartofilakidis 分型将髋关节发育不良分为3型。其定义为：股骨头在真性髋臼内为Ⅰ型；股骨头在假性髋臼内，假臼与真臼部分重叠为Ⅱ型；股骨头脱位至高位假性髋臼内，与真臼无重叠，为Ⅲ型。许多外科医生认为这种分型更有助于指导手术。

三、临床表现

DDH常见于年轻患者，起病隐袭，表现为腹股沟区的疼痛或髋关节痛。许多患者有下肢不等长，而跛行是最常见的功能障碍。髋关节高脱位的患者髋外展肌的平衡降低，降低步态效率，导致跛行。由于异常的生物力学包括髋臼缘负荷过重，常常继发骨性关节炎，最终导致疼痛和功能受限。

①早期：髋关节疼痛，无明显髋关节骨关节炎改变或者仅表现较轻度骨关节炎改变；②中期：髋关节疼痛加重，继发髋关节半脱位、脱位，表现为轻度骨关节炎改变；③晚期：髋关节发育不良合并严重骨性关节炎，髋关节疼痛显著，行走困难，关节活动功能显著受限。通常表现为腹股沟区疼痛，并向大腿内侧和膝关节放射。疼痛随活动量增加而加重，严重者可出现跛行。

四、辅助检查

（一）实验室检查

常规实验室化验指标一般无明显异常。

（二）影像学检查

放射学检查可以确诊，明确髋臼和股骨近端解剖异常的特点。DDH患者的放射学检查对于手术方案的确定非常重要。标准的放射学检查包括骨盆的正位片和髋关节的侧位片，可在正侧位反映髋臼对股骨头包容性情况。中心边缘角（CE角），即在骨盆正位片上，通过股骨头的中心垂直线和通过股骨头中心和髋臼侧缘连线之间的角度，通常＞25°。垂直中心前角，即在髋关节侧位片上，通过股骨头的中心垂直线和通过股骨头中心和髋臼前缘连线之间的角度，通常＞25°。通过骨盆正位片也可以评估股骨近端的颈干角。站立位骨盆正位X线表现：髋臼发育浅小或浅平，髋臼对股骨头的覆盖面积减少，股骨头的负重点外移，髋关节的内侧间隙加宽，关节脱位；髋臼对骨盆的倾斜度过大，负重区变短；髋臼顶外侧唇骨质发育不良，臼盖嘴消失；继发骨性关节炎的表现。CT也是其重要的影像学依据。CT有助于评估髋臼的骨量情况和前倾角。

五、诊　　断

根据病史、症状、体征和X线检查，DDH一般很容易诊断。

六、鉴　别　诊　断

（一）髋关节骨关节病

髋关节骨关节病亦称之为肥大性关节炎、增生性关节炎、老年性关节炎、退行性关节炎、骨关节病等，分为原发性及继发性。原发性多发于50岁以上肥胖者。常为多关节受损，发展缓慢。早期症状轻，多在活动时发生疼痛，休息后好转。严重时休息亦痛，与骨内压增高有关。髋部疼痛因受寒冷、潮湿影响而加重，常伴有跛行，疼痛部位可在髋关节的前面或侧方，或大腿内侧，亦可向身体其他部位放射，如坐骨神经走行区或膝关节附近，常伴有晨僵，严重者可有髋关节屈曲、外旋和内收畸形，髋关节前方及内收肌处有压痛，Thomas征阳性。除全身性原发性骨关节炎及附加创伤性滑膜炎以外，红细胞沉降率在大多数病例中正常。关节液分析：白细胞计数常在 $1.0 \times 10^9/L$ 以下。X线表现为关节间隙狭窄，股骨头变扁、肥大，股骨颈变粗变短，头颈交界处有骨赘形成，而使股骨头呈蕈状。髋臼顶部可见骨密度增高，外上缘亦有骨赘形成。股骨头及髋臼可见大小不等的囊性变，囊性变周围有骨质硬化现象，严重者可有股骨头外上方脱位，有时可发现关节内游离体，但组织病理学显示股骨头并无缺血，无广泛的骨髓坏死，显微镜下可见血流淤滞，髓内纤维化，骨小梁增厚现象，这与血液循环异常有关。这是与股骨头缺血性坏死的重要区别点。继发性髋关节骨性关节炎常继发于髋部骨折、脱位、髋臼先天性发育不良、扁平髋、股骨头滑移、Legg-Calve-Penhe病、股骨头缺血坏死、髋关节感染、类风湿关节炎等，常局限于单个关节，病变进展较快，发病年龄较轻。

（二）类风湿关节炎

类风湿关节炎在髋关节起病少见，出现髋关节炎时，患者上下肢其他关节常已有明显的类风湿病变。一般累及双侧髋关节患者多为15岁以上的男性青年。患者可有食欲缺乏、体重减轻、关节疼痛、低热等前驱症状，常伴有晨僵，随后关节肿胀、疼痛，开始可为酸痛，随着关节肿胀逐渐明显，疼痛也趋于严重，关节局部积液，温度升高，开始活动时关节疼痛加重。活动一段时间后疼痛及活动障碍明显好转。关节疼痛与气候、气压、气温变化有关，

局部有明显的压痛和肌肉痉挛，逐渐发生肌肉萎缩和肌力减弱，常有自发性缓解和恶化趋势相交替的病变过程。类风湿关节炎是全身性疾病，除关节有病理改变外，逐步涉及心、肺、脾及血管、淋巴、浆膜等脏器或组织。患者可有类风湿性皮下结节，常见于尺骨鹰嘴处及手指伸侧，在身体受伤部位也可能见到，X线表现可有关节间隙狭窄和消失，髋臼突出，股骨头骨质疏松、萎缩、闭孔缩小、关节强直，除髋关节外四肢对称性的小关节僵硬、疼痛、肿胀和活动受限。化验检查可有轻度贫血，白细胞增高，红细胞沉降率加快，类风湿因子阳性，部分患者抗链球菌溶血素"O"升高，α_1 球蛋白在类风湿慢性期明显增高。α_2 球蛋白在类风湿早期即升高，病情缓解后即下降，β 球蛋白升高时类风湿病情严重。γ 球蛋白升高则反映临床症状的发展，类风湿患者血清免疫球蛋白（Ig）升高率为50%～60%，多为IgG和IgM升高，滑液凝块试验见凝块点状或雪花状，关节渗液的纤维蛋白凝固力差，滑膜和关节组织活检呈典型的类风湿病变。类风湿髋关节炎常合并股骨头缺血性坏死，其原因：①可能为风湿本身造成关节软骨面破坏，滑膜炎症，影响股骨头血供，造成股骨头缺血性坏死。②为治疗类风湿而大剂量应用激素造成。

（三）髋关节结核

患者多为儿童和青壮年，髋关节结核中，单纯滑膜结核和单纯骨结核都较少，患者就诊时大部分表现为全关节结核。发病部位以髋臼最好发，股骨颈次之，股骨头最少。患者有消瘦、低热、盗汗、红细胞沉降率加快。起病缓慢，最初症状是髋部疼痛，休息可减轻。由于膝关节由闭孔

神经后支支配，儿童神经系统发育不成熟，由闭孔神经前支支配的髋部疼痛时，患儿常诉说膝部疼痛。成年时发病的髋关节结核，髋关节疼痛十分剧烈，夜不能卧，一直保持坐位，随之出现跛行。病侧髋关节有时可见轻度隆起，局部有压痛，除股三角外，大转子、大腿根部、大腿外上方和膝关节均应检查是否有肿胀，晚期患者可见髋关节处窦道形成。早期髋关节伸直、内旋受限，并有髋畸形，Thomas 征及"4"字试验阳性，足跟叩击试验阳性。合并病理性脱位者大转子升高，患肢短缩，且呈屈曲、内收位。X 线检查对本病的早期诊断很重要，应拍摄骨盆正位片，仔细对比两侧髋关节。单纯滑膜结核的变化有：①患侧髋臼与股骨头骨质疏松，骨小梁变细，骨皮质变薄。②由于骨盆前倾，患侧闭孔变小。③患侧的滑膜与关节囊肿胀。④患侧髋关节间隙稍宽或稍窄，晚期全关节结核关节软骨面破坏，软骨下骨板完全模糊。结核菌素试验适用于 4 岁以下的儿童，髋关节穿刺液做涂片检查和化脓菌及结核菌素培养，对本病诊断有一定价值，但髋关节位置较深，有时穿刺不一定成功，手术探查取组织活检，是最准确的诊断方法。

（四）强直性脊柱炎累及髋关节

常见于男性，20～40 岁多见。最多见于骶髂关节和腰椎，其次为髋、膝、胸椎、颈椎。髋关节受累者大的伴有骶髂关节、腰椎的病变。本病起病缓慢，多表现为不明原因的腰痛及腰部僵硬感，晨起重，活动后减轻，由于骶髂关节炎的反射，部分患者出现坐骨神经痛症状，以后腰腿痛逐渐向上发展，胸椎及胸肋关节出现僵硬，出现呼吸不畅。颈椎活动受累时，头部活动受限，整个脊柱严重僵硬。由于椎旁肌痉挛，患者站立或卧位时，为了减轻疼痛，脊柱渐呈屈曲位，患者表现为驼背畸形。早期骶髂关节可有局部压痛，骨盆分离试验、挤压试验阳性。一般于起病后 3～6 个月才出现 X 线表现。骶髂关节最早出现改变，显示髂骨软骨下有磨砂样增生带。病变进一步向上蔓延，侵犯整个关节，关节边缘呈锯齿样，软骨下硬化带增宽，骨线模糊，关节间隙消失，骨性强直。脊椎的改变发生在骶髂关节病变之后，髋关节受累常为双侧，早期可见骨质疏松，关节囊膨隆和闭孔缩小。中期关节间隙狭窄，关节边缘囊性改变或髋臼外缘和股骨头边缘骨质增生。晚期可见髋臼内陷或关节呈骨性强直。化验检查可有轻度贫血，红细胞沉降率加快，血清碱性磷酸酶增高。最近研究表明，90% 以上的患者组织相容抗原 HLA-B27 为阳性。

七、治疗策略

目前主要是根据髋关节病变发展的不同阶段，采取相应的治疗措施。在这些患者发展到终末期骨关节炎之前，有几种非关节置换的手术方式可以考虑，包括股骨近端和髋臼周围截骨术。手术治疗的主要目的是减轻疼痛、改善髋关节功能、阻止或延缓骨关节炎的发展。但是在 DDH 发展至终末期骨性关节炎，引起严重的疼痛和功能受限时，全髋关节置换术则是标准的治疗方式。对于 DDH 患者行全髋关节置换术（THA）时需要考虑许多因素，包括患者的年龄、畸形的解剖结构，以及文献报道的高失败率和翻修率等。

（一）截骨术

对于髋关节发育不良尚无明显骨性关

节炎的病例，应该优先采用非手术治疗的方法，如减少负重、药物治疗、髋臼截骨术或股骨截骨术等。单侧无疼痛高脱位患者可以通过穿戴矫形鞋减轻跛行，减轻骨盆倾斜畸形及其导致的脊柱疼痛。

1. 髋臼截骨手术　根据髋臼发育不良的分型对髋臼的手术治疗方法可分为以下3类。

（1）间置关节囊关节成形术（capsular arthroplasties）：是在重新形成的白盖和股骨头之间有关节囊镶嵌，并经过组织变性成为纤维软骨。包括 Chiari 骨盆内移截骨术和髋臼加盖术。

（2）髋臼重定向截骨术（redirection osteotomies）：改变髋臼与髋骨间的相对方向和位置，重新定位已存在的髋臼关节软骨，增加负荷承载面积，包括 Salter、Kalamchi、Hall、Sutherland、Steel 等截骨术。

（3）沿髋臼周围截骨术（periarticular osteotomies）：改变髋臼的伸展度，平行于关节面行髋臼周围截骨术，通过降低髋臼环的半径而改变窝的外形或改变髋臼窝的倾斜度，本方法不改变骨盆内壁形状。

2. 股骨转子间截骨术　治疗髋关节骨关节炎起自 19 世纪末，20 世纪上半叶得到广泛使用。由于髋关节置换术的近期疗效甚佳，使截骨术一度冷落。但髋关节发育不良伴骨关节炎患者往往非常年轻，髋关节置换术后期并发症多；预期寿命超过人工关节使用期限，会因为远期的磨损、松动而致手术失败，因而截骨术再度受到重视。转子间内翻截骨术即 Pawels Ⅰ型手术，适用于髋关节半脱位。髋臼外侧负重区有三角形软骨下硬化区，说明该处为应力集中区。

手术适应证：①年轻、有症状，但无髋关节旋转中心向近端过度偏移、关节活动度好、没有或有轻度关节退变的 DDH 患者；②股骨近端畸形为主体或骨盆截骨无法充分完成矫形时。

截骨可以改善关节的覆盖，并使股骨头中心点内移，关节面相称。截骨术增加关节负荷面积，减少负荷量，使关节内应力减少，并较好地进行重分配；旋转股骨头可使后方正常软骨转到持重区并承受关节持重力；该手术不破坏关节囊，损伤小，同时扩大髋臼对股骨头的包容，提高手术的优良率。

3. 截骨术注意事项

（1）多数髋外翻伴髋臼轻度畸形的患者适合股骨转子间内翻旋转截骨，可以改善关节匹配程度，应严格把握适应证。

（2）术前应摄髋关节外展位 X 线片，使髋关节充分外展内旋，以了解髋臼的包容情况；如包容仍不佳则不适合该手术。

（3）术前必须检查髋关节的活动范围。至少要有 80° 屈曲范围。Muller 认为，屈曲 < 60° 应列为禁忌，< 30° 手术后髋关节会强直。

（二）人工全髋置换术

1. 手术指征　对于髋关节发育不良继发骨性关节炎的病例，髋关节严重疼痛和功能障碍是人工全髋关节置换术的手术指征。对于存在髋关节高位脱位畸形，但以下肢不等长、跛行症状为主，不存在关节疼痛的年轻患者，单纯为追求外形美观，并非人工全髋关节置换术的良好指征。双侧髋关节高脱位如无假臼形成，则髋关节疼痛症状不重，但会出现鸭步跛行，走路后疲劳无力。有假臼形成的患者肢体力量较强，但因出现假臼骨性关节炎引发疼痛。部分患者在儿童期或者青春期可能接受过股骨或髋臼截骨术。这些患者为翻修术或二次手术。解剖显露更为困难。

（1）患侧出现进展性疼痛和功能受限。

（2）非手术治疗（包括限制活动，镇痛药物及助行器的使用）数月无效。

（3）单侧病变出现严重跛行，继发腰椎、对侧髋关节严重病变，非手术治疗无效。

2. 相对禁忌证　重度髋臼发育不良及超高脱位通常出现双侧鸭步，由于患者通常较为年轻，尽量延缓手术时机直至出现症状或者影像学出现明显异常，否则尽量避免手术。外展肌功能严重丧失亦是预后较差的预示。

（三）其他治疗方法

此类患者其他的治疗方法较少。在儿童期，早发现、早治疗对于延缓和避免关节置换，或者改善术后髋臼股骨头对合和股骨头覆盖有好处。髋臼周围和股骨截骨尽管对轻度髋臼发育不良效果较好，但对重度髋臼发育不良效果较差。Chiari 截骨术对于不严重的髋臼发育不良，股骨头上移 < 2cm 时往往有效。然而，对于严重髋臼发育不良的患者，该术式并不适用。髋关节置换术与恰当的软组织松解术对于缓解疼痛效果较好，有利于活动受限的患者，对于要求不高的患者如患有脑性瘫痪和其他类似并发症，合并退行性改变的有症状的超高脱位也可采用该手术。由于髋关节置换术的广泛应用，髋关节融合术已很少采用。

（四）并发症及注意事项

1. 转子下截骨不愈合　很少发生，但截骨部位固定不牢，远端旋转稳定不足时可以发生。不愈合发生后，患者出现疼痛，骨质磨损，甚至会导致假体周围骨折或者假体断裂。最有效的处理方法是股骨柄翻修，加长加粗股骨柄以获得稳定性，必要时同时附加固定或植骨。截骨部位自体骨松质植入，异体骨板钛缆固定。在横跨截骨部位之上固定加压接骨板也是有效的治疗方法。大转子截骨骨不连较为常见，因此尽量避免使用此手术技术。

2. 脱位　文献报道重度先天性髋关节脱位患者有 5% ～ 11% 的脱位率。多重解剖变异、假体、软组织是导致脱位率增加的因素，需术前仔细评估并且权衡，术中反复测试稳定性，确认假体的联合前倾角度及软组织张力，必要时使用增加偏距的假体。

3. 神经损伤　坐骨神经、股神经的部分或者完全损伤并不罕见，特别是在下肢延长超过 4cm 的患者中。很多文献对神经损伤发生率有所报道，最高达 15%。多数非完全瘫痪，在数月至 1 年可以恢复，恢复的程度因人而异。除了极少数的直接损伤，绝大多数因肢体延长牵拉所致，术中检测坐骨神经的张力，诱发电位或唤醒试验有一定帮助，但因会延长手术时间，或需要特殊仪器而较少使用。术中有必要时短缩肢体。在用钢丝捆扎固定时注意防止损伤股神经。

4. 聚乙烯磨损　需关注年轻、活动较多的患者使用薄的聚乙烯衬垫，出现磨损及骨溶解。早发现磨损和骨溶解，并且采取合适及时的治疗很重要。新型陶瓷的使用，陶对陶的假体磨损率低，已在很大程度上解决此问题。

附：诊治流程

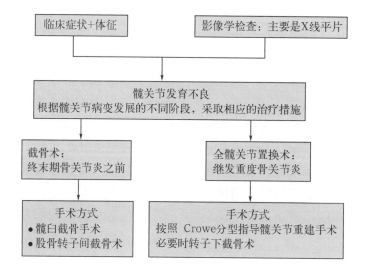

```
临床症状+体征          影像学检查：主要是X线平片
                    │
         髋关节发育不良
  根据髋关节病变发展的不同阶段，采取相应的治疗措施

截骨术：                    全髋关节置换术：
终末期骨关节炎之前            继发重度骨关节炎

手术方式                    手术方式
● 髋臼截骨手术              按照 Crowe分型指导髋关节重建手术
● 股骨转子间截骨术           必要时转子下截骨术
```

八、典 型 病 例

见图 8-1。

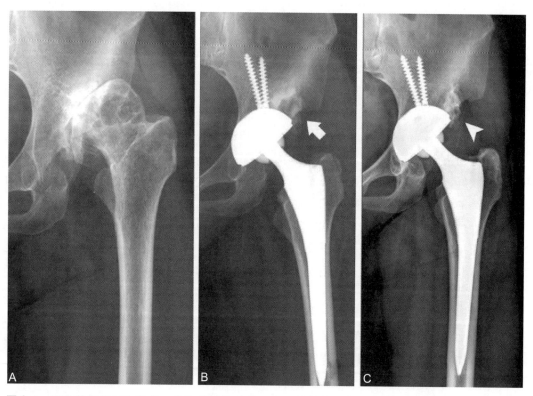

图 8-1　髋关节发育不良患者，术前 X 线片（A），行全髋关节置换术，前外上缘加植骨术（B），3 年后植骨区成骨良好（C）

（高福强　孙　伟）

主要参考文献

[1] Kotlarsky P, Haber R, Bialik V, et al. Developmental dysplasia of the hip:What has changed in the last 20 years World J Orthop, 2015, 6(11):886-901.

[2] 胥少汀，葛宝丰，徐印坎，等. 实用骨科学.4 版. 北京：人民军医出版社，2014.

[3] Jackson JC, Runge MM, Nye NS.Common questions about developmental dysplasia of the hip.Am Fam Physician, 2014, 90(12):843-850.

[4] 王坤正，王岩. 关节外科教程.4 版. 北京：人民卫生出版社，2014.

[5] Cooper AP, Doddabasappa SN, Mulpuri K. Evidence-based management of developmental dysplasia of the hip.Orthop Clin North Am, 2014, 45(3):341-354.

[6] Dezateux C, Rosendahl K.Developmental dysplasia of the hip.Lancet, 2007, 369(9572):1541-1552.

[7] Sewell MD, Rosendahl K, Eastwood DM. Developmental dysplasia of the hip.BMJ, 2009, 339:b4454.

[8] Godley DR.Assessment, diagnosis, and treatment of developmental dysplasia of the hip. JAAPA, 2013, 26(3):54-58.

[9] 陈孝平，汪建平. 外科学（第 8 版）. 北京：人民卫生出版社，2013.

[10] Yoon PW, Kim JI, Kim DO, et al.Cementless total hip arthroplasty for patients with Crowe type III or IV developmental dysplasia of the hip:two-stage total hip arthroplasty following skeletal traction after soft tissue release for irreducible hips.Clin Orthop Surg, 2013, 5(3):167-173.

[11] Shipman SA, Helfand M, Moyer V A, et al.Screening for developmental dysplasia of the hip:a systematic literature review for the US Preventive Services Task Force.Pediatrics, 2006, 117(3):557-576.

[12] Bialik V, Bialik G M, Blazer S, et al.Developmental dysplasia of the hip:a new approach to incidence..Pediatrics, 1999, 103(1):93-99.

[13] Albinana J, Dolan LA, Spratt KF, et al.Acetabular dysplasia after treatment for developmental dysplasia of the hip.Implications for secondary procedures.Bone & Joint Journal, 2004, 86(6):876-886.

[14] Sugano N, Noble P C, Kamaric E, et al.The morphology of the femur in developmental dysplasia of the hip.Journal of Bone & Joint Surgery British Volume, 1998, 80(4):711-719.

[15] Pizarro F C, Young SW, Blacutt JH, et al.Total Hip Arthroplasty with Bulk Femoral Head Autograft for Acetabular Reconstruction in Developmental Dysplasia of the Hip.Journal of Bone & Joint Surgery, 2003, 85-A(4):615-621.

[16] Rosendahl K.The effect of ultrasound screening on late developmental dysplasia of the hip.Archives of Pediatrics & Adolescent Medicine, 1995, 149(6):706-707.

[17] Chen BC, Yu-Chan LI, Yang J.Early diagnosis of developmental dysplasia of hip in infants:Preliminary report of ultrasonographic examination of 391 cases.Chinese Journal of Pediatric Surgery, 2003, 24(4):344-347.

[18] Engesaeter LB, Furnes O, Havelin LI. Developmental Dysplasia of the Hip-Good Results of Later Total Hip Arthroplasty - The Journal of Arthroplasty.Journal of Arthroplasty, 2008, 23(2):235-240.

[19] Chang LT, Su FC, Lai KA, et al.Gait Analysis after Shoe Lifts in Adults with Unilateral Developmental Dysplasia of the Hip.Journal of Medical & Biological Engineering, 2005, 25:137-141.

[20] Chen T, Shen PQ, Zhang J, et al.CT measurement and analysis of the acetabular volume in developmental dysplasia of the hip.Chinese Journal of Pediatric Surgery, 2006, 27(4):197-199.

[21] Xiao-Fei LI, Orthopedics DO.Observation of the Clinical Effect of Hip Arthroscopy in the Treatment of Developmental Dysplasia of the Hip and Labral Tear in Adults.China & Foreign Medical Treatment, 2015.

[22]　Jian LI, Tian-Long WU, Cheng XG, et al. Progress of imaging studies in developmental dysplasia of the hip.Orthopedic Journal of China, 2015, 10(2):89-92.

[23]　Xin LI, Liu H, Fang K, et al.Clinical research of application of angle plate in the treatment of developmental dysplasia of the hip.Journal of Regional Anatomy & Operative Surgery, 2012.

[24]　Bialik V, Bialik GM, Blazer S, et al.Developmental dysplasia of the hip:a new approach to incidence. Pediatrics, 1999, 103(1):93-99.

[25]　Lehmann HP, Hinton R, Morello P, et al. Developmental dysplasia of the hip practice guideline:technical report.Committee on Quality Improvement, and Subcommittee on Developmental Dysplasia of the Hip. Pediatrics, 2000, 105(4):570.

[26]　Eggli S, Hankemayer S, Müller ME.Nerve palsy after leg lengthening in total replacement arthroplasty for developmental dysplasia of the hip.Journal of Bone & Joint Surgery British Volume, 1999, 81(5):843-845.

[27]　Jasty M, Anderson MJ, Harris WH.Total hip replacement for developmental dysplasia of the hip.Clinical Orthopaedics & Related Research, 1997, 68(311):77-84.

[28]　Chan A, Mccaul KA, Cundy P J, et al. Perinatal risk factors for developmental dysplasia of the hip.Archives of Disease in Childhood Fetal & Neonatal Edition, 1997, 76(2):94-100.

[29]　Donaldson JS, Feinstein KA.IMAGING OF DEVELOPMENTAL DYSPLASIA OF THE HIP.Pediatric Clinics of North America, 1997, 44(3):591-614.

[30]　Morag G, Zalzal P, Liberman B, et al. Outcome of revision hip arthroplasty in patients with a previous total hip replacement for developmental dysplasia of the hip.Bone & Joint Journal, 2005, 87(8):1068-1072.

[31]　Fujii M, Nakashima Y, Yamamoto T, et al.Acetabular retroversion in developmental dysplasia of the hip.Journal of Bone & Joint Surgery American Volume, 2010, 92(4):895-903.

第 9 章　重度髋关节发育不良的人工髋关节置换术

成人髋关节发育不良（developmental dysplasia of hip，DDH）是骨科的常见病，是继发性髋关节骨性关节炎的重要原因之一。由于髋关节失去了正常的解剖关系，生物力学结构遭到破坏，髋关节磨损加快，导致过早出现髋关节退变。晚期患者可出现严重的骨关节炎、股骨头坏死，疼痛剧烈，关节功能严重受限，影像学检查表现为髋关节合并严重骨关节炎，关节软骨破坏，关节间隙狭窄或消失，骨质增生伴囊性变，股骨头变形。严重影响患者正常生活，特别对于 Crowe Ⅲ型或Ⅳ型 DDH 的患者，采用人工关节置换术是较合适的治疗方案，此期髋关节置换术的目的在于重建髋关节，恢复外展肌功能和髋关节负重中心点。

一、术前影像学测量与评估

术前精确测量与评估对施行本手术至关重要。准确的术前测量有利于指导术中重建肢体长度的平衡，重建髋关节偏距，评估手术可能存在的风险。

（一）髋臼侧的测量与评估

包括测量真臼的位置、深度和大小，了解真臼环的完整性及不同位置骨质的厚薄程度。可通过 Ranawat 髋臼三角找出髋臼旋转中心的位置，选择合适的髋臼假体模板，使其下缘与泪滴连线齐平，外展 45°，内缘贴近 Kohler 线，在尽量保留髋臼骨的情况下达到最大覆盖率。测量髋臼骨对臼杯的覆盖率，对于髋臼杯的外上缘有 > 5mm 的范围没有骨覆盖、髋臼的覆盖 < 50% 的患者，应行结构性植骨。

（二）股骨侧的测量与评估

包括测量股骨颈的长度、股骨头的大小、前倾角和颈干角的大小、近端股骨的发育情况和髓腔的宽度。可根据双侧股骨小转子连线与股骨头中心的距离测定出股骨旋转中心的位置，选择合适的股骨假体模板，模板应既能与股骨髓腔形状吻合，又能重建股骨偏距和下肢长度。画出股骨颈截骨线，测量小转子上缘与截骨线间的距离，通过测量股骨旋转中心的位置，确定肢体延长程度，对肢体延长超过 4cm 的患者，应视术中情况决定是否行股骨截骨。建议在手术前对每位髋关节发育不良的患者进行常规股骨前倾角测量，测量方法是通过 CT 扫描影像，测量股骨远端内外上髁的连线与股骨颈之间的角度来计算股骨颈前倾角。

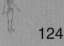

二、手术步骤

（一）手术入路

1. 外侧入路　优点在于显露髋关节前方和近端股骨充分，距离髋关节后方较远，因此坐骨神经损伤、后脱位发生率低。缺点在于髋臼上方显露有限，术后异位骨化发生率高，需较长时间恢复外展功能。手术时患者侧卧位，以大转子尖端上5cm起平行股骨纵轴做直切口，切开皮肤、皮下组织，稍偏后位纵向切开阔筋膜，前后牵开，显露臀中肌，于其前1/3纵向切开并自大转子前方剥离，向下切开部分前侧股外侧肌肌膜，注意保持臀中肌与股外侧肌肌膜的连续性以便修复。剥离臀小肌止点，外旋显露关节囊的前方，切开前侧关节囊，显露股骨头。

2. 后外侧入路　较外侧入路优点在于操作简单、显露充分，同时异位骨化率低，由于对外展肌功能损伤小，术后康复较快，通过仔细修复关节囊和术后康复指导，可显著降低脱位发生率。手术时患者侧卧位，取髋关节后外侧手术入路，依次切开皮肤、筋膜，钝性分开臀大肌。屈曲内收内旋髋关节，显露臀中肌后缘及外旋肌群止点，拉钩保护臀中肌，切断外旋肌群止点，切除挛缩的关节囊，露股骨头。

（二）重建髋臼

1. 脱位的处理　股骨头完全脱位的患者常在髋臼上方形成假臼，假臼骨质条件常较好，而真臼发育差，骨质疏松，术后因应力改变有造成骨折、神经血管的牵拉损伤的风险。Linder等在129例行全髋关节置换术的先天性髋关节发育不良患者的随访中发现，髋臼置于真臼的松动率为

13%，而置于真臼上方时松动率高达42%。因而，在清除增生的软组织与增厚挛缩的关节囊后，首先寻找真臼，理想髋臼假体应放置在真臼水平，安放的位置应遵循Ranawat三角的原则；人工臼杯的覆盖率应在75%以上，否则会增加髋臼的松动率。定位髋臼的旋转中心及研磨角度，从小到大髋臼锉磨臼，至出现骨面均匀点状渗血，去除髋臼增生硬化的骨质，对于半脱位及严重半脱位的患者，因臼底的骨质较厚，可采用单纯加深臼底、髋臼内壁截骨加深臼底或髋臼磨锉时穿透臼底的方法，以增加髋臼假体负重区的骨性覆盖；低位脱位或高位脱位的真臼多较狭小，臼底骨质薄，而髋臼后壁较厚，打磨时力量应贴近后壁，磨锉髋臼时要避免磨穿臼底，避免破坏髋臼的环抱作用。

2. 结构性植骨　当采用加深髋臼等方法无法获得较高的覆盖率时，应该考虑自体股骨头的结构性植骨。Kobayashi等对年龄≤50岁的30例（37髋）髋关节发育不全患者采取了结构性自体植骨，随访19年，所有患者的植骨均获得融合，未出现假体松动，结构性植骨也有利于后期的翻修。为保证假体拥有足够的稳定性，植入的骨组织应避免处于髋臼假体的主要负重区。孙俊英等对重度成人髋关节发育不良患者进行原位植骨，获得了满意的疗效。

3. 假体的选择　假体选择大体分为骨水泥髋臼假体或非骨水泥髋臼假体，骨性髋臼的条件是选择假体的主要依据，选择非水泥假体必须有良好的臼床，骨量储备充足，从而防止骨质吸收影响稳定性，由于完全脱位情况下真臼较小，需要选择小号的髋臼假体，髋臼假体常选择微孔面非骨水泥髋臼假体，根据假体的初始稳定性决定是否使用螺钉固定。先天性髋关节发育不良的患者年龄小，活动度大，聚乙烯

内衬的磨损相应较老年人为高，新的金属对金属全髋关节表面置换术具有低磨损、高活动度、高仿生学等特点，从而增强抗磨损能力和延长使用寿命。

（三）股骨侧的重建

1. 股骨前倾角的恢复　股骨侧重建的关键在于恢复正常的前倾角，防止因股骨前倾角异常而引发的手术后脱位，或肢体功能不良股骨前倾角增大可引起的颈干角变大；可以通过选择可调整前倾角的假体、股骨转子下截骨来纠正前倾角。

2. 软组织松解　对重度髋关节发育不良，一般需做较广泛的软组织松解，髋关节周围软组织松解最常见的结构为关节囊和阔筋膜。具体为四步法：首先，进行内收肌松解、髂胫束部分切断及松解上部臀大肌粗线附着点；其次，如复位仍紧张可松解小粗隆处髂腰肌止点，不做切断，并做髂前上棘处股直肌和缝匠肌止点松解，可做横断；再次，如仍不满意可松解梨状肌止点或包括股薄肌、股二头肌在内的腘绳肌在坐骨结节的止点；最后，可行大粗隆截骨迁移术，将大粗隆连臀中肌向远外侧移位固定，既有利复位又可延长偏心距增加股外展肌肌力。在松解的同时，注意检查肢体延长的长度，避免损伤股神经、闭孔神经及股内侧血管束。

3. 转子下缩短截骨　重度髋关节发育不良肢体短缩严重，髋关节周围肌肉萎缩严重，通过上移髋臼中心、髋关节周围广泛软组织松解而强行复位，有可能导致神经血管张力过大而出现相应神经血管的并发症，导致手术侧的肢体明显延长。对于通过上移髋臼中心、软组织松解，仍不能使股骨头假体牵引至真臼水平的情况，常采用转子下缩短截骨。股骨转子下短缩截

骨能够解决血管神经张力问题和前倾角异常等问题，纠正下肢长度及股骨的旋转异常。尚希福等指出，截骨的常用方法有横段截骨和"Z"字形截骨，后者更容易获得截骨端的旋转稳定性。转子下短缩截骨需要选择直柄型和能够调节股骨前倾角的非骨水泥股骨假体，以防止骨水泥渗透到截骨端而影响截骨端的愈合。截骨端位置的选择应在小转子以下，截骨线要位于假体近端袖套远端。在短缩截骨的同时可以调节异常的股骨前倾角，取出的骨松质可以做截骨端周围植骨以加强骨愈合。

4. 复位髋关节　选择合适的股骨头假体，髋关节活动度达到预期效果后，安装股骨头假体，最后复位髋关节，在屈、伸、内外旋等各角度活动髋关节，判断髋关节的稳定性，有无前后脱位。如复位困难，可进一步松解软组织、股骨转子下截骨，再尝试复位。效果满意后，安放股骨柄及金属股骨头，复位髋关节。

三、术后处理

术后切口内可不放置引流，也可放置引流管 1 ~ 2d，鼓励患者早期功能锻炼，术后 6h 后即开始患肢肌肉等长收缩锻炼，术后 2 ~ 3d 鼓励患者借助双拐和助步器逐步下床活动，6 ~ 8 周改单拐行走，12 周后开始弃拐行走锻炼，术后定期复查 X 线，观察有无透亮线的出现、有无骨溶解，植骨块骨性愈合后弃拐行走。

四、典型病例

（一）主诉

女性，50 岁，主因"跛行 49 年，双髋关节疼痛 1 年，加重 1 个月"入院。

（二）现病史

患者自会走路时即发现行走跛行，双下肢不等长，双髋部无疼痛，未经任何治疗。15 岁时在医院行双髋关节 X 线检查，诊断为"双侧先天性髋关节脱位"，行手术治疗（具体术式不详），术后行走时仍有跛行，左下肢较右侧长。患者平时可做日常家务，不能参加剧烈运动，于 1 年前出现双髋关节疼痛，左侧为重，不能左侧卧位，行走后疼痛剧烈，行走距离小于 500m，休息后可缓解。近 1 个月来双髋部疼痛逐渐加重，严重影响日常生活，口服镇痛药物效果不佳。患者发病时无发热，腰痛及双下肢放射痛，以及下肢肿胀等症状。现为求进一步治疗来我院就诊。门诊以"双侧髋关节发育不良"收入院。发病以来，患者无发热、盗汗、关节晨僵等。神志清、精神可、饮食、二便正常，体重未见明显减轻。

（三）既往史

否认高血压、糖尿病病史，否认心脏病、脑血管疾病史，否认神经精神疾病史，否认肝炎、结核、疟疾史，预防接种史不详，无食物或药物过敏史。15 岁时行双侧先天性髋关节脱位手术，无输血史。

（四）查体

摇摆步态，站立时双髋后外侧隆起，皮肤未见破损、溃疡。双髋外侧均见纵行手术瘢痕 30cm，局部无红肿，触痛阴性，股四头肌未见萎缩。双髋关节皮肤温度正常，双髋后外侧压痛阳性，触及骨性隆起。髋关节活动范围，左髋：内旋 0°，外旋 0°，屈曲 100°，伸直 0 度，内收 10°，外展 30°，左侧臀中肌肌力Ⅳ级，骨四头肌肌力Ⅴ级，胫前肌、蹬长伸肌肌力Ⅴ级。右髋：内旋 0°，外旋 10°，屈曲 100°，伸直 0°，内收 10°，外展 20°，右侧臀中肌肌力Ⅳ级，骨四头肌肌力Ⅴ级，胫前肌、蹬长伸肌肌力Ⅴ级。双大腿周径等长；右下肢较左下肢缩短约 2cm。双下肢足背动脉搏动正常。双侧"4"字试验（+），Trendlenberg 征（+）。

（五）辅助检查

X 线及 CT 检查（图 9-1 和图 9-2）：双

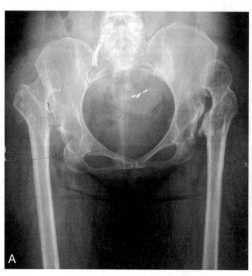
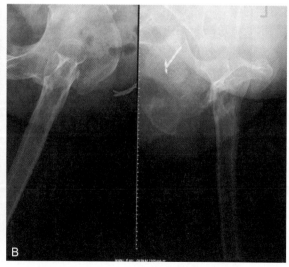

图 9-1 术前髋关节 X 线检查

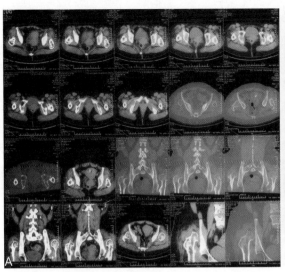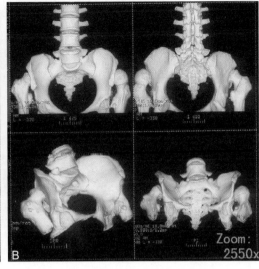

图 9-2　术前髋关节 CT 检查

侧髋臼较小发育不良，双侧股骨头均在髋臼外高位，右侧高约 8.5cm，左侧高约 7.5cm（Crowe Ⅳ型）。

（六）病例分析

患者为中年女性，诊断为双侧先天性髋关节脱位（Crown Ⅳ型）明确，双髋关节疼痛明显，影响生活、行走，手术指征具备，术前检查无手术禁忌，拟行双侧全髋关节置换术。患者髋臼发育不良，股骨头脱位严重，股骨颈截骨平面距离泪滴高度，左侧 7.5cm 和右侧 8.5cm，需要行股骨短缩截骨，估计双侧截骨长度在 3～5cm。髋臼发育不良，髋臼浅，前后壁缺损可能性大，安装髋臼假体的大小可能不足 40 号，研磨又有突破臼底的可能，手术难度极高。术中必要时可考虑植骨、髋臼截骨内移、上移，或使用骨水泥髋臼假体，但其使用寿命较生物型差。另外，患者病程长、畸形重，术后效果可能不佳。手术截骨、分离软组织，手术创伤大，出血多，需要充分备血。可分期手术治疗，先行左侧髋关节置换术，再行右侧髋关节置换术。

（七）手术经过

1. 左侧髋关节置换术　全身麻醉起效后，将患者右侧卧固定于手术床，封会阴，备皮。常规碘酒、酒精消毒，铺无菌巾、单、孔被。左髋后外侧切口长 20cm，切开皮肤、皮下、阔筋膜，切开臀大肌筋膜，钝性分离，保护坐骨神经向后牵开。切断梨状肌肌腱、上孖肌、下孖肌、股方肌及臀大肌，切开关节囊，见股骨头高位脱位，股骨头变形。内旋髋关节，于小粗隆处将髂腰肌切断，自小粗隆近端 1cm 与股骨干长轴成 45° 锯断股骨颈残端，取出股骨头，备用。清理残留髋臼圆韧带。股骨扩髓腔。9～11 号 Depuy S-ROM 股骨柄髓腔锉逐级扩髓，确定 11 号合适。安放股骨近端假体套袖。自股骨粗隆下 2cm 横形截骨并标记旋转记号，牵开股骨断端，暴露真髋臼，见其内充满肉芽组织，臼腔浅小，清理后，放置直径 36mm 髋臼锉，透视确定真臼位置，并判断可以放置小直径的生物型髋臼杯。分别采用直径 36mm、38mm 髋臼锉打磨髋臼，放置直径 40mm 髋臼杯合适，调整正确的髋臼杯位置打入假体并固定，放入聚乙烯衬垫，安放标准颈长股骨头试模，复位髋关节，并适当牵拉下肢，判断股骨干截骨长度，在小转子下 1cm 横形截骨，截除 4.0cm 股骨，截骨后，将股骨试模植入（调整正确旋转角度），复位。测试各方向活动灵活、稳定，张力合适。脱位，取下试模。冲洗伤口及髓腔，将 11 号股骨柄假体打入髓腔到位，调整好前倾角，安放直径 22mm 标准金属股骨头。将髋关节复位，再次测试各方向活动度及稳定性，无误。将股骨头内骨松质制成颗粒，植在股骨截骨处，截下的股骨纵向劈开，贴在截骨线外钢丝固定。冲洗伤口，缝合关节囊。逐层缝合关闭伤口，无菌辅料包扎。麻醉满意，手术顺利，术后送患者安返病房。术中出血约 1500ml，输异体血 1200ml，自体血回输 250ml（图 9-3）。

2. 右侧髋关节置换术　本例患者术后 3 个月行右侧髋关节置换术，术中见右侧股骨头高位脱位，股骨头发育不良，股骨颈前倾约 45°，周围瘢痕组织增生明显，关节囊延展并增生，电锯将股骨颈锯断，保留股骨矩长度约 1.0cm，取头器取出股骨头。

保护后缘软组织及坐骨神经，沿关节囊向远端找到髋臼，见髋臼发育不良，形态不规则，口径约 35mm，前壁有缺损，其内为肉芽组织，切除髋臼前、上方及后缘盂唇，清理髋臼窝软组织。自直径为 36mm 髋臼锉开始打磨髋臼，至 38mm 为止。见软骨下骨板渗血良好，外展 45°、前倾 20° 方向打入直径为 40mm 髋臼杯假体，见牢固嵌入，两枚长 20mm、25mm 螺钉固定。装入聚乙烯髋臼杯内衬，检查已牢固嵌入。股骨抬起板钩抬起股骨近端，股骨近端扩髓，安装 16 号套筒，开髓器插入股骨髓腔中，扩髓至 11 号。在小转子下 1cm 横形截骨，截除 3.3cm 股骨，插入 11 号股骨柄假体，缓慢打入。使用 22cm 股骨头假体，复位后检查髋关节屈曲、外展活动自如，稳定。反复冲洗止血伤口后股大转子后缘钻孔，缝合外旋肌肉，逐层缝合。患者术后恢复良好（图 9-4）。

（八）术后处理

术后给予患者头孢呋辛预防感染，低分子肝素抗凝，以及补液、消肿等相关治疗。术后第 1 天拔除尿管，嘱患者主动股

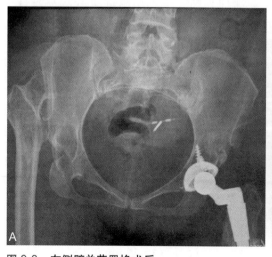

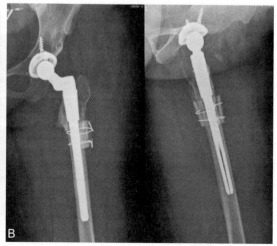

图 9-3　左侧髋关节置换术后

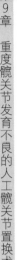

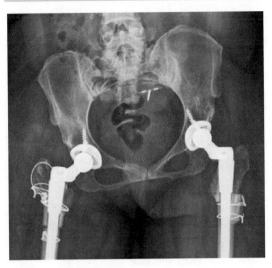

图9-4　双髋关节置换术后

四头肌收缩功能练习，预防深静脉血栓形成。术后第2天，嘱患者练习双腿直腿抬高，以及双足跖屈背伸活动、双侧足趾活动，促进肌力恢复。术后第3天患者扶拐下床行走，复查X线，假体位置良好，前倾20°，远端压迫良好。术后第7天出院，交代患者保护下负重行走3～6个月，避免髋关节过度屈曲、内收、内旋、外旋等，防止髋关节脱位。

五、小　结

重度成人髋关节发育不良的患者，人工髋关节置换术是主要的治疗方式。由于病程长，病理改变严重，因此手术难度大，术前应进行全面的影像学检查，综合患者局部及全身情况，最终确定手术方式和选择假体。术中按步骤在真臼位置重建髋臼，进行髋周软组织的有效松解以延长肢体，平衡下肢肌力。术后正确指导患者康复训练，改善关节功能，从而取得满意的临床效果。

附：诊治流程

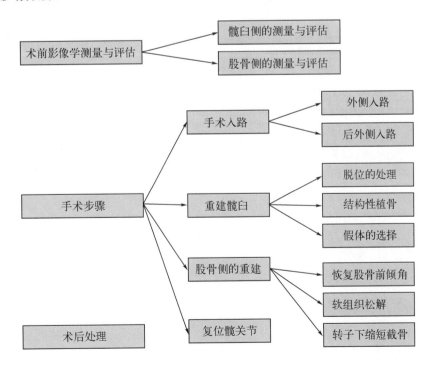

（毛天立　高福强）

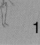

主要参考文献

[1] 张卫红，龚春柱．全髋关节置换术治疗髋关节发育不良的疗效观察．局部手术学，2013，22(2):204-205.

[2] 魏威，寇伯龙，王小梅，等．螺旋臼全髋关节置换术治疗发育性髋关节发育不良．中华关节外科杂志，2008，2(4):393-398.

[3] 吕学敏，傅刚，杨劼，等．髋臼成形术联合髋臼周围旋转截骨治疗大龄儿童发育性髋关节发育不良的早期效果．骨科临床与研究杂志，2017，2(1):30-36.

[4] 高健，陈德超，刘斌．人工全髋关节置换术治疗髋关节发育不良合并骨关节炎患者的临床疗效观察．中国民康医学，2015，27(13):76-77.

[5] 韩晓红．成人髋关节发育性不良全髋关节置换术治疗临床研究．中国卫生标准管理，2015，6(2):134-135.

[6] 王姗姗，周豪，李岩．3DCT 技术在成人髋臼发育不良全髋关节置换术中的应用．中国医院药学，2016，9(36):371-372.

[7] Nie Y, Pei F, Shen B, et al. Implication of acetabular width onthe anteroposterior pelvic radiograph of patients with developmentaldysplasia of the hip. J Arthroplasty, 2015, 30(3):489-494.

[8] Kobayashi S, Saito N, Navwata M．et al.Total hip arthroplasty with bulk femoral head autograft for acetabular reconstruction in developmental dysplasia of the hip. J Bone Joint Surg Am, 2003,85(4):615-621.

[9] Harley JM, Wilkinson JA. Hip replacement for adult with unreduced congenital dislocation:a new surgical technique. J Bone Joint Surg(Br), 1987, 69:752.

[10] 楼列名，姚振钧，吴卫平．Crowe III 及 IV 型髋关节发育不良全髋关节置换术的软组织松解与平衡探讨．中华外科学，2007，45(16):1095-1098.

[11] Linde F, Jensen J. Socket loosening in arthroplasty for congenital dislocation of the hip[J]. Acta Orthop Scand, 1988,59(6):254.

[12] 孙俊英，唐天驷，朱国良，等．全髋置换术治疗严重先天性髋臼发育不良．江苏医药，1992, 18(8):429-430.

[13] Teloken MA, Bissett G, Hozack WJ, et al. Ten to fifteen-year follow-up after total hip arthroplasty with a tapered cobalt-chromium femoral component(tri-lock) inserted without cement. J Bone JointSurg Am, 2002, 84(12):2140-2144.

[14] Hartofilakidis G, Stamtrs K, Karachalios T.Treatment of high dislocation of the hip in adults with total hip arthroplasty．Operative technique and long-term clinical results．J Bone Joint Surg Am, 1998, 80(4):510-517.

[15] 尚希福，贺瑞，胡飞，等．全髋关节置换术治疗成人发育性髋关节脱位继发骨性关节炎．临床骨科杂志，2008，11(1):15-17.

[16] 刘奎生，郭长勇，傅锡金，等．非短缩截骨全髋关节置换治疗高位髋关节发育不良．中国中医骨伤科杂志，2015，23(4):26-28.

第10章 色素沉着绒毛结节性滑膜炎

一、概　　述

色素沉着绒毛结节性滑膜炎（pigmented villonodular synovitis，PVNS）是一种较为罕见的良性病变，表现为关节、腱鞘和滑囊内滑膜组织增生，形成大量含铁血黄素沉积的绒毛或结节。以单关节发病最为常见，偶见双侧发病或多发。该病具有一定的侵袭性和致残性，可侵及皮肤、肌肉、肌腱、关节软骨及软骨下骨，好发于中青年，性别发病率尚有争议。PVNS可进一步分为弥漫性（diffuse PVNS，DPVNS）和局限性（localized PVNS，LPVNS）两种，两种类型的色素沉着绒毛结节性滑膜炎都可以起源于关节内或外的滑膜组织。当1个间室或整个关节滑膜广泛受累时称为弥漫性，而滑膜上存在单一的孤立病灶时称之为局限性，前者多见于膝关节，然后是髋、肩和其他关节，偶见于中轴骨，后者则常发生于手的屈肌腱鞘。

Chassaignac于1852年第1次描述了PVNS。1941年Jaffe等研究者认为，该病是机体对某种刺激因素的非肿瘤性的慢性炎症反应，也有学者认为该病与脂质代谢紊乱和反复出血有关。几项超微结构学和细胞遗传学的研究认为，该病实质为滑膜的肿瘤性病变，其生长迅速，切除后可复发，在罕见情况下会发生转移，而且有研究表明某些PVNS病灶是单克隆的。目前关于PVNS的具体病因尚无定论。

二、临床表现

PVNS常见于膝关节，也可见于髋、肩、肘、踝关节及椎体关节和颞下颌关节等，双侧、多发甚至对称发病少见。该病起病隐匿，病程进展缓慢，临床表现取决于患者的发病部位和范围。由于其临床表现不具有特异性，有时会导致诊断的延误或误诊为骨关节炎、类风湿关节炎、半月板撕裂或韧带损伤等。DPVNS和LPVNS均表现为不定期发病的特点，即在症状恶化之间可能有一段完全缓解期。

对于弥漫性PVNS，以膝关节发病多见，主要表现为轻度疼痛和关节活动受限，与关节内积液渗出有关。对于表浅的关节如膝关节和踝关节，肿胀、僵硬和局部皮温升高常常是最容易发现的症状，病变部位触之有海绵样感觉伴弥漫性压痛。关节穿刺可见棕色液体，少数情况下可见特征性的关节积血。由于滑膜增生，患者可见轻度的关节挛缩和屈伸活动受限，亦可因关节积液而表现为浮髌试验阳性。

局限性PVNS更多表现为机械症状如关节绞锁、弹响、活动受限和无力感，常有急性疼痛。关节积液较少为血性，肿胀不明显，压痛局限。

脊柱的PVNS较少见，50%发生于颈

椎，常累及后部结构，此时患者主要表现为疼痛和神经系统症状。

三、辅 助 检 查

（一）影像学检查

根据病情严重程度，PVNS 的 X 线表现有所不同。部分 PVNS 患者可表现为完全正常或非特异性的改变。膝关节表现为前或后滑膜囊的软组织密度增加，伴或不伴有关节囊内分叶状或边界不清的肿块，软组织钙化影极少见。关节积液较多时在膝关节侧位 X 线片上可见前髌上脂肪垫和后髌上脂肪垫分离征。X 线上可见的骨质改变包括关节边缘软骨和软骨下骨的侵蚀和周围薄层硬化囊，呈锯齿或穿凿状，出现在约 1/3 的弥漫性病变中，特别是慢性患者。这些改变的病因未知，一种解释认为这些骨性病变与增生滑膜在软骨和软骨下骨表面的渗出及滑膜增生导致的关节内压增高有关；另一种解释是通过骨骺血管上的小孔，滑膜的直接破坏作用。前一种理论可以解释为什么这些骨质病变更多和更早地出现在髋关节，髋关节有紧密的关节囊和韧带，没有滑膜隐窝，限制了滑膜的延展能力。除了髋、肘、踝和腕关节等较"紧"的关节，膝关节等大腔隙关节也可出现这些改变，但较少和轻微。PVNS 的患者骨赘少见，早期很少见到关节间隙狭窄。而晚期除关节间隙狭窄外，还可有软骨下囊状骨质破坏。髋关节的骨质破坏常见于股骨头与股骨颈的交界处和髋臼等处。

CT 对发现 PVNS 患者的骨质破坏特别有用。由于滑膜组织铁含量的增高，在 CT 上表现为高密度的软组织包块，与含铁物质的增加相一致。

除了用于诊断，MRI 还可用来评估病变的具体信息如肿瘤的范围，因此被认为是 PVNS 患者的首选影像检查。包括含铁血黄素、脂质和纤维在内的 PVNS 的组织成分决定了其在 MRI 上的影像表现。其特征性表现为各种序列上的不均匀混杂密度信号影，低信号密度部分源自含铁血黄素和纤维组织的顺磁效应，高信号密度信号影代表充血滑膜和脂肪组织。含铁血黄素的低信号开花效应（含铁血黄素的磁化导致在 MRI 上显示的病变范围比实际中要大）在 T_2 加权像梯度回波序列上最为明显；病变周围的关节渗出在 T_1 质子密度加权像上呈中低信号影，在 T_2 加权像上呈高信号影。MRI 对比造影依据炎症和血管化的程度表现为不同程度较明显增强，而这种增强可以用来区分病变组织和周围渗出液体，确定病变范围。MRI 显示的含铁血黄素不仅可以出现在色素沉着绒毛结节性滑膜炎中，在血友病和其他出血性疾病中也可能有类似表现。而与周围的液体和骨髓改变相比，骨质囊性变表现为密度降低，可用来确定受累骨的范围。MRI 不仅可以用来确定弥漫性 PVNS 的受累范围，还可诊断局限性 PVNS（表现为低信号的囊内肿块）。

动脉造影可显示肿瘤内大量的血管，有时会伴有动、静脉瘘。关节造影可区分局限性和弥漫性的色素沉着绒毛结节性滑膜炎。然而骨关节造影术和核素骨扫描在 PVNS 诊断中的价值均有限，目前已较少应用。

（二）病理学检查

组织学上局限性和弥漫性 PVNS 的表现相似。肉眼下 PVNS 的病灶呈现增厚、棕黄色或红棕色的滑膜，伴有一定量的绒毛状凸起，绒毛可增生形成结节并有部分结节融合。局限性 PVNS 表现为带蒂的坚固结节，可脱落形成游离体，弥漫性 PVNS 则表现为滑膜普遍增厚。显微镜下可见包含高度扩张的薄壁血管和密集滑膜细胞的绒毛及其中混杂的多核巨细胞和吞噬细胞（可吞噬含铁血黄素和脂质）。对于长期的 PVNS 患者，可能看到大量的胶原、纤维和玻璃样变，病侵犯骨、软骨等组织。

四、诊　断

本病起病隐匿，进展缓慢，症状不具备特异性，容易误诊。色素沉着绒毛结节性滑膜炎的诊断需要结合病史和体格检查；影像学检查包括 X 线片和磁共振，偶尔需要 CT。X 线片可以显示邻近骨的骨缺损、囊肿和硬化边，但诊断敏感性较低，且不具备特异性；渗出在 X 线片和 CT 上由于较高的铁含量可能呈现高密度；MRI 现在已成为诊断 PVNS 的重要方法，其特异性和灵敏度较高，可区分 LPVNS 和 DPVNS，而且在确定软组织肿块边界和骨侵蚀方面作用较大。滑液针吸是早期诊断常用的技术，关节液颜色与病理类型和病变程度有关，褐色血性液体常提示 PVNS，然而同样缺乏敏感性和特异性。关节镜检查对诊断有帮助，关节液性质和影像学表现相结合可做出初步诊断，病理学检查是确诊的"金标准"。

五、鉴别诊断

1. *类风湿关节炎*　①多发生在 20 ～ 50 岁，女性多于男性。②大多缓慢起病，少数急性发作，严重者多脏器受累，持续时间长。③多侵犯小关节，多对称或多发。④关节早期肿胀呈梭形，晚期功能障碍及强直畸形。⑤ X 线检查局部或全身骨质疏松，关节面吸收骨性愈合强直畸形。⑥实验室检查红细胞沉降率加快，类风湿因子阳性。

2. *骨关节炎*　①原发性骨关节炎多发生于 50 岁以后，继发性骨关节炎可见于各年龄段，平均约 40 岁。②起病较缓慢，好发于膝、髋、手（远端指间关节、第 1 腕掌关节）、足（第 1 跖趾关节、足跟）、脊柱（颈椎及腰椎）等负重或活动较多的关节。③ X 线检查可见关节间隙狭窄，软骨下骨硬化，骨质囊性变，关节边缘骨赘形成，晚期关节间隙可消失。④病程中可出现特征性晨僵。

3. *血友病关节炎*　① 5 岁以下少见，8 岁后发病率增加，30 岁后发病率逐渐降低。②好发于膝关节，也可累及踝、肘、肩和髋关节，小关节波及少见，不侵犯远端指间关节。③凝血因子（Ⅷ、Ⅸ、Ⅺ）水平降低，凝血时间延长，出血时间正常。④晚期关节可有挛缩畸形和纤维性强直。

4. *关节结核*　①常有结核病史或家族史，儿童和青少年多见，最常见于膝关节，其次是髋关节。②起病缓慢，有低热、乏力、倦怠、食欲缺乏、贫血和体重减轻等全身症状。③病理可见典型结核性肉芽肿，细菌学检查证明为结核分枝杆菌。④ X 线检查早期无异常，6 ～ 8 周后可见局限性骨质疏松和周围骨质破坏。

5. *滑膜的其他肿瘤*　如滑膜血管瘤、滑膜软骨瘤、树枝状脂瘤和滑膜肉瘤等病变，病理学检查可以鉴别。

六、治疗策略

LPVNS 和 DPVNS 在疾病进程和对治疗的反应上有所差异，因此治疗方法不同，但两者的治疗目标是相似的，即彻底清除所有的异常滑膜组织，根除疼痛、关节破坏和复发的基础。

LPVNS 的首选治疗为手术切除，使用关节镜彻底切除关节内的局限性色素沉着绒毛结节性滑膜炎病变可以做到症状的完全缓解。创伤小，为治疗首选。切除不干净可能导致复发，复发患者可继续接受手术。

DPVNS 治疗时应首先根据 MRI 确定病变范围，中等程度的关节内 DPVNS 可采用关节镜下滑膜切除术，但术后易复发，亦可采用开放手术或关节镜结合开放手术更彻底的清除病变组织，降低复发率。存在关节外累及时表明病变组织侵袭性较强，应采取开放性手术切除而非关节镜手术。

手术无法彻底切除所有病变滑膜，复发风险较高时，给予患者辅助的关节内或关节外放疗，可以达到较好的局部控制。合并骨质破坏的，可行搔刮术后植骨。对于反复复发、存在晚期关节炎及关节功能和活动严重受限的患者，可以考虑全关节置换术。

附：诊治流程

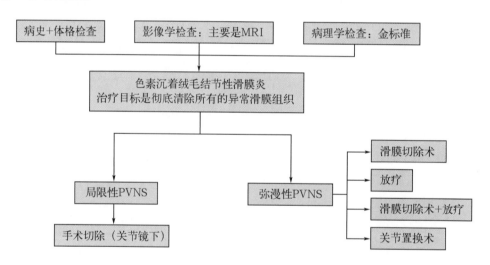

七、典型病例

见图 10-1 和图 10-2。

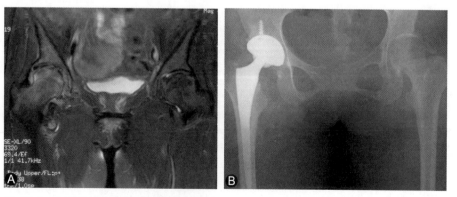

图 10-1　右髋色素沉着绒毛结节性滑膜炎

A. 典型的 MRI 表现；B. 行右侧全髋关节置换术

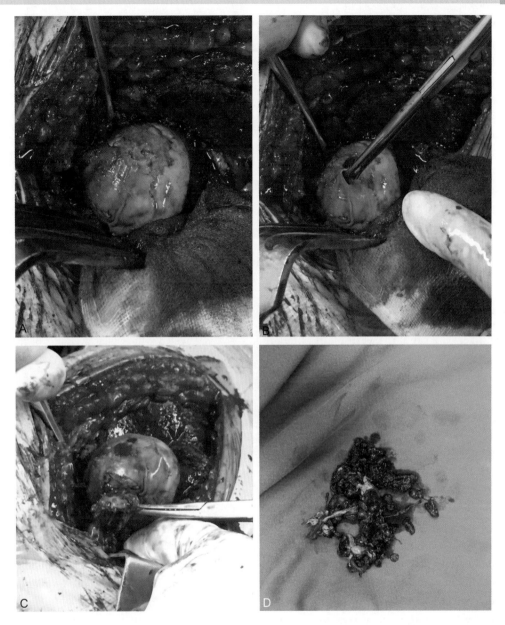

图 10-2　女性，34 岁，髋关节 Ganz 入路行病灶清除所见，典型的含铁血黄素结节，软骨侵蚀

（张庆宇　孙　伟）

主要参考文献

[1] Campanacci M, Pagani PA, Musiani M, et al.Pigmented, villonodular synovitis, tenosynovitis and bursitis(study of 75 cases). Chir Organi Mov, 1975, 61(6):675-686.

[2] Schwartz HS, Unni KK, Pritchard DJ. Pigmented villonodular synovitis.A retrospective review of affected large joints. Clin Orthop Relat Res, 1989(247):243-255.

[3] Sciot R, Rosai J, Dal Cin P, et al.Analysis of 35 cases of localized and diffuse tenosynovial giant cell tumor:a report from the Chromosomes and Morphology(CHAMP) study group.Mod Pathol, 1999, 12(6):576-579.

[4] O'Connell JX.Pathology of the synovium.Am J Clin Pathol, 2000, 114(5):773-784.

[5] Ofluoglu O.Pigmented villonodular synovitis. Orthop Clin North Am, 2006, 37(1):23-33.

[6] Tyler WK, Vidal AF, Williams RJ, et al.Pigmented villonodular synovitis.J Am Acad Orthop Surg, 2006, 14(6):376-385.

[7] Mendenhall WM, Mendenhall CM, Reith JD, et al.Pigmented villonodular synovitis.Am J Clin Oncol, 2006, 29(6):548-550.

[8] Garner HW, Ortiguera CJ, hleh RE.Pigmented villonodular synovitis.Radiographics, 2008, 28(5):1519-1523.

[9] Kramer DE, Frassica FJ, Frassica DA,. Pigmented villonodular synovitis of the knee:diagnosis and treatment.J Knee Surg, 2009, 22(3):243-254.

[10] Akinci O, Akalin Y, Incesu M, et al.Long-term results of surgical treatment of pigmented villonodular synovitis of the knee.Acta Orthop Traumatol Turc, 2011, 45(3):149-155.

[11] Ottaviani S, Ayral X, Dougados M, et al. Pigmented villonodular synovitis:a retrospective single-center study of 122 cases and review of the literature.Semin Arthritis Rheum, 2011, 40(6):539-546.

[12] Mankin H, Trahan C, Hornicek F.Pigmented villonodular synovitis of joints.J Surg Oncol, 2011, 103(5):386-389.

[13] de Carvalho LJ, Soares LF, Goncalves MB, et al.Long-term success in the treatment of diffuse pigmented villonodular synovitis of the knee with subtotal synovectomy and radiotherapy.Arthroscopy, 2012, 28(9):1271-1274.

[14] Loriaut P, Djian P, Boyer T, et al.Arthroscopic treatment of localized pigmented villonodular synovitis of the knee.Knee Surg Sports Traumatol Arthrosc, 2012, 20(8):1550-1553.

[15] Yamashita H, Endo K, Enokida M, et al. Multifocal localized pigmented villonodular synovitis arising separately from intra- and extra-articular knee joint:case report and literature review.Eur J Orthop Surg Traumatol,

2013, 23(Suppl 2):S273-S277.

[16] Friedman T, Chen T, Chang A.MRI diagnosis of recurrent pigmented villonodular synovitis following total joint arthroplasty.HSS J, 2013, 9(1):100-105.

[17] Colman MW, Ye J, Weiss KR, et al.Does combined open and arthroscopic synovectomy for diffuse PVNS of the knee improve recurrence rates? Clin Orthop Relat Res, 2013, 471(3):883-890.

[18] Verspoor FG, Zee AA, Hannink G, et al.Long-term follow-up results of primary and recurrent pigmented villonodular synovitis. Rheumatology(Oxford), 2014, 53(11):2063-2070.

[19] Rodriguez-Merchan EC.Review article:Open versus arthroscopic synovectomy for pigmented villonodular synovitis of the knee. J Orthop Surg(Hong Kong), 2014, 22(3):406-408.

[20] Agathangelidis F, Boutsiadis A, Papastergiou S.Treatment of PVNS of the Knee. Arthroscopy, 2014, 30(12):1533.

[21] Auregan JC, Klouche S, Bohu Y, et al. Treatment of pigmented villonodular synovitis of the knee.Arthroscopy, 2014, 30(10):1327-1341.

[22] Jain JK, Vidyasagar JV, Sagar R, et al. Arthroscopic synovectomy in pigmented villonodular synovitis of the knee:clinical series and outcome.Int Orthop, 2013, 37(12):2363-2369.

[23] SShah SH, Porrino JA, Green JR Rd, et al. Bilateral pigmented villonodular synovitis of the knee.Radiol Case Rep, 2015, 10(4):56-60.

[24] Dwidmuthe S, Barick D, Rathi T.Arthroscopic Management of Pigmented Villonodular Synovitis of the Knee Joint.J Orthop Case Rep, 2015, 5(2):15-17.

[25] Nordemar D, Oberg J, Brosjo O.Intra-Articular Synovial Sarcomas:Incidence and Differentiating Features from Localized Pigmented Villonodular Synovitis.Sarcoma, 2015, 2015:903873.

[26] Li W, Sun X, Lin J, et al.Arthroscopic Synovectomy and Postoperative Assisted Radiotherapy for Treating Diffuse Pigmented Villonodular Synovitis of the Knee:An observational retrospective study.Pak J Med Sci, 2015, 31(4):956-960.

[27] Lee S, Haro MS, Riff A, et al.Arthroscopic technique for the treatment of pigmented villonodular synovitis of the hip.Arthrosc Tech, 2015, 4(1):e41-e46.

[28] Yang B, Liu D, Lin J, et al.Surgical treatment of diffuse pigmented villonodular synovitis of the knee.Zhongguo Yi Xue Ke Xue Yuan Xue Bao, 2015, 37(2):234-239.

[29] Rhee PC, Sassoon AA, Sayeed SA, et al. Arthroscopic treatment of localized pigmented villonodular synovitis:long-term functional results.Am J Orthop(Belle Mead NJ), 2010, 39(9):E90-E94.

[30] Xie GP, Jiang N, Liang CX, et al.Pigmented villonodular synovitis:a retrospective multicenter study of 237 cases.PLoS One, 2015, 10(3):e0121451.

[31] Dash KK, Gavai PV, Wade R, et al.It's not what it looks like:challenges in diagnosis of synovial lesions of the knee joint.J Exp Orthop, 2016, 3(1):5.

[32] Startzman A, Collins D, Carreira D.A Systematic Literature Review of Synovial Chondromatosis and Pigmented Villonodular Synovitis of the Hip.Phys Sportsmed, 2016, 2:1-7.

[33] Levy DM, Haughom BD, Nho SJ, et al. Pigmented Villonodular Synovitis of the Hip:A Systematic Review.Am J Orthop(Belle Mead NJ), 2016, 45(1):23-28.

[34] Mollon B, Griffin AM, Ferguson PC, et al. Combined arthroscopic and open synovectomy for diffuse pigmented villonodular synovitis of the knee.Knee Surg Sports Traumatol Arthrosc, 2016, 24(1):260-266.

[35] Verspoor FG, van der Geest IC, Vegt E, et al.Pigmented villonodular synovitis:current concepts about diagnosis and management. Future Oncol, 2013, 9(10):1515-1531.

[36] Jobe CM, Raza A, Zuckerman L.Pigmented villonodular synovitis:extrasynovial recurrence.Arthroscopy, 2011, 27(10):1449-1451.

[37] Heyd R, Micke O, Berger B, et al.Radiation therapy for treatment of pigmented villonodular synovitis:results of a national patterns of care study.Int J Radiat Oncol Biol Phys, 2010, 78(1):199-204.

第10章 色素沉着绒毛结节性滑膜炎

第11章　骨软骨病变

一、概　　述

骨软骨病变（osteochondral lesions，OCL）是指同时累及关节软骨和其下软骨下骨的损伤。骨软骨病变涵盖的内容广泛，包括急性创伤性骨软骨损伤、慢性骨软骨损伤、剥脱性骨软骨炎，以及骨折脱位伴发的骨软骨损伤、骨性关节炎或骨坏死等疾病的早期病变。创伤被认为是引起骨软骨损伤的主要原因，而慢性损伤多缘于各种原因引起的软骨下骨坏死导致的病理性裂伤。病变多见于膝、踝关节，导致膝关节骨软骨损伤、距骨软骨损伤。临床上急性骨软骨损伤，外伤史明确，表现为受累关节疼痛、肿胀、淤血及活动受限等，与一般损伤类似，需借助辅助检查排除其他损伤并确定诊断。慢性骨软骨损伤，患者症状多为关节疼痛、卡锁、弹响、摩擦或活动受限。骨软骨组织特性不同于单纯软骨和骨组织，不同致伤因素及病变性质引起的骨软骨损伤病理特征不同，诊断方法及治疗经验的缺乏，导致了骨软骨缺损治疗的复杂性。

既往骨软骨病变亦称骨软骨炎或骨骺炎，指生长活跃期的骨骺受到干扰所发生的疾病，确切病因不清。包括关节骨软骨病，如股骨头骨骺骨软骨病（Legg-Calve-Perthes病）、幼年椎体骨软骨病（Calve病，亦称扁平椎，原发骨骺骨软骨病，系椎体第1骨化中心的缺血坏死）等；非关节骨软骨病，如胫骨结节骨软骨病（Osgood-Schlatter病）、肱骨内上髁骨软骨病（Adams病，又称棒球投手肘）；骺板骨软骨病，如胫骨内髁骨软骨病（Blount病）、少年期椎体骺板骨软骨病（Scheuermann病，继发骨骺骨软骨病，系椎体第2骨化中心的坏死）。由于概念易混淆及疾病病因的不明确，多数学者已不再使用该概念。

二、临床表现

根据病变或损伤性质、病变部位及伴随疾病不同，本病临床表现多样。依据常见骨软骨病变种类将其临床表现分述如下。

（一）急性骨软骨骨折

急性骨软骨骨折多见于青少年，易累及髌骨、股骨滑车、股骨内外侧髁及距骨，是一种严重的运动损伤，骨折多由撞伤、跪地伤、髌内侧支持韧带松弛并脱位或膝关节扭转损伤引起；骨折呈切线骨折、凹陷骨折、裂缝骨折或脱落骨软骨块。

骨软骨骨折初始症状多隐匿。单纯骨软骨骨折出血较少，局部肿胀症状较轻，大多数患者以关节疼痛、功能障碍为主诉而就诊，关节局部可有压痛。由于无特异性症状及体征，易误诊和漏诊。骨软骨骨折时，由于外力贯穿软骨板，达软骨下的骨组织层，诱发局部骨愈合和类软骨形成反应，当病变范围相对较小时，部分病例可以痊愈；病变范围较大和（或）过度负荷刺激，亦可迁延为慢性骨软骨损伤、剥脱性骨软骨炎及骨性关节炎。典型查体所见为髌骨研磨试验（+）；有摩擦音，但大关节间隙无压痛。继发滑膜炎可出现关节积液，此时浮髌试验（+）。病程长者，有股四头肌萎缩。

（二）慢性骨软骨损伤

除慢性、长期、反复创伤性因素外，先天发育异常、激素失调、内分泌、遗传因素及体质异常均可使微血管血供减少，继而引发缺血坏死，从而导致慢性骨软骨损伤；同时关节滑液成分异常，亦可导致骨软骨营养不良，在轻微外力下发生损伤，并出现临床症状。典型慢性骨软骨损伤见于髌骨骨软化症，其常见病因为外伤、髌股关节发育不良、特发性髌骨软骨软化、剥脱性骨软骨炎和滑膜皱襞。

髌骨骨软化症起始于软骨深层病变，病变进展累及软骨全层及软骨下骨。起病缓慢，运动员多见，最初感膝部隐痛；随病情进展，出现髌骨下极痛或膝前痛，特征为活动时明显，稍加活动后减轻，过量活动后加重；逐渐发展为久坐后、下蹲及下楼活动困难，严重者影响步行、夜间疼痛而影响睡眠和正常生活。查体时，髌骨边缘压痛，伸膝位垂直挤压或侧向推挤髌骨诱发疼痛，或伴摩擦感；单纯骨软骨损伤时，无关节积液，伴滑膜炎时，可有关节积液，积液量多时可出现浮髌试验（+）；病程长者股四头肌萎缩。

（三）剥脱性骨软骨炎

剥脱性骨软骨炎是指外伤后骨软骨骨折或反复轻度外伤导致血供障碍，骨软骨坏死脱落所致；或与细菌栓子或脂肪栓塞终末动脉及家族遗传等有关。脱落碎片可诱发膝关节炎症反应、关节肿胀，关节磨损产生关节炎。本病多发于青少年男性，膝、肘关节常见。膝关节剥脱性骨软骨炎常发生在股骨髁部。按病变进展程度进行病理分期：①Ⅰ期，软骨下骨质坏死，进一步累及软骨，关节软骨的表现是稍变软，失去光泽；②Ⅱ期，关节面的一部分连同软骨下的小片骨松质逐渐缺血而坏死，与周围正常组织分离；③Ⅲ期，再进展为软骨脱落，剥脱处骨质凹陷，底部附有纤维组织，边缘不整，呈火山口样变。

临床表现为关节钝痛、活动后加重，休息后减轻，关节肿胀轻；游离体可导致关节绞锁、血肿和创伤性关节炎。查体可见关节肿胀、积液、压痛、触及包块，活动受限，甚至肌肉萎缩。膝关节 Wilson 征阳性，当膝关节屈曲30°～90°时内旋，胫骨疼痛再发，而外旋时胫骨疼痛缓解，当 Wilson 征由阳性变成阴性时可确定该病痊愈。

三、辅助检查

（一）实验室检查

明确外伤史，关节肿痛及功能障碍，排除其他损伤，关节穿刺或关节镜检查有血性关节积液，并大小不等的油滴，是骨软骨骨折的重要指征；滑液分析有助于排除其他关节疾病。

（二）影像学检查

1. X 线检查　对本类疾病诊断价值有很大局限，因 X 线片不能直接显示骨软骨病变，也常遗漏骨内小病灶或尚未剥离的骨性病灶，不能早期发现病灶。

（1）急性骨软骨骨折：单纯 X 线检查难以发现骨折征象。

（2）髌骨软化症：临床 X 线检查常有不同程度的骨质增生，X 线切线位检查可见髌骨侧倾或半脱位，外侧间隙变窄，髌股关节外侧长期过量的磨损，会造成相应关节软骨下骨硬化，髌骨侧位 X 线片可见"月芽样"骨硬化影。

（3）剥脱性骨软骨炎：典型损伤的 X 线表现为轮廓清晰的局限性软骨下骨质硬化，与周围正常骨质分离。完全剥脱并移位者，在股骨髁可见透亮缺损区，关节腔内可见游离体。X 线检查在本病中较常见。

2. CT 或 MRI 检查　CT 及 MRI 检查可在早期发现关节软骨及软骨下骨质的异常改变，而急性骨软骨骨折患者 MRI 检查是评价骨软骨骨折最佳间接技术。同时，MRI 检查有助于发现关节其他组织病变，如软骨损伤、关节滑液渗出、软骨下骨髓水肿、滑膜炎和半月板或韧带损伤；还可用于排除肿瘤和缺血性骨坏死等。对于关节外伤患者，X 线或 CT 检查除外其他损伤，临床高度怀疑骨软骨损伤患者，可行关节 MRI 检查明确病变。对于剥脱性骨软骨炎患者，MRI 可显示膝关节解剖结构，早期诊断疾病并对其进行分期诊疗。MRI 检查如果存在病变部位及其下骨组织间的高信号亮线，存在囊性区或局灶性关节缺损，表明病变不稳定。

3. 关节镜检查　关节镜检作为一种创伤较小的手术方法，被认为是评价关节软骨的"金标准"。关节镜技术可直接观察骨软骨损伤的部位、大小、严重程度，以及评价关节损伤的进展和发展情况，同时发现合并损伤及相关并发症。但在临床中发现，关节镜检不能检测出未发生大体形态变化的早期骨软骨病变，引起 MRI 与关节镜认识上的差异，这在早期病变中表现尤为突出。

4. 其他检查　超声检查有助于检测关节少量渗出、滑膜增殖、骨赘、炎症反应。

四、诊　　断

骨软骨损伤缺乏特异性症状，诊断多为排除性诊断。根据患者的症状、体征和影像学检查等依据，除外骨折、骨性关节炎及骨坏死等疾病，病变明确诊断借助于关节 MRI 检查。

五、鉴别诊断

1. 骨挫伤　①骨折的一种表现形式，属于比较隐匿的骨损伤。②主要为病变区出血、水肿和微小骨小梁断裂。③ X 线平片检查常无异常改变，很难显示损伤情况，容易漏诊、误诊。④ MRI 检查是明确骨髓水肿最敏感的影像学方法，可以显示早期和轻微的骨髓水肿，对于骨挫伤的确诊有非常大的帮助。

2. 膝关节半月板损伤　①多由旋转外力所致，以内侧半月板后角损伤多见，且以纵行破裂居多。②早期可出现局部肿胀、疼痛、活动障碍；数周后出现膝关节不稳，疲乏无力，甚至关节绞锁与弹响。③膝关节周围或内外侧间隙压痛，麦氏征阳性，强力过伸过屈试验阳性。④ X 线片检查无异常改变，MRI 明确病变情况及病损程度。

3. 关节软骨损伤　①年轻患者通常由创伤引起；老年患者多由退行性因素所致。②临床表现为疼痛、积液及关节活动时机械性症状，在负重或高接触应力活动时加重。③怀疑关节软骨损伤，先行关节 X 线检查除外其他病变，进一步关节 MRI 检查明确病变部位、程度和等级。④Ⅳ级软骨损伤累及软骨下骨，属骨软骨损伤范畴。

4.类风湿关节炎　①多发生在 20 ～ 50 岁，女性多于男性。②大多缓慢起病，少数急性发作，严重者多脏器受累，持续时间长。③受累关节多对称或多发，不侵犯远端指间关节。④关节早期肿胀呈梭形，晚期功能障碍及强直畸形。⑤ X 线检查局部或全身骨质疏松，关节面吸收骨性愈合强直畸形。⑥实验室检查红细胞沉降率加快，类风湿因子阳性。

5.痛风性关节炎　①本病多发于中年以上男性。②常表现为反复发作的急性关节炎，最常累及第 1 跖趾关节和跗骨关节，也可侵犯膝、踝、肘、腕及手关节。③表现为关节红、肿、热和剧烈疼痛。④血尿酸水平多升高，滑液中可查到尿酸盐结晶。⑤慢性者可出现肾损害，在关节周围和耳廓等部位可出现痛风结节。

六、治 疗 策 略

骨软骨损伤的治疗根据引起关节面损伤的病因治疗。临床上对于骨软骨损伤的治疗包括非手术治疗和手术治疗。

（一）非手术治疗

非手术治疗主要是减轻关节负重，方法包括：减轻体重及注意休息，改变生活及活动方式，避免剧烈的体育运动，加强髋关节肌肉训练；矫形器或支具的应用有助于增强治疗效果；口服或外用镇痛抗炎药物和软骨保护剂对患者有益；物理治疗有助于症状的减轻及关节功能的恢复。

剥脱性骨软骨炎的治疗效果依据患者的年龄和受累程度差别较大。骨骺未闭合的儿童期关节剥脱性骨软骨炎通过管型石膏固定等非手术治疗通常可痊愈。对于无关节积液、病变范围 < 2cm 小块软骨剥脱的患者，非手术治疗效果更明显。而症状性骨软骨损伤患者，非手术治疗效果欠佳；青壮年患者，各种非手术治疗预后都不满意。

（二）手术治疗

临床根据手术方式分为姑息性手术和重建手术两种，而两种术式均可通过开放性手术或关节镜技术完成。根据病因及病情分述如下。

1.急性骨软骨骨折　该骨折打开了血管进入软骨面的通道，愈合由排列紊乱、低强度的纤维软骨组织完成，多研究显示该组织多发生退变。对于症状轻、病损 < 2cm 且体重小者，可行关节镜清理；病损 < 2cm、生活能力要求低者可接受磨蚀软骨成形术或微骨折术；对于较大的病损及多处病损，要求高者需行重建手术。重建手术，如自体骨软骨移植，移植物取自同关节非负重区，通过马赛克自体软骨移植术植入缺损区，最大可为 2cm；异体骨软骨移植，需取自新鲜供体组织；自体软骨细胞移植，适用于 3.5 ～ 10cm 大的病损或多个病损。自体软骨细胞移植过程分为两个阶段：首先，关节镜下获取少量关节软骨，体外培养自体软骨细胞；3 ～ 6 周后，通过开放手术将软骨细胞植入缺损处。组织工程化软骨为关节软骨的修复提供了一种新的治疗途径，目前处于前期临床试验；其主要是将软骨细胞、信号刺激及支架材料有机结合，体外培养提高其整体的生物化学与生物机械性能，利用固定技术，从

而长期修复软骨组织损伤。

2. 髌骨软化症　手术治疗分为两个阶段：治疗伸膝装置和髌股关节的力线异常，以及其他畸形；治疗软骨病变。力线异常多导致髌骨的半脱位和脱位。纠正力线异常通常经关节镜或切开经皮下行外侧支持带松解；高位髌骨时，通过切开手术，髌骨止点远侧移位重建髌腱长度与髌骨长度的正常关系。软骨病变的处理需关节镜下行缺损的局部切除连同软骨下骨的钻孔；个别报道内外侧髌骨面切除、胫骨结节前移术；髌骨切除术多作为补救性措施；髌骨表面置换术效果不佳。

3. 剥脱性骨软骨损伤　关节镜技术不仅用于诊断和病情的评估，也可以进行钻孔、穿针固定及游离体的摘除，同时观察病变进展和治疗效果。膝关节剥脱性骨软骨炎手术指征为年龄 > 12 岁，病变损伤直径 > 1cm，涉及负重面的有症状的膝关节。关节软骨完整的病变仅钻孔；分离早期的病变可钻孔，部分病变可穿针固定；软骨分离明显并纤维组织增生者，可去除纤维组织至骨组织出血后，原位钉回骨块；火山口样骨缺损患者，环钻或钻孔打孔，并重新植入及钉住新鲜游离骨块。更大病损的治疗需要骨软骨移植、同种异体移植术和自体软骨细胞移植术。不熟练关节镜技术操作的医生可行关节切开术，且 > 3cm 的缺损或多处病损同时操作时同样适用于关节切开术。

附：诊治流程

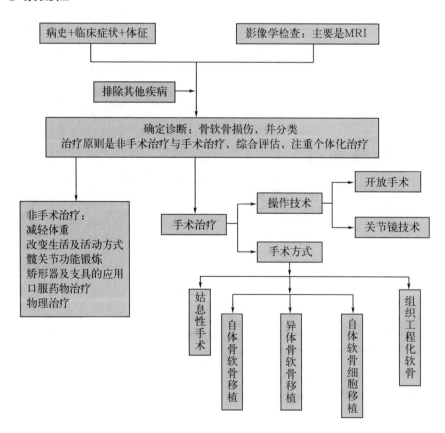

七、典型病例

见图 11-1～图 11-3。

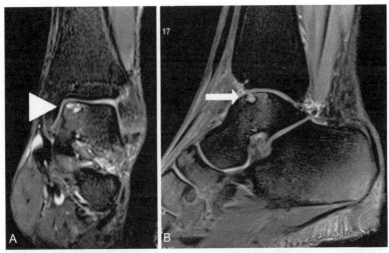

图 11-1　距骨骨软骨损伤

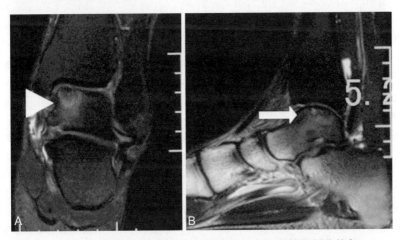

图 11-2　经自体骨髓细胞移植并体外震波术后半年骨软骨损伤修复

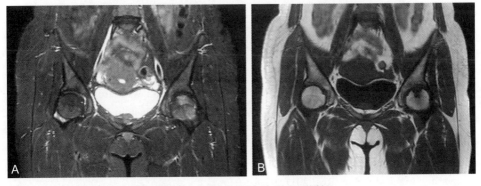

图 11-3　左股骨局灶性骨软骨损伤，经体外震波治疗症状缓解

（刘立华　孙　伟）

主要参考文献

[1] Prince MR, King AH, Stuart MJ, et al. Treatment of Patellofemoral Cartilage Lesions in the Young, Active Patient.The journal of knee surgery, 2015, 28(4):285-295.

[2] Regier M, Petersen JP, Hamurcu A, et al.High incidence of osteochondral lesions after open reduction and internal fixation of displaced ankle fractures:Medium-term follow-up of 100 cases.Injury, 2016, 47(3):757-761.

[3] Ye QB, Wu ZH, Wang YP, et al.Preliminary investigation on the pathogeny, diagnosis and treatment of chondromalacia patella.Zhongguo Yi Xue Ke Xue Yuan Xue Bao, 2001, 23(2):181-183.

[4] Park HW, Lee KB.Comparison of chondral versus osteochondral lesions of the talus after arthroscopic microfracture.Knee Surg Sports Traumatol Arthrosc, 2015, 23(3):860-867.

[5] Kühle J, Südkamp NP, Niemeyer P.Oste-ochondral fractures at the knee joint. Unfallchirurg, 2015, 118(7):621-632；quiz 633-634.

[6] Kühle J, Angele P, Balcarek P, et al.Treatment of osteochondral fractures of the knee:a meta-analysis of available scientific evidence.Int Orthop, 2013, 37(12):2385-2394.

[7] Matsunaga D, Akizuki S, Takizawa T, et al.Repair of articular cartilage and clinical outcome after osteotomy with microfracture or abrasion arthroplasty for medial gonarthrosis. Knee, 2007, 14(6):465-471.

[8] Badekas T, Takvorian M, Souras N.Treatment principles for osteochondral lesions in foot and ankle.Int Orthop, 2013, 37(9):1697-1706.

[9] Harris JD, Brophy RH, Siston RA, et al.Tr-eatment of chondral defects in the athlete's knee.Arthroscopy, 2010, 26(6):841-852.

[10] Ollat D, Lebel B, Thaunat M, et al.Mosaic osteochondral transplantations in the knee joint, midterm results of the SFA multicenter study.Orthop Traumatol Surg Res, 2011, 97(8 Suppl):S160-S166.

[11] Grossman JP, Lyons MC 2nd.A review of oste-ochondral lesions of the talus.Clin Podiatr Med Surg, 2009, 26(2):205-226.

[12] Haene R, Qamirani E, Story RA, et al. Intermediate outcomes of fresh talar osteochondral allografts for treatment of large osteochondral lesions of the talus.J Bone Joint Surg(Am), 2012, 94(12):1105-1110.

[13] Brittberg M, Lindahl A, Nilsson A, et al. Treatment of deep cartilage defects in the knee with autologous chondrocyte transplantation.N Engl J Med, 1994, 331(14):889-895.

[14] Gobbi A, Kon E, Berruto M, et al.Patellofemoral full-thickness chondral defects treated with second-generation autologous chondrocyte implantation:results at 5 years follow-up.Am J Sports Med, 2009, 37(6):1083-1092.

[15] 陈孝平, 汪建平. 外科学（第 8 版）. 北京：人民卫生出版社, 2013.

[16] Özgen A, Taş delen N, F1rat Z.A new MRI gra-ding system for chondromalacia patellae.Acta Radiol.2016: 20.

[17] Mauch F, Ammann B, Kraus M.The role of MRI in dislocations of the patella and other knee pathologies.Unfallchirurg, 2014, 117(3):211-220.

[18] Vijayan S, Bentley G, Rahman J, et al. Revision cartilage cell transplantation for failed autologous chondrocyte transplantation in chronic osteochondral defects of the knee. Bone Joint J, 2014, 96-B(1):54-58.

[19] Capito RM, Spector M.Scaffold-based articul-ar cartilage repair.IEEE Eng Med Biol Mag, 2003, 22(5):42-50.

[20] Griffith JF, Lau DT, Yeung DK, et al.High-resolution MR imaging of talar osteochondral lesions with new classification.Skeletal Radiol, 2012, 41(4):387-399.

[21] Caplan AI.Why are MSCs therapeutic? New data:new insight.J Pathol, 2009, 217(2):318-324.

[22] Lee DA, Noguchi T, Frean SP, et al.The infl-uence of mechanical loading on isolated chondrocytes seeded in agarose constructs. Biorheology, 2000, 37(1-2):149-161.

[23]　Makris EA, et al.Repair and tissue engineering techniques for articular cartilage.Nature Reviews Rheumatology, 2014, 11(1):21-34.

[24]　Talusan PG, Milewski MD, Toy JO, et al. Osteochondritis dissecans of the talus:diagnosis and treatment in athletes.Clin Sports Med, 2014, 33(2):267-284.

[25]　Espinoza C, Ellis HB, Wilson P.Arthroscopic delivery of cancellous tibial autograft for unstable osteochondral lesions in the adolescent knee.Arthrosc Tech, 2014, 3(3):e339-342.

[26]　S Terry Canale, James H Beaty, et al.Campbell's Operative Orthopaedics:4-Volume Set, 12e. ISBN-13:860-1421878340.

[27]　Patil S, Tapasvi SR.Osteochondral autografts. Curr Rev Musculoskelet Med, 2015, 8(4):423-428.

[28]　Winthrop Z, Pinkowsky G, Hennrikus W.Surgical treatment for osteochondritis dessicans of the knee.Curr Rev Musculoskelet Med, 2015, 8(4):467-475.

[29]　Weiss JM, Nikizad H, Shea KG, et al.The Incidence of Surgery in Osteochondritis Dissecans in Children and Adolescents. Orthop J Sports Med, 2016, 16；4(3): 2325967116635515.

[30]　Zelken JA.First-Person Long-term Follow-up Using Autologous Mosaicplasty for Osteochondral Lesion Accompanying Femoral Head Fracture.J Orthop Trauma, 2016, 30(2):e70-e74.

[31]　Ahmad J, Jones K.Comparison of Osteochondral Autografts and Allografts for Treatment of Recurrent or Large Talar Osteochondral Lesions.Foot Ankle Int, 2016, 37(1):40-50.

第12章　股骨髋臼撞击综合征

一、定　义

股骨髋臼撞击综合征(femoroacetabular impingement，FAI) 是 21 世纪初才提出和逐渐被认识的一种髋关节疾病，是股骨近端和髋臼的异常接触应力导致的关节损害，多数情况是因股骨头颈交界区及髋臼缘骨性形态异常所致。临床主要表现髋部和腹股沟区疼痛，治疗可取得良好临床效果。早在 20 世纪初期，股骨和髋臼的撞击现象就已经被注意，但只是将其作为儿童期疾病（主要是股骨头骺滑脱）的后遗症之一。1999 年，Myers 等报道在一些髋臼周围截骨术后的患者中，因股骨头或头颈交界区与髋臼前缘的撞击而产生髋部疼痛，将其定义为股骨髋臼撞击综合征。现主要有两种分型，分别是股骨头颈交界区骨性隆起的凸轮型（cam style）（图 12-1）和髋臼对股骨头的覆盖过大的钳夹型（pincer style）

（图 12-2），两者常常同时存在［混合型（图 12-3）］。Ganz 等提出，FAI 是多数非发育不良性髋关节早期骨关节炎的重要原因。

二、病因与发病机制

各种髋臼和（或）股骨的骨性异常导致髋关节在活动时反复碰撞，从而使髋臼缘的软组织［盂唇和（或）软骨］产生损伤。

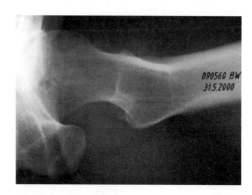

图 12-2　FAI 凸轮型

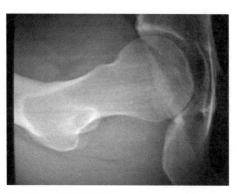

图 12-1　FAI 钳夹型

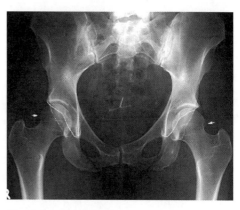

图 12-3　FAI 混合型

但 FAI 患者的盂唇组织没有基质的机械性损伤，而是与慢性退变的过程一致，表现为增厚、组织凌乱，偶见基质囊性变，没有炎性表现。这说明 FAI 是一个慢性、使撞击部位逐渐产生退变反应的过程。FAI 患者的髋臼软骨表面变得粗糙，蛋白多糖含量显著降低，盂唇和关节软骨内的成骨细胞活性增加。现有两种发病机制：凸轮撞击和钳夹撞击。凸轮撞击是因股骨头颈结合部向前外侧的凹度不够而引起，这通常被称作"手枪握把畸形"（图 12-4）或"头倾畸形"（图 12-5）。由于股骨头弯曲半径太大，无法与较小的髋臼半径相匹配，股骨头反复在不匹配的髋臼内活动，剪切盂唇及相邻髋臼软骨，使盂唇与软骨下骨发生剥离。髋臼边缘的前上方能看到这种损伤。儿童股骨头缺血性坏死和股骨头

骨骺滑脱有可能导致上述畸形，但相关病例资料显示绝大多数患者在儿童期并没有髋部病史。钳夹撞击则是由于髋臼对股骨头包纳过多引起，股骨颈与盂唇在正常髋部活动时即产生接触。最终盂唇发生破坏，但关节软骨的破损最初还是局限在髋臼边缘。由于反复微小损伤刺激，髋臼基底部可能出现异位成骨。钳夹撞击有可能是髋部发育不良或髋臼周围截骨过度所致，但最常见的原因是髋臼后倾导致的前方撞击或髋臼内陷引起的全股骨头撞击。虽然股骨头颈结合部与髋臼边缘在正常髋关节活动范围突然增大时也可能发生撞击，但这种情况通常还是发生在髋关节形态异常的基础上。相当大比例的病例中，凸轮撞击与钳夹撞击两种形式并存，但合并的畸形究竟能引起关节内软骨破坏到何种程度，目前尚不可知。

三、临床表现

FAI 患者的年龄多在 25～50 岁，典型主诉为髋部和腹股沟区疼痛。隐匿性起病，可以因轻微外伤引发，但也有很多患者无特殊诱因。早期，疼痛间歇发作，可因体力劳动或体育活动加剧，所以常被误诊为髋部或腹股沟软组织疾病。有时伴有腰背部、骶髂关节、臀部或股骨大粗隆处疼痛，但疼痛一般不低于膝关节平面。疼痛也可以因久坐而引发。盂唇撕裂引起的典型疼痛部位在腹股沟区，患者会有髋关节绞锁、弹响和不稳定感，有时引起所谓的"死腿征（dead-leg sign）"，即在改变体位（如久坐站立或转身等）时髋关节出现较重的疼痛或绞锁，但片刻活动后恢复正常。病史较长者诉有关节僵硬、乏力和活动度下降等。髋关节一般无肿胀，部分患者可有腹股沟区或髋关节周围压痛，髋关

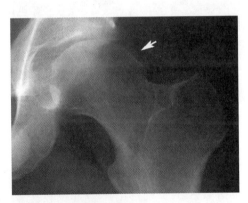

图 12-4　手枪握把畸形

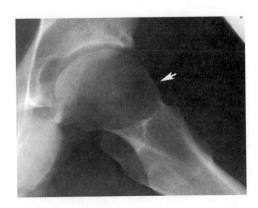

图 12-5　头倾畸形

节的屈曲、内旋和内收不同程度受限。撞击试验，又称激发试验，是 FAI 患者阳性率最高和最重要的体征。髋关节撞击试验包括屈曲内收内旋（flexion，adduction and internal rotation，FADIR）（图 12-6）和屈曲外展外旋（flexion，abduction and external roation，FABER）（图 12-7）。检查方法：患者仰卧，检查者将患髋内收、屈曲至 90°，同时内旋；或将患髋外展、屈曲至 90°，同时外旋。上述动作使股骨头颈部与髋臼缘接触，出现髋关节或腹股沟区疼痛或卡压症状阳性。若撞击发生在较少见的髋臼后下方，后方撞击试验（仰卧位，患肢从床缘自由垂下，后伸并外旋髋关节）呈阳性。McCarthy 试验：髋关节屈曲，在内旋位或外旋位将髋关节快速伸直，出现疼痛者为阳性（图 12-8，图 12-9）。

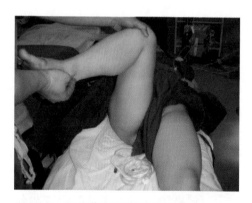

图 12-6　髋关节撞击试验 FADIR 位

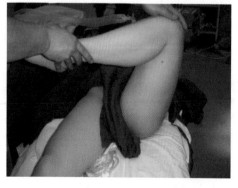

图 12-7　髋关节撞击试验 FABER 位

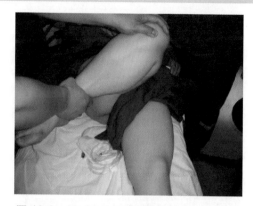

图 12-8　McCarthy 试验内旋位

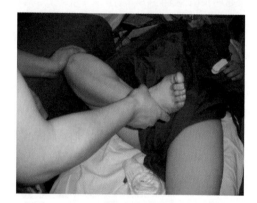

图 12-9　McCarthy 试验外旋位

四、辅助检查

（一）X 线检查

凸轮撞击的特征是股骨头失去圆隆的球形外观。由于畸形的典型部位在头颈结合部的前外侧，所以在骨盆前后位片或髋部侧位片上可能难以发现异常。这时需要拍摄仰穿桌侧位片（图 12-10），也可以拍摄 Dunn 位 X 线片（图 12-11）。Notzli 等通过测量将 α 角 > 50°定义为异常（指股骨颈轴线与头颈结合部移出股骨头半径曲线点所成角度）。Meyer 等对 4 种不同的侧位 X 线投照方法显示股骨头变形的效果进行比较，结果发现改良 Dunn 位（髋前后位时处于旋转中立位：屈曲 45°，外展 20°）最为敏感。仰卧水平投照侧位片（髋内旋 10°），以及标准 Dunn 位（髋前后位时处于旋转中立位：90°屈曲，20°外展）的效果也很满意。当患者被怀疑为钳夹撞击时，对髋臼后倾或髋臼内陷最有参考价值的检查是前后位骨盆片。在评估与钳夹撞击有关的放射学指征时，必须考虑骨盆位置是否正确：尾骨与耻骨联合对齐；骨盆处于屈伸中立位（耻骨联合上缘与骶尾联合之间距离分别为男性 32mm，女性 47mm）。具备下列 3 项指征之一可诊断为后倾髋臼：髋臼前壁影越过后壁（cross-over sign）（图 12-12）；股骨头中心位于后壁外侧（posterior sign）；前后位片上坐骨棘突入盆腔（ischial sign）。前后位片上髋臼内陷的指征是髋臼内壁与髂坐线重叠或位于其内侧；而髋臼前突代表更严重的髋臼内陷，指征是股骨头越过髂坐线。

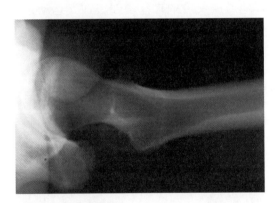

图 12-10 穿桌位片

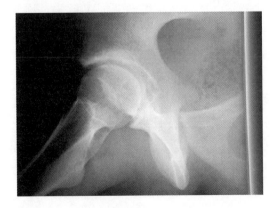

图 12-11 标准 Dunn 片

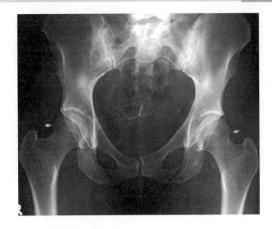

图 12-12 Cross-over 征

（二）MRI 和 MRA 检查

常规 MRI 可以发现股骨头颈部的形态改变、髋臼缘钙化、关节内积液等病变，使用特殊序列可以发现关节软骨的损伤。盂唇损伤的 MRI 表现包括盂唇增厚、不规则变薄或失去正常三角形的形态、T_1 像盂唇高信号或附着点剥离等，但是常规 MRI 对盂唇损伤的诊断并不十分敏感。关节内注射对照剂（常用为钆剂）后的磁共振扫描（MR arthrography，MRA）是检测 FAI 关节软骨和骨性异常的改良和补充，可显著提高诊断盂唇损伤的特异性和敏感性。软骨缺损或盂唇撕裂在 MRA 上会显示造影剂渗入，在轴斜位和冠斜位上更易观察。轴斜位和冠斜位序列还有助于对股骨颈前部前倾角度、偏心距和 α 角进行精确的测量（图 12-13）。但是 James 等报道，使用特殊的扫描条件，非造影 MRI 对盂唇和关节软骨损伤同样有很高的检出率。所以是否必须注射对照剂才能对 FAI 做出准确诊断尚需进一步论证。

（三）CT 检查

CT 检查可以更清晰地显示髋臼和股骨近端的骨性形态异常，在通过股骨颈中

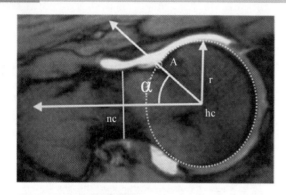

图 12-13　α 角的测量

心的轴斜位图像上可以进行 α 角的测量，FAI 患者的 α 角显著增大。三维 CT 对股骨颈轴线的测量较二维 CT 的准确度大幅提高，可以更直观地测量头颈交界区的前方和后方切迹。另外，术前的三维 CT 可以确定骨性异常的范围，有助于计划术中需要切除的骨量。

五、鉴别诊断

（一）关节外病变

1. **转子滑囊炎**　该病是成人髋关节疼痛的常见病因之一。症状由机械因素引起，通过触摸大转子侧面很容易复制症状。相关症状包括局部放射性疼痛、烧灼感、晚间难以躺于患侧。非手术治疗绝大多数有效。

2. **椎管狭窄**　对于中老年患者，如果患者髋部疼痛，而髋关节查体正常，影像学未见明显病变，则应考虑椎管狭窄。表现为髋部间断疼痛（常在行走时或腰部过伸时加重），患侧下肢麻木，打软腿，很少出现椎间盘突出引起的皮肤疼痛分布；常描述疼痛在腰椎屈曲时可缓解。辅助检查包括 X 线片及 CT 扫描。

3. **髋关节弹响与梨状肌综合征**　髋关节弹响患者诉说在特定范围活动时可产生弹跳感或弹响，常出现于髋关节前部。检查者常在体检时复制出来，并可触摸到。髂腰滑囊成像常能够明确诊断。梨状肌综合征可产生疼痛或烧灼感，位于臀部，与梨状肌走行一致。如果坐骨神经走行于肌腱下方，则该神经可受到刺激。

4. **髂胫束摩擦症**　髂胫束摩擦症常见于活动量大的患者，特别是年轻的跑步运动者。他们常诉说疼痛位于股骨远端外侧，可伴放射痛，与运动相关。Ober 征有助于诊断髋关节周围非骨病因素。

此外，肾盂肾炎、卵巢囊肿、疝气、纤维肌炎等不典型疼痛也会使患者以髋关节疼痛就诊。

（二）关节内病变

1. **盂唇病变**　盂唇病变所致的疼痛与其他原因所致的疼痛类似，加大运动量后加重，特别是屈曲和扭转运动。盂唇病变常见于有髋关节发育不良的年轻患者。如果症状持续时间较长，则很难与髋关节撞击症相鉴别。X 线片可能显示轻度髋臼发育不良，关节内增强 MRI 能够明确诊断。

2. **骨关节炎**　往往是 FAI 高龄患者的最终病理改变，但在年轻患者中也会遇到。患者常诉与髋关节活动相关的疼痛，如行走或穿鞋袜。关节活动度下降，以及行走时关节捻发感。放射学特征包括非对称性关节间隙狭窄、硬化、软骨下骨囊性变、关节周围骨赘形成。

3. **炎性关节病**　包括类风湿关节炎、系统性红斑狼疮、银屑病关节炎、强直性脊柱炎和其他数十种炎性、晶体相关的及自身免疫疾病所致的关节病变。这些患者常表现为多关节的炎性症状，在急性期需要首先排除关节感染。这类疾病同样伴有关节僵硬。放射学改变包括对称性关节间隙狭窄，囊性变，骨质稀疏，有时有关节周围增生。

4. 股骨头坏死　患者往往有酗酒，服用激素等相关病史，临床表现为髋部锐痛，休息或轻微活动时常见、运动后加重。放射学检查尤其是 MRI 检查是诊断的"金标准"，对早期诊断也具有重要意义。由于50% 以上的患者双侧受累，在筛查时进行双侧髋关节 MRI 扫描很有必要。15% 的股骨头坏死患者其他关节也受累，故对其他关节症状的询问也很重要，踝关节、膝关节、肩关节也是常见受累部位。

六、典型病例

30 岁女性患者，职业是商店售货员，髋部间歇性疼痛近 10 年，一直没有就医。然而，6 个月前髋部疼痛加重，并且出现步态失常。患者就医的主诉是髋部疼痛和步态失常。患者的运动史和家族史没有异常情况，也没有先天性髋关节脱位或其他特异的外伤史。体格检查显示：右髋关节跛行步态，并且有内旋和屈曲受限，患者不能远距离行走，Harris 评分 80 分。X 线片下可见：受累的髋关节间隙没有缩窄，髋关节 CE 角为 33°，sharp 角为 42°，所以髋臼发育畸形可排除。股骨头呈球形，无畸形，α 角和头颈偏移比率在正常范围内，但在髋臼前外侧边缘有骨性的凸出。MRI 检查未发现股骨头坏死，关节积液，或是明显的髋臼盂撕裂等病理表现。CT 三维重建下可清楚显现髋臼前外侧边缘的骨性凸出物。随后的关节镜检查中，股骨头侧和髋臼侧的软骨均没有发生退行性变，但在前外侧骨性突出物部位的髋臼盂边缘发生了退行性变。鉴于关节镜下很难完全切除骨赘，医生选择经前入路切口将

骨赘切除同时保留了其周围的髋臼盂。虽然骨赘的嵌入导致其下方的髋臼盂发生轻微撕裂，但由于撕裂长度 < 5mm，未予以修复。术后第 3 天，根据疼痛的严重程度，可以在扶拐下负重行走以锻炼和恢复髋部的活动度。术后 2 个月，疼痛已经完全解决，该患者可以在无任何辅助下正常行走。术后 6 个月，髋关节活动度已经恢复到和对侧同一水平。术后 8 个月，Harris 评分恢复到 100 分。

七、治 疗 策 略

（一）非手术治疗

股骨髋臼撞击症患者的症状通常没有需要行关节置换的患者严重，但延迟手术可能导致不可逆转的软骨损害。所有患者在发病的早期都可以尝试非手术治疗，方法包括：改变运动方式，避免超范围的关节活动和减少运动量，以降低股骨 - 髋臼间撞击的频率和强度；使用非甾体类抗炎镇痛药物；有针对性的物理康复锻炼等。非手术治疗方法可以缓解疼痛，但对于FAI 病因的去除没有帮助。

（二）开放性髋部手术

开放性髋部手术（图 12-14）适应证为：①凸轮撞击，可合并股骨近端畸形；②钳夹撞击合并凸轮畸形；③凸轮撞击，关节间隙狭窄至 1mm，可施行关节成形术。股骨头脱位能彻底显露股骨头颈结合部及髋臼边缘。手术脱位技术是由为治疗髋关节内病变改进而来。应用此技术能保护股骨头血供并避免股骨头坏死发生。简略来说，患者取侧卧位，切口以大转子为中心，略微向后成角。游离髂胫束并标记臀中肌、

臀小肌后方边界。行转子斜向截骨术，骨块保留部分臀中肌附着处，保留骨外侧肌附着于转子骨块上。截骨术必须位于关节囊及梨状窝外侧，以避免破坏局部血供。转子斜向截骨术向前倾斜，股骨头也向前方脱位，彻底显露股骨头。

该方法能为观察髋关节提供一个360°的全方位视角，可明确撞击部位及关节盂唇和关节软骨的任何损伤，手术彻底，早、中期临床随访也取得了满意的疗效。Beck 等报道 19 例 FAI 患者平均随访4.7 年（4～5.2 年），14 例均取得优良的结果；另 5 例由于伴有明显的髋关节退变而效果较差，术后平均 3.1 年行关节置换术。Spencer 等报道 19 例 FAI 患者随访 12个月，无股骨头缺血性坏死发生，所有的大粗隆截骨均愈合，髋关节功能和疼痛得到明显改善。Beaule 等对 34 例（37 髋）Cam 凸轮型 FAI 患者随访 3.1 年，骨性关节炎 WOMAC 指数、髋关节 UCLA 功能、SF-12 精神因素等生活质量量表评分均有显著提高，能够明显改善患者的生活质量。髋关节切开外科脱位、股骨头颈成形术是安全有效的方法。但是，该手术创伤较大，本质上可能延迟或阻碍年轻患者尤其是运动员功能的恢复。

（三）髋臼周围截骨术

适应证是髋臼后倾合并后壁征。髋臼后倾的原因是整个髋臼外旋，这样会导致股骨头前部被髋臼覆盖过多，而后部则覆盖不足。髋部前后关系的改变导致后壁征，这种畸形可通过髋臼周围截骨来矫正。该技术还可用于治疗后倾髋臼合并髋部发育不良。施行该手术的前提条件是髋臼前上方的软骨保持完整，否则髋臼负重区发生偏移，容易导致创伤性关节炎。Siebenrock等（2003 年）报道了通过髋臼周围截骨术

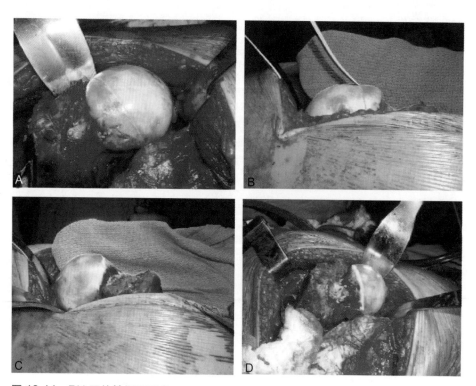

图 12-14　FAI 开放性切开手术

治疗 29 例髋臼后倾引起的股骨髋臼撞击症的疗效（其中 26 例还另外进行了前方髋关节囊切开术以矫正股骨头颈结合部的畸形），26 例获得优良结果，术后 Merled Aubign 平均得分从 14.0 分提高到 16.9 分。对于前壁相对突出导致的钳夹撞击、无后壁征者最好进行髋臼边缘局部削除，而对于髋臼内陷则需要全髋臼边缘切削。以上两种术式最好都在切开、手术脱位股骨头之后进行。

（四）髋关节镜联合前部小切口关节囊切开术

Clohisy 等介绍了关节镜结合有限切开的方法治疗 FAI。首先通过关节镜探查髋关节，并完成部分骨结构成型和髋臼盂唇、关节软骨损伤，然后行前方切口（长 8 ~ 12cm）经 Smith-Peterson 间隙到达髋关节前部、股骨头颈的前外侧和髋臼缘，旋转下肢扩大手术视野，完成关节镜下难以处理的骨成形和盂唇重新固定等。Zebala 等采用该方法治疗 24 例 FAI 患者，随访 1.5 年，23 例患者的临床和放射学疗效优良。髋臼盂唇在承重和关节稳定中起着重要作用，关节盂唇的恰当处理已引起重视。Espinosa 等对 52 例（60 髋）FAI 患者行髋关节切开外科脱位手术，其中 35 髋盂唇重新复位固定，25 髋盂唇切除，术后随访 2 年，前者临床和放射学结果优于后者。推荐尽可能将撕裂盂唇的完整部分重新固定，以增加髋关节总体的完整性。另外，股骨头颈部骨质切除的范围目前没有相关的临床经验报道。Mardones 等标本研究提示，头颈交界处的外上方切除范围小于股骨颈直径 30%，对股骨近端的承重能力影响不明显。术中可使用关节置换术的模板测试股骨头不圆区域，结合透视来确定切除的深度和宽度，术后保护性负重以减少股骨颈骨折的发生率。

（五）髋关节镜

髋关节镜手术（图 12-15）适应证包括：①无股骨近端畸形的轮凸撞击；②有或无轮凸畸形的髋臼后倾。关节镜无疑对患者有相当吸引力，切口小、恢复时间快、病残率低。目前髋关节镜可分为两种入路：中央间室及周围间室。中央间室包括盂唇及其内侧结构，周围间室包括关节囊内所有盂唇外侧结构及头颈结合部。典型中央间室入路需要通过牵引进行，可检查盂唇有无撕裂及能否进行清理，也可切除剥脱的关节软骨。放松牵引后可通过前外侧进入外周间室，部分切开关节囊并以器械矫正头颈结合部畸形。对更晚期的骨性关节炎患者，可以切除周同骨赘。但外周间室入路视野受限，治疗可能不彻底，导致因盂唇边缘切除不足或头颈结合骨质切除过多继发骨折等并发症。神经血管损伤较罕见，与入路（前外侧通道可损伤臀上神经，前通道可损伤股外侧皮神经和股神经）或牵引（可损伤坐骨神经和阴部神经）有关。关节镜治疗股骨髋臼撞击症也有其局限性，由于髋关节间隙局限，关节镜的操作空间有限，因此，关节镜在处理包容性 Pincer 钳夹撞击、盂唇的修复固定和潜在的软骨损伤的清理和修复可能存在一定的困难。Sussmann 等在新鲜冷冻骨盆标本上比较关节镜和髋关节切开外科脱位手术的精确度和准确性，发现两种方法在骨切除的量、切除深度和宽度无显著差异，但关节镜手术只能切除预定范围的下限，外科脱位手术组可达到预定范围的上限。但随着相关临床经验和技术培训的积累，应用关节镜治疗股骨髋臼撞击症的比例会逐渐增加。

第
一
部
分

常
见
疾
病
的
诊
疗
策
略

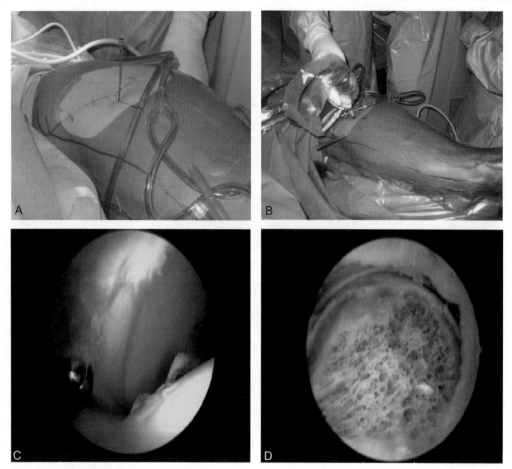

图 12-15　髋关节镜手术

附：诊治流程

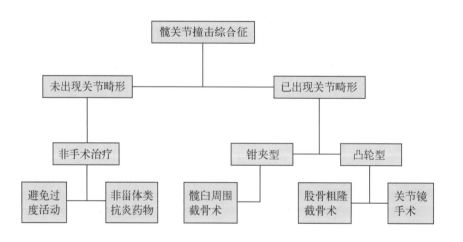

（韩　钧　李子荣）

主要参考文献

[1] MN, SP.The classic:treatment of mahm coxae senilis, old slipped upper femoral epiphysis, intrapelvic protrusion of acetabulum, and COXa plana by means of acetabuloplasty. Clinical orthopaedics and related research, 2009, 467:608-615.

[2] Shindle MK VJ, Nho SJ, et al.Arthroscopie management of labnd tears in the hip.Bone Joint Surg Am, 2008, 90:2-19.

[3] Michael J, Keogh MEB.A Review of Femoroacetabular Impingement in Athletes. Sports Metí, 2008:38.

[4] Ganz R, Parvizi J, Beck M, et al.Femoroacetabular impingement:a cause for osteoarthritis of the hip.Clinical orthopaedics and related research, 2003(417):112-120.

[5] Ito K, Leunig M, Ganz R.Histopathologic Features of the Acetabular Labrum in Femoroacetabular Impingement.Clinical orthopaedics and related research, 2004, 429:262-271.

[6] Shore BJ, Novais EN, Millis MB, et al.Low early failure rates using a surgical dislocation approach in healed Legg-Calve-Perthes disease.Clinical orthopaedics and related research, 2012, 470(9):2441-2449.

[7] Shearer DW, Kramer J, Bozic KJ, et al.Is hip arthroscopy cost-effective for femoroacetabular impingement?.Clinical orthopaedics and related research, 2012, 470(4):1079-1089.

[8] Rupp R, Duggan B.Peripheral versus central compartment starting point in hip arthroscopy for femoroacetabular impingement. Orthopedics, 2012, 35(2):e148-e153.

[9] Frank M, Klenke M, PhDKlaus A.Siebenrock M.Pathomorphology and Treatment of Femoroacetabular Impingement.AAOS Instructional Course Lectures, 2012:61.

[10] Philippon MJ, Maxwell RB, Johnston TL, et al.Clinical presentation of femoroacetabular impingement.Knee surgery, sports traumatology, arthroscopy :official journal of the ESSKA, 2007, 15(8):1041-1047.

[11] Weir A, de Vos RJ, Moen M, et al.Prevalence of radiological signs of femoroacetabular impingement in patients presenting with long-standing adductor-related groin pain.British journal of sports medicine, 2011, 45(1):6-9.

[12] Miguel OF, Cabrita HB, Rodrigues MB, et al.A comparative radiographic investigation of femoroacetabular impingement in young patients with and without hip pain.Clinics, 2012, 67(5):463-467.

[13] Kalberer F, Sierra RJ, Madan SS, et al.Ischial spine projection into the pelvis :a new sign for acetabular retroversion.Clinical orthopaedics and related research, 2008, 466(3):677-683.

[14] Reiman MP GA, Cook CE, et al.Diagnostic accuracy of clinical tests for the diagnosis of hip femoroacetabular impingement/labral tear:a systematic review with meta-analysis. British journal of sports medicine, 2015, 49(811).

[15] Michael K.Shindle M, lif Foo, et al.Jay khanna, MD, benjamin g.Domb, MD, adam farber, MD, tony wanich, MD, and hollis g.Potter, MD.Magnetic Resonance Imaging of Cartilage in the Athlete:Current Techniques and Spectrum of Disease.The Journal Of Bone And Joint Surgery, 2006:27.

[16] Mintz DN, Hooper T, Connell D, et al. Magnetic resonance imaging of the hip:detection of labral and chondral abnormalities using noncontrast imaging.Arthroscopy :the journal of arthroscopic & related surgery :official publication of the Arthroscopy Association of North America and the International Arthroscopy Association, 2005, 21(4):385-393.

[17] HP Nötzli TFW, CH Stoecklin, MR Schmid, et al The contour of the femoral head-neck junction as a predictor for the risk of anterior impingement The contour of the femoral head-neck junction as a predictor for the risk of anterior impingement.The Journal of bone and joint surgery American volume, 2002:94.

[18] James SL, Ali K, Malara F, et al.MRI findings of femoroacetabular impingement.AJR

American journal of roentgenology.2006, 187(6):1412-1419.

[19] Beaule P, Zaragoza E, Motamedi K, et al. Three-dimensional computed tomography of the hip in the assessment of femoroacetabular impingement.Journal of Orthopaedic Research.2005, 23(6):1286-1292.

[20] Hirosuke Endoa TN, Shigeru Mitanic, Ryuichi Nakaharab, et al.Operative Treatment for Pincer Type Femoroacetabular Impingement:A Case Report.Acta Med Okayama, 2010, 64:149-154.

[21] Clohisy JC, St John LC, Schutz AL.Surgical treatment of femoroacetabular impingement:a systematic review of the literature.Clinical orthopaedics and related research, 2010, 468(2):555-564.

[22] Beaule PE, Le Duff MJ, Zaragoza E.Quality of life following femoral head-neck osteochondroplasty for femoroacetabular impingement.The Journal of bone and joint surgery American volume, 2007, 89(4):773-779.

[23] Beck MLM, Parvizi J, et al.Anterior femoro-acetabular impingement:part II Midterm results of surgical treatment.Clinical orthopaedics and related research, 2004:67-73.

[24] Spencer S MM.Early results of treatment of hip impingement syndrome in slipped capital femoral epiphysis and pistol grip deformity of the femoral head-neck junction using the surgical dislocation technique.Journal of pediatric orthopedics, 2006, 26:281-285.

[25] Larson CM, Giveans MR.Arthroscopic management of femoroacetabular impinge-ment:early outcomes measures.Arthroscopy :the journal of arthroscopic & related surgery :official publication of the Arthroscopy Association of North America and the International Arthroscopy Association, 2008, 24(5):540-546.

[26] Ehud, Rath MD, OTMa OLM.Hip Arthroscopy: An Emerging Technique and Indications. 2012:14.

[27] JT, CJM.Treatment of anterior femoroacetab-ular impingement with combined hip arthroecopy and limited anterior decompression.Iowa Orthop J, 2005, 25:164-171.

[28] Lukas P, Zebala MD, PLS, MD, et al.Anterior femoroacetabular impingement:A diverse disease with evolving treatment options.The Iowa Orthopaedic Journal, 2007, 27:71-81.

[29] EspinosaN, RothentluhDA, BeckM, et al. Treatment of remoteacetahnlar impingement: preliminary results oflabral refrlation.The Journal of bone and joint surgery American volume, 2006, 88:925-935.

[30] al MRGCCQe.Surgical treatment of femoroae-etabular impingement:evaluation ofthe effect of the size of the resection.The Journal of bone and joint surgery American volume, 2006, 88:84-91.

[31] Hartmann A, Gunther KP.Arthroscopically assisted anterior decompression for femor-oacetabular impingement:technique and early clinical results.Arch Orthop Trauma Surg, 2009, 129(8):1001-1009.

[32] Ilizaliturri VM Jr.Complications of arthrosco-pic femoroacetabular impingement treatment:a review.Clinical orthopaedics and related research, 2009, 467(3):760-768.

[33] AMalviya, GH Stafford, Villar RN.Impact of arthroscopy of the hip for femoroacetabular impingement on quality of life at a mean follow-up of 3.2 years.2011.

[34] Ipach I, Mittag F, Syha R, et al.Indications for total hip arthroplasty in young adults-idiopathic osteoarthritis seems to be overestimated.RoFo :Fortschritte auf dem Gebiete der Rontgenstrahlen und der Nuklearmedizin, 2012, 184(3):239-247.

[35] Sussmann PS, Ranawat AS, Lipman J, et al. Arthroscopic versus open osteoplasty of the head-neck junction:a cadaveric investigation. Arthroscopy :the journal of arthroscopic & related surgery:official publication of the Arthroscopy Association of North America and the International Arthroscopy Association, 2007, 23(12):1257-1264.

第13章 膝关节自发性骨坏死

一、定 义

膝关节骨坏死是仅次于股骨头坏死的骨坏死疾病，膝关节自发性骨坏死（spontaneous osteonecrosis of the knee, SONK）由 Ahlback 在 1968 年作为一个独立的疾病进行了描述，也称膝关节特发性骨坏死（idiopathic osteonecrosis of knee）或膝关节原发性骨坏死（primary osteonecrosis of the knee），是一种原因不明的局部骨坏死疾病，较多发于股骨内侧髁的软骨下骨骺部，有时也见于股骨外侧髁、胫骨平台和髌骨。好发于年龄在 55 岁以上的中老年人群，男女发病率比例为 1 : 3，根据 Pape 等的试验调查，在具有潜在内侧半月板症状的群体中，50 岁以上人群的发病率为 3.4%，而 65 岁以上人群的发病率则达到 9.4%。可见，此病应引起我们足够的重视。

二、病因与发病机制

目前，学界未发现导致 SONK 的明确病因。与继发性膝关节骨坏死不同，SONK 患者并没有确切的饮用酒精或是服用激素类药物的既往史。目前，关于 SONK 发病机制有两大学说，第一种是应力源性理论，认为患者在受到轻微外力或患有骨质疏松的情况下导致了软骨下微骨折，关节液顺势进入骨折处引起了水肿和炎症，从而导致骨坏死。第二种是血管源性理论，该理论认为供应膝关节的血流闭塞，引起骨内微循环改变，血管闭塞的原因有血管发育畸形、血栓栓塞等。供血不足引起了负重区域的水肿，并使封闭的骨内间室产生高压，而且随着骨坏死的出现将导致髓内压进一步增高，从而进一步压迫血管导致恶性循环。而 Reddy 和 Frederick 的一项研究表明，股骨内侧髁软骨下骨的供血血管更容易受到创伤和其他引起骨坏死发生因素的影响，而导致局部血供障碍，发生骨坏死，这也是 SONK 好发于股骨内侧髁的原因。但是也有些学者对 SONK 这个疾病概念存在质疑，Kidwai 等提出自发性膝关节坏死是否真的存在，回答只能是可能，但远远少于以前认为的数量。他认为自发性坏死与软骨下微细骨折是两种疾病，它们都是软骨下骨改变的一种类型，大部分所认为的膝关节自发性骨坏死其实是软骨下骨折。所以软骨下微骨折并不一定都会引起 SONK，据此可认为两种理论相互补充，最终结果是引起骨微循环障碍导致 SONK。

还有学者认为，负重区的半月板损伤也是致病因素，由于半月板的负重缓冲作用减弱，软骨下骨质无法缓冲关节面负重，同时，软骨下骨比软骨更易受应力的影响，从而引起微骨折和血管功能障碍。学界有一种观点是关节镜手术可以增加患者发生 SONK 的概率，因为手术可以改变关节面机械应力线的方向，从而增加关节面负重区的负荷，甚至直接切除半月板，从而使软骨下骨直接暴露在负荷压力之下。但是还有学者认为，单纯关节镜手术并不是 SONK 的危险因素，因为相比大基数的关节镜手术量，报道的个例数量相对较少。Pape 等挑选了 176 例年龄在 50 岁以上并且疑似有半月板疾病的患者，用 MRI 检查出 6 例患者是 SONK，10 例患者为一过性骨髓水肿（bone marrow edema，BME）。6 例 SONK 患者中的 5 例患者做了膝关节镜下清理术，对 160 例患者中的 104 例患者做了关节镜下的半月板或软骨病灶切除术。结果发现，5 例 SONK 患者膝关节镜手术后，坏死病灶进一步恶化，而 104 例非 SONK 患者膝关节镜手术后，预后良好，并对 104 例中的 58 名患者做了至少 6 个月的随访调查，并没有发生 SONK 的迹象。所以，Pape 等认为 SONK 患者做关节镜手术会促进病灶的进一步恶化。

综上所述，对于自发性膝关节骨坏死的原因及发病机制，应力改变引起的微骨折理论和缺血理论都有各自的支持证据。但都处于假说阶段，都不能完整解释膝关节坏死的发生。因此对于膝关节坏死的确切病因及发病机制需要继续探讨，以便指导早期干预治疗，延缓病变进展。

三、临床表现

主要见于 55 岁以上的中老年女性，男女比例为 1 : 3，肥胖人群多发。常见症状是患者突发膝关节内侧剧烈疼痛，负重可加重，休息后缓解，但常有夜间痛。患者能清楚记得首次发病的具体时间和引发动作。常见体征是患膝受累处压痛、肿胀、积液、不同程度的活动受限，一般无关节不稳。单侧损伤多于双侧，损伤部位多局限在内侧股骨髁或胫骨平台，偶发股骨髁间，非负重区少见。

四、辅 助 检 查

（一）X 线检查

膝关节 X 线片是主要的检查方法。当怀疑膝关节骨坏死时应立即摄膝关节正、侧位 X 线片，必要时加摄髌骨轴位 X 线片，有助于发现股骨内侧髁和髌骨的病变。但在膝关节骨坏死早期数月内，X 线检查常常正常。当病情进展到一定程度时，X 线片显示患侧股骨髁负重区稍变扁平，软骨下骨有坏死透亮区，周围有硬化带包绕。随着骨坏死继续进展，硬化带增厚，软骨下骨进一步塌陷。至晚期，骨破坏加重继发膝关节骨关节炎，表现为边缘骨赘形成、关节间隙狭窄、硬化等改变，同时对侧关节面也发生退行性改变。在 X 线片上可测量坏死区的大小，在正位 X 线片上坏死区最大直径和股骨髁最大径比值可作为测量坏死区大小的一个指标。Lotke 等提出坏死区最大径与所在股骨髁最大径比值大小可判断疾病的预后，比值 > 50% 者预后较差。Nakayama 认为，FTA 角 > 180°的患者病情容易恶化，预后不良。

（二）CT 检查

同 X 线检查一样，CT 检查同样对早期发现骨坏死缺乏灵敏度，对早期膝关节骨坏死诊断价值有限，而且费用较高，放射线暴露，因此，不主张将 CT 检查用于早期对高危人群的动态监测、筛查和诊断膝关节骨坏死。但是，CT 检查在确定股骨髁关节面塌陷、软骨下骨骨折等骨性结构改变方面要优于其他检查方法。根据 X 线和 CT 表现，Koshino 将膝关节自发性骨坏死分为 4 期（图 13-1）。① I 期，X 线和 CT 表现正常，伴有疼痛，MRI 检查可以发现软骨下病灶；② II 期，X 线和 CT 检查可见病变部位股骨髁轻度变扁平，可见低密度椭圆形透亮区，不结合临床病史或 MRI 易漏诊；③ III 期，X 线和 CT 检查可见软骨下骨塌陷囊性变，周围有硬化带，此期病变较为典型；④ IV 期，X 线和 CT 下可见继发性骨关节炎，可见到骨赘形成。

（三）MRI 检查

MRI 是诊断 SONK 最主要的方法，可以比 X 线更早发现早期病灶，并且显示骨坏死的范围较 X 线和 CT 更广泛（图 13-2）。有很多学者推荐将 MRI 作为高危人群的筛查方法，因为 MRI 可以对半月板的病理、病灶的大小及骨髓活性做出评价。MRI 早期诊断 SONK 需要满足 3 条标准：①软骨下骨在 T_2 加权像上显现低信号的影像。②骨关节表面轮廓有凹陷。③在受累髁突的深部要有低信号线。根据 SONK 的病

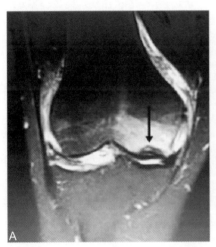

I 期

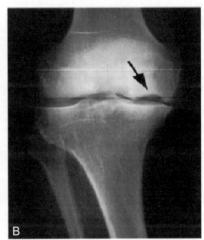

II 期

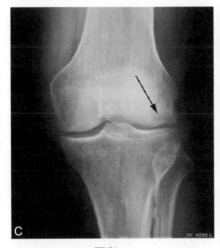

III 期

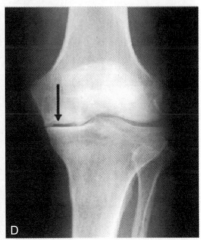

IV 期

图 13-1　Koshino 的分期

理过程，在不同阶段的 MRI 显像表现如下：早期缺血阶段，局部骨髓内水分增加，T_1WI 上信号降低，T_2WI 上信号升高，病灶紧靠股骨髁承重关节面软骨下，边缘模糊，而相应软骨完整；坏死早期病灶形态呈类椭圆形、不规则或地图形，信号不均匀，边界逐渐清晰，部分病例出现双边征或三边征，T_2WI 低信号边缘对应 X 线片和 CT 上的硬化带，高信号边缘可为水肿或肉芽组织等，覆盖病灶上的软骨层完整或基本完好；坏死后期病灶塌陷，覆盖其上的软骨凹陷或剥脱，病灶内和周围骨质以硬化为主。病变的分期对判断预后很重要，确诊时病变的分期越早，患者的预后就越好。

结合 X 线与 CT 分级，把膝关节自发性骨坏死 MRI 的影像表现分为 4 期。① I 期，表现为斑片状长 T_1，长 T_2 信号，边界模糊，相当于骨髓水肿，关节软骨完整；② II 期，表现为关节软骨下出现线状低信号影，相当于软骨下骨松质轻微骨折，边缘可见片状长 T_1，长 T_2 水肿信号，关节软骨完整；③ III 期，表现为软骨下圆形、类圆形或不规则长 T_1，长 T_2 信号，相当于关节软骨下骨坏死后形成囊性变，边缘可见环形低信号硬化带，病变边缘可见片状长 T_1，长 T_2 信号，T_2WI 高信号为水肿或肉芽组织等，关节软骨完整；④ IV 期，关节软骨部分缺损，软骨下骨囊性变，边缘可见片状长 T_1，长 T_2 信号，关节间隙变窄，继发关节炎。需要注意的是，MRI 有空窗期，一般认为做 MRI 检查不应该早于症状出现后 6 周，所以在 MRI 为阴性时不能排除 SONK 的诊断。而利用脂肪抑制技术，和通过快速梯度回波成像技术来提高空间分辨度，可以在更早期发现病灶。

（四）骨扫描

骨扫描多用于影像学检查阴性但高度怀疑膝关节骨坏死的高危人群的检查。在普通 X 线片未观察到异常变化的早期阶段，骨扫描可呈现病灶部位的异常浓集像，而病灶进一步恶化后，病灶中央的坏死区表现为稀缺像，同时在病灶周围表现为浓集像，这是病灶周边活跃的骨代谢所致。但最近研究表明骨扫描对于诊断骨坏死价值

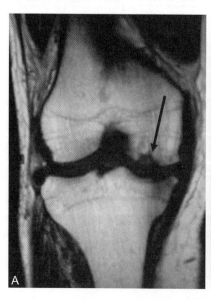
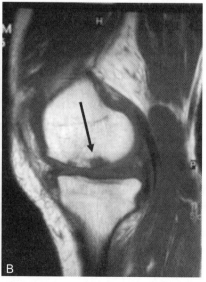

图 13-2　MRI 扫描下的膝关节自发性骨坏死

不大，缺乏灵敏度和特异性，而且常常对临床诊断产生误导。因为部分病例 MRI 检查或组织学检查已经明确骨坏死的存在，但仍有 25% ～ 45% 的病例出现假阴性。然而骨扫描结果有时很难准确解释，因为双侧膝关节可对称性高摄取放射性核素有时可能会被认为是退行性变，甚至有时已存在明显的骨坏死，而骨扫描结果却是阴性。Mont 等认为，对于早期 SONK 的诊断，更推荐用 MRI。

五、诊断流程

SONK 患者通常表现为受累膝关节内侧突发剧烈疼痛，没有膝关节的外伤史。患者会有夜间痛，运动后加重，类似于膝关节内侧半月板撕裂痛。体格检查最常见的特点是膝关节内侧的局部压痛。首先给患者拍正位、侧位和髌骨轴位的 X 线片，但在疾病的早期经常为阴性结果，甚至在整个临床症状持续期间一直为阴性结果，典型的 X 线片表现为受累股骨髁的透亮影和凹陷区。由于 MRI 对骨髓水肿的高敏感性，MRI 可以检测出 SONK 早期病变。骨扫描会显示在受累髁突处呈异常浓集像，但这种方法的敏感性比 MRI 低，所以骨扫描并不被推荐用于疾病的诊断。

六、鉴别诊断

（一）膝关节继发性骨坏死

膝关节继发性骨坏死（secondary osteonecrosis of the knee）常继发于其他疾病或相关疾病的治疗之后（图 13-3）。引起继发性膝关节骨坏死常见的原因有镰状细胞性贫血和其他血红蛋白性病变，长期应用糖皮质激素治疗如器官移植术后、系统性红斑狼疮和应用免疫抑制药治疗、Caisson 病、Gaucher 病等。在某些情况下，创伤和医源性创伤如关节镜下的激光手术和膝关节十字韧带重建术后，因为激光束的穿透性和热效应会导致软骨与软骨下骨的坏死。

膝关节继发性坏死好发于 55 岁以下的人群，35 岁是发病的高峰，30% ～ 80% 的患者为双膝受累。刚开始表现为运动时隐痛、钝痛，患者对症状具体发生的时间记忆并不准确，症状逐渐加重，疼痛部位并不局限，常见于股骨内侧髁、外侧髁和胫骨近端的髓腔内，主要累及骨髓腔，很少累及关节面，在其他的部位（髋部）也可同时发生，疼痛部位与骨坏死部位相关。

影像学上，膝关节自发性骨坏死和膝关节继发性坏死的 MRI 表现明显不同：坏死区面积及特征性分界线是 SONK 的特征表现，坏死区域面积更大，分界线将邻近的组织与坏死骨或骨髓分隔开来，在 T_1WI 序列上表现为低信号，在 T_2WI 序列上则表现为双线症，由损伤区周围高信号边缘内环和低信号外环组成。低信号外环与硬化骨相对应，高信号内环是由邻近增厚的骨小梁组织充血反应而逐渐形成的血管肉芽组织构成的，在 SONK 病例中未发现明显坏死分界线，其特征性表现为 T_1 和 T_2 加权像上皮质下散在低信号区。

（二）剥脱性骨软骨炎

剥脱性骨软骨炎（osteochondritis diss-ecans，OCD）大多发生于 15 ～ 20 岁年轻人群，男女发病比为 5 ∶ 3，常有运动外伤史，反复的轻微创伤被认为是首要原因。早期症状不明显，少数患者会在运动中或运动后有关节痛，关节周围皮

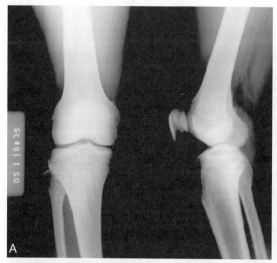
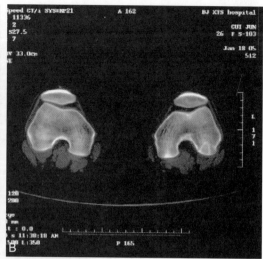
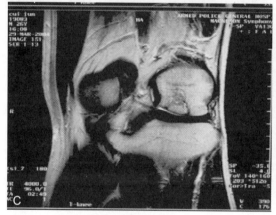
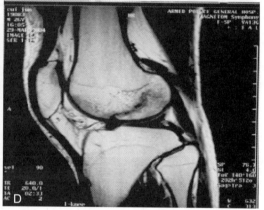

图 13-3 膝关节继发性骨坏死

温升高。病情进展后主诉是关节疼痛，主要是隐痛，只有少数患者有关节积液。当发生骨软骨剥脱后，可突发剧痛，可有关节内异物感、僵硬、关节绞锁等体征。而膝关节骨坏死通常不会出现游离体。病变部位多位于股骨内侧髁的外侧髁间窝处，患者屈膝时可触及股骨髁的局部触痛，约16%的患者屈膝90°，胫骨外旋位，缓慢伸膝至30°时可有触痛，称为Wilson症阳性，就是因为胫骨隆突内侧面挤压到股骨内侧髁外侧面的病灶所致。影像学检查常能发现游离体，而SONK却很少有游离体。

（三）膝关节骨坏死样综合征

膝关节骨坏死样综合征的骨内病变常位于股骨或胫骨髁关节边缘，最常见部位在胫骨内侧髁，也可发生于股骨内侧髁。其次是胫骨外侧髁和股骨外侧髁边缘，患者多有跌倒、扭伤病史。与SONK一样，膝关节骨坏死综合征发病年龄多在65岁以上，且女性多见。最常见的症状是突然发生的胫骨内侧髁（或其他部位）关节边缘处的剧烈疼痛，无膝关节骨关节炎的临床和影像学表现，X线片多正常，部分患者可表现为局灶性的骨质疏松和可能非常早期的或轻微的骨关节炎。查体时可见关节腔内有少量积液，最典型的体征是关节边缘稍下方的剧烈压痛，并且向远端放射。核素骨扫描显示局部核素浓聚。大多数患者剧烈疼痛的症状会持续 6～9 周，6～12 个月后缓解，但是骨扫描下的病灶异常浓聚要在 12～24 个月才会消失。常需要镇痛治疗和助行器辅助行走。

（四）膝关节骨关节炎

膝关节骨关节炎多见于中老年人群，女性多见，发病缓慢，病史较长。通常表现为逐渐加重的膝关节疼痛和间歇性肿胀伴有僵硬感。晚期可出现内翻或外翻畸形。影像学变化最早表现为关节退变，如关节间隙狭窄、不对称，边缘出现骨赘，软骨下骨硬化、囊性变。根据岳德波、李子荣等研究发现，如为固定病灶，病灶范围大，MRI 检查中病灶存在 T_2WI 低信号分隔线，骨髓水肿程度高，则为 SONK；如病灶不固定，病灶较小，MRI 检查中病灶没有 T_2WI 低信号分割线，骨髓水肿程度低，则诊断为骨关节炎。

（五）半月板退变或撕裂

老年患者发生半月板退变或撕裂的症状和骨坏死相似，通过关节镜可以确诊。关节镜下可观察到半月板水平撕裂。半月板退变或撕裂，通过局部注射麻醉药物和糖皮质激素可缓解疼痛，而 SONK 对半月板切除和局部封闭不敏感。需要注意的是，当老年人关节有突发剧痛、肿胀和关节绞锁时，首先应该排除 SONK，然后再怀疑其他疾病，因为部分 SONK 患者做半月板切除后，疼痛没有缓解，反而症状加重。

（六）其他

膝关节骨坏死还应与鹅足滑囊炎、膝关节骨擦伤和一过性骨缺血相鉴别。鹅足滑囊炎疼痛常位于胫骨近端内侧关节线下，胫骨近端内侧可触及肿胀增厚的滑囊，疼痛部位注射利多卡因可缓解疼痛，MRI 检查可明确诊断。膝关节骨擦伤和一过性骨缺血均为自限性疾病，多在 6 个月内恢复正常，MRI 检查可明确诊断。

七、典型病例

介绍与软骨下微骨折有关的同时累及内侧股骨髁（MFC）和内侧胫骨平台（MTP）的病例（图 13-4）。

72 岁男性患者，左侧膝关节持续疼痛 1 个月，曾在 2004 年因为心肌梗死做过心脏冠状动脉旁路移植手术。患者主诉左膝关节内侧突发剧烈疼痛，剧烈疼痛在 6 个

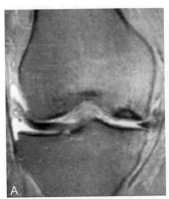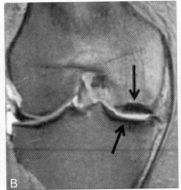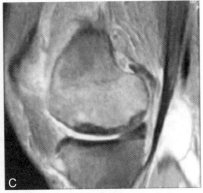

图 13-4　典型病例的磁共振影像

月内一直没有缓解。无外伤史、半月板手术史、激素治疗史和过度饮酒史。体格检查发现，左侧膝关节内侧胫骨髁和内侧股骨髁有压痛，膝关节有轻度的活动受限。X 线片显示，左膝关节内侧胫骨髁软骨下骨有轻度的硬化灶，但病灶不能被射线穿透，关节间隙无缩窄。应用 STIR（short inversion time inversionrecovery）MRI 检查发现 MFC 和 MTP 的病灶中央呈高信号，伴有一条低信号带，周围呈弥漫性高信号，在 T_1WI 下病灶中央呈现低信号，可见到内侧半月板后角呈水平撕裂。此患者内侧间室的两侧病灶均被诊断为 SONK，最开始的非手术治疗是在患侧小腿上的限制性负重治疗。

3 个月后 X 线片显示内侧间室的两个病灶均有软骨下骨处的透亮区，这与 Koshino Ⅲ期一致。在初诊 4 个月后，STIR MRI 检查发现，在 MFC 的病灶呈现囊性高信号区，周围是低信号带，在 MTP 的病灶处则是不连续的低信号带，周围的高信号区变弱。加权像显示在 MFC 和 MTP 的病灶都有塌陷。

尽管进行了关节内透明质酸注射，口服非甾体类抗炎药，但患者的症状并没有缓解。由于患者膝关节的持续疼痛和影像学上病灶的不断进展，患者最终接受了膝关节单髁置换术。关节镜下显示，在 MFC 上病灶的关节软骨面平滑，但略有凹陷，而在 MTP 上病灶的关节软骨没有磨损，但有轻微的纤维化，凹陷约有 1mm。在关节镜下单髁关节置换术中，在病灶处的软骨下骨已经发生软化，从病灶部位获取的部分关节软骨已经和软骨下骨分离，这些软骨很容易受到压力的影响。对手术中获取的病灶标本进行组织学检测，发现有软骨下骨裂缝，纤维化颗粒及类骨样结构，但并没有发现骨坏死病灶。这个病理发现与微骨折学说一致。术后经 3 年随访，患者膝关节活动正常，疼痛消失。

八、治 疗 策 略

（一）非手术治疗

对于早期、无明显临床症状的患者可采用非手术治疗。传统的非手术治疗包括：支具或使用轮椅以减少负重、服用抗炎镇痛药物、理疗、康复锻炼（如伸膝功能锻炼，加强股四头肌、腘绳肌强度）等。但非手术治疗的疗效尚不明确，Yates 认为，当病灶表面的关节软骨没有凹陷和股骨髁深部没有低信号密度线时，非手术治疗的预后较好，Aglietti 等认为，当所累及的股骨髁坏死病灶体积 $> 5cm^2$、宽度超过 40% 时非手术治疗效果不佳。

双膦酸盐（BPs）通过抑制破骨细胞从而抑制骨吸收，对骨代谢起到积极作用，目前已用于骨髓水肿、股骨头缺血性坏死等疾病的治疗。Breer 等应用双膦酸盐对 5 例 Koshino Ⅰ期患者进行治疗。首先对这 5 例患者血清维生素 D 含量进行检验，如血清维生素 D 缺乏，则每周口服大剂量维生素 D（20 000U），并维持用药 4 个月。如无维生素 D 缺乏或经口服维生素 D 恢复正常后，予以双膦酸盐类药物（伊班膦酸钠）3mg 静脉滴注，8 周后再次静脉滴注 3mg 伊班膦酸钠，再过 8 周后复查膝关节 MRI 检查提示病变明显好转，疼痛也较前明显改善。在治疗期间患者在疼痛控制基础上完全负重。这 5 例患者均未出现下颌骨坏死等应用双膦酸盐的并发症。然而双膦酸盐在自发性膝关节骨坏死治疗中的作用仍存在争议。Meier 等对 30 例患者（Ficat 分期Ⅰ期 6 例，Ⅱ期 19 例，Ⅲ期 5 例）进行了随机对照试验。这 30 例患者均每天口服双氯芬酸钠 70 mg、碳酸钙 500 mg、维生素 D 400U。试验组患者（14 例）累积静脉使用伊班膦酸钠用量 13.5mg，而对照组（16 例）使用安慰剂，均连续治疗 12 周。结果显示：在疼痛方面，在第 12 周时两组 VAS 评分均下降，12 ~ 48 周，试验组 VAS 评分较前无明显下降，而对照组仍持续下降，但两组患者 VAS 评分的改变无显著差异；在功能方面，第 12 周时对照组 WOMAC 评分（Western Ontario and McMaster Universities Osteoarthritis Index）和 IKDC 评分（国际膝关节文献委员会膝关节评估表，International Knee Documentation Committee Knee Evaluation Form）较治疗前改善，而试验组无改善；在影像学方面，两组患者膝关节 MRI 上病变区骨髓水肿和骨坏死表现均明显改善，但两组改善程度之间无明显差异。该研究认为双膦酸盐的疗效并不优于抗炎镇痛药物。所以结合上述两种观点，在病灶早期阶段应用双膦酸盐是有一定疗效的，但能否阻止已经发生结构性病变的病灶继续恶化，还没有确切定论。

根据 Barroso 等的报道，他们应用高压氧疗结合口服药（维生素 D 和双膦酸盐）并且负重的情况下对一位运动员进行治疗，症状缓解，影像学检测恢复正常。目前，另一种正在研究的非手术疗法是脉冲电磁场治疗。Marcheggiani Muccioli 等研究表明，脉冲电磁场在 SONK 早期阶段的治疗效果显著，他们挑选了 30 例 SONK 早期患者，对他们进行脉冲电磁场治疗（每天 6h，持续 90d），其他治疗还包括负重治疗，骑自行车和游泳锻炼，口服双氯酚酸（持续 21d±9d，每天 150mg）。分别在治疗后的 6 个月和 24 个月进行随访，得到

有效结果 28 例，75% 的患者疼痛得到极好（excellent）缓解，疼痛视觉模拟评分由 73.2 下降到 29.6，KSS（knee society score）由治疗前的 34.0±13.3 提高到 6 个月随访后的 76.1±15.9，24 个月后的随访 KSS 稍下降，为 72.5±13.5，但较之前依然显著提高，85.7% 的患者得以避免实施关节矫形术，MRI 下的坏死病灶也显著缩小。

（二）膝关节镜下关节清理术

关节腔清理在治疗 SONK 方面作用有限，由于自发性膝关节骨坏死的病理改变源于骨内，所以膝关节镜下关节清理术并不能改变疾病的进程。但是对于怀疑存在膝关节内病变的患者，膝关节镜检查有助于明确膝关节软骨损伤情况，同时对于存在股骨髁软骨剥脱、关节内游离体、半月板损伤等而引起明显膝关节症状的患者，关节镜清理术可改善症状。术后在患者能耐受的范围内，早期负重活动。术后 6 周、12 周、6 个月定期拍摄 X 线片复查，观察和评估骨结构是否发生改变及改变情况。

（三）髓芯减压术

髓芯减压的理论依据是骨坏死发生的髓内高压学说，该学说认为在各种致病因素作用下，导致股骨髁或胫骨髁局部髓腔内压力增高，使血液循环受阻，最终发生骨坏死。髓芯减压是一种微创手术治疗方法，通过向骨坏死区钻孔，降低局部骨内压，缓解疼痛，甚至可以阻止病情进展（图 13-5）。常规膝关节内侧入路用于内侧髁骨坏死，外侧入路用于外侧髁骨坏死。进针点位于关节线近段 5 ~ 6cm 处，皮肤切开约 0.5cm 的小口，1 枚直径 3.2mm 的 Steinnman 针经皮肤切口钝性穿过软组织至骨皮质，然后穿过骨皮质，到达干骺部骨坏死区。手

术可在 X 线透视下进行，根据坏死区大小和数量，可钻 2 ～ 4 个或更多的孔至骨坏死区。对于胫骨侧骨坏死，可采用同样的方法钻孔减压，进针点通常位于胫骨结节内侧，但要注意勿损伤隐神经。在 X 线透视下 Steinman 针进入内侧和（或）外侧平台到达坏死区。但一定要注意针不能穿透对侧骨皮质。术后 5 ～ 6 周部分负重，同时结合理疗并且膝关节活动，保持关节活动度。术后 12 个月内，可逐渐开始增加负重，但要避免剧烈活动。Forst 等报道了 16 例接受髓芯减压术治疗的 SONK 患者（15 例 I 期、1 例 II 期，一患者受累股骨髁有扁平），术后膝关节痛均立刻缓解。另外，作者指出，15 例早期患者在最近的随访中 MRI 检查显示

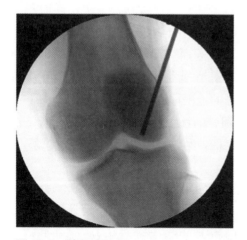

图 13-5　髓芯减压术

骨髓信号均恢复正常。同样，Deie 等分析了 12 例接受髓芯减压术和微晶瓷人工骨移植治疗的 SONK 患者，平均随访 25 个月，所有患者的膝关节痛都得到改善，均避免了行膝关节矫形术。

（四）自体或异体骨软骨移植

当自发性膝关节骨坏死病变进展至软骨下骨塌陷时可以考虑行自体骨软骨移植术（图 13-6），这是由于关节软骨有自我修复功能。骨软骨移植的作用有两个：①重建关节骨板的机械耐久性；②清除坏死组织。在采用自体或异体骨软骨移植时，首先在关节镜下行关节腔清理，然后确定坏死区并采用空心钻在坏死区开柱状孔，去除坏死软骨和骨组织并确定坏死区大小，从股骨外侧髁前面非负重区取相同大小的圆柱状软骨及包括软骨下骨和深层骨组织的骨柱，植入坏死区圆形孔内。移植的骨软骨柱也可取自冷冻的新鲜异体股骨髁。在自体或异体骨软骨移植时，确定股骨髁坏死区圆形开孔的直径及表面关节面轮廓与移植骨软骨柱直径和表面关节面软骨轮廓匹配非常重要。术后 6 周内膝关节 20% 负重，并且在非负重和阻抗情况下进行理疗。6 周后负重可逐渐增加，直至术后 12 周可达完

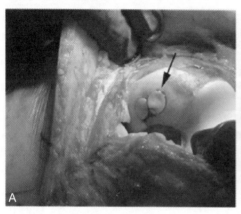
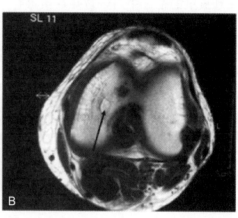

图 13-6　自体骨软骨移植术

全负重，并加强股四头肌和腘绳肌肌力锻炼和膝关节伸屈活动锻炼。但有文献指出术后 4 周患肢即可完全负重。Duany 等报道过 9 例 SONK 患者接受自体骨软骨移植术后 KSS 平均 85 分的案例，Tanaka 等也报道过 6 例 SONK 患者接受自体骨软骨移植术，平均 28 个月的随访后，患者的膝关节疼痛显著改善。

（五）胫骨高位截骨术

胫骨高位截骨术可通过改变下肢力线，使膝关节面上应力重新分布，将负重转移至未受累的股骨外侧髁，减轻有病变的内侧髁负重，从而改善症状、延缓疾病的进程（图 13-7）。该术式主要用于坏死灶局限于股骨内侧髁且伴有膝关节内翻畸形的患者，同时对于年轻或活动多的患者，该术式可延缓行膝关节置换术的时间。Marti 等对 6 例自发性膝关节骨坏死患者行外侧闭合楔形胫骨高位截骨术，另外 4 例患者予以非手术治疗进行对照，分别平均随访 17.5 个月和 14.5 个月，发现胫骨高位截骨术后患者 KSS 评分（美国膝关节协会评分，American Knee Society Score）优于非手术治疗组，MRI 检查显示 5 例胫骨高位截骨术后患者和 2 例非手术治疗患者膝关节坏死灶的面积较治疗前减小，同时胫骨高位截骨术后患者坏死灶周围的骨髓水肿面积较非手术治疗组明显减小。近年来内侧开放胫骨高位截骨术在治疗膝关节内侧间室骨关节炎伴膝内翻治疗中起到重要作用，该术式与外侧闭合楔形胫骨高位截骨术相比，其优势在于它能避免腓骨截骨及损伤腓总神经可能，术中暴露及肌肉剥离少，纠正畸形更加简单、精确，并可避免肢体短缩，便于日后行全膝关节置换术等，但其并发症较多。Takeuchi 等对 30 例患

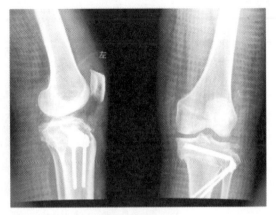

图 13-7　胫骨高外翻位截骨术

者行剥脱软骨切除、坏死灶钻孔刮除术后，行内侧开放胫骨高位截骨术并置入人工骨，平均随访 40 个月后发现，术后患者膝关节症状和功能较术前明显好转；FTA 角由术前 181° 变为术后 170°；其中 24 例患者行膝关节镜检查发现坏死灶均出现纤维软骨样组织覆盖；并且所有患者均未出现胫骨平台骨折、外侧皮质骨折、人工骨塌陷及延迟愈合或不愈合等并发症。Saito 等报道对 64 例（78 膝）膝关节骨关节炎和自发性膝关节骨坏死患者行内侧开放胫骨高位截骨术并植入人工骨，平均随访 6.5 年后发现 KSS 评分及功能评分均较术前显著升高。

（六）膝关节置换术

对于晚期自发性膝关节骨坏死患者，膝关节置换术是唯一有效的治疗手段。但是对于自发性膝关节骨坏死究竟适用于单髁关节置换术还是全膝关节置换术一直存在争议。在自发性膝关节骨坏死晚期较早阶段，继发性骨性关节炎多累及内侧间室，而很少累及其他间室，此时单髁关节置换术是针对该病的有效治疗手段。单髁关节置换术与全膝关节置换术相比（图 13-8 和图 13-9），其优势在于出血量少，本体感觉好，膝关节屈曲活动范围大，且保留了交

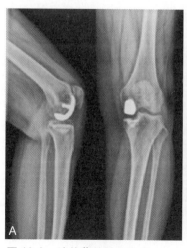
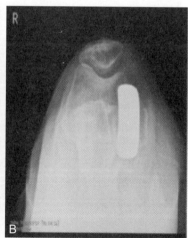

图 13-8　膝关节单髁置换术

叉韧带和更多的骨量等。近来由于假体设计的改进、微创手术技巧的应用、患者的选择等因素，单髁关节置换术的疗效明显提高，有文献指出 1985 年以后单髁关节置换术治疗自发性膝关节骨坏死的疗效明显优于 1985 年之前，其原因是更加严格的手术指征。一般来说单髁置换术适用于骨坏死仅累及膝关节内侧间室，年龄在 50 岁以上且活动需求低，BMI $< 35\mathrm{kg/m^2}$、关节活动度 $> 90°$，膝关节屈曲挛缩 $< 10°$，麻醉下可被动纠正畸形角度 $< 15°$，具有完整稳定的前、后交叉韧带的患者。Bruni 等对 84 例自发性膝关节骨坏死患者行单髁关节置换术，术后平均随访 98 个月，发现假体的 10 年生存率为 89%，共 10 例患者行翻修术，其中 4 例为胫骨假体下沉，3 例为胫骨假体松动，无患者因骨性关节炎进展至膝关节外侧间室及髌股关节而行翻修术。郭万首等使用第 3 代 Oxford 单髁假体对 27 例自发性膝关节骨坏死患者行单髁关节置换术，术后平均随访 27.8 个月，随访期间无严重并发症发生，患者术后满意率为 96.3%，而且膝关节症状及功能较术前均明显改善。当自发性膝关节骨坏死进展至继发性骨关节炎累及膝关节多个间室时

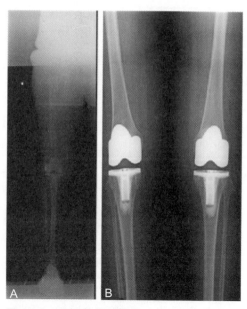

图 13-9　全膝关节置换术

应选择全膝关节置换术。Myers 等对关节置换术治疗自发性膝关节骨坏死的 7 篇文献进行了系统评价，共纳入 148 例患者，膝关节评分由术前平均 57 分改善为术后平均 85 分，优良率为 90%。综上所述，对于自发性膝关节骨坏死的治疗，应根据坏死程度、疾病的分期、患者全身情况及各治疗方式适应证等合理地选择治疗方式。同时针对各种治疗方式尚需进一步大样本量临床研究明确其适应证、疗效、并发症等情况。

附：诊治流程

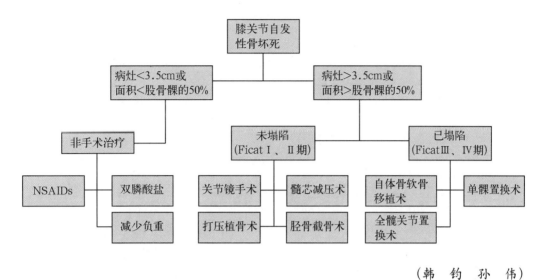

（韩　钧　孙　伟）

主要参考文献

[1] Pape D, et al.Prevalence of spontaneous osteonecrosis of the medial femoral condyle in elderly patients.Knee Surg Sports Traumatol Arthrosc, 2002, 10(4):233-240.

[2] 郭万首, 陈光刚.自发性膝关节骨坏死的病因及发病机制.医学综述, 2009.

[3] Ashok S, Reddy M, Robert W.Frederick, *MD, Evaluation of the Intraosseous and Extraosseous Blood Supply to the Distal Femoral Condyles.THE AMERICAN JOURNAL OF SPORTS MEDICINE, 1998:26.

[4] Kidwai AS, Hemphill, Shane D, et al.Spontaneous osteonecrosis of the knee reclassified as insufficiency fracture.Orthopedics, 2005.

[5] O' Brien.Osteonecrosis of the knee current clinical.Knee Surgical, 1998.

[6] 裴福兴, 康鹏德.膝关节骨坏死.中华骨科杂志, 2010.

[7] YOKOHAMA TK.The treatment of spontaneous osteonecrosis of the knee by High Tibial Osteotomy with and without Bone-Grafting or Drilling of the lesion.The Journal of Bone and Joint Surgery, 1982.

[8] Lecouvet FE, Maldague BE, Lebon CJ, et al.Early irreversible osteonecrosis versus transient lesions of the femoral condyles:prognostic value of subchondral bone and marrow changes on MR imaging.AJR Am J Roentgenol, 1998.

[9] 杜芳, 李澄, 杜先懋.膝关节自发性软骨下骨坏死的MRI诊断.放射学实践, 2007.

[10] 黄文亮, 周山.膝关节自发性软骨下骨坏死的MRI诊断.中国实用医刊, 2013.

[11] DAVID R MARKER, MSM DAVID S. HUNGERFORD and LYNNE C.MICHAEL A.MONT, SLIF D.ULRICH, THORSTEN M.SEYLER, JONATHAN M.SMITH, JONES, L.C., Bone Scanning of Limited Value for Diagnosis of Symptomatic Oligofocal and Multifocal Osteonecrosis.The Journal of Rheumatology, 2008:35.

[12] 张洪, 孙大铭, 马云青.膝关节骨坏死:自发性和继发性两种类型的区别.中国骨伤, 2011.

[13] Lecouvet FE, et al.MR imaging of epiphyseal lesions of the knee:current concepts, challenges, and controversies.Radiol Clin North Am, 2005, 43(4):655-672, vii-viii.

[14] 于静红, 朝鲁门, 尤志壮.剥脱性骨软骨炎MRI诊断分析.中华实用诊断与治疗杂志, 2012.

[15] 孙奇, 吕帅杰, 毛强, 等.剥脱性骨软骨炎的研究进展.中国骨伤, 2014:27.

[16] 李子荣，岳德波.膝关节磁共振成像的类骨坏死 68 例分析.中国骨与关节损伤杂志，2007.

[17] Fujita S, et al.A Case of Spontaneous Osteonecrosis of the Knee with Early and Simultaneous Involvement of the Medial Femoral Condyle and Medial Tibial Plateau. Case Rep Orthop, 2016, 2016:2574975.

[18] 郭万首，刘新光.自发性膝关节骨坏死的治疗进展.中华骨与外科杂志，2015.

[19] Yates PJ, et al.Early MRI diagnosis and non-surgical management of spontaneous osteonecrosis of the knee.Knee, 2007, 14(2):112-116.

[20] Aglietti PIJ, Buzzi R, et al.Idiopathic osteonecrosis of the knee.Aetiology, prognosis and treatment.J Bone Joint Surg Br, 1983.

[21] Kraenzlin ME, et al.Possible beneficial effect of bisphosphonates in osteonecrosis of the knee.Knee Surg Sports Traumatol Arthrosc, 2010, 18(12):1638-1644.

[22] Breer S, et al.Spontaneous osteonecrosis of the knee(SONK).Knee Surg Sports Traumatol Arthrosc, 2013, 21(2):340-345.

[23] Meier C, et al.Effect of ibandronate on spontaneous osteonecrosis of the knee:a randomized, double-blind, placebo-controlled trial.Osteoporos Int, 2014, 25(1):359-366.

[24] Barroso GC, et al.Spontaneous Osteonecrosis in an Athlete's Knee Treated Using a Hyperbaric Chamber:Case Report and Review of the Literature.Revista Brasileira de Ortopedia(English Edition), 2012, 47(3):389-393.

[25] Marcheggiani Muccioli GM, et al.Conservative treatment of spontaneous osteonecrosis of the knee in the early stage:pulsed electromagnetic fields therapy.Eur J Radiol, 2013, 82(3):530-537.

[26] Adam.Spontaneous osteonecrosis of the femoral condyle causal treatment by early core decompression.Arch Orthop Trauma Surg, 1998.

[27] Deie M, et al.Artificial bone grafting [calcium hydroxyapatite ceramic with an interconnected porous structure(IP-CHA)] and core decompression for spontaneous osteonecrosis of the femoral condyle in the knee.Knee Surg Sports Traumatol Arthrosc, 2008, 16(8):753-758.

[28] Karim AR, et al.Osteonecrosis of the knee:review.Ann Transl Med, 2015, 3(1):6.

[29] Duany NG, et al.Joint-preserving surgical treatment of spontaneous osteonecrosis of the knee.Arch Orthop Trauma Surg, 2010, 130(1):11-16.

[30] Tanaka Y, et al.Histological evaluation of spontaneous osteonecrosis of the medial femoral condyle and short-term clinical results of osteochondral autografting:a case series. Knee, 2009, 16(2):130-135.

[31] Romero.Spontaneous osteonecrosis of the medial compartment of the knee:a MRI follow-up after conservative and operative treatment, preliminary results.Knee Surg Sports Traumatol Arthrosc, 2000.

[32] Giuseffi SA, WH Replogle, WR Shelton. Opening-Wedge High Tibial Osteotomy:Review of 100 Consecutive Cases.Arthroscopy, 2015, 31(11):2128-2137.

[33] Khurana D, et al.Comparative study of high tibial osteotomy using dynamic axial fixator and locked low-profile plate in medial osteoarthritis of knee.Eur J Orthop Surg Traumatol, 2015, 25(4):763-773.

[34] Duivenvoorden T, et al.Comparison of closing-wedge and opening-wedge high tibial osteotomy for medial compartment osteoarthritis of the knee:a randomized controlled trial with a six-year follow-up.J Bone Joint Surg Am, 2014, 96(17):1425-1432.

[35] Smith TO, et al.Opening- or closing-wedged high tibial osteotomy:a meta-analysis of clinical and radiological outcomes.Knee, 2011, 18(6):361-368.

[36] Takeuchi, R, et al.Clinical results and radiographical evaluation of opening wedge high tibial osteotomy for spontaneous

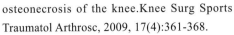

osteonecrosis of the knee.Knee Surg Sports Traumatol Arthrosc, 2009, 17(4):361-368.

[37]　BY THOMAS G.MYERS, M., MPT, QUANJUN CUI, MD, MICHAEL KUSKOWSKI, PHD, WILLIAM M.MIHALKO, MD, PHD, AND KHALED J.SALEH, MD, MSC, FRCS(C), Outcomes of Total and Unicompartmental Knee Arthroplasty for secongdary and Spontaneous Osteonecrosis of the Knee. THE JOURNAL OF BONE AND JOINT SURGERYBY, 2006.

[38]　Bruni D, et al.Is Unicompartmental Arthroplasty an Acceptable Option for Spontaneous Osteonecrosis of the Knee? Clinical Orthopaedics and Related Research[®], 2012, 470(5):1442-1451.

[39]　Guo WS, et al.Minimally invasive unicompartmental knee arthroplasty for spontaneous osteonecrosis of the knee.Orthop Surg, 2015, 7(2):119-124.

第二部分
人工关节置换术围术期的处理

第14章 人工关节置换术围术期的处理概论

人工关节置换术是指用生物相容性和力学性能良好的生物材料、非生物材料，根据人体关节的形态、结构及功能制成人工关节假体，通过外科操作植入人体内代替患病关节的一类手术方法，目的是缓解关节疼痛，矫正关节畸形，恢复关节的正常功能。随着假体材料、设计及手术方式的不断改善，人工关节置换术为越来越多的患者解除了病痛，提高了生活质量，已经逐渐成为治疗一些严重关节疾病的重要方法。

人工关节手术越来越成熟，其中最主要的是全髋关节置换术和全膝关节置换术。全世界每年都在进行大量的关节置换手术，由于患者中的绝大部分是老年人，手术风险将随患者年龄、病程、糖尿病等慢性合并症的增加而增加。因此，为了提高人工关节置换手术的安全性，避免术后并发症的发生，减少术后可能发生的死亡率，应该对每一个需进行人工关节置换的患者进行全面的术前评估。调节患者的心理和生理状态，使患者以最佳的状态接受手术并贯彻始终有效的临床护理，指导患者进行积极有效的康复训练，对术后关节功能恢复有显著促进作用，并可以降低并发症的发生率。

一、术前准备

术前要对患者的全身情况有足够的了解，查出可能影响整个病程的各种潜在因素。因此，必须详细询问患者病史，全面地进行体格检查，除了常规的实验室检查外，还需要进行一些涉及重要器官功能的检查，评估患者的手术耐受力，发现问题，在术前予以纠正，术中及术后加以防治。

（一）一般准备

包括术前评估、心理准备和生理准备3个方面。

1. 术前评估

（1）手术适应证的评估：人工髋关节置换术适用于患髋关节疾病而引起慢性不适和显著功能障碍的患者，包括：原发性或继发性髋关节骨关节炎，股骨头缺血性坏死，类风湿关节炎累及髋关节，强直性脊柱炎累及髋关节，髋部创伤骨折的老龄患者；骨关节肿瘤，血友病性关节炎等多种疾病。人工膝关节置换术主要适用于因严重膝关节炎而引起疼痛的患者，此类患者可能伴有膝关节的畸形、不稳及日常生活活动的严重障碍等，经非手术治疗无效或效果不显著。临床上适应证主要包括：膝关节各种炎性关节炎，如骨关节炎、类风湿关节炎、强直性脊柱炎膝关节病变、血友病性关节炎等；膝关节创伤性关节炎；静息状态的感染性关节炎；部分老年患者的髌股关节炎；原发性或继发性骨软骨坏死性疾病等。

（2）病史及体格检查：手术前应详细

询问患者病史并进行详尽地包括关节局部和全身的体格检查。关节局部的体格检查包括步态、局部皮肤情况、既往手术切口、肢体长度、关节主动和被动活动度、关节有无畸形及肌力情况等。膝关节体格检查还要注意膝关节前后交叉韧带和侧副韧带情况。

（3）实验室检查：实验室检查除了血常规、尿常规、生化指标、C 反应蛋白、红细胞沉降率、凝血状况、乙肝 5 项及 HIV、梅毒抗体等常规化验外，还应根据患者本身的特殊情况采取相应的检查。对于血常规、红细胞沉降率、C 反应蛋白及 D- 二聚体等的检查应加以重视，其不仅是完善术前评估的重要组成部分，亦对人工关节置换术后并发症的防治和随访有重要意义。

（4）影像学检查：常用的影像学辅助检查包括 X 线片、CT 和 MRI。X 线片是最基本的检查方法，但是对于不同疾病的患者，应选择适当的投照体位。例如，对于股骨头缺血性坏死患者，X 线片检查应包括双髋关节前后位片及双侧股骨头颈部的蛙式位片。术前膝关节 X 线片应常规包括站立位的前后位片、侧位片、髌骨切线位 X 线片及双下肢站立位全长 X 线片等。摄片时注意患者的体位应处于旋转中立位。

2. 心理准备　近些年来，人工关节置换术日趋成熟和普遍，该方法提高了关节病患者的生活质量，但同其他手术一样，关节置换也存在各种手术风险和并发症，还会给患者带来心理上的压力，由于患者对疾病缺乏认识，可能存在恐惧、焦虑等心理问题。对于不同个体，由于其年龄、文化程度、基础疾病、性格特征、经济状况等存在较大的差异，尽管接受同样的人工关节置换术，其心理反应特征和内容却

是大不相同，因而应当采取个体化的心理护理措施，指导患者正确对待疾病，让其充满信心，鼓励患者进食，改善营养状况，增强对手术的耐受性。医护人员应有针对性地向患者及家属讲解疾病的病因、症状、术前检查项目及注意事项，术后的护理，功能锻炼，并发症的预防，体位的摆放等，并加以积极疏导和安慰或支持，减轻其焦虑、抑郁、恐惧等负性情绪，最大程度上消除患者的各种顾虑。

3. 生理准备　调节患者的生理状态，使患者能在较好的状态下安全度过关节置换手术和术后的治疗过程。

（1）调节生理状态：高血压患者应继续服用降压药物，患者血压在 160/90mmHg 以下，可不必做特殊准备，血压过高者（＞180/100mmHg），术前应选用合适的降血压药物，使血压平稳在一定水平，但不要求降至正常后才做手术；对伴有心脏疾病的患者，需要外科医生、麻醉医生和内科医生共同对心脏危险因素进行评估和处理；近期有脑卒中史者，手术应至少推迟 2 周，最好 6 周；肝病患者应使用保护肝细胞、降低转氨酶的药物；肾功能损害的患者应查明原因，保护肾功能。

（2）预防感染：关节置换对无菌技术、无菌环境要求相当高，稍有疏忽就可能出现感染等并发症。术前除常规完善 X 线、三大常规、血生化、胸片、心电图、彩超等检查，还必须完善红细胞沉降率及 C 反应蛋白检查，若存在隐性感染灶，尿常规检查细菌数超过正常值，血糖高，红细胞沉降率及 C 反应蛋白值高于正常值 2 倍以上，手术应延期，待隐性感染控制、血糖控制、红细胞沉降率及 C 反应蛋白值正常或接近正常时再安排手术。另外，术前还应教会患者正确的咳嗽排痰及正确的主动

功能锻炼方法，以便尽早鼓励和指导患者有效咳嗽、咳痰，早期下床锻炼，预防坠积性肺炎的发生。术前 30min 常规预防性应用抗生素。

（3）输血：根据患者身体状况，预计术中失血较多者，术前应做好血型鉴定和交叉配血试验，备好一定数量的血制品。

（4）术前准备：于手术前 1d 清洁灌肠，从术前 8 ～ 12h 开始禁食，术前 4h 开始禁止饮水；估计手术时间长，应留置导尿管，使膀胱处于空虚状态。手术前请麻醉科会诊，评估术前准备情况，进行 ASA 分级，衡量麻醉和手术的安全性。

（二）特殊患者术前准备

1. 2 型糖尿病患者术前准备　2 型糖尿病患者行人工关节置换感染概率高，并发症多，术后肺部感染、尿路感染发病率增加，创口愈合时间均有不同程度的延迟。深静脉血栓形成也是 2 型糖尿病患者人工关节置换术的常见并发症之一，同时血糖的不稳定易触发循环功能不稳定，使麻醉过程中的不确定因素增加，因此对糖尿病患者术前应评估糖尿病慢性并发症（如心血管、肾疾病）和血糖控制情况，并做相应的处理。

控制血糖在围术期治疗中的重点已达成共识，仅以饮食控制病情者，术前不需特殊准备；口服降糖药的患者，应继续服用至手术的前 1d 晚上。平时需要胰岛素控制血糖的患者，术前使用普通胰岛素一日多次皮下注射使血糖控制在空腹血糖 < 7.8mmol/L，餐后 < 11.1mmol/L，术中给予胰岛素加葡萄糖（按 1U 胰岛素 3g 葡萄糖的比例，8U 胰岛素 +5% 葡萄糖 500ml）静脉输入，进行糖原保护。术后根据血糖监测结果进行调整。术中通过持续静脉胰岛素输注而尽可能将血糖控制 4.5 ～ 6.0mmol/L 范围内，可改善预后。较为保守的目标为 6.0 ～ 10.0mmol/L，在某些情况下更为合适。

2. 类风湿关节炎患者术前准备　类风湿关节炎（RA）是一种以慢性、侵蚀性关节炎为特征的全身性自身免疫疾病。由于疾病病理特点及伴有其他并发症，对 RA 患者施行人工关节置换术出现其他并发症的可能性增加，进而使围术期风险增加。因此，全面的围术期评估和处理计划的制订有助于降低 RA 患者手术风险，减少并发症发生。

（1）术前评估：术前 RA 患者的评估需要手术医生与风湿科医生、内科医生共同参与，以确保评估策略的一致性。基础评估包括了解患者病史，目前运动状况，通过实验室检查评估患者身体状况。有些患者存在基础疾病、药物不良反应、特定关节问题及颈椎不稳等，手术风险相对增高。需特别强调的是，RA 患者术前潜在性疾病的诊断和皮肤完整性，对人工关节置换术风险和术后感染有重要意义。

（2）围术期药物治疗：RA 患者基本上均服用一种或几种药物，围术期药物合理应用有助于手术伤口的正常愈合并防止感染，减少疾病反复的风险。传统的非选择性 NSAIDs 具有增加手术出血量、抗血小板作用，不利于伤口愈合，在 RA 患者人工关节置换术围术期应尽量少应用，而选择性环氧化酶（COX）-2 抑制药，如塞来昔布的不良反应相对较少，可持续应用，不会增加出血量，还可预防异位骨化、缓解疼痛、减少术后吗啡应用。对于持续应用糖皮质激素患者，合理适量糖皮质激素补充可预防肾上腺皮质危象发生，围术期应根据人工关节置换术手术部位及手术方式决定糖皮质激素保护性治疗剂量。

（3）围术期预防性应用抗生素：RA 患者疾病后期因长期应用多种免疫抑制药，机体免疫系统受到抑制，接受人工关节置换手术会增加假体感染风险，也会增加已置换假体的翻修率和感染率。为降低 RA 患者术后感染，围术期合理应用缓解病情抗风湿药、预防性应用抗生素及术后警惕感染发生，显得尤为重要。RA 患者在接受人工关节置换术前，通常均应对常见感染，如皮肤疖疮病、上呼吸道感染及泌尿道感染进行检查和治疗，以降低术后感染风险，推荐对所有接受人工关节置换术患者术前应用抗生素，预防感染发生。

3. 老年股骨颈骨折患者围术期处理　老年股骨颈骨折患者，大多合并有慢性疾病，因此术前要侧重对重要脏器功能的评估和调整。对可能存在心肺功能不全的患者行超声心动图、动态心电图检查或肺功能测定，即使因股骨颈骨折无法站立位做某些检查（如肺功能），采用半卧位或坐位检查也能反映部分情况。术前营养状况评估十分重要，一般要求血红蛋白在 100g/L 以上，白蛋白在 30g/L 以上，电解质在正常范围内。高血压应尽量控制在 160/90mmHg 以下。老年人糖尿病多属 2 型糖尿病，通常要求血糖控制在 8mmol/L 以内，对血糖难以降低的患者可把标准放宽至 10mmol/L，以免低血糖。术前还需注意全身有无感染灶，主要是尿路感染和压疮，应及时处理。术前请相关科室会诊（尤其是内科和麻醉科）共同确定术式、麻醉方式并及时处理围术期可能出现的意外情况。

（三）人工关节假体的选择

1. 人工髋关节假体的选择　①假体的选择应基于患者本身的情况和假体设计的特点，同时兼顾手术医生本人的临床经验，必要时可术前准备多种假体。②人工髋关节假体常分为生物固定型和骨水泥固定型两大类，选择时应综合考虑患者年龄、髋臼状况和股骨近端形态、骨质情况、骨缺损程度等各方面。③对于某些特殊病例可考虑使用组配型人工髋关节假体或限制性髋关节假体，甚至使用定制假体。陶瓷对聚乙烯、陶瓷对陶瓷和金属对金属的新型关节界面，可根据患者的具体情况加以使用。

2. 人工膝关节假体的选择　①人工膝关节假体种类繁多。按置换范围可分为单髁、全髁型；按固定方式可分为骨水泥型、非骨水泥型；按限制程度可分为限制型、半限制型和非限制型。全髁假体还可分为后交叉韧带保留型和后交叉韧带替代型。②局限于单间室的病变方可选用单髁假体，损伤严重的膝关节可考虑选用限制类型假体，而全髁型假体的选用条件介于两者之间。绝大多数患者宜选用骨水泥固定型假体，而较少采用非骨水泥固定型假体。③对于某些特殊的病例，如存在骨缺损或人工膝关节翻修术等，根据需要可采用组配型假体，如在假体上安置延长柄或金属填充垫等。④考虑到髌骨置换存在髌骨骨折、磨损及假体松动等并发症，对于以下情况一般不宜行髌骨置换：髌骨关节面基本正常，髌骨较薄和年轻活跃的患者等。

二、术中处理

手术室是对患者实施手术、检查、治疗、诊断和抢救工作的重要场所，患者从入手术室、接受手术，到手术完毕的过程中，医护人员的任何缺陷都可能酿成严重后果。因此，确保手术期的护理安全是提高护理质量的关键。

1. 术前访视　帮助患者树立战胜疾病的信心，减轻思想负担，清除恐惧、焦虑、孤独心理，满足他们的心理舒适使其有充分的心理准备，积极主动的配合手术和麻醉，安全度过麻醉和手术期。

2. 手术室要求和麻醉方式　人工关节置换术要求于层流空气净化手术室内施行，严格控制室内人员的数量并控制流动人员。麻醉方法的选择取决于麻醉医生与手术医生的配合及麻醉医生的工作习惯，参考医院的条件及患者的特殊要求。可以采用的麻醉方式有全身麻醉、硬膜外麻醉或腰麻等。

3. 正确安置手术体位　摆放体位时暴露要充分，必须遵循"正确、安全、舒适"要素原则。体位摆放好后，要用约束带固定好，并适当加垫保护。

4. 手术入路　①髋关节置换手术入路，手术入路有多种，如前侧入路、外侧入路、后外侧入路，对入路的选择应避循尽量减少组织损伤的原则。其很大程度上取决于手术医生本人的临床经验，但对于某些特殊病例要视情况选择特定的入路。②膝关节置换手术入路，人工膝关节置换术的手术入路要充分考虑原有的手术切口并尽量加以利用，同时要遵循尽量减少组织损伤的原则。其有多种，如髌旁内侧入路、经股内侧肌下入路（Southern 入路）、V-Y 形入路（Coonse-Adams 入路）等。膝关节正中切口髌旁内侧入路被认为是人工膝关节置换术的标准入路，复杂的初次置换术或翻修术可能需要更为广泛的手术入路以利于显露。

5. 假体安放　每种人工关节假体系统的置入方法依据其在骨骼中的固定方式、附属固定装置的准备、假体组件的装配和形态等诸方面有所不同。手术医生可根据术中情况合理的调整操作顺序，但操作时须密切与术前设计相结合。关节假体安放结束后可使用脉冲加压冲洗枪冲洗关节，尤其各切骨面。对于骨水泥固定型假体，注意将溢出的骨水泥清理干净。

6. 术中用药的安全　在抗生素的使用中，巡回护士应该做到核对姓名、药名、剂量、给药时间、给药途径及皮试结果，完成后在输液单上签名。

7. 电刀的安全使用　患者不得携带或接触未接地的导体（金属），医护人员必须佩戴绝缘良好的橡胶手套，防止通过医护人员接触患者形成接地点而使患者和医护人员同时灼伤。

8. 止血带的安全使用　不宜将止血带直接绑在皮肤上，选择合适的保护衬垫保护皮肤，绑扎止血带时松紧要适度，可容纳一个手指。绑扎止血带时将连接管朝向近端，绑好止血带后，用手术贴膜将止血带与皮肤间封好，防止消毒液流至止血带下方引起皮肤化学灼伤。健康成人止血带持续时间不应超过 120min，儿童一般不应超过 60 ～ 90min，若需要继续使用，可放气恢复肢体血流 10 ～ 15min，再重新充气。年老体弱者，放气时预防静脉回流突然增加导致心力衰竭，松止血带前适当加快输液速度，维持有效血容量，缓慢放松。

三、术 后 处 理

（一）术后常规护理

1. 生命体征的观察　术后给予患者床边心电监护，监测血压、脉搏、呼吸、脉搏血氧饱和度，持续吸氧 2 ～ 4 L/min，直至生命体征平稳，测体温每 6 小时 1 次，连续 5d，体温正常后改每日 1 次。及时观察患者意识、血压、尿量变化，保证尿量 ≥60ml/h，观察患肢末端血液循环，预防静脉血栓形成。

2. 切口引流管护理　密切观察切口敷料渗血情况和引流液的色、质、量。手术当天为非负压引流，术后第1天改为负压引流24～48h。引流过程中要保持引流管通畅，防止扭曲、折叠和堵管，每30分钟挤压1次。当引流量＜50ml/d时即拔管。更换引流袋时，需注意行无菌操作。

3. 术后体位　膝关节置换术后患者患肢膝后垫软枕予以抬高，保持中立位。髋关节置换术后去枕平卧6h改平卧位，患肢抬高20°，保持外展中立位，用皮牵引制动或穿丁字鞋，两腿之间可放一软枕，防止患肢内旋造成髋关节脱位。搬动患者或使用便盆时，要注意将患者整个骨盆及患肢托起，不可单纯牵拉、抬动患肢。

4. 患肢肢端血供的观察　注意观察患肢感觉、肢端皮肤温度、肤色及足背动脉搏动、足背伸展等情况，出现异常及时处理。

（二）术后并发症处理

1. 术后疼痛　良好的术后镇痛有利于患者早期功能锻炼及康复，减少围术期并发症，提高患者满意度。术后短期内（特别是术后3d）切口周围冷敷可以减少局部炎症肿胀反应，促使毛细血管收缩，减缓疼痛的刺激因素，提高局部痛觉阈值，抑制肌肉牵张反射和肌痉挛，起到相应的镇痛作用，是围术期不可忽视的基础镇痛治疗。目前，对急性疼痛多采用多模式镇痛和超前镇痛疗法，提倡联合多种药物镇痛，同时强调在手术前预防疼痛的发生，以减轻或预防置换后超敏状态的形成。

2. 伤口愈合问题　包括皮肤坏死、伤口裂开、血肿形成等。主要存在两方面的

原因：患者本身存在高危因素，如糖尿病、类风湿关节炎、长期服用激素、吸烟等；手术操作因素，如原有切口的不合理使用、软组织损伤较多等。处理方法包括清创换药、植皮、重新闭合伤口和清理血肿等。

3. 术后感染　感染是人工关节置换术后最严重的并发症之一，发生率一般为1%～2%。术中污染或病房内交叉感染、血源性感染、局部伤口脂肪液化为感染的主要原因。术后为了预防感染，要做到以下几个方面：①术前对患者存在的各部位隐匿感染积极治疗。②术中充分引流关节内残留的渗血、渗液，以免局部血液淤滞，引起感染。③保持切口敷料清洁干燥并及时更换，应严格无菌操作。④观察局部有无红、肿、热、痛的急性炎症表现，严密观察患者体温变化，如术后体温持续升高，切口疼痛程度加重，应查明原因进行处理。⑤合理使用抗生素。⑥观察术后有无其他部位的感染，预防坠积性肺炎，尽早鼓励和指导患者做有效的咳嗽、咳痰。术后留置尿管期间，应保持尿管通畅，鼓励患者多饮水，预防泌尿系感染。

糖尿病、长期服用激素及类风湿关节炎患者是术后感染的高危人群。围术期不注意无菌操作、引流管留置时间过长及术前未及时处理隐匿性感染等都是关节置换术后感染的因素。术前积极处理隐匿性感染、预防性使用抗生素、术中严格的无菌操作、引流管留置时间不宜过长及加强手术室管理是预防关节置换术后感染的主要措施。

4. 深静脉血栓及肺栓塞　深静脉血栓的发生通常与高凝状态、静脉血流缓慢和血管壁内膜受损有关。人工膝关节置换术后不常规行下肢深静脉超声检查。术后应预防性应用抗凝药物，并同时采取机械性辅助措施，包括肢体抬高、穿弹力袜、下

肢主（被）动活动及使用间歇性充气脉冲泵等。术后应严密观察，一旦发生深静脉血栓或由此而引起的肺栓塞等严重并发症，须请相关科室协助采取积极治疗。

5. 异位骨化　异位骨化的危险因素有强直性脊柱炎，原因不明的全身广泛性骨质增生（DISH），既往髋关节手术后出现异位骨化，以及术前髋关节活动度明显受限等。轻度异位骨化可无任何临床表现，较严重者主要表现为关节周围的隐痛，以及不同程度的关节活动障碍等。预防措施只适用于高危人群，不宜常规应用。包括非甾体类抗炎药如吲哚美辛的应用，小剂量放射治疗等。出现较为严重的异位骨化，在该骨化生长稳定后可考虑手术切除。

6. 人工关节术后不稳定

（1）髋关节置换后不稳定：除了患者本身某些情况可导致术后发生假体脱位以外，医生的手术技术是术后髋关节不稳定的主要因素之一。术中正确安置髋臼假体和股骨假体的位置，恰当实施软组织松解等均可减少术后髋关节不稳定的发生率。

（2）膝关节置换术后不稳定：主要由于膝关节周围软组织不平衡造成。可分为伸直位不稳定、屈曲位不稳定及膝反屈等类型。术中严格准确的操作，对于获得术后膝关节稳定性极为重要。一旦确诊此类并发症，若采取挽救性措施效果不佳，通常需要行翻修术，必要时可采用限制型假体。

7. 假体松动　假体松动的诊断应根据患者的临床表现、实验室检查及连续拍摄X线片。确定假体松动后应首先区分感染性和无菌性松动。人工关节术后应建立严格的随访制度，早期发现问题争取早期处理。确诊假体松动后应及时行关节翻修术。

8. 假体周围骨折　假体周围骨折可发生于手术中或手术之后。术前应认真设计，操作准确并避免暴力，术后预防性应用固定方法减少骨折发生率。一旦发生骨折可采取非手术治疗或手术方法，根据骨折的具体情况应用钢丝环扎、环扎器、更换假体、切开复位内固定、骨移植等手段。

9. 血管神经损伤　常见的此类并发症包括髋关节置换时坐骨神经损伤、股神经损伤、髂血管损伤和股血管损伤及膝关节置换时的腘血管、腓总神经损伤等。手术医生应熟悉关节周围的解剖结构，手术严格按照操作程序进行并谨慎操作。一旦发生此类并发症应首先分析病因，及时采取有效的治疗措施。

（三）术后康复训练

鼓励患者关节置换后尽快恢复下床活动，卧床时间过长将增加肌肉丢失、降低肌肉强度、损害肺功能、加重静脉淤滞及血栓形成，早期下床活动及功能训练可以降低术后深静脉血栓等并发症的发生率，还可减轻关节周围组织粘连，促进关节功能的恢复。

正确的康复训练可促进患者体力恢复，增加肌力，增大关节的活动度，康复计划的制订必须遵循个体化、渐进性、全面性的原则，术后第1天即指导患者进行足趾及踝关节充分活动，并进行股四头肌等长收缩训练，定时给予下肢由下往上的按摩，以促进血液循环。术后3～5d可将床头抬高45°～60°，练习坐位每天4～6次，每次20～30min，并指导患者进行患肢直腿抬高训练，要求足跟离床20cm，在空中停顿5～10s再放下，如此反复。患者下床活动时，应由健肢先下床，上床时则患肢先上床，注意使患肢始终保持外展中立位，下床后指导患者做髋关节屈伸、外展动作，术后 1 周适应下床站立练习，术后 6 周内不能负重，3 个月后弃拐行走，术后 6 个月内避免两腿交叉。不能坐低凳、马扎或下蹲，持续坐位不能超过 1h，并说明控制体重的重要性，提高假体使用寿命。

附：诊治流程

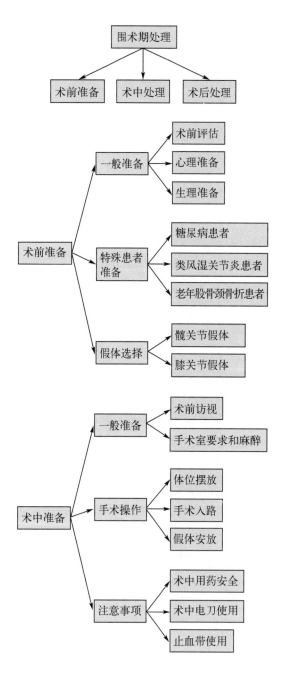

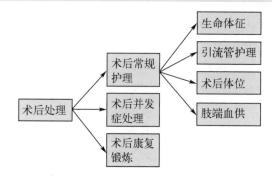

（时利军　孙　伟）

主要参考文献

[1] 卢福姣，徐国红，王维凯 . 个体化心理护理在人工髋关节置换术患者中的应用观察 .Chin J Crit Care Med(Electronic Edition), 2015, Vol.8 No.1.

[2] 范贵富，罗勇，刘鸿，等 . 人工关节置换术后感染原因分析及预防对策 (附 256 例报告). 中国实用医药 , 2013, Vol.8, No.21.

[3] 刘蓉 .2 型糖尿病患者实施人工关节置换围手术期的风险探讨 .Journal of Clinical Rehabilitative Tissue Engineering Research March, 26, 2009 VoL.13, No.13.

[4] 赵良春，肖涟波 . 类风湿关节炎关节置换围手术期处理 .Int J Orthop, 2014, V01.3j.No.3.

[5] 夏军，魏亦兵，黄钢勇，等 . 高龄股骨颈骨折患者行关节置换术的围手术期处理 .Chin J Orthop Trauma, January 2006.V ol.8 .No.1.

[6] 王爱丽，李嫚，程相例 . 人工关节置换患者手术期的安全护理 .Chinese Journal ofAesthetic Medicine, 2012.V01.21.No.12.

[7] 刘艳斌 . 人工膝关节置换术 17 例围术期护理 .J Mod Med Health, 2014, V01.30.No, 8.

[8] 于浩淼，郭艾，孟海 . 多模式镇痛在膝关节置换中的应用 . 中国临床医生 , 2014, 42 (2).

[9] 黄农锐，韩兴凤 . 全髋关节置换术后的护理体会 .Youjiang Medical Journal, 2007, Vol.35 No.2.

[10] Lieberman JR, Pannell W, Trousdale RT, et al.Primary Total Hip Arthroplasty: Everything You Need to Know.Instr Course Lect. 2017 Feb, 15, 66:165-179.

[11] Lee YS.Comprehensive Analysis of Pain

Management after Total Knee Arthroplasty. Knee Surg Relat Res, 2017 Jun 1, 29(2):80-86.

[12] Bear SD. Comprehensive Care for Joint Replacement (CJR) Bundle Expense in Perioperative Pain Management.Am J Orthop (Belle Mead NJ), 2016 Nov/Dec, 45(7):S9-S12.

[13] Couch CG, Menendez ME, Barnes CL. Perioperative Risk in Patients With Epilepsy Undergoing Total Joint Arthroplasty.J Arthroplasty, 2017 Feb, 32(2):537-540.

[14] Salt E, Wiggins AT, Rayens MK, et al. Moderating effects of immunosuppressive medications and risk factors for post-operative joint infection following total joint arthroplasty in patients with rheumatoid arthritis or osteoarthritis.Semin Arthritis Rheum, 2017 Feb, 46(4):423-429.

[15] Lavie LG, Fox MP, Dasa V.Overview of Total Knee Arthroplasty and Modern Pain Control Strategies.Curr Pain Headache Rep, 2016 Nov20(11):59.

[16] Rubin LE1, Blood TD, Defillo-Draiby JC.Total Hip and Knee Arthroplasty in Patients Older Than Age 80 Years.J Am Acad Orthop Surg, 2016 Oct, 24(10):683-690.

[17] Min BW, Kim Y, Cho HM, et al.Perioperative Pain Management in Total Hip Arthroplasty: Korean Hip Society Guidelines.Hip Pelvis, 2016 Mar, 28(1):15-23.

[18] Aumiller WD, Dollahite HA.Advances in total knee arthroplasty.JAAPA, 2016 Mar, 29(3):27-31.

[19] Goodman SM, Figgie MA.Arthroplasty in patients with established rheumatoid arthritis (RA): Mitigating risks and optimizing outcomes.Best Pract Res ClinRheumatol, 2015 Aug-Dec, 29(4-5):628-642.

[20] Wall PD1, Sprowson AP1, Parsons N, et al.Protocol for a single-centre randomised controlled trial of multimodal periarticular anaesthetic infiltration versus single-agent femoral nerve blockade as analgesia for total knee arthroplasty: Perioperative Analgesia for Knee Arthroplasty (PAKA).BMJ Open, 2015 Dec 21, 5(12):e009898.

[21] Holt JB, Miller BJ, Callaghan JJ, et al. Minimizing Blood Transfusion in Total Hip and Knee Arthroplasty Through a Multimodal Approach.J Arthroplasty, 2016 Feb, 31(2):378-382.

[22] Oviedo Baena AM, Moeschler SM, Smith HM, et al.Perioperative comorbidities and complications among patients undergoing primary total knee arthroplasty: a retrospective analysis and prospective survey.J Clin Anesth, 2015 Nov, 27(7):558-565.

[23] Goodman SM.Optimizing perioperative outcomes for older patients with rheumatoid arthritis undergoing arthroplasty: emphasis on medication management.Drugs Aging, 2015 May, 32(5):361-369.

[24] Elmallah RK, Cherian JJ, Pierce TP, et al. New and Common Perioperative Pain Management Techniques in Total Knee Arthroplasty.J Knee Surg, 2016 Feb, 29(2):169-178.

[25] Chung KS, Lee JK, Park JS, et al.Risk factors of delirium in patients undergoing total knee arthroplasty.Arch Gerontol Geriatr, 2015 May-Jun, 60(3):443-447.

[26] Johnson RL, Kopp SL.Optimizing perioperative management of total joint arthroplasty. Anesthesiol Clin, 2014 Dec, 32(4):865-880.

第15章　人工关节置换术围术期的镇痛

一、概　　述

人工关节置换术 (total joint arthroplasty, TJA) 作为一种成熟的骨科矫形手术, 能够缓解患者关节疼痛, 纠正畸形, 改善生活质量。然而 TJA 发展至今, 手术技术已较规范、成熟, 提高患者对医生及 TJA 手术的满意度在于良好的围术期管理, 尽可能减少围术期并发症。术后疼痛是 TJA 围术期常见的并发症之一, 能够使患者产生负面情绪, 延缓术后康复锻炼, 增加心脑血管意外的发生率, 延长住院时间, 增加治疗费用, 还会影响对手术的满意度。因此, 关节外科医生应当积极地预防和处理围术期疼痛, 使患者顺利度过术后恢复期。传统上, 口服、肌内注射及静脉应用阿片类药物的镇痛方式引起的并发症较多。这些并发症包括恶心、呕吐、皮疹及认知障碍, 更严重的并发症包括尿潴留、低血压和呼吸抑制。同时这些并发症会延缓患者术后康复锻炼, 延长住院时间, 增加额外的医疗费用。因此, 在 TJA 围术期, 选择一种合理、安全、有效的镇痛方案对患者术后的良好恢复至关重要。

二、人工关节置换围术期疼痛评估

在对围术期疼痛进行正确处理之前,

必须能对疼痛做出正确和恰当的评估。视觉模拟评分法 (visual analogue scales, VAS): VAS 是目前临床上最常用的疼痛程度的定量方法, 即是由一条 10cm 长的直线, 两端标明 "0" 和 "10" 字样, 分别表示 "无痛" 和 "最剧烈的疼痛", 0 分代表无痛; 3 分以下表示患者有轻微疼痛, 能忍受; 4～6 分表示为患者重度并疼痛影响睡眠, 尚能忍受; 7～10 分代表患者有较强烈的疼痛, 难以忍受, 影响食欲及睡眠。患者将自己感受的疼痛强度标记在直线上的相应位置, 即为该患者的疼痛强度的评分值。VAS 简单、快速、精确、易操作, 在临床上广泛应用评价治疗的效果。其次是数字评价量表法 (numerical ratings scale, NRS), 数字评价量表法用 0～10 代表不同程度的疼痛: 0 为无痛, 1～3 为轻度疼痛 (疼痛尚不影响睡眠), 4～6 为中度疼痛, 7～9 为重度疼痛 (不能入睡或睡眠中痛醒), 10 为剧烈疼痛。在关节置换术围术期, 将 VAS 评分或 NRS 评估方法作为患者术后常规查房和护理记录的检测指标, 有利于关节科医生针对不同患者的疼痛程度, 个体化用药。

三、人工关节置换围术期多模式镇痛方案

TJA 围术期多模式镇痛策略正逐步兴

起。大量研究表明，围术期单一用药不仅无法达到好的镇痛效果，而且往往会有较重的不良反应。该方案最初由 Kehlet H 和 Wall PD 提出与完善。多模式镇痛方案是在 TJA 术前、术中及术后分别采取多种措施减轻患者疼痛（图 15-1）。该镇痛理念认为，由于围术期疼痛是多种损害性因素通过多种机制及途径共同作用的结果，因此合理的术后镇痛，应该联合使用不同作用机制的镇痛药物与措施，通过多种机制发挥镇痛作用，从而获得更好的镇痛效果，同时不良反应降到最低。多种干预措施间能够产生协同作用，并减少单个药物的使用剂量及相关并发症。此种镇痛方案能够有效地控制关节置换术后疼痛，减少镇痛药物用量，缩短住院时间，增强手术效果，改善肢体功能，加快患者术后康复，同时引起的并发症较少，提高患者的满意度及手术预后。

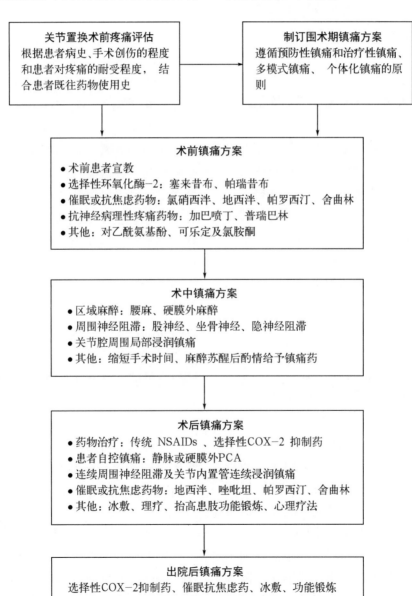

图 15-1　人工关节置换围术期多模式镇痛流程

（一）人工关节置换术前镇痛方案

1. 术前患者宣教　在行关节置换手术前，心理状态会影响患者对疼痛的感受，高度紧张与焦虑的患者手术后会感受到更剧烈的疼痛。手术前实事求是地告知患者关于疼痛的若干问题及相应的处理方法，使患者抱有正确的期望。术前宣教可以减轻患者对疼痛的感受及提高患者的满意度。

2. 超前镇痛　关节置换手术能够引起细胞损伤与炎症反应，促进组胺、血栓素、前列腺素、白细胞介素、5- 羟色胺和 P 物质等炎症因子的释放。这会导致外科手术部位伤害传入感受器痛觉阈值的降低，此种状态称作初发痛觉过敏。未受损组织周围伤害传入感受器痛觉阈值的降低称作继发性痛觉过敏。外周与中枢敏化同样会引起原发性与继发性痛觉过敏。当外科手术部位出现炎症反应进而导致伤害传入感受器痛觉阈值降低时会出现外周敏化。中枢神经继发性地持续接受来自外周伤害感受器的传入冲动时会出现中枢敏化。超前镇痛是指在脊髓发生痛觉敏化以前实施镇痛，以阻止外周损伤冲动向中枢传递，使其降低到造成中枢敏化阈值以下，并在术后持续抑制伤害性刺激的传入。

3. 选择性环氧化酶 -2（cyclooxygenase-2，COX-2）抑制药　塞来昔布作为一种选择性环 COX-2 抑制药的代表药物，几乎无 COX-1 抑制作用，减少了以往应用传统 NSAIDs 药物带来的并发症。通过抑制周围与中枢敏化的发生来达到超前镇痛的效应，并且对血小板及凝血因子功能无影响，不会干扰麻醉方式的选择，并不会增加手术出血量。同时术前应用还能够减少阿片类药物使用剂量及相关并发症。一篇随机对照试验的 Meta 分析指出，与安慰剂相比，

术前应用选择性 COX-2 抑制药能够显著减轻术后疼痛。大量研究表明，关节置换术前使用塞来昔布能够减轻疼痛，改善关节活动度，减少阿片类药物使用剂量，并且与传统 NSAIDs 相比，未见塞来昔布引起严重心血管血栓栓塞事件的增加。尽管使用 NSAIDs 药物可能会抑制融合和骨折手术后患者的骨质愈合，但塞来昔布并不会影响关节置换手术后的假体固定、骨长入及骨愈合。

4. 抗神经病理性疼痛药物　如加巴喷丁（gabapentin）和普瑞巴林（pregabalin）加巴喷丁能与中枢电压敏感性钠与钙通道相互作用，增加神经突触 γ- 氨基丁酸的聚集，减少单胺氧化酶的表达；普瑞巴林是一种新型钙离子通道调节剂（非 GABA 受体激动药或拮抗药），能阻断电压依赖性钙通道，减少神经递质的释放。大量研究表明关节置换术前应用加巴喷丁和普瑞巴林能够通过抑制中枢敏化的发生来缓解术后疼痛，改善关节活动度，减少阿片类药物使用剂量。普瑞巴林不仅能够缓解术后急性疼痛，还能减轻全膝关节置换（total knee arthroplasty，TKA）术后 3 个月和 6 个月时的慢性疼痛，提高关节活动度。用药后常见的不良反应有嗜睡、头晕、镇静、恶心、呕吐，易出现在老年患者中，应予以慎用。

5. 其他　对乙酰氨基酚、可乐定及氯胺酮也被证明具有超前镇痛作用，但具体镇痛机制尚不清楚，有待进一步研究明确。

（二）人工关节置换术中镇痛方案

1. 区域麻醉　研究已经证实区域麻醉（regional anesthesia，RA）技术在骨科手术，尤其是关节置换手术能够降低并发症发生率，减少住院时间，提高患者的术后满意度。

大量研究表明，在关节置换手术中，腰麻（spinal anesthesia）与硬膜外麻醉（epidural anesthesia）比全身麻醉更具优势。区域麻醉技术能够减少关节置换手术时间及术中出血量，显著降低术后静脉血栓发生率和输血率，同时还可以减少患者的住院费用。然而区域麻醉也存在一些问题，有文献指出，应用该技术可能会妨碍术后早期活动，非手术侧肢体麻木感、肠梗阻、皮疹、硬膜外血肿、恶心、呕吐及操作相对复杂，影响术后抗凝的实施，这些都将会延长住院时间和延缓康复锻炼。

2. 周围神经阻滞　作为关节置换手术多模式镇痛方案之一的周围神经阻滞（peripheral nerve blockade）技术已有几十年历史。周围神经阻滞在提供良好镇痛的同时，与PCIA及PCEA相比，并发症更少。传统上，应用股神经（femoral nerve blockade，FNB）与坐骨神经联合阻滞来减轻TKA术后膝关节周围的不适感。然而，由于术后患者可能出现肌肉力量减弱、康复锻炼延迟及跌倒风险，该技术的应用已逐渐减少。周围神经阻滞可以单次阻滞给药，也可以置管持续给药进行连续阻滞来缓解术后疼痛。单次阻滞药物包括长效局部麻醉药（罗哌卡因或布比卡因），加上肾上腺素及激素类药物来延长作用时间；短效麻醉药物配合局部麻醉药通过留置管持续给药进行连续阻滞。大量研究表明，股神经阻滞能够缓解TKA术后疼痛，减少阿片类药物使用剂量，改善膝关节活动度，加速术后康复锻炼，而且并发症较少。与单次股神经阻滞相比，连续股神经阻滞的镇痛效果更佳。然而，有报道指出股神经阻滞会减弱TKA术后患者股四头肌肌力，增加术后跌倒风险，延迟术后早期康复活动，影响患者对手术的满意度。近期，有

研究指出与股神经阻滞相比，收肌管阻滞（adductor canal blockade，ACB）能够同样缓解TKA术后疼痛，但保留了股四头肌力量，避免术后运动能力减弱，未见明显相关并发症。收肌管内除隐神经外，还包括股内侧肌神经、股内侧皮神经、来自闭孔神经的关节支、膝内侧韧带神经，这些神经支配着膝关节的内、前和外侧感觉。可见收肌管阻滞几乎是感觉神经阻滞，对肌肉影响很小。然而，在TKA术后分别行股神经阻滞与收肌管阻滞的患者中，Memtsoudis SG等并没有发现运动功能的差别。Hegazy NA等也没有发现股神经阻滞与收肌管阻滞两组患者的疼痛评分、吗啡消耗量和住院时间之间的差异。但2篇随机对照试验的Meta分析指出，与股神经阻滞相比，收肌管阻滞能够更加显著缓解TKA术后患者静息状态时的疼痛，保留股四头肌肌肉力量，利于术后康复锻炼，并发症无差异。但这些研究仅限于术后早期，且样本量相对较小，两者间术后长期效果是否具有明显差异仍需未来进一步研究。并且，现关于收肌管阻滞的使用时机、使用单次还是连续阻滞及使用麻醉药、镇痛药的剂量仍存在争议。在快速康复关节外科发展的当下，随着周围神经阻滞技术的不断成熟，收肌管阻滞将会在关节置换围术期镇痛领域占据一席之地。

3. 局部浸润镇痛　关节置换术中关节腔周围局部浸润镇痛（local infiltration anesthesia，LIA）已在近些年逐步普及。Bianconi等最早提出把局部浸润镇痛技术用于关节置换手术中。关节腔局部注射操作简单，镇痛效果确切，全身不良反应少。目前应用较多的是在膝关节内及周围组织注射以局部麻醉药为主要成分，联合吗啡、糖皮质激素、肾上腺素及NSAIDs

组成的"鸡尾酒配方"，效果明确。但是，由于关节局部注射存在镇痛时间短，疼痛"反弹"等缺点，越来越多的人开始应用关节内置管浸润镇痛。Gomez-Cardero P 等将50 例接受 TKA 的患者随机分成两组，试验组术后用弹性泵将 0.2% 罗哌卡因 300ml 以 5ml/h 的速度持续向关节腔注射，对照组则以等量生理盐水等速向关节腔内持续泵入。研究结果显示，试验组所有患者前3dVAS 评分及阿片类镇痛药使用剂量明显减少，住院时间较对照组短，患者满意度及舒适度显著提高，并且未出现相关并发症及不良反应。Ong JC 等将 54 例接受 TKA 的患者随机分为 3 组，A 组（17 例）接受吗啡静脉 PCA 镇痛 48h，B 组（16 例）在 PCA 镇痛基础上，将 0.25% 布比卡因以 4ml/h 的速度持续向皮下组织及关节腔泵入 48h，C 组（21 例）在 B 组基础上，联合关节腔混合镇痛药液（0.9% 氯化钠注射液 50ml，酮咯酸 1ml，吗啡 10mg，布比卡因 100mg）持续泵入，48h 后拔除。结果显示，B 组和 C 组的各时点疼痛 VAS 评分及不良反应发生例数显著低于 A 组，睡眠评分及关节活动度显著高于 A 组。Goyal 等对行 TKA 的患者通过有创导管向关节腔内连续给药（0.5% 布比卡因 300ml），结果显示连续向关节腔内给药能够有效缓解术后疼痛，与其他镇痛方法相比无不良反应。目前，此方法的主要争议是术后留置导管会不会增加感染的风险。

（三）人工关节置换术后镇痛方案

将多模式镇痛方案延续到关节置换术后时期可以降低口服或静脉阿片类药物使用剂量，减少 PCIA 或 PCEA 的使用及其相关的不良反应，减轻患者疼痛，加速康复锻炼，改善关节活动度，减少住院时间及治疗费用，提高患者的满意度。

1. 非药物镇痛方案　①心理疗法：骨科患者术后疼痛明显，医护人员主动关心安慰患者，及时与患者进行交流沟通，使患者有意识地转移注意力，能有效缓解患者紧张的情绪和术后的疼痛。②局部冷热疗法：冰敷作为常用的物理疗法之一，是通过局部皮肤使用低于人体温度的物质，以收缩血管、降低代谢和减慢局部血液循环，达到止血、镇痛和抑制炎性反应的目的。热疗法是通过促进局部血液循环，达到清除坏死组织和促进组织修复的目的，但不适用于关节置换术后初期，因会增加术后出血，加重疼痛。③功能锻炼：鼓励关节置换术后患者早期恢复日常活动，进行适当的功能锻炼对于减少术后疼痛是积极有效的。④其他非药物疗法：如脉冲式电疗、针灸、火罐、超声和推拿等，均被证实可以在一定程度上缓解骨科患者术后疼痛。

2. 药物镇痛方案　已有大量研究证实 TKA 术后短期（3～10d）应用塞来昔布可以有效地减少阿片类药物使用剂量及其并发症，缓解 TKA 术后患者疼痛，改善膝关节活动度，促进功能恢复，提高患者对手术的满意度，缩短住院时间。然而由于疼痛、肿胀及肌肉力量的恢复，TKA 术后的康复常需要几个月，选择一种安全、有效并可以长期使用的镇痛药物对 TKA 患者术后的远期恢复至关重要。Meunier 等对 50 例 TKA 病例进行了随机、双盲、安慰剂对照研究，试验组患者术后连续 3 周口服塞来昔布 200mg，每日 2 次，对照组给予安慰剂，两组患者术后失血量无显著差异，在术后 4 周时塞来昔布组疼痛评分降低了 30%，吗啡的使用剂量明显减少，术后随访 1 年未见塞来昔布的相关不良反应。William 等的一项关于 107 例 TKA 的研究指出，试验组 53 例在行 TKA 术后每日服用 400mg 塞来昔布，出院后连续 6 周服用 200mg 塞来昔布，每日 2 次；对照组服用同等剂量安慰剂。统计结果显示试验组患者 TKA 术后静息、活动时疼痛评分及阿片类镇痛药剂量都明显低于对照组，膝关节活动度及功能评分都高于对照组，并且随访 1 年的结果显示试验组膝关节活动度仍好于对照组。

可乐定由于能够拮抗 N- 甲基 -D- 天门冬氨酸（NMDA）受体及增强吗啡类药物的镇痛作用，常常用于术前存在慢性疼痛的患者。有报道指出，在全髋关节置换术后，单独使用可乐定能够最多减少 32% 吗啡消耗量，当联合加巴喷丁使用时，能够减少 51% 吗啡消耗量。可乐定较少单独使用由于其可能产生精神病样不良反应，但低剂量使用时较少会出现。

3. 连续周围神经阻滞及关节内置管连续浸润镇痛　连续周围神经阻滞及关节内置管连续浸润镇痛同样可以缓解关节置换术后疼痛，但有一定风险。有报道指出，单次周围神经阻滞感染风险较小，而连续神经阻滞感染率可达到 0% ～ 3%。关节置换术后患者进行康复锻炼时会造成留置管的堵塞、移位、破裂，并有可能造成神经损伤。因此，骨科医生在考虑应用此种镇痛方式时需谨慎，并密切注意观察是否出现相关并发症。

四、结　语

理想的人工关节置换围术期镇痛方法应该是联用不同机制，个体化多模式的镇痛，整个围术期都需要予以镇痛，在提高患者镇痛效果，改善生活质量的同时降低药物的不良反应。超前镇痛，术前加强与患者的交流和沟通，限制外周与中枢神经系统对手术刺激的超敏化，能缓解术后疼痛，缩短住院时间。术中采用区域阻滞麻醉技术联合周围神经阻滞及局部浸润镇痛能够减轻患者术后疼痛，改善关节活动度，利于早期康复。临床根据患者的个体化需要，对术后疼痛进行准确评估，联用不同作用机制的镇痛药或者不同镇痛方案，通过个体化多模式的镇痛，可有效减轻患者术后疼痛，加快术后康复，减少并发症，使患者获得良好的预后。

（马金辉　高福强）

主要参考文献

[1] Capdevila X, Barthelet Y, Biboulet P, et al. Effects of perioperative analgesic technique on the surgical outcome and duration of rehabilitation after major knee surgery. Anesthesiology, 1999, 91(1):8-15.

[2] Sarvela J, Halonen P, Soikkeli A, et al. A doubleblinded, randomized comparison of intrathecal and epidural morphine for elective cesarean delivery. Anesth Analg, 2002, 95:436.

[3] Singelyn FJ, Ferrant T, Malisse MF, et al. Effects of intravenous patient-controlled analgesia with morphine, continuous epidural analgesia, and continuous femoral nerve sheath block on rehabilitation after unilateral total-hip arthroplasty. Reg Anesth Pain Med, 2005, 30:452.

[4] Wheeler M, Oderda GM, Ashburn MA, et al. Adverse events associated with postoperative opioid analgesia: a systematic review. J Pain, 2002, 3:159.

[5] Coley KC, Williams BA, DaPos SV, et al. Retrospective evaluation of unanticipated admissions and readmissions after same day surgery and associated costs. J Clin Anesth, 2002, 14(5):349-353.

[6] American Society of Anesthesiologists Task

Force on Acute Pain Management.Practice guidelines for acute pain management in the perioperative setting:an updated report by the American Society of Anesthesiologists Task Force on Acute Pain Management. Anesthesiology, 2012, 116(2):248-273.

[7] Kehlet H, Dahl JB.The value of "multim-odal" or "balanced analgesia" in post-operative pain treatment.Anesth Analg, 1993, 77(5):1048-1056.

[8] Wall PD.The prevention of postoperative pain. Pain, 1988, 33(3):289-290.

[9] Dalury DF, Lieberman JR, Macdonald SJ. Current and innovative pain management techniques in total knee arthroplasty.Instr Course Lect, 2012, 61:383-388.

[10] Soever LJ, Mackay C, Saryeddine T, et al. Educational needs of patients undergoing total joint arthroplasty.Physiother Can, 2010, 62(3):206-214.

[11] Møiniche S, Kehlet H, Dahl JB.A qualitative and quantitative systematic review of preemptive analgesia for postoperative pain relief:the role of timing of analgesia. Anesthesiology, 2002, 96(3):725-741.

[12] Moore RA, Derry S, Mcquay HJ.Cyclooxygenase-2 selective inhibitors and nonsteroidal anti-inflammatory drugs:balancing gastrointestinal and cardiovascular risk.BMC Musculoskelet Disord, 2007, 8(1):73.

[13] Leese PT, Hubbard RC, Karim A, et al.Effects of celecoxib, a novel cyclooxygenase-2 inhibitor, on platelet function in healthy adults:a randomized, controlled trial.J Clin Pharmacol, 2000, 40(2):124-132.

[14] Buvanendran A, Kroin JS, Tuman KJ, et al. Eff-ects of perioperative administration of a selective cyclooxygenase 2 inhibitor on pain management and recovery of function after knee replacement:a randomized controlled trial.JAMA, 2003, 290(18):2411-2418.

[15] Straube S, Derry S, McQuay HJ, et al.Effect of preoperative Cox-II-selective NSAIDs(coxibs) on postoperative outcomes:a systematic review

of randomized studies.Acta Anaesthesiol Scand, 2005, 49(5):601-613.

[16] Schroer WC, Diesfeld PJ, LeMarr AR, et al. Benefits of prolonged postoperative cyclooxygenase-2 inhibitor administration on total knee arthroplasty recovery:a double-blind, placebo-controlled study.J Arthroplasty, 2011, 26(6 Suppl):2-7.

[17] Huang YM, Wang CM, Wang CT, et al.Perio-perative celecoxib administration for pain management after total knee arthroplasty-a randomized, controlled study.BMC Musculoskelet Disord, 2008, 9:77.

[18] White W B, Faich G, Whelton A, et al.Comp-arison of thromboembolic events in patients treated with celecoxib, a cyclooxygenase-2 specific inhibitor, versus ibuprofen or diclofenac.Am J Cardiol, 2002, 89(4):425-430.

[19] Remy C, Marret E, Bonnet F.Effects of aceta-minophen on morphine side-effects and consumption after major surgery:meta-analysis of randomized controlled trials.Br J Anaesth, 2005, 94(4):505-513.

[20] Parvizi J, Bloomfield MR.Multimodal Pain Management in Orthopedics:Implications for Joint Arthroplasty Surgery.Orthopedics, 2013, 36(2 Suppl):7-14.

[21] Sills GJ.The mechanisms of action of gaba-pentin and pregabalin.Curr Opin Pharmacol, 2006, 6(1):108-113.

[22] Mathiesen O, Jacobsen LS, Holm HE, et al.Pregabalin and dexamethasone for postoperative pain control:a randomized controlled study in hip arthroplasty.Br J Anaesth, 2008, 101:535.

[23] Lee JK, Chung KS, Choi CH.The effect of a single dose of preemptive pregabalin administered with COX-2 inhibitor:a trial in total knee arthroplasty.J Arthroplasty, 2015, 30(1):38-42.

[24] Buvanendran A, Kroin JS, Della Valle CJ, et al.Perioperative oral pregabalin reduces chronic pain after total knee arthroplasty:a prospective, randomized, controlled trial.

Anesth Analg, 2010, 110(1):199-207.

[25] Hu S, Zhang ZY, Hua YQ, et al.A comparison of regional and general anaesthesia for total replacement of the hip or knee:a meta-analysis. J Bone Joint Surg Br, 2009, 91(7):935-942.

[26] Mauermann WJ, Shilling AM, Zuo Z.A comparison of neuraxial block versus general anesthesia for elective total hip replacement:a meta-analysis.Anesth Analg, 2006, 103(4):1018-1025.

[27] Macfarlane AJ, Prasad GA, Chan VW, et al. Does regional anaesthesia improve outcome after total hip arthroplasty? A systematic review.Br J Anaesth, 2009, 103(3):335-345.

[28] Fowler SJ, Symons J, Sabato S, et al.Epidural analgesia compared with peripheral nerve blockade after major knee surgery:a systematic review and meta-analysis of randomized trials. Br J Anaesth, 2008, 100:154-164.

[29] Paul JE, Arya A, Hurlburt L, et al.Femoral nerve block improves analgesia outcomes after total knee arthroplasty:a meta-analysis of randomized controlled trials.Anesthesiology, 2010, 113:1144-1162.

[30] Ilfeld BM, Madison SJ.The sciatic nerve and knee arthroplasty:to block, or not to block-that is the question.Reg Anesth Pain Med, 2011, 36(5):421-423.

[31] Richman JM, Liu SS, Courpas G, et al.Does continuous peripheral nerve block provide superior pain control to opioids? A meta-analysis.Anesth Analg, 2006, 102(1):248-257.

[32] Barrington MJ, Olive D, Low K, et al.Continuous femoral nerve blockade or epidural analgesia after total knee replacement:A prospective randomized controlled trial.Anesth Analg, 2005, 101(6):1824-1829.

[33] Paul JE, Arya A, Hurlburt L, et al.Femoral nerve block improves analgesia outcomes after total knee arthroplasty:a meta-analysis of randomized controlled trials.Anesthesiology, 2010, 113(5):1144-1162.

[34] Soto Mesa D, Del Valle Ruiz V, Fayad Fayad M, et al.Control of postoperative pain in knee arthroplasty:single dose femoral nerve block versus continuous femoral block.Rev Esp Anestesiol Reanim, 2012, 59(4):204-209.

[35] Sharma S, Iorio R, Specht LM, et al.Complications of femoral nerve block for total knee arthroplasty.Clin Orthop Relat Res, 2010, 468:13-40.

[36] Jaeger P, Nielsen ZJ, Henningsen MH, et al. Adductor canal block versus femoral nerve block and quadriceps strength:a randomized, double-blind, placebo-controlled, crossover study in healthy volunteers.Anesthesiology, 2013, 118:409-415.

[37] Jaeger P, Zaric D, Fomsgaard JS, et al.Adductor canal block versus femoral nerve block for analgesia after total knee arthroplasty:a randomized, double-blind study.Reg Anesth Pain Med, 2013, 38(6):526-532.

[38] Kim DH, Lin Y, Goytizolo EA, et al.Adductor canal block versus femoral nerve block for total knee arthroplasty:a prospective, randomized, controlled trial.Anesthesiology, 2014, 120:540-550.

[39] Zhang W, Hu Y, Tao Y, et al.Ultrasound-guided continuous adductor canal block for analgesia after total knee replacement.Chin Med J(Engl), 2014, 127:4077-4081.

[40] Memtsoudis SG, Yoo D, Stundner O, et al. Subsartorial adductor canal vs femoral nerve block for analgesia after total knee replacement.Int Orthop, 2015, 39:673-680.

[41] Hegazy NA, Sultan SS.Comparison between effects of adductor canal block and femoral nerve block on early postoperative course in total knee arthroplasty:a prospective double-blind, randomized controlled study.Ain-Shams Journal of Anesthesiology, 2015, 08:124-128.

[42] Li D, Ma G.Analgesic efficacy and quadriceps strength of adductor canal block versus femoral nerve block following total knee arthroplasty.Knee Surg Sports Traumatol Arthrosc, 2015, Nov 26. [Epub ahead of print]

[43] Li D, Yang Z, Xie X, et al.Adductor canal

block provides better performance after total knee arthroplasty compared with femoral nerve block:a systematic review and meta-analysis.Int Orthop, 2015, Oct 10. [Epub ahead of print].

[44] Bianconi M, Ferraro L, Traina GC, et al. Pharmacokinetics and efficacy of ropivacaine continuous wound instillation after joint replacement surgery.Br J Anaesth, 2003, 91:830-835.

[45] Gomez-Cardero P, Rodriguez-Merchan EC.Postoperative analgesia in TKA:ropivacaine continuous intra-articular infusion.Clin Orthop Relat Res, 2010, 468(5):1242-1247.

[46] Ong JC, Lin CP, Fook-Chong SM.Continuous infiltration of local anesthetic following total knee arthroplasty.J Orthop Surg(Hong Kong), 2010, 18(2):203-207.

[47] Goyal N, Mckenzie J, Sharkey PF, et al.The 2012Chitranjan Ranawat award:intraarticular analgesia after TKA reduces pain:a randomized, double-blinded, placebo-controlled, prospective study.Clin Orthop Relat Res, 2013, 471(1):64-75.

[48] Reuben S S, Buvenandran A, Katz B, et al.A Prospective Randomized Trial on the Role of Perioperative Celecoxib Administration for Total Knee Arthroplasty:Improving Clinical Outcomes:Retracted.Anesthesia & Analgesia, 2008, 106(4):1258-1264.

[49] Meunier A, Lisander B, Good L.Effects of celecoxib on blood loss, pain, and recovery of function after total knee replacement:a randomized placebo-controlled trial.Acta orthopaedica, 2007, 78(5):661-667.

[50] Martinez V, Cymerman A, Ben Ammar S, et al.The analgesic efficiency of combined pregabalin and ketamine for total hip arthroplasty:a randomised, double-blind, controlled study.Anaesthesia, 2014, 69(1):46-52.

[51] Horlocker TT.Complications of regional anesthesia and acute pain management. Anesthesiol Clin, 2011, 29(2):257-278.

[52] Capdevila X, Bringuier S, Borgeat A.Infectious risk of continuous peripheral nerve blocks. Anesthesiology, 2009, 110(1):182-188.

[53] Jeng CL, Torrillo TM, Rosenblatt MA.Complications of peripheral nerve blocks.Br J Anaesth, 2010, 105(Suppl 1):i97-i107.

第16章 人工关节置换术围术期的血液管理

人工关节置换术是目前治疗严重髋、膝关节病变的有效手术方法，手术量逐年增加。但是作为一项择期手术，人工关节置换术围术期存在大量失血和异体输血率较高等血液管理问题。术后重度贫血会导致感染增加、康复时间延长而危及患者生命，增加死亡率。既往围术期血液管理的主要方式是异体输血，尽管异体输血技术已有显著提高，但是仍存在医源性感染、输血反应、免疫反应等风险。因此需要制订人工关节置换术的围术期血液管理策略，在保障患者安全同时减少异体输血需要，同时达到促进患者康复的目的。自身输血就是近年来一种发展较快的血液管理方式，同时围术期自体采血技术和手术操作技术的提高、止血药的应用、术后引流血液的再利用及人类重组促红细胞生成素（EPO）的使用等，都极大减少了异体输血的需要。但这些替代异体输血的方式同样存在问题，只有了解并正确使用它们才能明显减少患者住院时间，尽快恢复关节功能，达到最佳效果。

一、贫血的影响和输血风险的预测

贫血的主要症状是患者精神不振，它会影响患者术后康复，延长住院时间并降低生活质量。由于人工关节置换患者早期的术后康复锻炼有利于短期内功能恢复，并能够减少住院时间，因此，术前术后患者活动状态的评估有助于康复的实施和监测。患者活力和血细胞比容（Hct）的相关性研究显示，Hct 是评估人工关节置换患者活力的有效客观指标。通过提高血红蛋白（Hb）和 Hct 水平来增加患者活力，有利于患者康复并提高生活质量。

与急慢性严重贫血（Hb < 60g/L）相关的临床症状包括易疲劳、心律失常、低血压、呼吸困难和意识改变。贫血和输血会延长住院时间，严重的术前贫血还会导致术后患者病死率的增加。贫血发病率随年龄的增长而增加，这应该引起骨科医生的注意，因为人工关节置换患者中老年患者占比例较大。输血的主要目的就是减少贫血对手术带来的不利影响。

评估人工关节置换患者围术期输血的风险是血液管理的重要部分。术前血红蛋白浓度对输血可能性预测非常简便而有效，研究表明术前 Hb 越低，异体输血的可能性越大，手术病死率和并发症发生率与术前 Hb 水平成反比。目前认为，输血的适应证是 Hb < 70g/L，且合并有心肌缺血、不明原因的心律失常、既往有心脑血管病史和输液难以纠正的低血压等。原则上失血量在 30% 以下时，不输全血，对于低血容量患者如 Hb > 70g/L，Hct > 21% 但无主要器官病变的可仅补充血浆增量剂，输血应该在其他血浆增量剂无效的情况下，由患者的全身临床情况和贫血的性质（急性或慢性）决定。

二、围术期血液管理方式

人工关节置换术围术期的血液管理包括术前、术中和术后不同时期的管理方案。术前应重视自体红细胞的储存和增殖，如术前的自体血储存或铁元素的补充和使用促红素提高术前血液中血红蛋白的含量。术中应强调减少出血量，或将术中的出血采集后重新回输。具体方法包括提高手术操作技术和密切观察术中患者凝血状态，采用控制性低血压技术及急性等容血液稀释技术（ANH），使用抗纤维蛋白溶解因子和术中血液回输装置等方法。手术后可以采用术后血液回输装置，并严格按照输血管理指南的要求控制异体红细胞的使用，密切观察患者凝血状态的变化，以及手术后抗凝药物的合理使用。

（一）术前血液管理

1. 术前补充铁剂　人工关节置换术的群体中术前处于贫血状态的患者占总数的 20%～35%。尽管贫血原因多种多样，但是最常见的两种贫血为缺铁性贫血和慢性疾病引发的贫血。人工关节置换术中特别是膝关节置换术中老年人占绝大多数，营养不良和长期服用抗炎镇痛类药物是贫血的主要原因。缺铁性贫血为小细胞低色素性贫血，血常规中平均红细胞容量（MCV）是提示这一贫血的重要参数。如果血常规中 Hb 值为 110～120g/L，MCV < 80fl 时，予以 4 周的铁制剂治疗可以明显提高血红蛋白总量。反之，如果 MCV > 90%fl，使用铁制剂的治疗可能无效。实际上如果患者日常生活中饮食正常，食物中有足够的动物性蛋白和充分种类的蔬菜，铁元素的补充应该较为充足，因此对于术前筛查未提示明显铁缺乏患者，不推荐常规补充铁剂。只有当需要使用促红素类药物时才需要额外补充铁制剂。

2. 促红细胞生成素（EPO）的使用 EPO 是主要在哺乳动物肾中合成的调节红细胞生成的主要因子，是由肾皮质间质细胞在机体缺氧时分泌的。它在红细胞前体细胞的募集、分化中起重要调节作用，并有助于红细胞生存和分泌 Hb，EPO 与内源性促红细胞生成素氨基酸序列相同。因此，能够同内源性促红细胞生成素一样，可以安全而有效的刺激 Hb 的生成，从而对治疗贫血有较大的临床价值。EPO 上市之初主要用于治疗慢性肾衰竭所致的肾性贫血，近年则广泛用于外科围术期红细胞动员，尤其对预计有输血倾向的患者，应用 EPO 能有效降低输血率。

EPO 可经静脉或皮下给药，其中皮下给药释放慢可维持较长时间的血浆浓度而更受青睐。在给 EPO 同时应该补充足够的铁剂及适量的维生素 B_{12} 和叶酸。EPO 对围术期的贫血有较好的疗效，研究表明骨科选择性手术的贫血患者（Hb ≥ 100g/L 而 ≤ 130g/L），经术前接受 EPO 治疗，能明显提高 Hb 浓度和减少输血的需要。使用 EPO 的禁忌证有深静脉血栓形成（DVT）、心肌梗死和脑血管病史、Hb > 150g/L、Hct > 45% 等，出现的不良反应有血栓形成、血压改变、疼痛、青紫和注射区剧痛等。

但是 EPO 费用高，影响了该药物在临床的广泛应用。Tomeczkowski 等通过 Crystal Ball® 的蒙地卡罗仿真模型分析，发现由于降低了异体输血、输血相关肺炎发病率及住院时间，EPO 针对贫血患者具有节约成本的潜力。提示在合理应用前提下，EPO 有望成为一项有效的血液管理措施。

3. 术前自体血储存（PAD） 是指术前 3～4 周通过自体采血方式采集 1～2U 全血细胞并储存在血库中，术中或术后再回输到患者体内。当成人采血或失血 500ml 后，血容量在 12～30h 逐渐恢复正常并且不影响患者对手术的耐受性。PAD 在一定程度上可以减少异体输血率，同时由于患者血液得到一定程度的稀释有助于刺激骨髓加速生成红细胞。但是当患者存在贫血时不宜选择 PAD。

研究表明，PAD 患者异体输血率较非 PAD 患者异体输血率低，但是该方法也存在不足。有统计结果表明约有 45% 的术前预存血没有回输而被废弃，6%～21% 患者虽然术前预储自体血仍然需要输异体血。而术前过度采血后造成的贫血状态则不利于患者术中和术后良好状态的维持，可能还会增加异体血的输入量，储血时间超过 2 周导致自体血携氧能力下降并不能减少异体血的输注。

目前临床对 PAD 的使用意见尚未统一。Keating 等的一系列研究显示，使用常规剂量 EPO 的患者术后输血率显著低于 PAD 的患者，且术后肌力恢复更快。此外，PAD 也存在自体血浪费的可能。Rosencher 等的欧洲多中心研究发现，自体血浪费比例高达 13%～45%。同时，术前自体采血也可能造成患者贫血状态，不仅影响患者术后恢复，还可能增加术后异体输血概率。因此，PAD 的使用应该在权衡贫血不利影响与过度采血造成浪费之间的利弊之后，根据术前的 Hb 和估计的失血量对患者输血可能性进行分级来决定。对于术前血红蛋白高于 14g/L、预期围术期失血量较多，如需行人工关节翻修术或双侧关节置换术患

者，可选择 PAD。目前在初次人工关节置换患者中已不推荐常规使用 PAD。

（二）术中血液管理

1. 低血压麻醉 是指通过显著降低术中平均动脉压来减少出血的方法。有研究发现与常规椎管麻醉相比，低血压麻醉（平均动脉压保持在 50～60mmHg，1mmHg=0.133kPa）的 TKA 围术期总失血量减少了 45%，输血量也明显较少。还有研究表明，采用低压麻醉而不用止血带的 TKA，术中失血量为 146ml，虽多于椎管麻醉且用止血带的 TKA，但围术期总失血减少了 800ml，需要输血的患者比例和输血量明显减少。Kiss 等发现，肾上腺素强化的低血压麻醉，术中无须使用止血带，且不增加围术期失血量。低血压麻醉的不良反应包括组织灌注不良、血栓形成等。

2. 急性等容血液稀释（ANH） 是指在手术开始前抽取患者全血后输注胶体液和晶体液来维持正常血量，抽取的血液装入添加抗凝剂的袋中，在术中大出血时输回患者体内。ANH 的使用原则是估计手术失血量超过全血的 20%，取血速度为 200ml/min，患者的术前 Hb > 100g/L。

与异体输血和自身输血相比，ANH 不需要进行血液传播疾病的筛选，因此费用更低，而且减少了细菌污染的发生和临床操作的烦琐。同时 ANH 不需要术前预存血液的时间，也不会延长手术和麻醉的时间，因血液的稀释红细胞在术中的丢失也明显减少。另外，由于患者的血液黏稠度下降，组织灌注可得到改善，且回输自体血中的血小板、红细胞及凝血因子不被破坏，因此能发挥较好的止血功能，减少手术后出血。ANH 的有效性取决于术前所采集的全血量及患者能够耐受血液稀释状态下缺氧

的程度。对于身体条件差的患者，ANH 造成的缺氧状态能够对患者造成较大威胁，故不建议使用该方法，且在一些手术操作时间短的患者中，ANH 难以实施。

3. 止血带的应用　止血带在人工全膝关节置换术中应用已长达数十年，其优势在于能保持手术视野清晰，创面干净，骨面渗血减少，有利于骨水泥与骨界面的整合。已有多项研究表明，使用止血带能有效减少人工关节置换术围术期的失血量。Alcelik 等的一项 Meta 分析结果表明，使用止血带能显著减少术中失血，但不会缩短手术时间。此外，使用止血带不会增加术后深静脉血栓形成及肺栓塞发生率。

但是也有学者对此存在异议，Tai 等的 Meta 分析显示，使用止血带能减少显性失血，但不能减少围术期总失血量，且缝合切口后释放止血带相对于安装假体后释放能进一步减少手术时间。同时他们发现使用止血带会显著提高临床静脉血栓事件发生风险。除此以外，使用止血带还存在诸多风险，如可能会损伤局部肌肉、神经及释放止血带时可能会导致微小血栓进入循环系统。上述并发症大多具有自限性，但是对于患有周围血管性疾病的患者，使用止血带时应慎重。尽管止血带在使用时间、效果等方面仍存在较多争议，但是目前临床研究证据仍支持其应用于人工全膝关节置换术中的有效性。

4. 软组织和关节内注射药物　通过关节镜观察和血液动力学分析发现，局部使用肾上腺素可以减少 TKA 出血。有研究报道，将 2.5mg 的肾上腺素用 500ml 生理盐水稀释，在切开皮肤前注入皮肤、皮下和关节囊，结果术中、术后失血量及 Hb 下降值均小于使用止血带的 TKA。Lembardi 等对 TKA 患者在选定的肌肉、滑膜、感觉神经和关节囊注射布比卡因、肾上腺素、吗啡混合液，结果证明既可以减少术后出血，还可缓解疼痛。有研究报道关闭切口时向关节腔注 1 ∶ 500 000 的肾上腺素盐水 30ml，完全夹闭引流管 30min，术后引流量明显减少，没有不良反应。

5. 术中使用抗纤溶药物　抗纤溶药物是通过减少纤溶酶激活，从而减少纤溶，稳定纤维血栓，减少出血。抗纤溶药物包括氨基己酸、抑肽酶、氨甲环酸。氨基己酸为赖氨酸源性、可以预防纤溶酶激活和纤维连接的药物，抑肽酶是血清丝氨酸蛋白酶抑制药。目前有关氨基己酸、抑肽酶在人工关节置换术中的应用研究较少，主要研究焦点为氨甲环酸。

氨甲环酸可阻断纤溶酶原激活物对纤溶酶原的激活，大剂量可直接抑制纤溶酶活性，同时也减弱了纤溶酶对血小板膜受体 GPIB 的作用，有效达到止血的目的。Alshryda 等回顾了近年来有关氨甲环酸在人工关节置换术方面的应用，发现围术期使用氨甲环酸可显著降低术后失血量及输血率，但不增加深静脉血栓形成的发生。但是不同研究使用的氨甲环酸剂量不统一，缺少最佳标准剂量。还有研究表明，在全髋关节置换和全膝关节置换时关节腔内局部注射氨甲环酸和稀释的肾上腺素混合溶液可以有效减少患者术后隐性失血量，降低患者异体输血率。肾上腺素和氨甲环酸分别通过不同的机制发挥止血作用，当联合使用这两种药物时，会产生协同作用，肾上腺素能够增加氨甲环酸的作用时间，进而最大程度的发挥止血作用。并且不增加患者血栓形成风险，也不会产生严重的不良反应。

氨甲环酸价格低廉，给药途径简单，已广泛应用于人工关节置换术围术期。大量研究表明其能显著减少术后出血，降低输血率，在一定剂量范围内不会增加深静脉血栓形成和肺栓塞的发生率，是一种安全、有效的止血药物。

6. 纤维蛋白封闭剂　其通过模拟凝血过程的最后阶段，形成稳定的纤维蛋白多聚体，能阻塞和封闭骨髓腔、静脉窦而减少出血，防止术区纤维蛋白溶解剂外渗，抑制纤溶作用。此外，有研究发现使用纤维蛋白封闭剂可防止血液渗入组织间形成血肿，减少隐性失血，降低感染率。此外，纤维蛋白封闭剂还可增加抗凝治疗的安全性，防止抗凝治疗引起的术后出血量增加。

7. 术中血液回输　尽管手术技术的提高及止血药的使用，但一些关节置换术如一期双髋、膝置换或翻修术等出血仍较多。术中自身失血回输能有效的减少输血量和补充血容量，应使用自身输血装置，术中出血经回吸或引流、过滤、离心及抗凝后回输，术后出血也可回输。术中血液回输需要特殊的装置和经过训练的职员。细胞清洗装置每小时能提供相当于10个单位的库存血。但细胞清洗不能完全清除细菌，术野有污染时不能使用，另外，存在癌细胞、羊水和腹水时也不能使用。

（三）术后血液管理

1. TKA术后不放置引流管　TKA术后使用闭式负压引流（closed suction drainage，CSD）可以减少关节置伤口内血肿形成进而降低感染率，同时也可以降低伤口张力有利于减少伤口疼痛和愈合不良等并发症。一些学者认为，与非引流组比较，放置引流管的TKA失血更多，同时输异体血的概率也大得多。Parker等对3495例接受关节置换术的患者术后是否使用CSD进行了荟萃分析，结果表明使用引流管的患者输血率明显高于未使用引流管的患者，而伤口感染率并没有显著差异。

2. 引流管夹闭　术后间断夹闭引流管可以使关节腔内血液积聚，产生较高压力，形成填塞效应从而减少失血量。不同研究采用的夹管的时长和间隔各不相同。超过50%的引流量发生术后4h内（术后前2h、4h、8h、24h引流量分别占引流总量的35.9%、55.2%、65%、87%）。有研究发现，术后前4h夹闭引流管较持续引流可明显减少引流量，而不增加伤口并发症的发生。然而，Prasad等发现每夹闭2h即开放引流管10min虽可明显减少引流量，但抑制Hb下降效果不明显。其机制可能是部分血液渗入周围软组织间隙和关节腔，形成隐性失血，并推荐间断夹管至术后8h即可，夹闭时间太长则伤口并发症发生率明显上升。

3. 术后血液回输　自体血回输系统是将术中出血或术后引流管内的引流血经过过滤、洗涤，在术后6h内重新输入患者体内。这一系统可以减少术后血肿形成，降低术后切口并发症发生率，减少血液浪费。尽管自体血回输系统理论上比异体输血更具优势，但使用过程中也需权衡收益及潜在风险，如继发凝血功能障碍、炎性反应及肾功能不全等。尽管目前自体血回输系统在临床中使用较多，但相关研究报道的临床效果结论不一，尚缺乏高等级临床证据支持其在临床中的常规应用。

三、小　结

人工关节置换术围术期血液管理方式众多，在临床实践中可以结合患者实际情况进行整合。对贫血患者，术前单独使用EPO或者联合PAD可以减少术后输血率；术中使用止血带及静脉输注氨甲环酸也能有效控制术中出血；术后采取严格的输血指征可有效减少不必要的输血。总之，人工关节置换术的围术期血液管理应针对患者不同情况综合使用多种方式，减少围术期失血及输血，促进患者恢复。

附：诊治流程

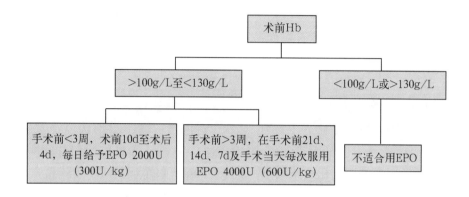

（时利军　高福强）

主要参考文献

[1] 孙伟，李子荣.人工关节置换术围手术期的血液管理.中华外科杂志，2004, 42(4):244-247.

[2] 张洪.人工关节置换术的围手术期血液管理.Chin J Bone Tumor & Bone Disease, 2010, Vol 9.No.1.

[3] Tomeczkowski J, Stern S, Müller A, et al. Potential cost saving ofEpoetinalfa in elective hip or knee surgery due to reduction inblood transfusions and their side effects:a discrete-event simulationmodel.PLoS One, 2013, 8(9):e72949.

[4] Keating EM, Callaghan JJ, Ranawat AS, et al.A randomized, parallel group, open-label trial of recombinant human erythropoietin vspreoperative autologous donation in primary total joint arthroplasty:effect on postoperative vigor and handgrip strength.J Arthroplasty, 2007, 22(3):325-333.

[5] Keating EM, Ritter MA.Transfusion options in total joint arthroplasty.J Arthroplasty, 2002, 17(Suppl1):125-128.

[6] Rosencher N, Kerkkamp HE, Macheras G, et al.Orthopedic SurgeryTransfusion Hemoglobin European Overview(OSTHEO) study:blood management in elective knee and hip arthroplasty in Europe.Transfusion, 2003, 43(4):459-469.

[7] Nelson CL, Fontenot HJ, Flahiff C, et al.An algorithm to optimize perioperative blood management in surgery.ClinOrthopRelat Res, 1998(357):36-42.

[8] Tenholder M, Cushner FD, Director C. Intraoperative bloodmanagement in joint replacementsurgery.Orthopedics, 2004, 27(suppl6):663-668.

[9] Kiss H, Ram M, Neumann D, et al.Epinephrine-augmented hypotensive epidural anesthesia replaces tourniquet use in total knee replacement.ClinOrthopRelat Res, 2005:436184.

[10] Whitehead DJ, MacDonald SJ.TKA sans tourniquet:let it bleed:opposes.Orthopedics, 2011, 34(9):e497-e499.

[11] Alcelik I, Pollock RD, Sukeik M, et al.A comparison of outcomeswith and without a tourniquet in total knee arthroplasty:asystematic review and meta-analysis of randomized controlled trials.J

Arthroplasty, 2012, 27(3):331-340.

[12] Tai TW, Lin CJ, Jou IM, et al.Tourniquet use in total knee arthroplasty:a meta-analysis. Knee Surg Sports Traumatol Arthrosc, 2011, 19(7):1121-1130.

[13] Padala PR, Rouholamin E, Mehta RL.11e role of drains and tourniquets in primary total knee replacement:a comparative study of TKR performed with drains and tourniquets versus no drains and adrenaline and saline infiltration. J Knee Surg, 2004, 17:24-27.

[14] Lembardi AV, Berend KR, Mallory TH, et a1.Soft Tissue and intra-articular injection of bupivacaine, epinephrine, and morphine has a beneficial effect after total knee arthroplasty. Clin Orthop Relat Res, 2004, 428:125-130.

[15] Alshryda S, Sukeik M, Sarda P, et al.A sys-tematic review and meta-analysisof the topical administration of tranexamic acid in total hipand knee replacement.Bone Joint J, 2014, 96-B(8):1005-1015.

[16] Gao F, Sun W, Guo W, et al.Topical Admini-stration of Tranexamic Acid plusdiluted-epinephrine in Primary Total Knee Arthroplasty:A Randomized Double-blinded Controlled Trial.J Arthroplasty, 2015, doi:10.1016/j.arth.2015.03.003.

[17] Levy O, Martinowitz W, Oran A, et a1.The use of fibrin tissue adhesive to reduce blood loss and the need for blood transfusion after total knee arthroplasty.J Bone Joint Surg Am, 1999, 81:1580-1588.

[18] Parker MJ, Roberts CP, Hay D.Closed suction drainage for hip and knee arthroplasty.A meta-analysis.J Bone Joint Surg Am, 2004, 86A:1146-1152.

[19] Prasad N, Padmanabhan V, Mullaji A.Comp-arison between two methods of drain clamping after total knee arthroplasty.Arch Orthop Trauma Surg, 2005, 125:381-384.

第17章 人工关节置换术的快速康复

快速康复外科（fast track surgery，FTS）理念，即采用循证医学证据去处理围术期的一系列优化措施，从而达到加速患者术后康复、减轻患者外科手术后产生的不良反应、缩短住院时间的一种外科处理理念。该理念是 2001 年由丹麦外科医生 Kehlet 首先提出。具体是指在围术期通过改进一系列治疗方法，以减少患者手术应激及并发症，降低死亡率，获得更好、更快的康复。它通过循证医学，改进麻醉、镇痛技术，发展微创技术，加强围术期护理等措施相结合，从而降低术后并发症发生率、减少死亡率、缩短术后住院时间、降低住院费用。

快速康复外科是一种新的外科模式，已成功应用于普外科、胸心外科等领域，近年来在骨科领域也得到推广和应用，在关节外科、创伤外科、脊柱外科均起到了积极的指导作用。尤其对于关节置换的患者，快速康复的概念对于患者术前恐惧的消除、手术信心的树立、术后的康复训练和功能恢复起到了至关重要的作用。

快速康复外科在关节外科的应用称作快速康复关节外科（fast track arthroplasty surgery，FTAS）。FTAS 疗效影响因素众多，包括术前患者全身情况、麻醉技术、手术技术、镇痛方案、早期活动、肌肉功能康复、术后住院日、出院后镇痛措施、意识状态、血液管理、静脉血栓栓塞（VTE）预防、术后并发症、管理因素、医疗经济学。

一、术 前 准 备

（一）术前教育及一般状况评估

患者在对快速康复外科不了解的情况下，可能会不愿配合。因此，与患者取得良好沟通，对其进行充分的术前教育，可以减轻焦虑和恐惧的心情，缓解术后疼痛，加速术后恢复。术前责任护士开始进行详细手术宣教、落实心理护理，介绍治疗流程、康复计划、FTS 理念的优势等，可减轻患者紧张、抑郁等情绪，提高其对疼痛的耐受程度，使其积极配合治疗。术前评估患者的心肺功能是手术麻醉的重要前提，如高血压、心脏病等合并症的术前筛查和治疗，也是术后康复的重要保证。另外，术前感染的筛查也十分必要，由于尿路、皮肤、口腔等感染症状可能通过血液传播至关节假体而引发术后感染，所以任何感染症状都应在术前得到及时控制。具体准备措置可有鼓励患者吹气球等锻炼心、肺功能；积极治疗患者基础疾病，糖尿病患者血糖稳定控制在 9mmol/L 以下，患者血红蛋白 < 70g/dl 需输血纠正贫血至 ≥ 90g/dl，控制心律失常并注重纠正水电解质及酸碱平衡，全身情况较差者给予支持疗法待患者一般情况稳定、各指标基本恢复正常后

再行手术治疗；常规行下肢静脉超声检查及 D- 二聚体筛查，对已发生静脉血栓的患者，需安置静脉滤网后行手术等。

（二）术前营养管理

很多患者围术期存在的营养状况不佳问题，以及由此引发的电解质紊乱的问题往往没有得到很好的重视，因而导致这些患者无法得到很好地康复，甚至出现术后严重并发症。因此，围术期的营养管理非常重要。传统术前处理措施中，为减少麻醉引起的呕吐及误吸而采取术前整夜禁食、禁水，以致多数患者术中呈脱水、饥饿状态，且术中可能补充相对过量的糖和水，最终引起患者术后胰岛素抵抗、高血糖等症状和生理代谢紊乱。而 FTS 不主张常规行术前肠道准备。肠道准备中，口服大量液体或泻药引起的脱水对患者是一种损伤，可引起生理环境改变，增强围术期应激反应。骨科患者的手术由于不涉及消化道操作。故对排便正常的患者不另行肠道准备，可于术前 1 ～ 2d 予以开塞露助排大便 1 次，避免术后腹胀。患者围术期的营养状态对于术后并发症率、医疗费用及住院时间都有关系，术前给予必要的营养支持十分重要。手术前夜开始禁食、禁水是目前常规准备，目的是确保麻醉时胃处于排空状态，防止误吸的发生。但是术前长时间禁食可加重术后的胰岛素抵抗，且加重患者痛苦。而胃肠功能正常的情况下，固体食物 6h 内可胃排空，液体 2h 内排空。因此术前 4h 禁食，术前 2h 禁水是可行的。甚至可于术前 2h 饮含糖水 200 ～ 250ml，以补充水分、能量，减轻术前饥饿、口渴。

（三）术前疼痛管理及其他

进行关节置换的患者术前多数存在不同程度的疼痛，疼痛常常引起患者的不适，导致治疗护理不配合，加之术后康复锻炼时疼痛为主要影响因素，因此有效镇痛是围术期处置中重要一环。疼痛管理的首要问题是改变观念，重视教育。疼痛教育的对象包括患者和家属，目的是改变患者对疼痛的错误认知，建立无痛理念，提高用药的依从性。患者的积极参与是取得良好镇痛效果的关键。疼痛患者常伴随着焦虑、紧张情绪及对镇痛不良反应的担心。对患者的教育和沟通可以争取患者的配合，达到更为理想的疼痛治疗效果。大多数骨科患者入院时即存在不同程度的疼痛，术前镇痛能够预防精神上的疼痛意识，且对术后疼痛的控制也相当重要，术前镇痛可减轻患者对阿片类药物的依赖，增强镇痛效果，从而减轻患者的应激反应，提高对治疗的满意度。也有利于早期下床活动，加快患者康复。疼痛评估的方法宜简单，可以选择一些简单的量化记分办法，如视觉模拟评分（VAS）、数字分级法（VNRS）等，使其了解目前可以选择的疼痛治疗药物和方法，共同商定术后疼痛的治疗方案。

关于术前是否导尿，其最主要的决定因素还是手术时间。对于双侧同时进行关节置换的患者来说，常规术前导尿是必要的。但留置导尿管不仅会诱发泌尿道感染，也会妨碍患者早期下地活动。而且随着手术技术的不断进步，手术时间大大缩短，在能保证时间的前提下，尽量减少导尿次数。已留置导尿管的患者应尽快拔除，如无泌尿系统疾病，术后第 1 天即拔除，减少泌尿道感染的风险。

（四）术前血液管理

血液管理是关节置换过程的重要环节。

关节置换手术失血量大，全髋关节置换术（THA）总失血量为1520ml，隐性失血量为482ml，隐性失血占比例为32%，全膝关节置换术（TKA）总失血量为1508ml，隐性失血量为776ml，隐性失血占比例为52%，显著延长住院时间，增加术后并发症风险，影响预后。术前可采取铁剂治疗、静脉注射促红细胞生成素、自体输血、停用抗凝药物阿司匹林和非甾体类抗炎药。人重组促红细胞生成素是由肾周毛细血管细胞分泌的一类糖蛋白，能够刺激前期红系定向干细胞增殖，使红系定向干细胞向原红细胞分化。促红细胞生成素（EPO）联合口服铁剂治疗的适应证：血红蛋白（Hb）< 9.5g/dl（世界卫生组织认定的中度贫血上限）；Hb 10 ~ 13g/dl，且预计术中失血量 > 300ml。术前自体血储存是指术前采集一定量的自体血并储存在血库中，术中或术后再回输到患者体内。当成人采血或失血500ml后，血容量在12 ~ 30h逐渐恢复正常，并且不影响患者对手术的耐受性。术前自体血储存在一定程度上可以减少异体输血率，同时由于患者血液得到一定程度的稀释有助于刺激骨髓加速生成红细胞。

二、术中管理

（一）麻醉

良好的麻醉方式及优化用药可维持患者最好的手术状态，并且减轻患者应激反应，促使患者肢体早期功能恢复、快速康复，避免麻醉不良反应、并发症，提供充分的镇痛等。有学者提出多模式麻醉方式，这种方式可通过协同效应从而降低各种麻醉药的用量。也有研究显示，在下肢手术中

硬膜外麻醉与全身麻醉相比，可以使下肢手术术后并发症的发生率下降约30%。此外，硬膜外麻醉不仅麻醉效果满意，而且利于保护肺功能，减轻心血管负担、术后肠麻痹，术后还可作持续硬膜外给药镇痛，以减少阿片类药物的使用，能减少术后相关的并发症，促进快速康复。

（二）体温控制

手术失血、快速补液及麻醉都会影响到体温调节中枢，从而导致患者低体温的发生，而复温过程中因为低温产生应激会损害凝血机制及白细胞功能，也会增加心血管负担。

低体温是麻醉和外科手术期常见的并发症。患者手术时间 > 2h，低体温的发生率为70%。低体温可诱发应激反应，持续的术中低体温可降低机体免疫功能，增加术后感染发生率，损害凝血机制，延长住院时间。而术中保温具有减少术中出血、术后感染、心脏并发症等风险，促进快速康复。其具体包括维持手术室温度 > 29.5℃，患者头部及下肢保暖，输入液体和伤口冲洗液使用温盐水，减少补液量，避免输血，病室内温度 > 25℃，体温控制在 37℃左右等。

总之，通过调节手术室内温度、减少出血、增强术者对术中保温认识都可以减少低温所带来的风险。同时术者和助手对于手术的熟练程度可以减少手术时间，从而减少患者暴露于相对低温的时间。

（三）血液管理

术中减少输血的策略包括两种：一是药物治疗，包括纤维蛋白封闭剂、去氨加压素、凝血酶、ε-氨基己酸、氨甲环酸、肾上腺素或去甲肾上腺素灌洗等；二是非

药物治疗，包括等容性血液稀释、低血压麻醉、止血带止血、双极电凝、自体血细胞回输等。术中控制性低血压，减少手术出血与输血，使手术野清晰，降低血管张力，有利于血管手术操作，缩短手术时间，减少结扎灼烧组织，有利于伤口愈合，降低心脏前后负荷而改善心肌做功。低血压麻醉是通过显著降低术中平均动脉压来减少出血的方法。急性等容量血液稀释即在麻醉诱导前或诱导后进行采血，同时补充等效容量的晶体或胶体液使血液稀释，最终得到相当数量的自体血。

（四）其他

关于术中是否常规放置引流管，大量临床对照试验证实，引流管与伤口感染、裂开、血肿等并发症无关系，但留置引流管会妨碍患者术后康复锻炼，不利于快速康复，最重要的是长时间放置引流管是关节置换术后感染的诱因之一。所以，术中要尽可能充分止血，尽量避免使用引流管。

三、术后康复

（一）疼痛管理

快速康复外科方案强调有效镇痛、多模式镇痛。其主要模式包括患者自控镇痛及围术期局部麻醉药物使用或不同镇痛药物的联合使用，可以减少阿片类镇痛药的使用。多模式的术后疼痛控制，能避免因疼痛而拒绝早期功能锻炼，短期内达到较为理想的效果。以膝关节置换术（TKA）为例，TKA术后疼痛将引起康复活动延迟，并导致膝关节周围组织的挛缩、粘连、关节的僵直，出现局部骨质疏松、静脉血栓栓塞症等本可以避免的并发症，直接影响

手术效果。而且Andersen等指出，如果加强膝关节成形术后患者的镇痛效果，则可使术后康复时间缩短。总之，有效的围术期镇痛，是患者早期功能锻炼的前提，是减少手术应激反应的有效途径，最终直接关系住院时间的长短。

（二）术后抗凝

人工关节置换术术后静脉血栓栓塞症发生率较高，是患者围术期的死亡的主要原因。一般情况下，患者在手术结束后回到病房就要开始使用抗栓压力泵，术后12h后就要开始每日皮下注射低分子肝素，并且尽早的进行功能训练，麻醉清醒后可以开始踝部运动。

（三）功能锻炼

快速康复外科强调早期下床活动，康复锻炼与最终预后有着密切联系。关节置换术为患者早期下床活动提供了条件，术后早期下床活动可减少肌肉消耗、增强心肺功能、促进胃肠道功能的恢复及加速切口部位的血液循环，促进切口愈合及下肢静脉回流，预防术后深静脉血栓的形成，减少术后并发症的发生。早期活动并不增加假体松动的风险。尽早锻炼不仅使患者卧床时间缩短，而且能使心理满意度提高，加快出院时间，同时减少了治疗费用。需要强调的是，快速康复外科概念的意义不仅仅是为了早期出院、减少治疗费用，而主要目的是减少了患者的病理生理反应，促进患者早期康复。

综上所述，快速康复外科为关节置换术的医疗过程保驾护航，其效果也得到多方认可。其在出现术后并发症和死亡概率不变的前提下，明显缩短患者住院时间，提高了床位使用率，缓解患者围术期疼痛，

提高患者对医疗过程的满意度。提高了整体的医疗质量。不过，该理念在国内不像国外一样普遍流行并得到认可，主要是我们医护人员对快速康复外科的认识不够，缺少多学科合作及循证医学证据匮乏。整个医疗过程，不仅需要医护人员的参与，而且也需要患者本人的配合和家属的支持。这就需要骨科界医护人员首先转变理念，勇于探索，团结协作，实现真正意义上的骨科患者快速康复外科。其次，我们也要与患者及家属沟通，让他们认可我们，积极配合我们，这样才能实现快速康复外科在关节置换中的良好应用和发展。

附：快速康复外科在 THA、TKA 中的具体应用

以上笔者详细阐述了快速康复外科的具体内容，从术前准备、术中注意事项到术后的康复。而国外也有学者通过观察回访、数据统计，将快速康复外科在关节置换中给我们带来的优势展现了出来。

Michael Raphael·Melanie Jaeger 从快速康复外科是否能缩短住院日这个问题出发，收集分析了 200 位患者的数据。在保证患者安全和满意度一样的前提下，研究快速康复外科究竟能给我们带来多大的好处。Michael Raphael 和他的团队分别选择了 100 位接受快速康复外科程序和 100 位接受普通医疗程序的患者。他们所选择的快速康复程序强调术前教育、术后多模式关节周围注射镇痛、早期物理疗法等。他们分析的结果首先是住院日长短。其次还有患者安全及所涉及的术后并发症、是否转到第三方医院、急救中心和 30d 内再入院。

住院日长短有多方面因素决定，包括年龄、性别、吸烟、基础疾病、体重指数、外科诊疗过程等。他们所获得的数据结果是接受快速康复程序的组内平均住院日比接受普通医疗程序组内的缩短约 69h，而且患者住院期间吗啡等镇痛药物的使用量和疼痛指数均低于普通医疗组。并且在"是否转到第三方医院、急救中心和 30d 内再入院"概率方面，两组并无显著差异。从而得出结论，在保证患者安全和满意度的前提下，快速康复外科能缩短患者平均住院日，降低吗啡等镇痛药物的使用量。

然而，也有学者提出质疑。认为 Michael Raphael 所得出的结论只能在选定的患者中出现，不是所有的患者都能实现。基于此，Bente Holm 等学者设计实验对此进行了研究。"Dischargereadiness"字面意思为"已准备好出院"，Bente Holm 将其详细定义为满足设定好的功能上出院条件，这些条件包括：①独立更衣；②独立起床和睡觉；③独立坐下和起身；④独立上厕所；⑤可拄拐活动；⑥疼痛靠口服药即可控制。这些条件由专人每日评估 2 次，直到患者真正出院。满足这些条件的时间和实际出院时间分别记录。他们选取了接受快速康复程序的 97 名 THA 和 86 名 TKA 患者分别进行统计，得出结论：首先所有患者最后都达到了上述出院条件，最终也都全部出院。对于 THA 患者，"已准备好出院"时间和实际出院时间都是术后 2d。TKA 患者也是如此。因此，Bente Holm 等学者的研究结果证实了快速康复外科在缩短住院日方面可以在几乎所有患者中实现，而非仅仅那些选定的患者。从而也将推动快速康复外科在关节置换方面的应用。

（李腾奇　高福强）

主要参考文献

[1] 魏威，包焕，利贺静，等.快速康复外科理念在全膝关节置换术围手术期应用.医学信息，2015, 28(42).

[2] 吴海山:快速康复关节外科的"独家"血液管理策略.中国医药科学，2015, 5(8).

[3] 任昌松，胡皓，王一仲，等.快速康复外科在人工关节置换术中的应用.医学信息，2014, 27(4).

[4] 钟雪平，李井山，陈润江，等.人工关节置换术结合快速康复外科理念治疗高龄股骨粗隆间骨折.实用中西医结合临床，2015, 15(8).

[5] Brian Lucas.Total hip and total knee replacement :preoperativenursing man agement.British Journal of nursing, 2008, 17(21):1345-1351.

[6] 王淑平.快速康复外科在骨科围手术期的应用与护理展望.Tianjin Journal of Nursing, 2015, V01.23 No, 6.

[7] 吴海山.快速康复关节外科的"独家"血液管理策略.中国医药科学，2015, 5(8).

[8] Peters CL, Shirley B, Erickson J.The effect of a new multimodal perioperative anestheticregimen on postoperativepain, side effects, rehabilitation, and lengthofhospitalstayafter totaljoint atthroplaaty.J Arthroplasty, 2006, 21(Suppl2):132-113.

[9] Mattei P, Rombeau JL.Review of the pathophysiology and management of postoperativeileus.W0r1d J Surg, 2006, 30:1382.

[10] Bernard H.Patient warming in surgex7 and the enhanced recovery.British Journal of Nursing, 2013, 22(4):319-326.

[11] 翁习生.快速康复外科思想下的全膝关节置换术镇痛方案.中华医学信息导报，2015, 30(24).

[12] Anders LO, Gaarn-Larsen L, Kristensen BB, et a1.Subacute pain andfunction after fast-track hip and knee arthroplasty.Anaesthesie, 2009, 64(5):508-513.

[13] 薛静华.快速康复外科在全膝关节置换术患者围手术期护理配合研究.医学信息，2015, 28(31).

[14] Easily adoptable total joint arthroplasty program allowsdischarge home in two daysMichael Raphael · Melanie Jaeger, MD Janet van Vlymen, MDCan J Anesth/J Can Anesth, 2011, 58:902-910D0I 10.1007/s12630-011-9565-8.

[15] Role of preoperative pain, muscle function, and activity level indischarge readiness afterfast-track hip and knee arthroplastyBente Holm, Thomas Bandholm, Troels Haxholdt Lunn, Henrik Husted, Peter Kloster Aalund, Torben Bak Hansenand Henrik KehletActa Orthopaedica, 2014, 85(5):488-492.

[16] Aasvang, E.K., et al., Chronic pre-operative opioid use and acute pain after fast-track total knee arthroplasty. Acta Anaesthesiol Scand, 2016, 60(4): 529-536.

[17] Amlie, E., et al., A Trend for Increased Risk of Revision Surgery due to Deep Infection following Fast-Track Hip Arthroplasty. Adv Orthop, 2016, 2016: 7901953.

[18] Barrington, J.W., Fast-Track Recovery and Outpatient Joint Arthroplasty. Am J Orthop (Belle Mead NJ), 2015, 44(10 Suppl): S21-22.

[19] Berthelsen, C.B. and K. Frederiksen, Orchestrating care through the fast-track perspective: A qualitative content analysis of the provision of individualised nursing care in orthopaedic fast-track programmes. Int J Orthop Trauma Nurs, 2017, 24: 40-49.

[20] Bjerregaard, L.S., et al., Postoperative Urinary Catheterization Thresholds of 500 versus 800 ml after Fast-track Total Hip and Knee Arthroplasty: A Randomized, Open-label, Controlled Trial. Anesthesiology, 2016, 124(6): p. 1256-1264.

[21] Bjerregaard, L.S., et al., Serious renal and urological complications in fast-track primary total hip and knee arthroplasty; a detailed observational cohort study. Minerva Anestesiol, 2016.

[22] Gilchrist, N., et al., Enhanced hip fracture management: use of statistical methods and dataset to evaluate a fractured neck of femur fast track pathway-pilot study. N Z Med J, 2017.

130(1455): 91-101.

[23] Gromov, K., et al., Morbidity and mortality after bilateral simultaneous total knee arthroplasty in a fast-track setting. Acta Orthop, 2016, 87(3): 286-290.

[24] Gylvin, S.H., et al., Psychopharmacologic treatment and blood transfusion in fast-track total hip and knee arthroplasty. Transfusion, 2017, 57(4): 971-976.

[25] Gylvin, S.H., et al., Psychiatric disease as a risk factor in fast-track hip and knee replacement. Acta Orthop, 2016, 87(5): 439-443.

[26] Hovik, L.H., et al., Preoperative pain catastrophizing and postoperative pain after total knee arthroplasty: a prospective cohort study with one year follow-up. BMC Musculoskelet Disord, 2016, 17: 214.

[27] Husted, H., et al., Does BMI influence hospital stay and morbidity after fast-track hip and knee arthroplasty? Acta Orthop, 2016, 87(5): 466-472.

[28] Jans, O., et al., Postoperative anemia and early functional outcomes after fast-track hip arthroplasty: a prospective cohort study. Transfusion, 2016, 56(4): 917-925.

[29] Jorgensen, C.C., et al., Thromboembolic and major bleeding events in relation to perioperative bridging of vitamin K antagonists in 649 fast-track total hip and knee arthroplasties. Acta Orthop, 2017, 88(1): 55-61.

[30] Jorgensen, C.C., et al., Time course and reasons for 90-day mortality in fast-track hip and knee arthroplasty. Acta Anaesthesiol Scand, 2017, 61(4): 436-444.

[31] Jorgensen, C.C., et al., Psychiatric Disorders and Psychopharmacologic Treatment as Risk Factors in Elective Fast-track Total Hip and Knee Arthroplasty. Anesthesiology, 2015, 123(6): 1281-1291.

[32] Jorgensen, C.C., et al., Preoperative prediction of potentially preventable morbidity after fast-track hip and knee arthroplasty: a detailed descriptive cohort study. BMJ Open, 2016, 6(1): e009813.

[33] Jorgensen, L.B. and B. Fridlund, Restoring integrity-A grounded theory of coping with a fast track surgery programme. Int J Qual Stud Health Well-being, 2016, 11(1): 29864.

[34] Jorgensen, L.B. and B. Fridlund, Restoring integrity-A grounded theory of coping with a fast track surgery programme. Int J Qual Stud Health Well-being, 2016, 11: 29864.

[35] Klapwijk, L.C., et al., The first 6 weeks of recovery after primary total hip arthroplasty with fast track. Acta Orthop, 2017, 88(2): 140-144.

[36] Larsen, J.R., et al., Feasibility of day-case total hip arthroplasty: a single-centre observational study. Hip Int, 2017, 27(1): 60-65.

[37] Lieb, E., et al., [Reduction of Treatment Duration in Periprosthetic Infection with a Fast-Track Concept Is Economically Not Feasible]. Z Orthop Unfall, 2015, 153(6): 618-623.

[38] Lovecchio, F., et al., Is Outpatient Arthroplasty as Safe as Fast-Track Inpatient Arthroplasty? A Propensity Score Matched Analysis. J Arthroplasty, 2016, 31(9 Suppl): 197-201.

[39] Marina Fernandez, R., et al., [Pain Management in Patients of Rapid Recovery (Rr) Program in Total Knee Arthroplasty (Tka)]. Rev Enferm, 2015, 38(6): 20-25.

[40] Mathijssen, N.M., et al., Factors influencing length of hospital stay after primary total knee arthroplasty in a fast-track setting. Knee Surg Sports Traumatol Arthrosc, 2016, 24(8): 2692-2696.

[41] Molko, S. and A. Combalia, Rapid recovery programmes for hip and knee arthroplasty. An update. Rev Esp Cir Ortop Traumatol, 2017, 61(2): 130-138.

[42] Okamoto, T., et al., Day-of-Surgery Mobilization Reduces the Length of Stay After Elective Hip Arthroplasty. J Arthroplasty, 2016, 31(10): 2227-2230.

[43] Pitter, F.T., et al., Postoperative Morbidity and Discharge Destinations After Fast-Track Hip and Knee Arthroplasty in Patients Older Than 85 Years. Anesth Analg, 2016, 122(6): 1807-1815.

[44] Schotanus, M.G., et al., Physical activity after outpatient surgery and enhanced recovery for total knee arthroplasty. Knee Surg Sports

Traumatol Arthrosc, 2016.

[45]　Specht, K., P. Kjaersgaard-Andersen, and B.D. Pedersen, Patient experience in fast-track hip and knee arthroplasty-a qualitative study. J Clin Nurs, 2016, 25(5-6): 836-845.

[46]　Tse, B.K., et al., A matched case-control comparison of hospital costs and outcomes for knee replacement patients admitted postoperatively to acute care versus rehabilitation. J Anesth, 2017.

[47]　Valeberg, B.T., L.H. Hovik, and K.H. Gjeilo, Relationship between self-reported pain sensitivity and pain after total knee arthroplasty: a prospective study of 71 patients 8 weeks after a standardized fast-track program. J Pain Res, 2016, 9: 625-629.

[48]　Van Den Eeden, Y.N., B.J. De Turck, and F.M. Van Den Eeden, 24 hours stay after hip replacement. Acta Orthop, 2017, 88(1): 24-28.

[49]　Van Egmond, J.C., H. Verburg, and N.M. Mathijssen, The first 6 weeks of recovery after total knee arthroplasty with fast track. Acta Orthop, 2015, 86(6): 708-713.

[50]　Vesterby, M.S., et al., Telemedicine support shortens length of stay after fast-track hip replacement. Acta Orthop, 2017, 88(1): 41-47.

[51]　Walters, M., et al., Reducing Length of Stay in Total Joint Arthroplasty Care. Orthop Clin North Am, 2016, 47(4): 653-660.

[52]　Wilches, C., et al., Fast-track recovery technique applied to primary total hip and knee replacement surgery. Analysis of costs and complications. Rev Esp Cir Ortop Traumatol, 2017, 61(2): 111-116.

[53]　Yang, G., et al., Feasibility and Safety of 2-Day Discharge After Fast-Track Total Hip Arthroplasty: A Chinese Experience. J Arthroplasty, 2016, 31(8): 1686-1692 e1.

[54]　Zhang, S., et al., Early Removal of Drainage Tube after Fast-Track Primary Total Knee Arthroplasty. J Knee Surg, 2016.

第三部分
髋关节置换术常见并发症的处理

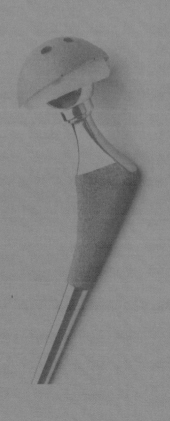

第18章 人工髋关节假体周围感染

一、概　述

假体周围感染（periprosthetic joint infection，PJI）是关节置换术后的一种灾难性并发症，是人工髋关节置换术后常见的并发症之一，假体周围感染是导致假体失败的最常见原因之一。随着无菌技术、手术技巧的进步，其发生率已由5.1%降至0.7%～2.0%。但一旦发生感染会导致再感染、骨质严重缺损甚至截肢等灾难性后果，早期诊断、及时处理极其重要。

在欧美国家，假体周围感染是导致全膝关节置换术(TKA)后翻修的最常见原因，是全髋关节置换术（THA）后翻修的第3大原因，总体发生率介于1%～3%。TKA术后感染的发生率为0.6%～1.6%，THA术后感染的发生率在0.7%～2.4%。纵然近些年诊疗手段的改进，假体周围感染发生率有所下降，但是关节置换术后感染仍然无法有效避免，成为关节外科的一大威胁。对关节置换术后感染，早期评估预防、积极准确的诊断、及时有效的处理及选择适当的治疗方式，仍然具有一定的现实指导意义。

既往文献中有许多标准化的感染预防措施，如层流手术间、术前应用足量抗生素、一次性无菌手术衣等。这些措施可以降低假体周围感染的发生率，但不能完全杜绝假体周围感染的发生。感染作为髋关节置换术后最具威胁性的并发症之一，不仅给患者带来躯体病痛及精神和物质的巨大压力，也给医生寻求有效的治疗方法增加了困难。据文献报道，近10年来初次全髋关节置换术后感染的发生率约为1%。

按部位可分为局限在皮肤、皮下组织的浅部感染及感染灶累及关节腔的深部感染。依据发生的时间，术后6周以内发生者为早期感染，6～12周以上属晚期感染。以往对人工髋关节感染的细菌学分析表明，革兰阳性球菌是人工关节感染的主要菌种。Mayo医院人工关节感染病例中，革兰阳性球菌占76%，其中表皮葡萄球菌和金黄色葡萄球菌占45%，草绿色链球菌、D族溶血性链球菌和肠球菌等其他革兰阳性球菌占14%。在人工关节感染中，细菌毒力是影响治疗方法的选择和预后的一个重要因素，从细菌种类来讲，一般认为D族溶血型链球菌、革兰阴性细菌、耐青霉素葡萄球菌为高毒力细菌。

二、感染的危险因素

由于关节置换人群的老龄化趋势及假体在体内留存时间增长所带来的持续性感染风险，未来假体周围感染的发病率还将有所上升。造成感染原因有患者自身因素和医源因素。与假体周围感染相关的患者自身因素有很多，如营养不良、类风湿关节炎、银屑病、肥胖、糖尿病、痛风、恶性肿瘤、异体输血、晚期的 HIV 感染、慢性口腔感染、吸烟及以往接受过开放性手术或免疫抑制治疗等。

以往研究认识到，糖尿病及肥胖患者会增加 TKA 术后伤口并发症的发生率，伤口愈合时间延长，从而增加感染发生的可能性。最近研究发现，高血糖症是无糖尿病史的骨创伤患者 30d 发生手术部位感染 (surgical-site infections，SSIs) 的独立危险因素。而年龄、种族、合并症、受伤程度及输血均与 30d 的 SSI 不相关。而术前高血糖症也可能会造成术后关节假体周围感染率增加，尤其对肥胖合并糖尿病的患者，须慎重选择关节置换术。研究中还发现，对新近发现糖尿病的患者（糖尿病发现时间 < 1 年），术后 PJI 的可能性大大增加，术前需对患者血糖水平进行常规检测，合理控制患者血糖水平，降低患者术后感染风险。对肥胖的患者而言，BMI < 40kg/m² 并不会显著增加患者感染的风险，只有 BMI 超过 40 的病态肥胖才显著增加关节假体周围感染的发生率。

免疫功能异常及肿瘤患者是感染的好发人群。对于类风湿关节炎患者，在开始利妥昔单抗（RTX）治疗前伴慢性肺病和（或）心功能不全、关节外受累及免疫球蛋白（Ig）G 水平低为严重感染的危险因素。

然而合理而规范的围术期操作技术较患者自身因素更加重要，术中因素与感染发生率紧密相连。Harrop 等通过对骨科翻修手术感染相关风险因素进行研究分析发现，接触隔离、术区贴膜、术前备皮对降低感染率作用有限，而缩短手术时间、术中减少器械暴露、术中预防性低温、限制反复轻微违规无菌技术等措施能明显降低感染发生率。合理的皮肤消毒、术区贴膜、手术时间、重复错误操作等对感染发生率的影响要高于患者自身因素的影响。手术时间超过 2h 都是感染的重要危险因素。时间每增加 30min，感染率就相应增加 2.5%。

关节置换术后感染是由多因素导致的，尤其是患者既往合并系统性疾病亦不能忽视。Bozic 等对 1998—2009 年初次 THA 的 53 252 例患者术后 2 年假体周围感染的发生风险进行研究，结果发现术后 PJI 发生率为 2.07%。白色人种女性患者，年龄在 70 ~ 74 岁、酗酒、抑郁症、电解质紊乱、消化性溃疡、尿路感染、风湿性疾病、术前贫血、心肺并存病（心律失常、充血性心力衰竭、缺血性心肌病、慢性肺病）与周围血管性疾病都是 THA 术后假体周围感染的高危因素。在此基础上发明了一种针对假体周围感染的风险评估电子计算器。这种计算器涉及患者的年龄、性别、种族、29 种合并疾病及社会经济状况，内容丰富，个体化特征鲜明，具有一定的临床指导意义。

由此可见，关节置换术后感染是多种因素综合作用的结果，包括术前、术中及术后每个环节，各个危险因素并不是各自独立的，有些因素相互影响甚至互为因果，对围术期危险因素早期评估，并及时调整处理，防患于未然，力求将感染率降到最低。对新的危险因素的探讨与完善，有利于对术后感染的早期干预治疗，既需要大宗病例研究及循证医学证据，又需要基础医学实验研究甚至分子组织学研究的支持与更新。

三、诊　　断

人工髋关节感染的诊断比较困难，应根据临床症状、实验室检查、影像学检查、细菌培养及病理检查综合确定，目前临床尚无统一的诊断"金标准"。

（一）临床表现

疼痛是术后感染最常见的症状，如经过一段时间的无症状期后突然出现疼痛，或休息与主动活动时疼痛均存在，应考虑感染的可能。典型的红、肿、热、痛等炎症表现多见于急性感染者。慢性感染可形成窦道，但临床症状及体征往往比较轻微，症状不典型，容易与无菌性松动相混淆。疼痛常常是大多数关节感染患者的主要临床表现，如果患者术后持续疼痛，休息时也疼痛，应高度怀疑为关节感染，如果同时出现发热、ESR 和 CRP 升高、X 线检查有松动迹象，应停用抗生素 3 周进行关节穿刺培养检查。窦道是人工关节感染的直接证据，但是窦道形成常常是医源性的，引起窦道形成的原因有以下 4 个方面：①感染早期病菌数量多，毒力强，导致局部脓肿破溃形成；②早期感染治疗被延误，脓肿反复发作，最终形成窦道；③感染后进行不适当的清创术，切口不愈合形成窦道；④翻修手术取出假体和骨水泥不彻底，形成残留，感染不能治愈，随后形成窦道。

（二）实验室检查

1. ESR 和 CRP　ESR 与 CRP 诊断假体周围感染敏感性较高。正常情况下，CRP 术后第 2 天达到高峰，6～8 周恢复正常，ESR 一般术后 3 个月内恢复正常水平。如果人工关节置换术后 ESR （>30mm/h）和 CRP （>20mg/L）持续异常，提示可能存在感染。对于急性人工关节感染，实验室检查有很高的诊断价值，但多数在外院做过长时间的抗生素和清创治疗，就诊时已转为慢性，因此实验室检查的价值大大降低。

对于慢性感染，体温和血常规检查常常是正常的，诊断意义不大，而 ESR 和 CRP 对诊断和治疗监测意义较大。

2. 白细胞计数及分类　对急性感染或迟发的隐匿感染急性发作时意义较大，而迟发感染时可无异常。外周血白细胞计数与中性粒细胞分类常作为感染的敏感指标，但其受多种因素影响，诊断效力极低。

（三）放射学检查

1. X 线检查　感染早期普通 X 线检查的诊断价值很有限。连续摄片如发现假体松动、局部骨溶解、骨膜反应的表现，应怀疑感染。

2. 磁共振成像（MRI）　受金属假体干扰易形成伪影，但形成窦道后 MRI 有助于观察感染病灶延伸范围。

3. 放射性核素扫描　利用镓、锝、铟等标记白细胞，具有一定的诊断价值。

（四）关节穿刺液检查

1. 细胞学检查　白细胞计数 > 3000/μl，合并 CRP 及 ESR 异常具有诊断意义。

2. 细菌培养　是诊断感染的"金标准"，应包括需氧菌、厌氧菌培养及药敏试验。易受抗生素影响，应停用抗生素至少 2 周后进行，且属有创性检查，应严格无菌操作。

（五）组织检查与组织细菌培养

1. 术中冰冻切片及术后石蜡切片检查　取 4 个部位软组织，3 个部位以上高倍视野（×400）内多形核白细胞超过 5 个，或任何一个部位高倍视野内多形核白细胞超过 10 个即可诊断感染。

2. 组织细菌培养　如前所述，阳性结果目前被认为是诊断假体周围感染的"金标准"，但假阴性和假阳性的情况仍然存在。

四、治疗策略

（一）预防感染的措施

主要是针对感染源、细菌的生长环境及机体抵抗力下降这3个环节。

1. 常规预防措施　及时治疗潜在感染，提高机体抵抗力，正确评估术区皮肤条件，尽量缩短术前住院时间，降低院内交叉感染的发生。

2. 围术期预防措施　术前预防性应用抗生素，控制高血糖。术中使用双层手套，严格无菌操作，缩短手术时间，彻底止血，高压脉冲冲洗。充分引流。术后预防措施：防止血源途径感染，对有免疫力低下或有使用免疫抑制药等感染风险较大的患者，都应预防性应用抗生素。对迅速增大的血肿或持续渗液者应及时切开。

（二）临床处理

假体周围感染的治疗原则是彻底清除感染病灶，尽量重建关节，恢复关节功能，改善患者生活质量。PJI治疗的两个核心问题：一是如何选择合理的手术方法；二是如何确定最佳抗生素治疗方案与疗程。临床医师应根据感染的具体情况选择具体的治疗方案，不同学者对于治疗方案的理解仍有多种争议。浅表的局限性蜂窝织炎，应仔细伤口护理并应用抗生素。对深筋膜浅层化脓性感染，应早期切开清创引流和静脉应用抗生素。对深部感染，主要采取以下几种措施。

1. 单纯抗生素治疗　适用于老年患者及身体条件差无法耐受再次手术，假体无松动，细菌毒力低，对抗生素敏感者。但易导致耐药菌株的产生，临床成功率低。但如果要杀灭有生物被膜包裹的细菌，一般安全剂量的抗生素不能完成，抗生素的浓度必须是通常剂量的10～100倍。因此，单纯全身应用抗生素治疗人工关节细菌感染失败率较高。

2. 清创术　清创保留假体适用于术后早期急性感染（＜2周），且假体未松动者。保留假体，局部彻底清创，缺点是抗生素治疗持续时间长，失败率高。清创术具备以下优点：①只经历一次手术；②恢复关节功能快；③治疗费用低。这种方法虽能杀灭假体周围环境中的病原体，但却不能破坏牢固附着在假体表面的生物膜，对感染的根治率低，应严格掌握适应证。清创术适用于早期感染或血源性感染、假体稳定的情况。研究发现在症状出现2d内行清创术感染控制率可达56%，而大于2d的清创，感染控制率仅为13%。因此，考虑行清创术时应严格掌握适应证，选择伤口无窦道、敏感菌感染及症状持续1个月以内的患者，可大大提高清创术控制感染的成功率。

3. 一期翻修术　主要适用于老年患者，或无法耐受多次手术者。其不需要旷置过程，在彻底清创后，一期置入新假体。术后恢复快、功能好、费用低廉。缺点问题是无法根据细菌培养结果。术中选择含敏感抗生素的骨水泥。一期翻修术成功的条件有：无窦道、无免疫功能受损、骨量充足、使用含抗生素骨水泥及术后口服抗生素3～6个月。一期翻修术的适应证：①初次置换术后无伤口并发症；②患者一般状况良好；③抗生素敏感的表皮葡萄球菌、金黄色葡萄球菌或链球菌感染；④革兰染色阳性细菌感染；⑤细菌对骨水泥中的抗生素敏感。

4. 二期翻修术　二期翻修术是目前治疗关节置换术后深部感染效果最为肯定的方法。通常的做法：取出假体，彻底清创，持续非肠道途径应用敏感抗菌药物至少 6 周；复查 CRP、ESR 连续 3 次以上均正常，在感染控制的基础上，再次置入假体。一期旷置后能够较彻底清除坏死组织和异物，有充足的时间来确定细菌的种类和敏感抗生素，并在再置换术前得到有效应用；允许在假体再置入前进行治疗效果的评估。缺点：面临再次麻醉、手术风险；延长住院总时间，增加医疗费用，加重软组织修复难度，时间跨度长。二期翻修术仍为根除感染最有效的方法，相比清创术及一期翻修术具有更宽泛的适应证：①免疫功能及营养状况良好能够耐受手术者；②留有充足的骨量及软组织，能够重建生物力学稳定的关节。二期翻修术对感染控制率多在 90% 左右。对骨缺损较大或软组织条件较差的患者可采用限制性内衬及大号股骨头，防止术后脱位。成功的关键主要包括：①停用抗生素至少 3 周后经关节穿刺取得足够多的标本分离细菌及组织学检查，根据结果有针对性地应用足量有效的抗生素。②一期取出原假体，并彻底清理关节腔后置入含抗生素的骨水泥间隔器。③二期手术时再次取足够多的标本进行细菌学及组织学检查，必要时调整抗生素或再次清理关节，更换骨水泥间隔器后按上述方法处理，直至感染标志物阴性后方能置入新的假体。在未经确定病原菌的情况下避免经验性使用抗生素或不合理使用抗生素治疗，以尽可能减小产生耐药菌的风险。

5. 关节融合术、截肢术　关节切除成形术或关节融合术，适合于丧失运动能力；骨量较差，软组织覆盖较差或者致病菌耐药性较强，尚无良好的治疗药物；多次手术史，二期翻修术后失败，不可能再行翻修术的病例。截肢术适用于病变程度极重、肿瘤化疗免疫力低下，反复清创效果差的

病例，截肢术是终末期的毁损性治疗措施。除非在紧急情况下，否则应该对所有 PJI 患者在截肢术前均需要进行细致的评估。如果患者多次清创、翻修、抗生素骨水泥填充旷置均未能彻底治愈感染的病例，定期复查未见假体松动，患髋功能尚好，可选择带菌存留假体，试探治疗。杨柳报道对 1 例人工股骨头置换术后 MRSA 感染行翻修术后多次复发的患者采用带菌存留假体、局部持续负压引流的方法治疗，从而获得关节翻修假体带菌存留。

附：诊治流程

假体周围感染的诊断流程

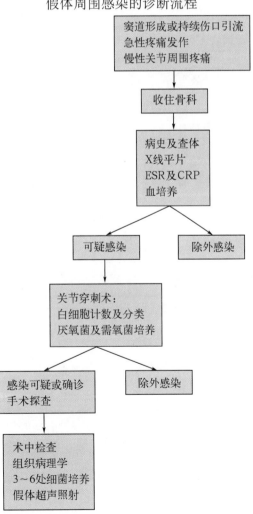

假体周围感染的诊断标准

1. 窦道形成

2. 两处及两处以上假体周围组织或关节液标本细菌培养分离同一种病原菌

3. 6 条中的 4 条：

(1) 血 ESR 及 CRP 持续升高

(2) 关节液 WBC 持续升高

(3) 关节液多形核细胞（PMN）比例持续升高

(4) 关节腔脓液存在

(5) 假体周围组织及关节液培养分离出一种微生物

(6) 从假体周围组织的组织学检查：观察 5 个放大 400 倍的高倍视野（每高倍视野中性粒细胞 > 5 个）

假体周围感染的治疗流程

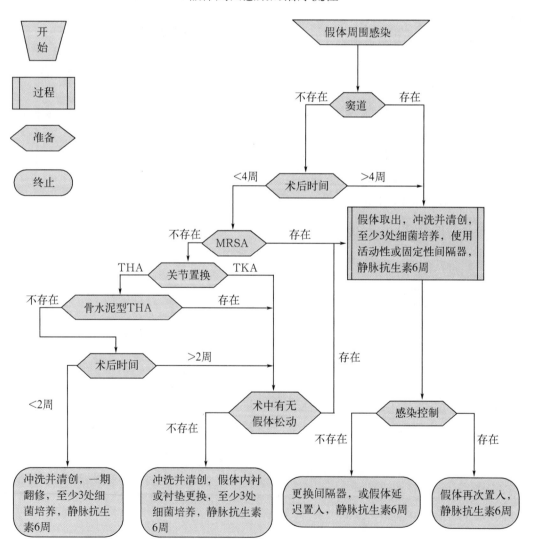

五、典型病例

见图 18-1 和图 18-2。

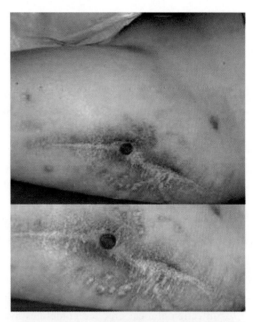

图 18-1　全髋关节置换术后假体周围感染，出现皮肤窦道

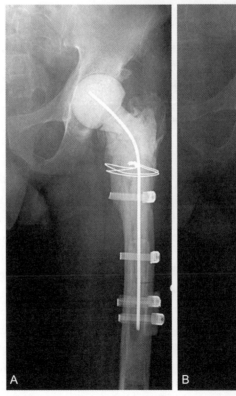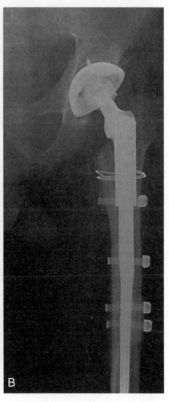

图 18-2　全髋关节置换术后假体周围感染，经过 Spacer 间隔器及抗生素治疗控制感染后行翻修手术

（高福强　孙　伟）

主要参考文献

[1] 顾新丰,郑昱新,王海生,等.AAOS髋膝关节置换术后假体周围感染诊断指南解读.中华关节外科杂志(电子版),2014,8(1):127-128.

[2] 王坤正,王岩.关节外科教程.4版.北京:人民卫生出版社,2014.

[3] 胥少汀,葛宝丰,徐印坎,等.实用骨科学.4版.北京:人民军医出版社,2014:1668-1686.

[4] Parvizi J, Adeli B, Zmistowski B, et al. Management of periprosthetic joint infection:the current knowledge:AAOS exhibit selection.J Bone Joint Surg Am, 2012, 94(14):e104.

[5] 张理昂,周一新,李玉军,等.髋关节置换术后假体周围感染的治疗.中华骨科杂志,2009, 29(10):924-928.

[6] Osmon DR, Berbari EF, Berendt AR, et al. Diagnosis and management of prosthetic joint infection:clinical practice guidelines by the infectious diseases society of america.Clin Infect Dis, 2013, 56(1):e1-e25.

[7] Parvizi J, Zmistowski B, Berbari EF, et al.New deflnition for periprosthetic joint infection:from the Workgroup of the Musculoskeletal Infection Society.Clin Orthop Relat Res, 2011, 469(11):2992-2994.

[8] 王风玲,陈光兴,杨柳,等.耐药葡萄球菌感染关节翻修假体带菌存留一例.中华创伤骨科杂志,2011, 13(4):396.

[9] Harrop JS, Styliaras JC, Ooi YC, et al. Contributing factors to surgical site infections. J Am Acad Orthop Surg, 2012.20(2):94-101.

[10] Bozic KJ, Ong K, Lau E, et al.Estimating Risk in Medicare Patients With THA, An Electronic Risk Calculator for Periprosthetic Joint Infection and Mortality.Clin Orthop Relat Res, 2013, 471(2):574-583.

[11] Parvizi J, Fassihi SC, Enayatollahi MA. Diagnosis of Periprosthetic Joint Infection Following Hip and Knee Arthroplasty.Orthop Clin North Am, 2016, 47(3):505-515.

[12] Kapadia BH, Berg RA, Daley JA, Periprosthetic joint infection.Lancet, 2016, 387(10016):386-394.

[13] 陈孝平,汪建平.外科学(第8版).4版.北京:人民卫生出版社,2013.

[14] Pulido L, Ghanem E, Joshi A, et al.Periprosthetic joint infection:the incidence, timing, and predisposing factors.Clinical Orthopaedics & Related Research, 2008, 466(7):1710-1715.

[15] Kurtz S M, Lau E, Watson H, et al.Economic Burden of Periprosthetic Joint Infection in the United States.Journal of Arthroplasty, 2012, 27(8):61-65.

[16] Schafer P, Fink BD, Margull A, et al.Prolonged bacterial culture to identify late periprosthetic joint infection:a promising strategy.Clinical Infectious Diseases An Official Publication of the Infectious Diseases Society of America, 2008, 47(11):1403-1409.

[17] Brown NM, Cipriano CA, Moric M, et al.Dilute Betadine Lavage Before Closure for the Prevention of Acute Postoperative Deep Periprosthetic Joint Infection.Journal of Arthroplasty, 2012, 27(1):27-30.

[18] Hanssen AD, Osmon DR, Nelson CL.Prevention of deep periprosthetic joint infection. Instructional Course Lectures, 1997, 46(46):555-567.

[19] Bozic K J, Lau E, Kurtz S, et al.Patient-related risk factors for postoperative mortality and periprosthetic joint infection in medicare patients undergoing TKA.Clinical Orthopaedics & Related Research, 2012, 470(1):130-137.

[20] Gehrke T, Parvizi J.Proceedings of the International Consensus Meeting on Periprosthetic Joint Infection.Journal of Bone & Joint Surgery, 2014, 32(S1):289-292.

[21] Berend KR, Jr AVL, Morris MJ, et al.Two-stage treatment of hip periprosthetic joint infection is associated with a high rate of infection control but high mortality.Clinical Orthopaedics & Related Research, 2012, 471(2):510-518.

[22] Parvizi J, Zmistowski B, Adeli B.Periprosthetic joint infection:treatment options.

Orthopedics, 2010, 33(9):113-129.

[23] Deirmengian C, Kardos K, Kilmartin P, et al. Diagnosing Periprosthetic Joint Infection:Has the Era of the Biomarker Arrived?.Clinical Orthopaedics & Related Research, 2014, 472(11):3254-3262.

[24] Choi HR, Kwon YM, Freiberg AA, et al. Periprosthetic Joint Infection with Negative Culture Results:Clinical Characteristics and Treatment Outcome.Journal of Arthroplasty, 2013, 28(6):899-903.

[25] Zmistowski B, Karam JA, Durinka JB, et al. Periprosthetic joint infection increases the risk of one-year mortality.Journal of Bone & Joint Surgery, 2013, 95(24):2177-2184.

[26] Gollwitzer H, Dombrowski Y, Prodinger P M, et al.Antimicrobial peptides and proinflammatory cytokines in periprosthetic joint infection.Journal of Bone & Joint Surgery American Volume, 2013, 95(7):644-651.

[27] Parvizi J, Valle CJD.Periprosthetic Joint Infection:Editorial Comment.Clinical Orthopaedics & Related Research, 2011, 469(4):915-916.

[28] Parvizi J, Erkocak OF, Della Valle CJ.Culture-negative periprosthetic joint infection.Journal of Bone & Joint Surgery, 2014, 96(5):430-436.

[29] Young H, Hirsh J, Hammerberg E M, et al.Dental disease and periprosthetic joint infection.Journal of Bone & Joint Surgery American Volume, 2014, 96(2):162-168.

[30] Hansen E N, Zmistowski B, Parvizi J.Periprosthetic joint infection:what is on the horizon?.International Journal of Artificial Organs, 2012, 35(10):935-950.

[31] Helwig P, Morlock J, Oberst M, et al.Periposthetic joint infection-effect on quality of life. International Orthopaedics, 2014, 38(5):1077-1081.

[32] Zmistowski B, Della VC, Bauer T W, et al. Periprosthetic joint infection.Orthopedics, 2011, 34(6):113-129.

[33] Jafari S M, Casper DS, Restrepo C, et al.Periprosthetic Joint Infection:Are Patients With Multiple Prosthetic Joints at Risk?.Journal of Arthroplasty, 2012, 27(6):877-880.

[34] Alijanipour P, Adeli B, Hansen EN, et al.Intraoperative Purulence Is Not Reliable for Diagnosing Periprosthetic Joint Infection. Journal of Arthroplasty, 2015, 30(8):1403-1406.

第19章 人工髋关节脱位的预防及处理

一、概　述

髋关节置换术是骨科目前治疗晚期髋关节病最为成功广泛运用的手术。20世纪60年代以来，全髋关节置换术（THA）逐渐成为治疗类风湿关节炎、骨关节炎、股骨头无菌性坏死、股骨颈骨折及髋部肿瘤等疾病的重要治疗方法。但THA术后并发症日渐增多，人工髋关节脱位即为严重并发症之一，发生率仅次于人工关节无菌性松动。假体脱位一旦发生，会对患者和医生的自信心造成很大打击，影响患者的生活质量。

（一）流行病学

早期的研究表明，初次全髋关节置换术后假体脱位的发生率在2%～5%，翻修术的脱位率可高达27%。全髋关节置换术后脱位率的报道差异很大，从初次置换的0.04%到翻修术后高达25%。大多数脱位发生在术后3个月，至少75%发生在术后1年之内，16%～59%的脱位患者将会出现再发性脱位。在一些长期的随访中，术后1个月的脱位率是1%，1年时达1.9%，然后每5年增加1%，25年时达7%。假体位置异常和软组织张力低是脱位的主要原因。随着人们认识的提高，通过详细的术前、术中和术后处理，术后脱位的发生率多已在1%以下。因此防止假体脱位非

常重要，其发生的原因涉及多方面的因素，处理起来也不尽相同。

（二）解剖学特点

正常髋关节的稳定主要由髋关节的骨性构造，周围肌肉及韧带、关节囊所决定的。其中髋臼与身体矢状面约成40°向后角度，与身体横断面成60°向外角度，可容纳股骨头的2/3，并且与股骨头之间有强大的负压吸引作用。股骨颈有110°～140°颈干角及12°～15°前倾角，最大限度保证了髋关节的骨性稳定。

在进行髋关节置换术后髋关节功能原则上应达到以下要求：能完全伸直或后伸达10°，外展达30°，内收达20°，外旋达20°，伸直髋关节时可极度屈膝。

（三）假体脱位的机制

从力学上讲，脱位是股骨头中心先垂直再平行于髋臼表面的移动，是促进和防止脱位的两种力量相互对抗的结果。股骨活动至一定范围就会出现小转子或股骨假体与髋臼及其周围软组织发生撞击，如果防止脱位的力量不能阻止这一倾向，就会通过杠杆作用导致假体脱位。后脱位是最常见的类型，在髋关节屈曲、内收、内旋超过一定范围时出现。其次为前脱位，在髋关节有后伸、外旋时出现。

关节的稳定性与关节的包容关系及周

围软组织的张力有关。假体位置异常时，关节的包容关系较差，日常生活所需的活动即可引起股骨或股骨假体对髋臼的撞击，导致脱位。软组织张力是对抗脱位的因素，较低时关节的稳定性差。对术后假体脱位的预防正是通过选择合适的假体类型、提高假体安放的准确性、增加软组织张力和术后注意活动范围而实现的。

（四）脱位的病因及分类

根据目前最常用的 Dorr 全髋关节置换术后脱位分型，将全髋关节置换术后脱位分为 4 型：① I 型，假体位置正常性脱位（即无放射影像学异常的脱位），其假体位置正确，软组织平衡，脱位是由于不恰当的患肢活动引起。② II 型，软组织失衡性脱位，即髋关节肌肉功能长度改变。包括大转子愈合不良、高位臼杯、股骨颈截骨过多等情况。③ III 型，假体放置不良性脱位。包括臼杯和股骨柄假体位置和方向的放置异常。髋臼杯的前倾角和外翻角应在安全范围内，前倾角 5°～25°，外翻角 30°～50°。超过此区域即认为是假体位置不良。④ IV 型，同时存在软组织失衡和假体位置不良性脱位。上述各型脱位与下列因素有关，其防治的方法各不相同。

二、预防措施

术前对患者进行详细的检查，了解患者的合并症和关节张力，选择合适的假体类型；术中提高假体安放的准确性，并根据稳定情况做适当的调整；术后指导患者注意活动范围可以减少全髋关节置换术后假体脱位的发生率。

1. 术前计划

（1）软组织张力判断：既往有髋部手术史、有神经肌肉疾病的患者（如脑血栓后遗症患者、小儿麻痹患者等）及老年人等，他们髋部的软组织张力较低，术后脱位的概率较大。对这些患者要详细查体，了解外展肌力量，可根据情况选择单纯股骨头置换、大头假体置换。如外展力量明显降低，可选用限制性假体或术中采用大转子前移，增加软组织张力。

（2）合并疾病的诊断：研究表明，合并腰部疾病（如强直性脊柱炎）、对侧髋部畸形及膝部疾病的患者，全髋关节置换术后假体脱位的概率增高。这些疾病可能会影响术中假体的安放，也可能会影响术后骨盆的倾斜。诊断这些疾病，在术中做相应的调整，对预防脱位有很大的意义。对腰椎前凸较大的患者，髋臼假体的外展角要小些，前倾角要略大些；腰椎后凸时，髋臼的前倾角要小些。对侧髋部的疾病也会增加术后脱位的发生率。当对侧髋关节强直在外展位时，髋臼的外展角要小些；强直在外展屈曲位时，髋臼的前倾角要小些；强直在内收位时，髋臼的外展角要大些；强直在内收屈曲位时，髋臼的外展角要大些。

（3）假体的选择：软组织张力低的患者，选用单纯股骨头置换、大头假体置换。髋关节有明显病变的患者，如 Crowe IV 型发育性髋关节脱位，需要特殊类型的假体（如组配式 S-ROM 假体、Wagner 假体），以便术中根据情况调整角度及颈长，减少脱位的发生率。对髋关节活动范围要求较高的患者，如年轻的股骨头坏死患者，可以采用大头置换或髋关节表面置换。

2. 术中措施

（1）患者体位：斜侧位，由于固定不牢靠，随着手术操作的牵拉，会导致患者体位的改变，影响术者的判断，影响假体（特别是髋臼假体)位置的安放。侧卧位手术时，牢固的固定可以提高髋臼假体安放的准确性，可以分别在患者臀部和耻骨联合处及胸前后部固定，术中体位变化不大，假体安放的准确率高。侧卧位要求躯干与地面垂直、纵轴与地面水平。对于双肩与双臀部不等宽的患者，可在窄处下垫枕。平卧位时，对双侧臀部不对称的患者，可在萎缩侧下垫枕，维持骨盆水平。

（2）手术入路：术后脱位与手术入路有关，后侧入路的脱位率为3.23%，前外侧入路的脱位率为2.18%，直接外侧入路的脱位率为0.55%。但后外侧入路有不损伤臀中小肌而被广泛使用，且采用后关节囊缝合后，后外侧入路的脱位率与其他入路并无差异。

（3）假体安放：假体位置异常，特别是髋臼假体位置异常是脱位的主要原因。许多学者都在致力于提高假体位置安放准确性的研究。对于髋臼无明显病变的全髋关节置换术，可按其正常轮廓安放假体。但对由于各种原因体位不能理想放置的患者，如腰椎畸形融合和（或）髋关节畸形融合的患者，以及髋臼病变严重的患者，如大量骨赘增长、髋臼发育不良变形、翻修及髋关节融合者，正确安放假体对术者要求较高。术中做标记、术中透视是较为常用且有效的方法。采用计算机辅助导航也可提高假体安放的准确性，但该方法较昂贵，操作相对复杂。

（4）术中假体稳定性的判断与处理：三维计算机模拟发现，髋臼在外展40°～45°，前倾20°～28°时，可以从假体设计的角度为髋关节提供理论上的最大活动范围。但由于术中所见的假体位置与术后的位置存在着差异，患者术后坐、卧等日常生活都会影响骨盆的倾斜度，影

响髋臼假体的方向，影响假体的安全活动范围。撞击不仅会出现在股骨假体与髋臼假体之间，也会出现在股骨（残存股骨颈、小转子）与被髋臼及其周围的残存骨赘、溢出骨水泥及软组织之间的撞击。计算机导航模拟不能去除软组织撞击和不显影骨赘的影响。

术中做稳定试验，即用试件检查髋关节在屈曲、后伸、内收、外展、内旋和外旋的最大活动范围，找出影响髋关节稳定的因素，并做相应调整，可以提高关节的稳定性。采用加长的股骨头假体，在有脱位倾向处放置防脱位髋臼内衬、采用直径较大的股骨头假体（目前常用的为直径28mm的股骨头，可改用直径为32mm或36mm的股骨头）均能有效地治疗术后假体脱位，提高髋关节的稳定性。加长的股骨头假体增大了Offset值，增加了软组织张力，减小了残存股骨颈或小转子与髋臼的骨赘、溢出骨水泥及软组织之间的撞击概率。但过长的股骨颈假体，增加了力臂，也增加了髋臼假体的磨损。脱位髋臼内衬会限制关节的活动范围，位置放置错误反而会增加脱位的可能性。当髋臼的外展角过大，或软组织张力很差时，直径较大的股骨头假体也不能增加关节的稳定性。

（5）软组织的修复：有报道称，未修补后关节囊的患者中有4%的假体脱位；而在后关节囊修补明显减少术后脱位的发生。后关节囊修补可以增加关节的稳定性，减少脱位的发生。建议对软组织张力差的患者采用大转子前移，提高关节的稳定性。但该方法有大转子不愈合及移位的可能。

3.术后处理　手术后，由于麻醉尚未完全恢复，肌肉张力低，粗暴地搬动患者会出现假体脱位。术后6周内，由于关节囊未愈合，肉芽组织未形成瘢痕，脱位的

发生率较高，占总脱位的70%。该阶段对患者的活动范围指导应限于日常的轻微活动，屈曲不要超过90°，不能盘腿、过度后伸等。稳定试验可以模拟出脱位时的状况，限制该方向的活动可以减少脱位的发生。有学者通过计算机导航模拟髋关节置换术后的活动，能发现导致脱位的危险活动范围，认为可以用于指导全髋关节置换术后患者的活动范围。

三、处理原则

对于发生在术后3个月以内的脱位，一般采用闭合复位。患者肌肉彻底松弛有利于复位，有时需在麻醉下进行。根据脱位方向选择复位方法。成功复位后，使用髋支具或石膏使患肢保持在外展中立4～6周。由于人字形石膏固有的不舒适和有皮肤并发症的危险，经常用于依从性差、神经肌肉或认知功能失调的患者。牵引复位显示了有限的成功率（50%～60%）。闭合复位能使2/3的患者达到稳定，尚有16%～33%的患者出现再发性脱位，3%～6%的患者通过非手术方法不能复位而需切开复位。

对于一些原因明确的脱位，应行翻修术。如假体位置明显不当（尤其是髋臼假体），应重新定位；若存在碰撞，应清除骨赘、提高头颈比，如果头直径过小，可考虑更换大头；若内衬磨损严重，可更换内衬，或更换为高边内衬、倾斜内衬；若软组织张力不足时，应考虑行关节囊缝合术、转子前移术、增加偏心距或颈的长度。对于多次翻修或无明确原因的再发性脱位，需考虑应用以下方法：限制性髋臼杯、双极股骨假体、软组织移植物、Girdlestone切除成形术。其中软组织移植物是指应用抗

拉强度、弹性模量基本相似、符合髋关节囊生物力学要求的重建材料修复髋关节囊，提高关节稳定性。组织工程的发展为韧带损伤与缺损的治疗提供了新的可能途径，在某些方面取得了初步进展，如采用人工合成韧带重建髋关节囊韧带已在临床上取得一定疗效，但重建后的韧带能否达到原来的力学强度，尚需进一步研究。

1. 假体位置正常性脱位（Ⅰ型）　当假体位置正常，软组织无明显失衡仍然发生髋关节置换术后不稳，甚至脱位则为此型。该型发生率极低，往往由于患者在不正确的时间不正常地使用造成。术前选用较大头颈比的假体，术后进行良好正确的功能锻炼往往可降低此型脱位的发生率。

2. 软组织失衡性脱位（Ⅱ型）　人工髋关节术后脱位主要由撞击引起，少部分由滑移引起，假体位置不当引起撞击式脱位，假体张力过松则可引起滑移式脱位，也可增加撞击机会。凡是由于软组织失衡造成的脱位均可归入此型。包括髋关节周围肌力过低，如脑梗死后遗症患者、老年女性患者及软组织过分松解患者等；髋关节周围肌力失衡，如后入路破坏后方肌群，脱位较前入路为高；术中损伤臀中肌；术中修复旋后肌群不足等。

3. 假体放置不良性脱位（Ⅲ型）及混合型（Ⅳ型）　假体的放置位置一直被认为是决定髋关节稳定性的关键因素，但仍无绝对统一的标准。髋臼的前倾角及外展角是髋关节稳定性的重要因素。一般通过术后X线平片的检查来分析假体放置的位置。测量主要在骨盆正位片上进行。测量臼杯椭圆的长、短轴的长度A、B，前倾角为arcsin（B/A）。测定髋臼的外展角，可以在骨盆正位片上，沿两侧坐骨下缘或"泪滴"做连线，此线与臼杯椭圆长轴外侧的夹角

就是外展角。Fumihiro 通过计算机模拟测试认为，THA 术后要获得正常髋关节的活动范围，假体安装要有合适的位置，即安全范围。Widmer 认为臼杯的前倾与柄颈的联合前倾，可用公式：臼杯前倾 +0.7 倍颈前倾 =37.3° 表示，其中髋臼的前倾无疑最为重要。但是这一范围仍受外展角的影响。一直以来，髋臼杯的外展 35°～45°，前倾 15°～25°，假体柄前倾 10°～15° 被认为是臼杯和假体柄的理想位置。如果臼杯前倾和外翻不够，髋臼后方覆盖不够，则髋关节容易发生后、外上方脱位；如果

臼杯前倾和外展过多时，髋臼的前外侧覆盖不够，髋关节易发生前脱位。

髋臼的旋转中心点也被认为是影响假体不稳的另一个重要因素。正常或稍内移的髋臼旋转中心点能使臀中肌保持良好的张力，较好地恢复髋关节软组织平衡；外移或上移的髋臼中心点会使臀中肌力矩减小，臀中肌松弛，难以维持软组织平衡，进而步态失衡，容易发生脱位。再次手术调整假体位置往往是解决这两型不稳的最好选择。

附：诊治流程

髋关节置换术后脱位的预防流程

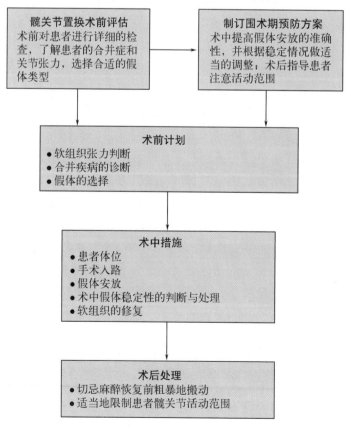

髋关节置换术后脱位的处理流程

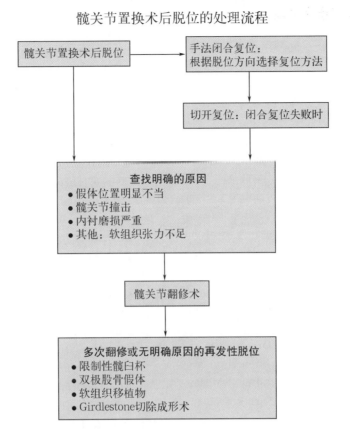

四、典 型 病 例

见图 19-1。

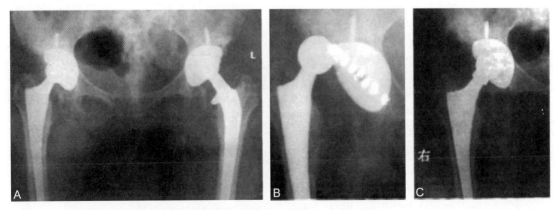

图 19-1 患者因双侧股骨头坏死而行双侧全髋关节置换术

A. X 线片显示右侧髋臼外展角 53°，前倾角 16°。B. 分别于术后 1 周、10 周、19 周、25 周出现假体脱位。
C. 术中见防脱位内衬放置错误，调整髋臼内衬，增大股骨颈长度术后 3 年的 X 线片，未再出现脱位

（时利军　高福强　孙　伟）

主要参考文献

[1] 赵凤朝,李子荣.髋关节置换术后假体脱位的预防.中国矫形外科杂志, 2009, 17(9):674-676.

[2] 王坤正,王岩.关节外科教程.4 版.北京:人民卫生出版社,2014.

[3] 胥少汀,葛宝丰,徐印坎,等.实用骨科学.4 版.北京:人民军医出版社,2014.

[4] van der Weegen W, Kornuijt A, Das D.Do lifestyle restrictions and precautions prevent dislocation after total hip arthroplasty? A systematic review and meta-analysis of the literature.Clin Rehabil, 2016, 30(4):329-339.

[5] Macaulay W, Saleh K, Parvizi J.Total hip arthroplasty dislocation:prevention and management:editorial comment.Clin Orthop Relat Res, 2006, 447:2-3.

[6] Simian E, Chatellard R, Druon J, et al. Dual mobility cup in revision total hip arthroplasty:dislocation rate and survival after 5 years.Orthop Traumatol Surg Res, 2015, 101(5):577-581.

[7] García-Rey E, García-Cimbrelo E.Abductor Biomechanics Clinically Impact the Total Hip Arthroplasty Dislocation Rate:A Prospective Long-Term Study.J Arthroplasty, 2016, 31(2):484-490.

[8] Enocson A, Lapidus G, Törnkvist H, et al. Direction of hip arthroplasty dislocation in patients with femoral neck fractures.Int Orthop, 2010, 34(5):641-647.

[9] Charlwood AP, Thompson NW, Thompson NS, et al.Recurrent hip arthroplasty dislocation:good outcome after cup augmentation in 20 patients followed for 2 years.Acta Orthop Scand, 2002, 73(5):502-505.

[10] Lombardi AV Jr, Berend KR, Morris MJ, et al.Large-diameter metal-on-metal total hip arthroplasty:dislocation infrequent but survivorship poor.Clin Orthop Relat Res, 2015, 473(2):509-520.

[11] Scifert CF, Noble PC, Brown TD, et al.Experimental and computational simulation of total hip arthroplasty dislocation.Orthop Clin North Am, 2001, 532(4):553-567.

[12] Jones SA.The prevention and treatment of dislocation following total hip arthroplasty:efforts to date and future strategies.Hip Int, 2015, 25(4):388-392.

[13] Biedermann R, Tonin A, Krismer M, et al. Reducing the risk of dislocation after total hip arthroplasty:the effect of orientation of the acetabular component.Bone & Joint Journal, 2005, 87(6):762-769.

[14] Von KM, Berry DJ, Harmsen W S, et al.Late dislocation after total hip arthroplasty.Journal of Bone & Joint Surgery American Volume, 2002, 84-A(11):17-23.

[15] Barrack R L.Dislocation after total hip arthroplasty:implant design and orientation.Journal of the American Academy of Orthopaedic Surgeons, 2003, 11(2):89-99.

[16] Mccollum DE, Gray W J.Dislocation after total hip arthroplasty.Causes and prevention. Clinical Orthopaedics & Related Research, 1990, 261(261):159-170.

[17] Joshi A, Lee CM, Markovic L.Prognosis of dislocation after total hip arthroplasty.Journal of Arthroplasty, 1998, 13(1):17-21.

[18] Goldstein W M, Gleason TF, Kopplin M, et al.Prevalence of dislocation after total hip arthroplasty through a posterolateral approach with partial capsulotomy and capsulorrhaphy. Journal of Bone & Joint Surgery, 2001, (83-A Supp12):2-7.

[19] Meek R M, Allan D B, Mcphillips G, et al.Epidemiology of dislocation after total hip arthroplasty.Clinical Orthopaedics & Related Research, 2006, 447(447):9-18.

[20] Sariali E, Leonard P, Mamoudy P.Dislocation after total hip arthroplasty using Hueter anterior approach.Journal of Arthroplasty, 2008, 23(2):266-272.

[21] Yuan L J, Shih CH.Dislocation after total hip arthroplasty.Archives of Orthopaedic & Trauma Surgery, 1999, 119(5-6):263-266.

[22] Amlie E, Øystein Høvik, Reikerås O.Dislocation after total hip arthroplasty with 28 and 32-mm femoral head.Journal of Orthopaedics

& Traumatology Official Journal of the Italian Society of Orthopaedics & Traumatology, 2010, 11(2):111-115.

[23]　Komeno M, Hasegawa M, Sudo A, et al. Computed tomographic evaluation of component position on dislocation after total hip arthroplasty.Orthopedics, 2006, 29(12):1104-1108.

[24]　Lavigne MJF, Sanchez AA, Coutts RD. Recurrent dislocation after total hip arthroplasty:Treatment with an achilles tendon allograft.Journal of Arthroplasty, 2001, 16(1):13-18.

[25]　Masaoka T, Yamamoto K, Shishido T, et al. Study of hip joint dislocation after total hip arthroplasty.International Orthopaedics, 2006, 30(30):26-30.

[26]　Dudda M, Gueleryuez A, Gautier E, et al.Risk factors for early dislocation after total hip arthroplasty:a matched case-control study. Journal of Orthopaedic Surgery, 2010, 18(2):179-183.

[27]　Hailer NP, Weiss RJ, Stark A, et al.The risk of revision due to dislocation after total hip arthroplasty depends on surgical approach, femoral head size, sex, and primary diagnosis. Acta Orthopaedica, 2012, 83(5):442-448.

[28]　Heithoff BE, Callaghan JJ, Goetz DD, et al. Dislocation after total hip arthroplasty :A single surgeon's experience.Orthopedic Clinics of North America, 2001, 32(4):587-591.

[29]　Talbot NJ, Brown JHM, Treble NJ.Early dislocation after total hip arthroplasty:are postoperative restrictions necessary?.Journal of Arthroplasty, 2002, 17(8):1006-1008.

[30]　Liao W, Trousdale R T, Ai S, et al.Dislocation After Total Hip Arthroplasty Among Patients With Developmental Dysplasia of the Hip. Journal of Arthroplasty, 2011, 27(5):764-769.

[31]　Leichtle UG, Leichtle CI, Taslaci F, et al.Dislocation after total hip arthroplasty:risk factors and treatment options.Acta Orthopaedica Et Traumatologica Turcica, 2013, 47(2):96-103.

第20章 肢体不等长的预防及处理

人工全髋关节置换是目前治疗严重髋关节疾病、恢复关节功能的重要手段。由于髋关节长期病变，74%～89%的患者在实施人工全髋关节置换时需要纠正双下肢不等长。人工全髋关节置换术后出现下肢不等长（leg length discrepancy，LLD）的现象也比较普遍，同时也是影响患者步态和功能恢复的主要原因。综合文献资料，目前 THA 术后双下肢不等长的发生率一般在 50%～80%，术后患肢与对侧肢体相差平均 10mm，约 5% 的患者术后需要调整鞋子高度来平衡步态。

一、分　　类

LLD 包括实质性不等长、功能性不等长和混合性不等长 3 类。实质性不等长也称真性不等长，是指骨结构不相等造成的不等长，常由生长障碍或创伤引起，也可因髋关节或其他部位病变所致。功能性不等长是因为脊柱畸形、骨盆倾斜、髋关节内收或外展、屈曲挛缩畸形等原因造成的双下肢长度差异。混合性 LLD 则由骨本身原因和不同程度功能性因素综合形成。

根据 LLD 能否矫正，还可以分为可矫正性 LLD 和不可矫正性 LLD。由于假体因素和软组织张力因素引起的下肢不等长为可纠正性 LLD，由于脊柱畸形、对侧髋关节疾病和股骨、胫骨缩短引起者则为不可纠正性 LLD。还有研究根据肢体长度差异，将 LLD 分成 3 类：轻度不等长为长度差异＜20mm，中度不等长为长度差异在 20～60mm，严重不等长为长度差异＞60mm。这些分类方法均有助于指导 THA 术后 LLD 的处理。

二、原　　因

髋关节病变引起的真性下肢不等长主要表现为由股骨头中心、大转子和髂嵴形成的功能性三角的紊乱。如果这 3 个结构间的距离发生改变，肌肉的杠杆臂和下肢长度也会因此受到影响。肢体短缩常见于髋关节的结构病变（如严重的股骨头坏死），可引起继发性髋臼磨损；术中过度地锉髋臼同样能引起患肢短缩（医源性），可见于术后髋臼的松动移位；其他原因还包括髋内翻、股骨头骺的滑脱、Perthes 病等。功能性下肢不等长（FLLI）是指骨结构完整但有继发性软组织改变（外展、内收或屈曲挛缩）、关节周围肌肉挛缩或脊柱侧弯引起的骨盆倾斜。

双下肢不等长最常见的表现是术侧肢体的延长，而不是缩短。术后肢体延长的常见原因包括：①患者年龄较大，肌张力下降，或受麻醉影响使原本松弛的肌肉更松弛；②软组织的过多松解，股骨截骨线过高，股骨颈保留过多；③髋臼未安置在正常解剖位置，旋转中心外移；④ DDH 患者，臼杯安置于真臼位置；⑤股骨假体柄外翻位植入髓腔；⑥假体柄颈部过长；⑦使用加长股骨头。相反，如果术中股骨颈保留过少、髋臼旋转中心上移或内移、使用假体柄颈部过短等有可能导致术侧肢体的缩短。因此，手术中要尽可能消除可引起肢体长度变化的因素，减少 LLD 发生率。术中操作时要特别注意股骨颈截骨高度、股骨柄打入深度、股骨头假体颈长度及髋臼的安放高度等。

由于股骨颈的截骨面高低决定股骨柄假体打入深度，有学者建议宁愿牺牲需保留的股骨颈长度，使用中等或加长颈的股骨头假体，而不是保留过长的股骨颈并使用短颈的股骨头假体，以防止术后出现假体间撞击，从而增加髋关节的活动度及稳定性。然而，如果截除过多的股骨颈则可降低股骨柄假体对抗扭转应力的稳定性，易引起假体松动。故术中宜保留适当的股骨颈长度，在小转子上方 10 ～ 15mm。

保持肢体等长的同时应关注股骨偏心距的重建。股骨偏心距是股骨头旋转中心至股骨长轴的垂直距离，髋关节置换术中股骨偏心距的重建可以恢复髋外展肌的力矩，继而增加髋关节稳定性，如果股骨偏心距减小，使股骨靠近骨盆，易引起髋关节活动范围受限及周围的软组织松弛，从而导致髋关节不稳及术后髋关节脱位。适宜的偏心距可使髋关节获得最大的外展功能，最小关节面间的应力，对股骨柄假体及其与骨交界面间产生最小的轴向力矩和内翻应力，使用较小的外展肌肌力即可平衡骨盆，改善行走时的步态，减少发生 Trendelenburg 跛行的可能性。

三、影　响

人体直立位时，作用于骨盆的身体重力通过髋关节传向足部，当下肢不等长时，该力将骨盆压向短侧肢体的股骨头，从而造成骨盆的旋转或扭转。研究表明，直立位时只有短侧肢体在前而长侧肢体在后才能保持相应的平衡，且骨盆的旋转程度与肢体长度差成正比。髋关节置换后严重的肢体不等长会使作用于髋关节的力量不均衡，远期可能因代偿性骨盆倾斜及脊柱侧弯而引起腰背痛、跛行及假体无菌性松动，缩短假体使用寿命。

一般认为，双下肢长度差异在 2cm 以内时，可以通过调整鞋子高度及患者感觉适应来解决。超过 2.5cm 的长度差异可能会引起一些临床症状，包括神经麻痹、跛行、骨盆倾斜、腰背痛、假体受力改变致寿命缩短等，其中最常见的问题是术后肢体过度延长所致坐骨神经麻痹。在全髋置换术中下肢能够被安全延长的范围尚不确定，2cm 以内是通常所接受的范围，超过 2.5cm 时神经麻痹发生率增加。有学者认为，即使下肢短缩接近 2cm，患者术后的功能恢复仍要好于延长超过 1cm 的患者。

四、处理要点

髋关节手术的主要目的是恢复双下肢的功能性长度。例如，对于骨盆倾斜的患者需要仔细考虑处理方法，若患者长时间存在固定骨盆倾斜，矫正双下肢的实质性不等长会导致双下肢功能性不等长，从而引起一系列临床症状，除非患者的骨盆倾斜是可复性的，方可尝试恢复双下肢的实质性等长。为了达到这一目的，要求术前、术中准确地评估下肢的长度，并根据测量结果合理的进行调节。

（一）术前检查

术前常规对患者进行体检并了解是否已存在 LLD 是十分有必要的。术者在术前应仔细检查患者的站姿、步态、脊柱有无侧弯、骨盆有无倾斜、髋关节活动范围、髋关节软组织张力。术前已存在 LLD 的患者在站立位时常保持膝关节屈曲姿势。单足站立试验（Trendelenburg 征）可检查髋关节外展功能，但此试验阳性也可能是由 LLD 所致。Thomas 试验能够检查髋关节有无屈曲挛缩。功能性脊柱侧弯可能由 LLD 引起，通过 Adam 前屈试验则可初步发现是否存在脊柱侧弯。传统的肢体长度检查方法是测量从髂前上棘至内踝下缘的长度，如下肢外展挛缩，骨盆倾斜畸形时，也可改脐与两内踝间距差来估计双下肢长度差；还有就是患者取站立位并在较短的下肢一侧足底垫方块，直至两侧髂嵴在同一水平面，方块厚度即为 LLD 长度。

术前影像学检查是 LLD 测量的"金标准"，常用方法是通过前后位的骨盆 X 线平片，从左右坐骨结节下缘做一连线，分别测量两侧小转子上缘到坐骨结节连线的垂直距离，两者的差值，即双下肢长度的真实差距。CT、三维超声和 MRI 也可用来测量下肢长度，但 MRI 准确性不如 CT、三维超声，且费用较高。

另外，利用模板并结合临床测量结果估计术中所需纠正的参数，借助假体的特殊模板在 X 线平片做术前设计，预测髋臼软骨及软骨下骨的磨锉量和股骨颈的切除平面是为术中对头颈假体的头颈长度做出加减调整的依据。通过术前模板测量不仅可预测假体型号、位置，还能重建髋关节旋转中心，平衡肢体长度，是术前不可缺少的一步。正确的术前模板设计可准确地预测假体型号、获得最佳假体使用寿命，并能减少术中并发症，还可帮助达到合适的偏心距和肢体长度，以保持良好的外展肌功能，减少跛行，减少对助行器的需求。对于模板的准确性，尽管报道的结果不一，但至少可避免严重 LLD。

（二）术中测量

要获得理想的下肢长度需要术中进行精确的测量。常采用术中触摸髌骨、足跟，对比双下肢长度的办法，来粗略评估双下肢的长度差异。但这种方法准确性有限，测量时要求双下肢保持在伸直位，稍有内外翻改变即可影响测量值。以下方法在术中较常用而且准确度也较高。

两定点测量法，即通过测量固定于髂骨和股骨上的一些特定的固定点来评估双下肢的长度差异。通常是在髋臼和股骨近端各取一固定点，用克氏针或螺钉固定作为标志，通过测量假体安置前后两点间的距离差值，来计算肢体长度的改变值。

术中透视法，是利用 C 形臂 X 线机等影像学工具摄术中侧卧位患侧正位片，再将其与术前仰卧位骨盆正位片进行比对，即依据解剖标志对应关系评估 LLD，如可直观比对坐骨结节最低点与小转子顶点的对应关系，或者比对泪滴最低点与梨状窝的对应关系。术中透视法比较直观，可发现明显的 LLD，且可同时观察假体匹配程度和假体安放角度。

（三）术中处理

对于术前测量双下肢等长的患者，要求术中髋臼假体安装在解剖位置，臼杯固定后，选择合适的股骨假体调整下肢长度。例如，通过股骨颈切除平面和股骨头长度的不同组合可获得同样的下肢长度，但每种组合会有不同的股骨偏心距。股骨颈切除水平和股骨头长度的不同组合均可得到同样的下肢长度，但偏心距可能不一样。①在股骨颈标准切除水平可以选择加标头组合；②在髋外翻的患者中可以选择股骨颈高位切除水平加减头，与①保持同等下肢长度但偏心距减小；③低位切除股骨头加长头，下肢长度相同但偏距增加，适用于髋内翻的患者。对于术前测量双下肢不等长的患者，应力求恢复双下肢功能性长度。比如在手术中，当计划缩短下肢超过2cm时，应考虑行转子下截骨术。当下肢延长超过2cm时或患者有创伤、感染所致的神经粘连或神经走向改变时，应将坐骨大切迹到臀大肌腱附着处逐步暴露。

如前所述，术中可通过髋臼假体位置的改变、股骨颈切除高度及假体头和颈长度的不同组合等来达到改变下肢长度的目的。术中必须重视股骨偏心距、外展肌张力及假体稳定性。当双下肢长度和偏心距合适但稳定性较差时，可以通过骨赘的切除、股骨或髋臼前倾角度的改变、转子位置调整等方法进行处理。

（四）术后处理

THA的目的是恢复正常的髋关节生物力学和适当的股骨颈水平。患者对术后早期结果不满意，归因于明显的肢体不等长。术后发现肢体不等长的正确处理亦十分重要，大多数作者建议在最初3个月采取观望的态度，如果差异不超过15mm，则患者能够习惯这种差别，不会产生明显的影响，对于术前功能性下肢不等长的矫正，3个月后仍不能改善，再查实予以手术纠正。对于超过20mm肢体长度的差异，可以应用足跟用楔形鞋矫正。对于挛缩引起肢体不等长者可以

采取理疗的方式来纠正，差异在5mm以内通过鞋垫来调整，差异在10～15mm用楔形跟合用鞋垫来调整，超过15 mm的差异用鞋跟和楔形的底来调整，术后长期用拐可以平衡肢体长度，从而延长假体使用寿命。THA术后LLD极少需要行关节翻修手术，只有在非手术治疗无效时才可考虑，术前应仔细分析LLD原因，并针对原因进行手术。当然，对不可纠正性THA术后LLD则不宜行翻修手术（表20-1）。如果LLD原因与髋关节无关而采取髋部重建方法来代偿，则可能引起髋关节功能问题。

表 20-1　术后相关问题

术后肢体延长的常见原因：

①患者年龄较大，肌张力下降，或受麻醉影响使原本松弛的肌肉更松弛
②软组织的过多松解，股骨截骨线过高，股骨颈保留过多
③髋臼未安置在正常解剖位置，旋转中心外移
④ DDH患者，臼杯安置于真臼位置
⑤股骨假体柄外翻位置入髓腔
⑥假体柄颈部过长
⑦使用加长股骨头

THA术后LLD治疗：
极少需要行关节翻修手术
只有在非手术治疗无效时才可考虑，术前应仔细分析LLD原因，并针对原因进行手术
对不可纠正性THA术后LLD则不宜行翻修手术

THA术后LLD预防：
要求术前、术中准确地评估下肢的长度，并根据测量结果合理的进行调节

五、小　结

人工全髋关节置换术后双下肢不等长的问题较为常见，是临床上患者主诉较多的问题之一，也是全髋关节置换术后影响患者步态和功能恢复的常见原因。THA主要目的是获得一个无痛、稳定和活动良好的人工关节，术前精心设计、术中细心操

作与手术效果密切相关，保持下肢等长的同时要重建股骨偏心距，以恢复髋外展肌的力矩，增加髋关节的稳定性，对于恢复双下肢等长也很重要。

附：诊治流程

全髋关节置换术后双下肢不等长的现象比较多见。术前患侧存在的短缩情况，如髋臼发育不良、股骨头半脱位、股骨头缺血性坏死等，术后仍会遗留短缩。术前肢体等长者术后患侧多会延长。为降低全髋关节置换术后双下肢不等长的发生率，术前要进行尽可能的准确测量，利用模板预计髋臼假体和股骨假体的置入位置，估计股骨颈截骨平面，术中准确定位，反复测试调整。

六、典型病例

在获得无痛、稳定、活动良好的人工全髋关节之后，肢体等长是患者最大的期望。翻修手术前的患者多存在不同程度的肢体不等长。精确的术前计划，合适的假体选择和位置，术中努力保留髋关节的解剖结构可以将肢体不等长降到最低。然而，有些情况需要延长或短缩肢体长度以获得最好的软组织张力并提供假体的稳定性。

根据 LLD 产生的原因，可以将全髋关

节置换术后肢体不等长分为髋臼位置改变和关节间隙改变引起的不等长。

1. 由髋臼位置引起的肢体不等长指的是髋臼假体上移或下移导致的肢体长度改变。髋臼假体上移导致肢体短缩，上移过多后在翻修手术时面临髋臼上方的骨缺损。翻修手术时主要有 3 种方案：①使用大的臼杯。手术相对简单，但要求髋臼前后柱有足够的骨量（图 20-1）。②使用常规的臼杯高位重建。髋臼可获得较好固定，但仍会造成肢体短缩。③解剖位置重建。髋臼上方使用结构性植骨或金属块提供支撑，这种方法能够较好恢复肢体长度，但费用相对较高，固定不如前两种方案确切。髋臼下移导致下肢延长。由于髋臼骨量充足，髋臼假体可以在解剖位置重建，这种情况导致的肢体不等长在翻修手术中通常可以完全恢复。

2. 关节间隙导致的肢体不等长主要包括髋关节脱位、半脱位及内衬磨损，在翻修手术后均得到完全矫正（图 20-2）。因此翻修术前因其导致的肢体不等长并不用担心。然而，髋关节脱位、半脱位等髋关节不稳定原因复杂，翻修手术时需要考虑软组织张力等情况。术中由于软组织挛缩复位困难的患者，可能需要短缩肢体。在术前需要评估患者软组织张力情况，充分了解病史，术中进行适当的软组织保护或松解。

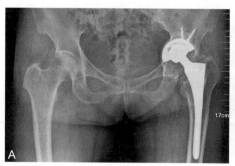
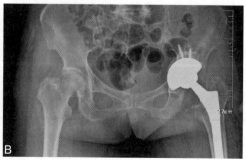

图 20-1　1 例全髋置换术后肢体不等长手术前后 X 线照片对比

A. 女性，69 岁，全髋术后 9 年，左下肢短缩 2.1cm，主要由髋臼侧引起；B. 翻修手术时使用大白杯重建髋臼，肢体长度也得以恢复

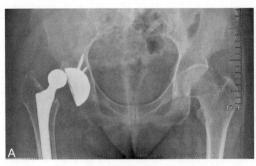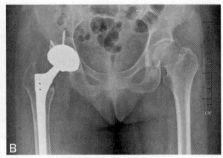

图 20-2　另外 1 例全髋置换术后肢体不等长手术前后 X 线照片对比

女性，69 岁。全髋置换术后 3 年，疼痛 2 年，加重 10d。A. 患者出现持续半脱位状态。肢体短缩 2cm，由关节半脱位及髋臼下移两方面引起；B. 翻修后髋臼原位重建，肢体长度恢复

（时利军　高福强　孙　伟）

主要参考文献

[1] 李文祥，陈百成，吴希瑞，等．全髋关节置换术后下肢不等长．国际骨科学杂志，2013，34(5):353-355, 361.

[2] Frue WW.Hozack WJ.Management of limb length discrepancy after total hip arthroplasty. Semin Arthroplasty, 2005, 16(2):127-131.

[3] 赵晨，金礼斌，杨泉森．全髋关节置换下肢长度测量及术后不等长处理．国际骨科学杂志，2006，27(4):205-207.

[4] 王国荣，俞学中．全髋关节置换术后肢体不等长预防和治疗．国际骨科学杂志，2006，27(5):287-289.

[5] 张跃国，杨柳，刘传伟，等．全髋关节置换后的双下肢不等长与假体选择置入位置及软组织张力等因素的关系．中国组织工程研究与临床康复，2008，12(17):3305-3308.

[6] Charles M N.Bourne RB.Davey JR, et al.Soft. tissue balancing of the hip:the role of femoral offset restoration.Instr Course Lect, 2005, 54:131-141.

[7] 张振华，刘永涛．髋关节置换股骨偏心距和下肢长度重建方法．中国组织工程研究与临床康复，2009，13(43):8465-8468.

[8] Clark CR, Huddleston HD, Schoch EP, et al.Leg-Iength discrepancy after total hip arthroplasty. J Am Acad Orthop Surg, 2006, 14(1):38-45.

[9] Harwin SF, Pivec R.Limb-length discrepancy after total hip arthroplasty.Orthopedics, 2014, 37(2):78-79.

[10] 李贞梅，张卫国．人工全髋关节置换术后肢体不等长的预防及处理．中国组织工程研究与临床康复，2009，13(52):10330-10334.

[11] 徐海军，程文俊，王俊文，等．全髋翻修术下肢不等长的原因分析及处理．武汉大学学报（医学版），2015，36(3):440-443.

[12] Harwin S F, Pivec R.Limb-length discrepancy after total hip arthroplasty.Orthopedics, 2014, 37(2):78-79.

[13] Sathappan S S, Ginat D, Patel V, et al.Effect of Anesthesia Type on Limb Length Discrepancy After Total Hip Arthroplasty.Journal of Arthroplasty, 2008, 23(2):203-209.

[14] Thakral R, Johnson AJ, Specht SC, et al. Limb-length discrepancy after total hip arthroplasty:novel treatment and proposed algorithm for care.Orthopedics, 2014, 37(2):101-106.

[15] Ww Frueh W H.Management of Limb Length Discrepancy after Total Hip Arthroplasty// Seminars in Arthroplasty, 2005:127-131.

[16] Sculco PK, Cottino U, Abdel M P, et al.Avoiding Hip Instability and Limb Length Discrepancy After Total Hip Arthroplasty. Orthopedic Clinics of North America, 2016, 47(2):327-334.

[17] El Bitar YF, Stone JC, Jackson TJ, et al.Leg-Length Discrepancy After Total Hip Arthroplasty:Comparison of Robot-Assisted

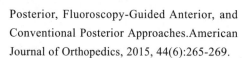

Posterior, Fluoroscopy-Guided Anterior, and Conventional Posterior Approaches.American Journal of Orthopedics, 2015, 44(6):265-269.

[18] Halai M, Gupta S, Gilmour A, et al.The Exeter technique can lead to a lower incidence of leg-length discrepancy after total hip arthroplasty. Bone & Joint Journal, 2015, 97-B(2):154-159.

[19] Tipton S C, Sutherland J K, Ran S.The Assessment of Limb Length Discrepancy Before Total Hip Arthroplasty.Journal of Arthroplasty, 2015, 31(4):888-892.

[20] Ng VY, Kean JR, Glassman A H.Limb-length discrepancy after hip arthroplasty.Journal of Bone & Joint Surgery, 2013, 95(15):1426-1436.

[21] Desai AS, Dramis A, Board TN.Leg length discrepancy after total hip arthroplasty:a review of literature.Current Reviews in Musculoskeletal Medicine, 2013, 6(4):336-341.

[22] Liu R.Effect of preoperative limb-length discrepancy on abductor strength after total hip arthroplasty in patients with developmental dysplasia of the hip.Archives of Orthopaedic & Trauma Surgery, 2014, 134(1):113-119.

[23] Williamson JA, Reckling FW.Limb length discrepancy and related problems following total hip joint replacement.Clinical Orthopaedics & Related Research, 1978, 5(134):135-138.

[24] Clark CR, Huddleston HD, Rd SE, et al.Leg-length discrepancy after total hip arthroplasty. Journal of the American Academy of Orthopaedic Surgeons, 2006, 14(1):38-45.

[25] Kjellberg M, Al-Amiry B, Englund E, et al. Measurement of leg length discrepancy after total hip arthroplasty.The reliability of a plain radiographic method compared to CT-scanogram.Skeletal Radiology, 2012, 41(2):187-191.

[26] Bonin N, Jacquot L, Boulard L, et al.How to best measure femoral length and lateralisation after total hip arthroplasty on antero-posterior pelvic radiographs.International Orthopaedics, 2016:1-7.

[27] Benedetti M G, Catani F, Benedetti E, et al. To what extent does leg length discrepancy impair motor activity in patients after total hip arthroplasty?.International Orthopaedics, 2010, 34(8):1115-1121.

[28] Meldrum R, Feinberg J R.Leg-length discrepancy from posterior tibial tendon insufficiency one year after total hip arthroplasty.Orthopedics, 2006, 29(1):83-85.

[29] Fujishiro T, Nishiyama T, Hayashi S, et al. Predicting leg-length change after total hip arthroplasty by measuring preoperative hip flexion under general anaesthesia.Journal of Orthopaedic Surgery, 2012, 20(3):327-330.

[30] Konyves A, Bannister G C.The importance of leg length discrepancy after total hip arthroplasty.Journal of Bone and Joint Surgery-British Volume, 2005, 87(2):155-157.

第21章 假体松动的处理

半个多世纪以来，人工髋关节置换术取得了极大的成功与发展，良好的临床效果为广大患者解除疼痛，改善髋关节功能，提高了生活质量。目前临床上所使用的不管是骨水泥固定假体，还是生物学固定假体，术后10年的优良率已达到90%，甚至更高。然而，随着时间推移，晚期并发症越来越受到人们的关注，尤其是晚期所发生的骨吸收、骨溶解、骨缺损，最终导致假体松动等，已成为关节外科最具挑战性的临床问题之一。

一、假体松动的原因

经过半个多世纪关节外科临床医师、基础实验研究人员及相关的工程技术人员的共同努力，对假体松动机制进行了深入研究与探讨，假体失败的原因已经越来越清晰了。假体松动的直接原因是骨溶解所引起的骨性支持结构力学性能下降，造成假体机械稳定性丧失，而导致骨溶解的真正原因错综复杂。从现有的文献报道表明，骨溶解至少与下列几方面相关：它既有患者的因素，包括原发病性质、年龄、骨质量、术后活动量；又有手术操作因素，如手术创伤、假体固定方式与技术等，都直接影响假体的稳定性；还有假体设计、制造工艺、所选材料及假体材料组合，涉及假体表面多孔涂层范围、孔隙大小、聚乙

烯材料质量、厚薄，均影响假体的使用寿命，均可导致假体松动；此外，还受到假体置入体内所遭遇的生物力学因素影响及随之产生的生物细胞学因素影响。这些方面的影响因素之间又可以相互作用、相互干预，构成极其复杂的内环境，促使假体稳定性丧失。这中间摩擦、磨损、磨损颗粒及其所发生的骨吸收、骨缺损、骨溶解在假体松动中扮演重要角色。

二、假体松动的机制研究

假体松动的实验模型标本和临床资料的深入研究，可对临床假体松动发生机制能有更好的理解。实验研究主要通过组织形态学、细胞生物学、免疫组织化学及原位杂交等技术对假体与骨组织之间界膜进行检测，了解骨吸收、骨溶解及假体松动发生机制。

（一）磨损颗粒与骨吸收

众所周知，所有的材料只要有相对界面的接触运动，必然会产生磨损颗粒。因此，体内一旦置入人工关节假体，两个相对运动的界面之间即股骨头假体和髋臼假体接触面在承受力的情况下，以颗粒碎片的形式按每年 0.1～0.2mm，甚至更快的速度进行性大量磨损丢失。有人统计，仅仅因为磨损，每年产生几百万颗亚微米级颗粒

已足以引起假体周围软组织和骨组织严重破坏。因此有作者提出只要一旦达到一定量的磨损阈值，必将对假体稳定性造成严重威胁。不仅股骨头与髋臼正常关节运动界面之间可以出现磨损与磨损颗粒，而且更重要的是由于假体柄和骨床之间各自弹性模量不一，两者负重时变形量不尽一致，即可发生微小界面活动，加之手术操作因素，假体柄与骨床之间不能达到理想的骨整合状态。因此，一旦两者界面结合强度遭到破坏，界面间剪切应力即可使假体出现松动。已知间充质细胞受挤压应力时可以分化为成骨细胞，促使骨代谢向骨形成转换，而受到剪切力，就可向成纤维细胞转变，促使纤维细胞形成。因此，假体微动促进假体周围空间纤维肉芽组织形成，也使磨损颗粒转运成为可能。这些磨损颗粒随着关节运动可渗透到假体与骨组织之间的界膜或更远处间隙，包括假体柄远端，纤维界膜继而成为假体松动生物学因素作用空间。在骨水泥固定假体中，这些磨损颗粒包括骨水泥和聚乙烯磨损颗粒被大量纤维瘢痕肉芽组织所包裹，而生物学固定假体中，除了聚乙烯颗粒外，还有大量金属颗粒和腐蚀产物。

随着对松动假体周围界膜组织和磨损碎屑微粒关系深入研究，发现不同材质磨损颗粒对组织细胞的生物反应不尽相同，而决定生物反应性的因素是颗粒大小、数量和材质及颗粒形状。有研究发现，只有直径 $< 10\mu m$ 的颗粒才可以被巨噬细胞吞噬；而 $> 10\mu m$ 的颗粒由多核巨噬细胞所包裹，所以前者产生的炎性介质明显多于后者。磨损颗粒的直径在 $0.3 \sim 10\mu m$ 的生物活性是最高的。从髋关节翻修手术中提取的磨损颗粒大小也均在 $1\mu m$ 左右。研究发现假体周围界膜组织中磨损颗粒数

量 $> 1 \times 10^{10}/g$ 骨溶解才会发生，所以由磨损颗粒是关节假体周围骨溶解产生的重要原因之一。

磨损颗粒对组织细胞的毒性反应、炎症反应、致病反应及系统反应。从界膜标本组织形态学发现，在炎症肉芽组织中巨噬细胞可能是最主要的细胞，某些区域肉芽组织内巨噬细胞可显示出含有 MAC3 细胞标记，表明这些巨噬细胞已经被激活，具有较大移动性，具有吞噬功能，显示出有较多的溶酶体酶，能够产生并分泌多种细胞因子，如肿瘤坏死因子（TNF）或白介素 -1、白介素 -3、白介素 -6 及 PGF_2。这些细胞因子或者介质被认为促进破骨细胞分化、成熟、功能活动中起着重要作用。此外，巨噬细胞还可以产生大量的基质金属蛋白酶、胶原酶和基质降解酶类物质以降解骨有机成分。巨噬细胞在骨溶解过程中作用方式有争论，有些作者认为它可以直接溶骨，而有些作者则认为它是以释放介质间接参与破骨细胞溶解。假体周围界膜组织研究发现，除了巨噬细胞外，还有大量的成纤维细胞，某些病理组织学中，该细胞在功能上具有吞噬作用，但很可能它还具有上调它的生理活性，包括产生大量胶原，或具有生理活性的前列腺素。此外，成纤维细胞同样对假体周围骨质丢失起重要作用。

（二）RANK/RANKL/OPG 系统与骨溶解

近年来假体周围界膜组织 RANK/RANKL/OPG 系统研究进一步揭示破骨细胞分化与成熟，该系统极大的影响骨吸收、骨溶解发生。现代研究表明，RANKL/OPG 是破骨细胞代谢的主要调节系统。RANKL 与巨噬细胞膜上的受体 RANK 结合，通过

信号转导通路与转录因子，启动基因转录和特异性蛋白质合成，使巨噬细胞分化为破骨细胞。RANKL 与 RANK 的结合可被 OPG 阻断，限制破骨细胞过多形成。OPG/RANKL 比例协调是维持局部骨代谢平衡的关键。研究表明，取自界膜的巨噬细胞在 RANKL 的诱导下，可形成破骨细胞这个过程可被 OPG 所抑制。

松动假体周围组织内 RANK/RANKL/OPG 系统的表达呈失衡状态。RANKL 明显高于 OPG，有利于促进破骨细胞的分化与成熟。实验证明 RANK/RANKL/OPG 表达失衡与颗粒有关，颗粒能刺激 RANKL/RANK 表达增多，颗粒本身有可能作为一种信号，对细胞信号转导系统产生影响，颗粒能激活破骨细胞及其前体细胞内转录因子通路，使破骨细胞分化增加，骨吸收活性增强。OPG 与 RANKL 在竞争性结合 RANK 中的协调稳定性影响着骨吸收和骨生成的动态平衡。破骨细胞的成熟与凋亡是磨损颗粒诱导的骨溶解导致人工关节无菌性松动的重要因素，而介导破骨细胞成熟的各种细胞因子则通过复杂的信号传导通路直接或间接地调控关键细胞核基因的表达，从而促进其成熟分化。RANK、RANKL 与 OPG 可以共同调控这一动态变化过程。选择这一调控系统作为治疗靶点，则为预防和治疗人工关节周围磨损颗粒诱导的骨溶解寻找出一种可能性。RANKL 在破骨细胞生成中的核心作用，使之成为治疗骨溶解的靶点。治疗骨溶解最具潜力的药物是 RNAKL 拮抗药 OPG-Fc、RANK-Fc 和抗 RANKL 类药物。此外，通过基因治疗途径阻断 RANK 和 RANKL 调控体系，也是目前预防和治疗磨损颗粒诱导骨溶解的途径。

（三）骨质疏松与假体松动

骨质疏松主要有两种：一是药物性骨质疏松，多由长期服用激素有关，激素常可导致股骨头缺血性坏死而需实行人工髋关节置换术。当股骨柄假体置入髓腔后，股骨柄假体承受的巨大弯矩将由股骨柄尖部的外侧和股骨柄根部的内侧去平衡。由于激素能引起股骨近端骨质疏松，造成此部位骨质条件相对较差，股骨距不能起到良好的力学支撑而造成假体下沉，并发生松动。二是年龄性导致的骨质疏松，老年人尤其是女性年老患者，因缺少运动和雌激素分泌不足等原因，导致骨的代谢平衡失调，骨丢失明显多于骨生成量，而这种情况随着年龄的增长而越来越明显。同时人工髋关节术后并不能马上下床活动且还需要制动一段时间，这将导致原来就不太好的骨质更加疏松，增加了股骨柄假体下沉、松动的风险。对于骨质疏松引起的假体松动，主要在于置换术后注意预防，及早下床活动，合理的制动，服用抗骨质疏松药物和钙片。在翻修时应以骨水泥假体翻修，或用加长柄股骨假体翻修。

三、临床表现

假体松动往往在手术后经历相当时间才逐渐出现，因此当关节置换术后，经历一定时间后疼痛症状再现就应该考虑是否假体松动。它与感染性疼痛最大的区别在于假体松动所引起的疼痛与负重密切相关，因此常表现为起立、跨步、行走时疼痛，或者最初几步行走时疼痛感觉可稍微缓解，但是当继续走下去时疼痛症状复出，持续加重。也有表现为改变体位时那一瞬间疼痛，如卧床睡觉翻身时疼痛，或者体检时患者仰卧、屈髋屈膝 90°，内旋、外旋髋关节时出现疼痛。很多学者都提到单一股骨假体松动，或单一髋臼假体松动，疼痛部位表现不一。股骨侧假体松动往往表现在大腿外侧、膝内侧或膝前疼痛，而髋臼侧假体松动，疼痛往往局限于腹股沟部、臀部。除了疼痛之外，假体松动还可以表现术前原先畸形症状重现，肢体短缩、跛行、关节活动范围减少或伴响声。另外，应特别指出，不是所有的假体松动都可出现临床症状。应当排除假体柄断裂、脱位或假体周围骨折所引起疼痛，除此之外，更应该与假体术后感染疼痛相鉴别，感染性疼痛最大特点是静息痛和夜间痛。

四、影像学表现

人工髋关节假体的松动分为髋臼松动和股骨柄松动。髋臼松动为髋臼位置的变化或移动、表面颗粒的脱落及髋臼严重磨损造成的复发性髋关节脱位；股骨假体松动为假体与骨界面有 100% 透亮线形成。早期患者通常没有症状，到后期出现假体松动下沉或假体周围骨折时才被发现，因此早期诊断比较困难，术后连续 X 线观察是简单可靠的办法。骨吸收的 X 线片表现为单位体积内骨量弥漫性减少，骨小梁稀疏变细。骨溶解的 X 线表现可以分为衬性骨溶解和膨胀性骨溶解。前者是指假体周围出现与假体边缘平行而均匀的骨透亮区，宽度约为 2mm。后者是指假体周围扇贝状透亮区，呈泡沫状膨胀性向外扩张，界限较明显。

临床上常采用分区的方法以便于分析，股骨侧常采用 Gruen 分区法进行分区，而髋臼侧常采用 Dele-Charnley 分区法（图 21-1），股骨侧骨溶解常发生在 1 区和 7 区，髋臼侧骨溶解常发生在 3 区。如果髋臼侧 3 个分区都存在 2mm 以上的透光区，表明假体已发生松动，如果 1 ～ 2 个分区内存在某种程度的透光区，假体是否松动应根据透光区的宽度是否进行性增加，以及髋部是否有疼痛来确定。如果无进展且患者髋部无疼痛，可能是稳定的纤维固定，仅需定期随访。

骨水泥型假体的 X 线检查应从以下几个方面进行评价：①假体位置的改变；②假体 - 水泥界面评估；③骨 - 水泥界面评估。松动的标准：①假体移位；②假体 - 水泥界面新出现的放射透亮带；③完整且＞ 2mm 的水泥 - 骨放射透亮带；④水泥碎裂。

生物固定型假体周围的骨溶解比骨水泥型假体少见且表现不规则。骨水泥型髋臼假体出现的溶解主要发生在骨水泥 - 骨交界处，以后呈现出骨水泥外套的形状（图 21-1），生物型髋臼假体骨溶解往往是由交界处发展到骨盆的松质骨，呈局限性、膨胀性骨溶解。股骨侧生物型假体周围骨溶解主要在小转子区域。X 线平片上有 3 种表现：①假体与骨组织无透亮区，股骨近端有轻度骨质疏松（有骨长入的稳定型假体）；②假体与骨组织表面透亮线，但无进行性发展（纤维固定型假体）；③假体与骨组织周围出现透亮区并进行性增宽（不稳定型假体）。

五、其他检查

CT 扫描评估骨溶解较 X 线片灵敏，但是金属假体可产生射束硬化性伪影，从而严重影响到对假体周围骨质结构的评估。螺旋 CT 对于分辨和定量髋臼周围骨溶解较 X 线片的敏感性更高。然而 CT 放射剂量较高，故不可能代替 X 线检查成为常规检测手段。一系列抑制金属伪影的新技术应用于评估骨盆骨缺损位置和范围，其精确度较好，对于诊断假体周围骨溶解有帮助。

MRI 适用于检测假体周围骨溶解和软组织内部炎症，现在大部分假体采用非磁性材料制造，进行 MRI 检查是安全的。假体松动的 MRI 影像特征为金属部件和周围骨之间假体周缘存在中等强度信号，提示界膜组织存在。关节置换术后早期患者出现临床症状，即使 X 线检查无异常，MRI 也能很好地显示异常的软组织反应。MRI 检查时存在磁敏感性伪影，可以选择合适的操作条件等方法来降低 MRI 磁敏感性伪影，实现对疼痛性或无症状关节置换患者的系统评价。

关节假体多为金属材料，CT 或磁共振成像会出现伪影，也影响对假体松动和感染的判断。放射性核素骨显像可更准确的对人工关节置换后假体松动和感染的患者定位、定性诊断，对预后有更重要的临床价值。核素骨显像病灶检测较 CT 具有更高的敏感性，断层显像可减少重叠，增加对比，提高病灶检出率。而且能反映各个局部骨骼的血液供应和代谢变化。另外，一次骨扫描可以显示全身骨骼的病理改变，而其他影像学方法一次只能对某一部位或区域进行检查。

骨密度的测量可以通过测定骨密度来辅助诊断是否发生假体周围骨溶解和无菌性松动。以骨密度测量值与当地同性别骨密度峰值比较，减少一个标准差（或减少12%）以内为基本正常；减少 1.0 ～ 2.0 个标准差（或减少 13% ～ 25%）为骨量减少。但是临床上很多疾病可导致骨溶解、骨质减少，如妇女绝经后、老年骨质疏松症、甲状腺功能亢进和甲状旁腺功能亢进性骨质疏松症、糖尿病和肾性营养不良等，均需仔细鉴别。

其他方法还包括生物学标志物检查如测量骨转换和相关炎症反应的标志物及磨损产物如磨损颗粒、金属离子等的检查。但是这些测量指标的临床实用性还需进一步研究。

六、全髋置换术后假体周围骨溶解的防治

目前，虽然对于骨溶解引起的人工关节置换术后假体无菌性松动的研究较多，但是在临床上还没有确定的治疗方法。良好匹配的假体可减少磨损颗粒的产生，如陶瓷对陶瓷假体。综合文献中提到的药物对于关节假体松动和骨溶解的影响，大致可以把治疗分为两种：一是双膦酸盐类药物和降钙素可以抑制磨损颗粒造成的骨溶解，主要通过抑制磨损颗粒对巨噬细胞和 T 淋巴细胞的作用，从而减少炎性介质和细胞因子的产生，进而抑制破骨细胞的功能和分化，还可以在体内与羟基磷灰石相结合，抑制破骨细胞的功能，起到有效防治假体周围骨溶解的作用。二是由于骨溶解是由细胞因子介导的复杂过程，有学者提出在分子水平进行调控，如利用腺病毒、脂质体等基因载体携带目的基因，在细胞因子水平阻断骨溶解的发生，取得了很大进展，但目前尚处于实验阶段。

图 21-1 髋臼和股骨的 X 线分区。股骨侧为 Gruen 分区，髋臼侧为 Delee 和 Charnley 分区。

图 21-2 人工髋关节置换术后骨溶解 X 线片。平片显示左侧假体周围骨溶解，髋臼侧和股骨侧均有假体周围骨溶解（箭头）。

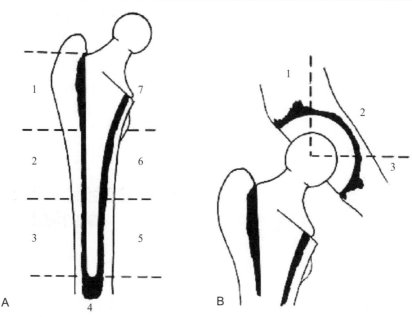

图 21-1　A、B. 分别为股骨侧分区及髋臼侧分区

附：诊治流程

见表 21-1。

续表

表 21-1　假体松动的诊治

假体松动的诊断
● X 线影像学诊断和临床诊断 　光有 X 线影像学而无临床症状，还不能作为临床手术治疗的依据 ● 临床表现：关节置换术后疼痛症状缓解或消失，经历一段时间后疼痛症状复出，且表现为负重痛，休息后症状消失或减轻，重现肢体短缩与畸形，髋关节功能下降，体检时可能出现屈氏试验阳性 ● 辅助检查：X 线影像学检查很重要，特别是当连续追踪 X 线片显示假体周围出现连贯的＞2mm 或以上透亮区，应高度怀疑 　目前还没有很好的为大家所公认的生物学假体松动诊断标准，因为涉及影响稳定性因素较多，以下观点能被大家所接受 　如果髋臼假体移动、变位、固定螺钉断裂、金属杯有断裂、多孔涂层脱落并呈进行性增多，可诊断为髋臼假体松动 　股骨侧假体柄出现晚期下沉、移位、柄断裂、多孔表面涂层脱落，诊断为股骨假体松动应成立对于假体周围透亮区，应认真识别，除非透亮区进行性增加且伴随有症状

假体松动的鉴别诊断
● 重点内容是排除感染性疼痛 　术后感染的总体发病率不高，但是一旦出现感染，其处理原则、治疗方案、愈合是截然不同的感染性疼痛特点是静息痛、夜间痛，实验室检查 ESR、CRP 对诊断感染有意义 　X 线检查感染性假体松动的特点表现为局灶性的骨溶解，股骨骨髓腔内侧皮质不规则，骨吸收呈扇叶状或软组织有钙化、骨化应高度怀疑感染，尤其是短期内进行性溶骨性破坏，更支持诊断感染，其他检测包括核素、关节穿刺培养均有助于鉴别
假体周围骨溶解的防治 　良好匹配的假体可减少磨损颗粒的产生 　双膦酸盐类药物和降钙素可以抑制磨损颗粒造成的骨溶解 　分子水平进行调控
假体松动的手术治疗 　翻修术

七、典 型 病 例

患者男性，62 岁，右例 THA 术后 9 年骨溶解致髋臼假体无菌性松动（图 21-3）。

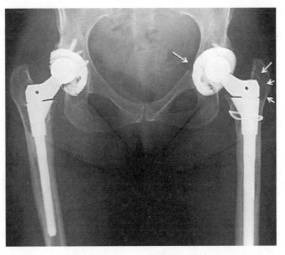

图 21-2　左侧假体髋臼侧和股骨侧均出现无菌性松动

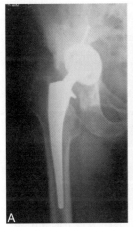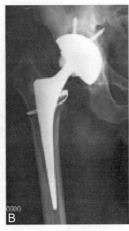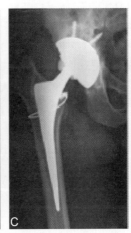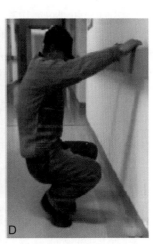

图 21-3　A. 右侧 THA 术后 9 年骨溶解致髋臼假体无菌性松动的 X 线表现；B ～ D. 翻修术后 6 周、1 年 X 线片表现和术后下蹲功能图像

（时利军　高福强　孙　伟）

主要参考文献

[1] 杨庆铭 . 全髋关节置换术后的假体松动 . 中华关节外科杂志 (电子版), 2009, 3(5):635-638.

[2] 季锋 . 关节置换术后假体周围粒子与假体松动的研究进展 . 中国医药导报 , 2012, 9(8):10-12.

[3] Yan MN, Dai KR, Jia QW, et al.The abstraction and analysis of wear paticles in osteolysis tissure surrounding the prosthrsis .Journal of Clinical Orthopaedics, 2005, 8(1):70-73.

[4] 杨秋军 , 方玲 , 郝占元 , 等 . 全髋关节置换术后假体松动原因分析及防治 . 中国煤炭工业医学杂志 , 2013, 16(9):1572-1574.

[5] Laquerriere P, Grandjean Laquerriere A, Jallot E, et al.Importance of hydroxyapatite particles characteristics:on cytokines production by human monocytes in vitro.Biomaterials, 2003, 24(16):35.

[6] 俞磊 . 假体松动及假体周围骨溶解生物标记

物研究进展.中国骨与关节损伤杂志,2015,30(4):444-445.

[7] 康鹏德,裴福兴,王坤正,等.假体周围骨溶解发生的细胞、分子生物学机制及早期诊断和药物治疗.中华骨科杂志,2008,28(8):684-687.

[8] 陈德胜,张先龙.RANK、RANKL与人工关节磨损颗粒诱导骨溶解.国际骨科学杂志,2012,33(6):398-400.

[9] 饶毅,陈跃平.人工髋关节置换术后假体松动研究进展.现代中西医结合杂志,2015,(4):454-456.

[10] Thomas A, Gruen MS, Gregory M, et al. "Modes of failure" of cemented stem-type femoral components, a radiographic analysis of loosening.Clinical Orthopaedics and Related Research, 1979, 141:17-27.

[11] Delee JG, Charnley J.Radiological demarcation of cemented sockets in total hip replacement. Clin Orthop Relat Res, 1976, 121:20-32.

[12] 魏慧,田京.人工关节无菌性松动的早期诊断.中国组织工程研究与临床康复,2011,15(4):709-713.

[13] 谭维琴,杨士军,崔建和,等.放射性核素骨显像在人工关节置换后假体松动与感染鉴别诊断中的作用.中国组织工程研究,2012,(52):9852-9859.

[14] 古凌川,陈光兴,杨柳,等.钽金属Jumbo杯在Paprosky Ⅱ及Ⅲ型髋臼缺损髋关节翻修中的应用.第三军医大学学报,2015,37(17):1776-1781.

[15] Brown GC, Lockshin MD, Salvati EA, et al. Sensitivity to metal as a possible cause of sterile loosening after cobalt-chromium total hip-replacement arthroplasty.Journal of Bone & Joint Surgery, 1977, 59(59):164-168.

[16] Hunter GA, Welsh RP, Cameron HU, et al.The results of revision of total hip arthroplasty. Bone & Joint Journal, 1979, 61-B(4):419-421.

[17] Keener JD, Callaghan JJ, Goetz DD, et al.Long-term function after Charnley total hip arthroplasty.Clinical Orthopaedics & Related Research, 2004, 471(417):148-156.

[18] Nilsen AR, Wiig M.Total hip arthroplasty with Boneloc:loosening in 102/157 cases after 0.5-3 years.Acta Orthopaedica Scandinavica, 2009, 67(1):57-59.

[19] Cipriano C A, Issack P S, Beksac B, et al.Metallosis after metal-on-polyethylene total hip arthroplasty.American Journal of Orthopedics, 2008, 37(2):18-25.

[20] Melloh M, Eggli S, Busato A, et al.Predictors of early stem loosening after total hip arthroplasty:a case-control study.Journal of Orthopaedic Surgery, 2011, 19(3):269-273.

[21] Takayanagi S, Nagase M, Shimizu T, et al. Human leukocyte antigen and aseptic loosening in Charnley total hip arthroplasty.Clinical Orthopaedics & Related Research, 2003, 413(413):183-191.

[22] Ito H, Tanino H, Yamanaka Y, et al.Intermediate-to Long-Term Results After Hybrid Total Hip Arthroplasty in Patients With Rheumatoid Arthritis.Journal of Arthroplasty, 2013, 28(2):309-314.

[23] Yoon TR, Hur JT, Rowe S M, et al.Interface Membrane Analysis in Loose Cementless Self-cutting Titanium(CST) Total Hip Arthroplasty, 2000.

[24] Münger P, Röder C, Ackermannliebrich U, et al.Patient-related risk factors leading to aseptic stem loosening in total hip arthroplasty:a case-control study of 5, 035 patients.Acta Orthopaedica, 2006, 77(4):567-574.

[25] Richardson G, Dunbar MJ, Corkum JP.Highly Crosslinked Polyethylene in Total Hip Arthroplasty.Journal of the American Academy of Orthopaedic Surgeons, 2006, 14(9):511-523.

[26] Haddad FS, Masri BA, Garbuz DS, et al.Femoral bone loss in total hip arthroplasty:classification and preoperative planning.Biochemical Society Transactions, 2000, 39(3):833-837.

[27] Aro H T, Alm J J, Moritz N, et al.Low BMD affects initial stability and delays stem osseointegration in cementless total hip arthroplasty in women:a 2-year RSA study of 39 patients.Acta Orthopaedica, 2012,

83(2):107-114.

[28] Suh KT, Chang JW, Jung JS.The role of inducible nitric oxide synthase in aseptic loosening after total hip arthroplasty.Bone & Joint Journal, 2002, 84(5):753-757.

[29] Carlsson A S, Gentz C F, Sanzén L.Socket loosening after hip arthroplasty.Radiographic observations in 241 cases up to 15 years.Acta Orthopaedica Scandinavica, 1986, 57(2):97-100.

[30] Nilsen A R, Wiig M.Total hip arthroplasty with Boneloc(R) - Loosening in 102/157 cases after 0.5-3 years.Acta Orthopaedica, 1996, 67(1):57-59.

第22章　假体周围骨折的处理

随着老年人口的增多和人工关节置换的发展，人工髋关节置换数量逐年递增，而各种髋关节置换术后并发症也不断出现。假体周围骨折（periprosthetic femoral fractures，PFF）也渐渐引起人们的关注，文献报道其发生率为 0.1% ～ 3.2%。PFF 虽然是一种罕见的并发症，但却是人工全髋关节置换术（THA）的棘手问题之一，特别是老年患者发生此病对临床医师是一个很大的挑战。还有研究报道假体周围骨折在人工关节翻修术中的发生率要高于初次置换者，而且在非水泥型假体置换术后的发生率高于骨水泥型置换者。

一、危 险 因 素

对于很多患者，由于轻微的外伤或者摔倒等即可导致假体周围骨折的发生，而外伤往往只是一个诱因，在发生前大部分患者已经存在潜在的骨质不良。髋关节置换发生假体周围骨折的根本原因是其他病理因素引起骨骼强度的减弱或骨组织局部应力的增强。

具体的相关危险因素可以分为全身性因素和局部因素，全身性因素包括高龄、骨质疏松、类风湿关节炎、骨软化、骨硬化症、骨生成障碍、帕金森病、Paget 病等；假体周围局部因素包括假体松动、局部骨溶解、皮质应力增高、生物固定假体

骨量减少等。年龄是假体周围骨折的一大危险因素，老年人常伴有骨质疏松症或内科疾病等，且行动迟缓，易摔倒，这些因素均增加了骨折的风险。而其中，绝大多数患者在 THA 前均经长期非手术治疗或存在较长的卧床时间，患者因疼痛而活动量少，患肢已存在失用性骨质疏松，患者已患有骨质疏松症。骨质条件越差，在骨皮质的薄弱区发生假体周围骨折的危险性越高。假体松动会明显增加骨组织局部应力，文献报道 1/3 ～ 3/4 的假体周围骨折的患者与假体松动相关。

手术技术及假体的选择和固定方式对假体周围骨折的发生也有着很大的影响。THA 术中 PFF 较少见，其危险因素包括术中运用微创技术、使用压配固定的非骨水泥柄、翻修手术特别是运用非骨水泥长柄假体或有同种异体移植物的短柄假体及术中的操作错误等。术中的骨折主要发生于插入股骨假体的过程中。术中假体柄周围骨折还考虑与非骨水泥柄的使用有关，因为这类柄需要足够的压配以获得假体柄初始的稳定性。研究报道在翻修术中，PFF 的发生率更高，使用骨水泥和非骨水泥假体柄术中骨折发生率分别为 3.6% 和 20.9%。

此外，患者在行 THA 术后髋关节的生物力学会发生一定程度的改变，会形成一种应力遮挡效应，即股骨近端大部分的应

力是由假体承担，相应区域骨质的应力会因此而降低。根据 wolff 定律，新的生物力学环境形成，股骨会对力学环境进行适应性骨重建，出现骨质吸收而导致骨量丢失，骨皮质变薄、皮质骨区减少及骨密度下降。并且，术后患侧肢体的疼痛、股骨骨折及髋关节假体功能不佳等情况与继发于应力遮挡效应的适应性骨重建有关。

二、诊　断

详细的询问病史是非常重要的，如外伤史，伤前髋部、大腿、足是否存在疼痛及疼痛的性质，伤前髋关节的功能如何。体格检查可发现患肢无法负重行走、骨折部位压痛、肢体活动范围受到影响，识别先前的手术瘢痕、判断软组织条件。经治医生应该结合患者的病史、体征及症状对伤前假体是否松动做出初步的判断，特别要区分感染性松动与无菌性松动。传统的 X 线平片是诊断 PFF 的主要手段。需拍摄受累髋关节高质量的标准正侧位片及股骨全长正侧位片。通过 X 线平片，可初步判断假体周围骨折的类型。与之前 X 线平片进行比较是发现假体松动、骨溶解的最佳方法。CT 可进一步发现骨折及假体松动，包括被假体、骨水泥遮盖的骨折线、透亮线或骨溶解。MRI 不作为常规检查。常规评估白细胞计数、ESR、CRP，正常的炎症标志物有助于排除感染，但骨折本身也可使炎症标志物升高。

三、分　型

针对假体周围骨折，不同的研究中心有各自不同的分型系统，而每种分型方法都具有指导治疗作用。目前常用的分型方法有很多，如 Mark 分型、Johansson 分型、Vancouver 分型、AAOS 分型及 Beathea 分型等。由于股骨假体周围骨折发生于股骨柄周围，因此假体柄的稳定性及柄周围骨量的情况非常重要。基于骨折部位、假体柄稳定性和柄周围骨量的 Vancouver 分型是目前唯一涉及可靠性和稳定性的分型系统（图 22-1）。

根据骨折的部位，Vancouver 分型将假体周围骨折分为 A、B、C3 型。A 型骨折位于假体近端，包括转子间区骨折，又细分为大转子骨折（AG 型）和小转子骨折（AL 型）；B 型骨折发生在假体柄周围或刚好在其下端；C 型骨折发生于距假体尖端较远的部位。其中 B 型根据假体是否松动，以及是否存在骨缺损又分为 B1、B2、B3 三个亚型，B1 型假体固定稳定，无明显骨量丢失；B2 型假体不稳定或出现松动，但无明显骨量丢失；B3 型假体松动并有严重的骨量丢失。

四、治　疗

假体周围骨折的处理对外科医生来说，一直都是一个挑战，而且在治疗理念及方案上，存在的争议也比较多。而骨质疏松性假体周围骨折，因假体周围骨强度的下降使得其治疗更为艰巨。PFF 治疗目的包括早期获得骨折的骨性愈合，恢复股骨正常生物学力线及长度，保持假体的稳定性，早期锻炼，尽可能改善关节及下肢功能，保持骨量，纠正骨缺损现象，促使患者早期活动。

对这种骨折以往采用非手术治疗。但对预后的研究表明，非手术治疗方法并发症发生率较高，如骨折对位不良、延迟愈合或不愈合、早期假体松动及卧床引发的并发症等。手术治疗虽有其特有的并发症如脱位与感染，然而最近的研究表明，除非是无移位的骨折，手术治疗是首选方案。

术中骨折往往是稳定的，而在处理不稳定的术中骨折和术后远期骨折时，医生应明确掌握骨折的形式、骨折部位、假体稳定性，可利用的骨量及患者年龄和身体条件，其中假体稳定性和假体周围骨质条件最为重要。对于松动的假体应予以翻修，而移位的骨折应在复位后进行可靠的固定。但这在实际操作中很难完成。治疗方案需要个体化，主要有切开复位内固定技术，包括借助接骨板、钢丝和（或）异体骨等技术。

1. A 型骨折　此类骨折一般多为术中采用非骨水泥假体柄时发生。绝大部分的 A 型骨折是稳定的，骨折发生在转子区域，若仅为小裂纹，且未延伸至小粗隆以下，对假体的稳定性无明显影响，可以采用制动等非手术治疗。只有当大转子骨折块明显移位、不稳定、骨质疏松时才考虑行手术复位并进行钢丝或钢缆环扎，螺钉或环抱接骨板固定，以及近年来推出的大转子爪型接骨板钢缆系统，但是即使这种方法也可能存在骨折不愈合的情况（图 22-2）。如果是大转子骨折伴有骨溶解及聚乙烯的严重磨损，应考虑翻修髋臼假体，固定移位骨折块及植骨。总之，有多种选择治疗 Vancouver A 型骨折，最佳方法应取决于骨折的原因。

2. B 型骨折　此型骨折好发于假体近端，有时也发生于假体柄末端，是最常见的假体周围骨折类型，此类型骨折非手术治疗一般很难获得成功，而且需要长时间制动处理或卧床休息。目前，非手术治疗只用于不能耐受手术的患者。

（1）B1 型骨折：此型骨折假体柄稳定，宜在保持原假体的情况下进行稳定的切开复位内固定。内固定的选择可以是线或钢丝，接骨板螺钉和（或）钢丝，皮质镶嵌异体骨及多种方法的联合应用。捆绑线或钢丝可以用来处理斜形或螺旋形骨折，也可以用来固定接骨板或者皮质支撑移植物，还可以考虑使用脱矿骨基质。如果骨折不愈合，可能需要使用骨形成诱导蛋白。接骨板螺钉应用广泛，对于近端骨折碎片，螺钉固定可能会比较困难，因而可以使用单皮质螺钉和（或）钢丝进行固定。国外曾有文献报道，采用非手术治疗此种骨折有着较高的骨折不愈合等并发症，目前比较公认的方法是钢丝钢缆、接骨板螺钉、记忆合金环抱器，或几种内固定材料联合使用。

（2）B2 型骨折：此型骨折假体已松动，须行翻修手术取出已松动的假体。该型的治疗最主要的是保证术后假体的稳定，推荐髓内固定技术。在髋关节翻修术中，由于髓腔内广泛硬化，骨水泥很难获得良好的交锁，因此使用骨水泥型假体翻修的临床结果要远不如初次置换。而且骨水泥有可能从骨折端渗出，继而影响骨水泥的加压效果和骨折的愈合，所以，尽可能地使用生物型长柄假体。对于假体周围骨折来说，假体的最远端超过骨折端至少 5cm 或 2 倍于股骨直径的长度，以减少应力集中，远端固定的假体更适合假体周围骨折的翻修病例。此外应根据术中情况，同时联合使用钢丝钢缆、交锁螺钉及异体皮质骨板等，从而有助于患者术后愈合（图 22-3）。

假体选择：假体选择由术者决定，非骨水泥型假体具有生物固定潜能，避免了骨水泥带来的诸如阻碍骨折愈合等麻烦。但它的缺陷在于早期稳定性，可能会比固定良好的骨水泥型假体差。对于老年预期寿命有限的个体，早期负重行走是非常重要的，可以使用骨水泥型假体。对于年轻患者，非骨水泥型更为有利。此外，当股骨侧假体周围骨折伴有感染时，重要的是取出松动的假体并且清除所有坏死或感染的组织，随后考虑骨折的稳定性。

（3）B3 型骨折：对于同时伴有假体松动，近端骨量丢失严重的 B3 型骨折，治疗上较前两种更加困难，主要是由于严重的骨量丢失导致假体固定不稳。对于复杂的 B3 型骨折，手术选择包括近端股骨重建或置换。为了重建近端股骨，可以进行长条形异体皮质骨或应用股骨近端的大块结构异体骨植骨。选择股骨近端重建还是置换，应当根据患者年龄，骨缺损程度及患者的功能等。对于骨折骨缺损严重，年龄 > 70 岁并且对髋关节功能要求不高的患者，可以采用带有组件的近端股骨置换（图 22-4）。如果股骨近端骨折伴有环绕四周的大量骨缺损，则提示可以采用结构异体植骨。另外，异体骨皮质中含有刺激骨质生成的因子，组织相容性好，能有效促进骨折的愈合。

单个锥形假体和组配型锥形假体在固定骨干方面，获得旋转稳定性方面可以获得较好的效果，同时可减少股骨假体向前穿出，并可随时调整假体的前倾角度。组配型锥形假体目前在临床中应用较为普遍，是股骨假体周围骨折重建手术的优先选择方案之一。上述设备包含股骨远端假体部分，可插入骨髓腔和股骨骨干紧密结合；股骨近端组配部分，允许对股骨颈的前后倾，长度进行调整（图 22-4）。

3. C 型骨折　这种类型的骨折临床发病率较低。主要发生于假体柄远端以远的部分，无假体松动及骨缺损，治疗上以单纯的股骨远端或股骨髁上骨折的治疗原则处理，与髋关节假体无关，可采用捆绑带、

LISS 接骨板或逆行髓内钉等。但无论采用哪种固定方法都要注意假体柄尖端与髓内钉或接骨板之间的股骨承受的应力明显增加，因此应避免保留的此段股骨过短。

五、预　防

PFF 处理起来比较棘手，所以采取各种预防措施防止 PFF 的发生显得格外重要。THA 术后发生假体周围骨折受到局部因素和全身因素的共同影响。因此，预防 THA 术后骨折的发生就需要共同改善局部因素和全身因素。此外，术前应充分准备，仔细测量髓腔的大小，无论是骨水泥还是非骨水泥型假体置换，都应选择好合适的假体。并且，要对患者骨质疏松情况、股骨形态、有无基础疾病等进行正确的评估。术中假体一定要顺着髓腔轴线插入，如果插入真柄时遇上特大的阻力应检查最后的髓腔锉大小，必要时可用 C 形臂术中进行透视，万不可使用暴力。

（一）改善局部因素

影响骨折发生的局部因素是指局部有限的骨质疏松，包含假体松动和骨溶解、皮质应力增高和生物固定假体骨量减少等。

1. 选择合适的假体材料　有学者认为，局部及全身骨质较差的患者，应选择骨水泥型假体进行置换，其理由是骨水泥固化时间短，且固化后即刻达到稳定，术后 2 ～ 3d 即可开始在保护下部分负重，减少了围术期并发症。长期随访结果也证实，骨水泥固定假体的远期疗效可靠，在老年患者的预期寿命内可提供良好的关节功能，提高生活质量。与之对应的生物型假体的稳定需要在假体与周围骨床间形成紧密的压配，对假体周围骨强度和骨量的要求较

高，同时由于手术对假体周围骨量的破坏较少，在远期假体发生松动而需要进行翻修时可保留更多的骨性结构，所以在生物固定型假体进入临床应用的早期多强调应将此类假体用于较年轻、骨质较好、活动量大及预期寿命较长的患者。

2. 改善骨吸收和骨溶解 绝大多数患者在 THA 前均经长期非手术治疗，患者因疼痛而活动量少，患肢已存在失用性骨质疏松。围术期一定程度上需要保持患部制动，甚至卧床，所以必然导致骨吸收增加及骨形成减少，增加二次骨折危险性。所以，对于即将行 THA 治疗的患者，在排除其他相关干扰因素后应及早行手术治疗，尽量减少术前、包括围术期患者局部的骨质疏松程度。

3. 改善皮质应力增高和生物固定假体骨量减少 骨质疏松患者局部应力遮挡效应比正常人要大，置换后股骨上段发生骨重塑变化，导致骨的强度下降，界面松动，最终界面微动，骨水泥破裂，骨溶解。所以，应使假体与骨髓腔尽可能相匹配，则股骨近端的应变接近正常，为正常的 70% ～ 90%。所以假体精确匹配使股骨近端负荷传递、应力分布接近正常，并能有效的控制微动，达到长期稳定性的效果。

（二）改善全身因素

双膦酸盐是抗骨吸收药物，也是目前最常用的抗骨质疏松策略之一，其抗骨吸收特性可以为抗骨质疏松症治疗提供帮助。有研究报道，全髋关节置换术后使用双膦酸盐的患者较未使用双膦酸盐患者的假体周围的密度显著增加。但双膦酸盐可能会减慢骨愈合，虽然这样的临床数据并不充分。

附：诊治流程

随着社会及医学的进步，进行关节置换的患者越来越多，随之而来的翻修手术也随之增多，PFF 这类特殊的骨折的发生率也将升高。术前详细手术计划方案的制订，术者操作技术及技巧的提高，各级医院 THA 的准入及术后详细、合理、个体化的康复训练方案的设计显得尤为重要。术前详细评估手术风险，制订周密的手术方案及做好术中预案，合理有效且缜密的手术计划有助于取得让患者满意的治疗效果。髋关节置换术后，给予抗骨质疏松治疗不仅能够有助于非骨水泥假体的骨整合，增加假体稳定性及使用寿命，更重要的是能有效预防的 PFF 发生（表 22-1）。

表 22-1　Vancouver 分型及治疗策略

人工髋关节术后假体周围骨折 Vancouver 分型

A 型骨折位于假体近端，大转子或小转子骨折

B 型骨折发生在假体柄周围或刚好在其下端

B1 型假体固定牢固，无明显骨量丢失

B2 型假体松动，但无明显骨量丢失

B3 型假体松动并有严重的骨量丢失

C 型骨折发生于距假体尖端较远的部位

治疗策略

A 型骨折多数可采用卧床 / 制动并密切观察，如骨折是严重的骨溶解所致，应行翻修术，必要时可同时翻修髋臼假体

B1 非手术的并发症较多，且松动、骨折不愈合及畸形愈合发生率较高，多采用切开复位内固定治疗，多使用钛缆或螺钉，异体骨板及钢板

B2 与 B3 型需要更换假体

C 型骨折需要切开内固定，若假体已经松动，可先行切开复位内固定处理骨折，待骨折愈合后再行翻修术

六、典型病例

患者男性，75 岁，左全髋置换术后 3 年因行走不慎摔倒，致左髋部受伤，肿痛 5h 入院。以下为患者术前和术后 X 线平片（图 22-5）。

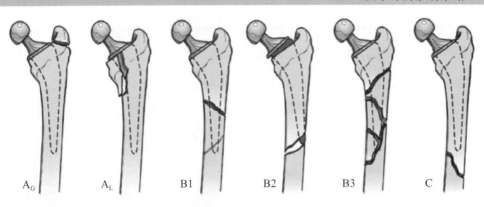

A_G　　　　A_L　　　　B1　　　　B2　　　　B3　　　　C

图 22-1　假体周围骨折的温哥华分型方法

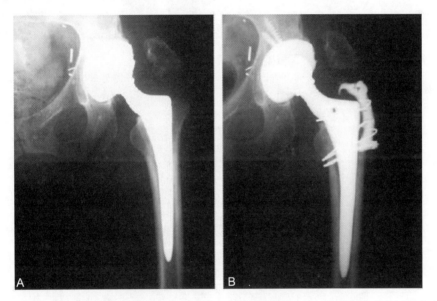

图 22-2　A 型假体周围骨折患者术前及术后 X 线片，使用爪钢板固定，术后大转子骨折未愈合

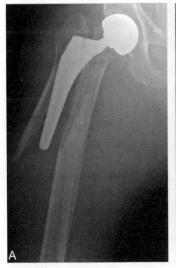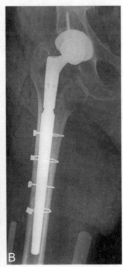

图 22-3　组配型锥形股骨假体翻修治疗 B2 型骨折

A.髋关节 X 线片显示假体骨折，假体沉降；
B.术后影像学 X 线片提示骨折复位，骨干位置满意

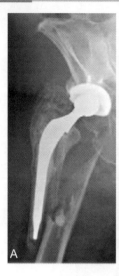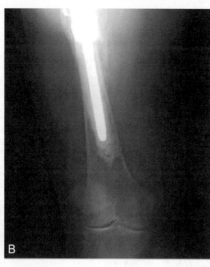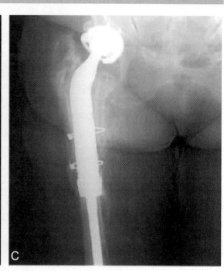

图 22-4 股骨近端假体置换治疗 B3 型假体周围骨折

A.髋关节 X 线片显示假体骨折，假体沉降，股骨近端骨皮质缺损，外侧骨皮质多处骨折；B、C.术后影像学 X 线片提示骨折复位，近端骨皮质缺损愈合

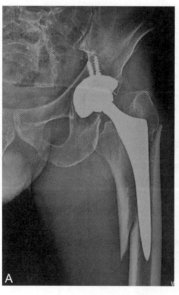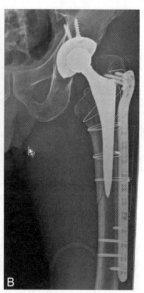

图 22-5 B2 型假体周围骨折术前术后 X 线片

（时利军 高福强 孙 伟）

主要参考文献

[1] MiChla Y, Spalding L, Holland JP, et al.The complex problem of the interprosthetic femoral fracture in the elderly patient.Acta Orthop Belg, 2010, 76(5):636-643.

[2] 许福生，刘方刚，祁伟，等.髋关节置换术后股骨假体周围骨折的诊疗进展.中华关节外科杂志 (电子版), 2015(4):536-540.

[3] 郜振武，吴斗，郭军政，等.骨质疏松性股骨侧假体周围骨折的治疗及策略.中华关节外科杂志 (电子版), 2015(5):680-684.

[4] Davidson D, Pike J, Garbuz D, et al.Intra-operative periprosthetic fractures during total

hip arthroplasty.Evaluation and management .J Bone Joint Surg Am, 2008, 90(9):2000-2012.

[5] Holder N, Papp S, Gofton W, et al.Outcomes following surgical treatment of periprosthetic femur fractures:a single centre series.Can J Surg, 2014, 57(3):209-213.

[6] 严世贵,何荣新,陈维善,等.全髋关节置换前后股骨应力变化的有限元分析.中华骨科杂志,2004, 24(9):561-565.

[7] 覃文杰,尹东.股骨假体周围骨折的研究进展.中国临床新医学, 2015(3):278-282.

[8] 熊建,芦浩,付中国等.髋关节置换术后股骨假体周围骨折的治疗进展.现代实用医学, 2015, 27(2):137-139.

[9] Masri BA, Meek RM, Duncan CP.PeriprosthetiC fractures evaluation and treatment.Clin Orthop Relat Res, 2004(420):80-95.

[10] Nowak M, Kusz D, Kaminski J, et al.Evaluation of treatment outcomes of periprosthetic femoral fractures after hip replacement surgery.Ortop Traumatol Rehahil, 2014, 2:119-128.

[11] Jr CJ, Berry DJ, Lewallen DG.Nonunion after periprosthetic femoral fracture associated with total hip arthroplasty.Journal of Bone & Joint Surgery American Volume, 1999, 81(8):1073-1079.

[12] Demos HA, Briones MS, White PH, et al.A Biomechanical Comparison of Periprosthetic Femoral Fracture Fixation in Normal and Osteoporotic Cadaveric Bone.Journal of Arthroplasty, 2012, 27(5):783-788.

[13] Moazen M, Mak JH, Etchels LW, et al.Periprosthetic Femoral Fracture-A Biomechanical Comparison Between Vancouver Type B1 and B2 Fixation Methods.Journal of Arthroplasty, 2014, 29(3):495-500.

[14] Mody BS, Khandelwal AO, Wala AC.Periprosthetic femoral fracture after a well-fixed revision total knee arthroplasty treated with in situ effective lengthening of prosthesis.Journal of Arthroplasty, 2009, 25(7):17-19.

[15] Dhawan RK, Mangham DC, Graham N M.Periprosthetic Femoral Fracture Due to Biodegradable Cement Restrictor - The Journal of Arthroplasty.Journal of Arthroplasty, 2012, 27(8):1581.e13-1581.e15.

[16] Nakano S, Yoshioka S, Tezuka F, et al.New Surgical Treatment Using a Docking Nail for Postoperative Periprosthetic Femoral Fracture After Total Hip Arthroplasty.Journal of Arthroplasty, 2013, 28(2):326-330.

[17] Ferrara J M, Wood RD, Uhl RL.Vancouver type-B2 periprosthetic femoral fracture. Orthopedics, 2006, 29(5):423-424.

[18] Thien TM, Chatziagorou G, Garellick G, et al.Periprosthetic femoral fracture within two years after total hip replacement:analysis of 437, 629 operations in the nordic arthroplasty register association database.Journal of Bone & Joint Surgery, 2014, 96(19):e167-e167.

[19] Graham SM, Mak JH, Moazen M, et al. Periprosthetic femoral fracture fixation:a biomechanical comparison between proximal locking screws and cables.Journal of Orthopaedic Science, 2015, 20(5):875-880.

[20] Hagel A, Siekmann H, Delank KS.Periprosthetic femoral fracture-an interdisciplinary challenge.DeutschesÄrzteblatt International, 2014, 111(39):658-664.

[21] Vlachos-Zounelis N, Sarras E, Kabras D, et al.Periprosthetic femoral fracture after total hip arthroplasty:Our clinical experience. Injury-international Journal of the Care of the Injured, 2009, 40(Suppl2):S10.

[22] Stiehl JB.Periprosthetic femoral fracture after total hip arthroplast.Operative Techniques in Orthopaedics, 1995, 5(5):349-355.

[23] Wang C, Zhang W, Guan DW, et al.Treatment of Vancouver type B3 periprosthetic femoral fracture with greater trochanter reattachment device and cortical strut bone allograft.Journal of Shandong University, 2013.

[24] Zdero R, Walker R, Waddell JP, et al.Biomechanical evaluation of periprosthetic femoral fracture fixation.Journal of Bone & Joint Surgery American Volume, 2008, 90(5):1068-1077.

[25] Mclauchlan GJ, Robinson CM, Singer BR, et al.Results of an operative policy in the treatment of periprosthetic femoral fracture. Journal of Orthopaedic Trauma, 1997, 11(3):170-179.

[26] Fujii Y.Clinical results for periprosthetic femoral fracture.Central Japan Journal of Orthopaedic Surgery & Traumatology, 2013, 56:467-468.

[27] Park M S, Choi B W, Bae H K, et al.The Problems of Plate Fixation in the Management of Periprosthetic Femoral Fracture.Molecular & Cellular Biology, 1993, 13(12):7429-7438.

[28] Franklin J, Malchau H.Risk factors for periprosthetic femoral fracture.Injury-international Journal of the Care of the Injured, 2007, 38(6):655-660.

[29] Kato Y.Treatment of periprosthetic femoral fracture after hip arthroplasty with long femoral component.Central Japan Journal of Orthopaedic Surgery & Traumatology, 2013, 56:471-472.

[30] Maeda K, Yokoyama Y, Shinohara K, et al. Clinical Results of Periprosthetic Femoral Fracture after Hip Arthroplasty.The Journal of the Chugoku-Shikoku Orthopaedic Association, 2010, 22:369-374.

[31] Lever J P, Zdero R, Nousiainen M T, et al. The biomechanical analysis of three plating fixation systems for periprosthetic femoral fracture near the tip of a total hip arthroplasty. Journal of Orthopaedic Surgery & Research, 2010, 5(1):45.

第23章 人工全髋关节置换术后骨缺损的处理

一、概　述

全髋关节置换术历经40年的发展，现已成为治疗严重髋关节疾病的一种标准方法，能够解除患者疼痛，恢复关节功能，并且其适用范围越来越广，全世界每年有大约100万例关节置换术，这一数字将在20年后达到200万。由于各种原因导致并发症的增多和手术患者的逐渐年轻化及人均寿命的增加使得全髋关节翻修数量也迅速增加，同时该手术情况复杂、操作困难、风险大，翻修术效果比初次置换术差，其中骨缺损的处理与重建是翻修中面临的最困难的问题。

人工髋关节置换术后翻修的主要原因有无菌性松动、假体断裂或力学失败、进行性骨丢失、感染及复发性脱位、假体周围骨折等，其中常见原因为无菌性松动及骨溶解，如果早期的骨质溶解不能及时有效的处理，可导致髋臼及股骨的大块缺损。经过近些年来的发展，人工全髋关节翻修术已逐步系统化，形成了相对规范的分型评估和治疗原则。

二、术前检查及影像学评估

术前应对患者进行详细地病史询问，其中包括初次全髋关节置换术时间、手术入路、假体类型、术后有无并发症（如疼痛、关节活动障碍）。如有并发症应询问关节疼痛性质、特点等。同时应常规进行术前的实验室检查，应特别注意排除假体周围感染。询问患者近期有无发热、咳痰、患肢皮肤红肿及疼痛，怀疑有感染时可行血清学检查，如红细胞沉降率、白介素-6、C反应蛋白等。必要时行关节腔穿刺，关节液细胞计数及细菌培养。

影像学检查对于骨缺损的评估及诊断是必不可少的，主要包括X线片、CT扫描和MRI检查。

由于X线片普及度高、价格低廉，同时其可判断假体是否出现畸形、松动、断裂及假体去除难易程度、是否存在假体周围骨溶解及溶解范围等，因此是临床上最常采用的检查方法。应同时拍摄骨盆前后位及蛙式位，需要评估股骨中远端时应包括股骨全长。同时应和既往X线片进行对比，对判断假体稳定性十分重要。但X线往往受限于髋臼部骨溶解情况，而CT扫描机三维重建对骨缺损范围、骨量丢失程度敏感性较高，可发现细小的骨质不连续及腔隙，对了解宿主骨与假体接触面积有较大帮助，有利于术前评估及治疗计划的制订。MRI检查相较于X线及CT检查，其对判断股骨假体松动、骨缺损范围及程度作用相对有限，在临床上并不作为首选方法。但在判断假体周围骨质溶解和炎症反应时，MRI 检查优于 X 线及 CT 检查。

三、骨缺损的分类

需行人工髋关节翻修的患者多数伴有原发性或继发型假体周围骨缺损，可分为髋臼骨缺损和股骨骨缺损，根据骨缺损部位的不同，在术中选择的假体类型、固定方式、植骨类型也不相同，这些均会影响到术后假体的稳定性和长期生存率。因此，根据术前检查及影像学表现，应对骨缺损进行分型。

四、髋臼骨缺损

（一）髋臼骨缺损的分型

术前对髋臼骨缺损进行分型有助于评估缺损的部位和角度，并直接影响到术中植骨的方法及假体的固定方式。髋臼骨缺损的分型有以下几种：① Paprosky 分型；② AAOS 分型；③ Gross 分型；④ Engh 分型；⑤ Gustilo & Pasternak 分型。这些分型都各有特点，其中国际上以 Paprosky 分型和 AAOS 分型最常用，第 1 种由 Paprosky 提出，根据髋臼缺损，根据股骨头旋转中心的移位、坐骨的骨质溶解、Kohler 线及泪滴的破坏程度进行分型：Ⅰ型为髋臼维持完整的半球形，髋关节中心无移位，无泪滴破坏及坐骨骨溶解，Kohler 线保持完整。Ⅱ型又分为 A、B、C3 种亚型，Ⅱ A 型为髋关节中心向上移位＜ 3cm，无坐骨及泪滴骨质溶解，Kohler 线保持完整；Ⅱ B 型为髋关节中心向上外侧移位＜ 3cm，有

轻微的坐骨及泪滴骨质溶解，Kohler 线保持完整；Ⅱ C 型为髋臼内侧壁缺损，髋关节中心轻微移位，但泪滴有中度骨质溶解及移位，Kohler 线破坏。Ⅲ型是最复杂的骨缺损类型，其有可能合并骨盆连续性的破坏，可分为 A、B 两型。Ⅲ A 型有30%～60% 髋臼缘缺损，髋关节中心向上外侧移位＞ 3cm，坐骨及泪滴有中度的骨质溶解，Kohler 线完整；Ⅲ B 型是髋臼骨缺损最严重的类型，患者自身髋臼骨量缺损超过 60%，髋关节中心向上内侧移位＞ 3cm，有严重的坐骨及泪滴骨质溶解，Kohler 线完全破坏。

第 2 种为美国骨科医师协会分型（American Academy of Orthopaedic Surgeons，AAOS），Ⅰ型为髋臼边缘或内侧壁缺损，又称阶段性骨缺损；Ⅱ型为腔隙性骨缺损，缺损导致髋臼变深，可以是上方、前方、内侧、后侧或整个髋臼变深，但边缘仍存在；Ⅲ型为混合型骨缺损；Ⅳ型为骨缺损合并骨盆不连续；Ⅴ型为髋臼骨性融合型骨缺损。

（二）髋臼骨缺损在翻修中的修复与重建

临床上针对骨缺损的治疗主要取决于骨缺损的分型，对于不同类型的骨缺损应采取不同的修复与重建方法，同时其分型也决定了术中植骨的选择。下面将阐述针对髋臼不同 Paprosky 分型所选择的修复重建方法。

1. Paprosky Ⅰ型骨缺损的治疗 Paprosky Ⅰ型骨缺损患者的骨缺损相对较小，髋臼壁无明显缺失，前后柱正常，髋臼仍能为翻修的假体提供良好的生活力学支撑，所以针对Ⅰ型骨缺损的治疗无太多争议。一般只需置入非骨水泥型假体或骨

移植（自体骨或同种异体骨），即可获得满意疗效。

2. Paprosky Ⅱ型骨缺损的治疗　Paprosky ⅡA型髋臼骨缺损的重建修复与Ⅰ型骨缺损的原则基本一致，但ⅡA型骨缺损位置及大小相对严重，一般选用直径大于原臼杯的生物型髋臼杯，同时应用螺钉固定。对于有包容性骨缺损的病例可联合应用颗粒骨打压植骨术后方向摩擦技术，多个研究证明颗粒骨打压植骨联合较大直径的非骨水泥型髋臼杯能够为假体提供可靠的中长期稳定性。对于ⅡB及ⅡC型骨缺损，为了获得满意的假体覆盖率及初期的稳定性，常用的修复方法为颗粒打压植骨术。通过将颗粒状的异体或自体骨填充于骨缺损处并用打压器逐层打压植入的颗粒骨，使植入骨与宿主骨之间紧密压合，使颗粒移植骨在假体与缺损区骨组织之间形成紧密接触的内衬，重建稳定的骨性结构。颗粒性打压植骨术的优点如下：①颗粒骨表面积增大有利于更多地释放植骨中的生长因子，从而发挥骨诱导作用；②打压后的骨松质相互挤压，可使宿主骨更容易向移植骨爬行替代；③移植骨的顺应性或弹性在弹性载荷作用下可产生变形，刺激骨生长。但在移植骨中自体骨数量有限且取自体骨时有风险，同时同种异体骨价格较高、数量有限。因此羟基磷灰石作为一种新型材料，对人体免疫反应轻微且无毒，能为人体成骨提供所必需的网状结构及生物力学支撑，其临床效果与同种异体骨相近。

骨缺损得到重建后可应用大直径的非骨水泥型半圆形髋臼假体（Jumbo 杯），对于缺损较大不易修复的病例，为使假体与宿主骨有足够的接触面积，可将髋臼中心适度上移。该方法首先由 Dearbon 和 Harris 提出，男性患者使用的髋臼杯直径 ≥ 66cm、女性 ≥ 62cm。研究已证明 Jumbo 杯在修复髋臼骨缺损的髋关节翻修术中能减少植骨量，使手术过程简化，减少出血，假体能够获得良好的初始稳定并且臼杯生存率较高。

3. Paprosky Ⅲ型骨缺损的治疗　由于 Paprosky Ⅲ型髋臼骨缺损发生在所有髋臼的支撑结构，为非包容性骨缺损，可伴有骨盆不连续，同时由于个体间骨缺损程度、位置、形状差异大，其治疗方案各异，但原则均为填补骨缺损，尽量恢复骨量，增加髋臼侧假体覆盖率，维持假体初期稳定性。目前临床上重建的方法有结构性植骨结合非骨水泥型髋臼假体、非骨水泥型髋臼假体结合骨缺损处金属垫块植入、加强环（ring）、结构重建罩（cage）、钢丝网（mesh）使Ⅲ型骨缺损转化为包容性骨缺损；还有某些特殊类型的髋臼假体如 Oblong 假体、定制三翼假体（Triflange）、带柄髋臼假体等，可使假体与宿主骨之间覆盖率增加，获得可靠的初期稳定（图23-1和图23-2）。

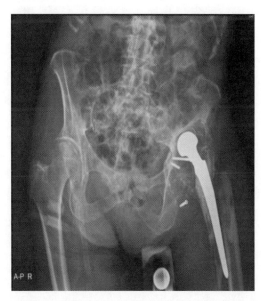

图 23-1　术前 X 线片可见患者髋臼及股骨均出现骨缺损

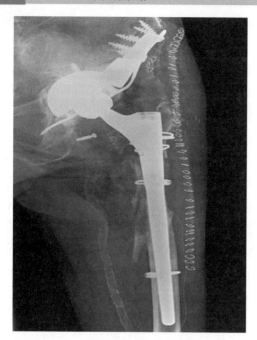

图 23-2　术后恢复了髋臼及股骨侧的稳定

结构性植骨主要用于非腔隙性骨缺损的病例，在本体髋臼骨质缺损较大，且自体骨来源有限，使髋臼无法固定，该方法可对假体提供结构性支持。但由于结构性骨移植术后 5 ～ 10 年在血管化和重塑的作用下使移植物被吸收或塌陷，导致其机械稳定性缺失，并且其术后感染率高，术后多种并发症的总发生率为 30% ～ 90%。因此结构性骨移植的应用量在近 10 年大大减少。非骨水泥型髋臼假体结合骨缺损处金属垫块植入术是指将金属垫块植入缺损处，同时对金属垫块间隙进行颗粒骨植入，以恢复髋臼的支撑性。Oblong 假体适用于髋臼上缘缺损，常规的假体无法取得良好的力学支撑的病例，但有研究表明 Oblong 假体中期的无菌性松动率为 59.46%，其在人工髋关节翻修中的应用较局限。也可选用骨水泥假体结合颗粒骨打压植入和髋臼加强环的方法治疗 Paprosky Ⅲ 型髋臼骨缺损，即可分散髋臼压力，降低应力遮挡，恢复髋臼正常解剖结构，保证假体获得可靠的初始稳定。髋臼加强环为带 3 个或更多翼的多孔半球形假体，翼有较好的塑形性，塑形后可使其余髋臼周围宿主骨充分接触，通过螺钉翼上的钉孔固定于宿主骨上，同时对假体周围进行植骨。此技术可恢复骨盆的连续性，使其获得早期稳定性。Kosashvili 等报道了 26 例应用髋臼加强环的患者，平均随访 44.6 个月，以假体移位超过 5mm 为终点，88.5% 的患者未出现临床或影像学上的松动。对于巨大缺损的髋臼，很难找到一种适合的假体匹配修复后的骨缺损，同时骨缺损的情况各不相同，不同病例对修复的要求也不同，因此通过设计定制型假体可满足不同的要求，降低手术难度，最大限度增加假体的骨性覆盖率，获得良好的初始稳定。常用的定制型假体有定制型三翼假体，多项报道表明定制型三翼假体在中期随访中表现出优良的稳定性，假体发生松动的概率低。

五、股骨骨缺损

（一）股骨骨缺损的分型

对于股骨侧骨缺损的分型有以下几种：① AAOS 分型；② Paprosky 分型；③ Mallory 分型及改良 Mallory 分型；④ DGOT 分型等。每种分型都各具优、缺点，其中以 Paprosky 分型和 AAOS 分型在临床上应用最广。

AAOS 分型将股骨骨缺损分为部分缺损和腔隙型缺损两大类，具体分型如下：AAOS Ⅰ 型为阶段型骨缺损，系指股骨的支撑骨皮质有缺损，可发生在股骨近端、中段及大小转子；Ⅱ 型为腔隙性骨缺损，为股骨骨松质及骨皮质内侧发生的骨缺损；Ⅲ 型为阶段型骨缺损合并腔隙型骨缺损；

Ⅳ型为股骨力线不正或对线不良，有旋转或成角；Ⅴ型为股骨腔狭窄；Ⅵ型为股骨中断，即股骨干骨折。

临床上，骨科医生更常采用 Paprosky 分型对股骨侧骨缺损进行术前评估。Paprosky Ⅰ型为股骨干骺端微量骨缺损，股骨干完整；Ⅱ型为股骨干骺端广泛骨缺损，股骨干完整；Ⅲ型又分为 A、B 两型，ⅢA 型为股骨干骺端及股骨干均失去支撑，股骨干峡部具有 > 4cm 的完整骨皮质；ⅢB 型为股骨干骺端及股骨干均失去支撑，股骨干峡部的完整骨皮质 < 4cm；Ⅳ型为广泛股骨骨质缺失，股骨干峡部无支撑，峡部增宽。

（二）股骨骨缺损在翻修术术中的重建与修复

临床上对股骨侧骨缺损的翻修目的主要有尽可能的保留股骨骨量，提供稳定的内固定假体，恢复髋关节的功能、稳定性及下肢长度。

可根据骨缺损的部位、类型或缺损的程度，选择合适的植骨方式及假体。伴随手术技术的改进及进步，骨水泥假体翻修的成功率上升，但骨水泥股骨柄的骨量流失至假体不能获得可靠的固定，并且在骨水泥股骨柄应力遮挡下易发生假体周围骨折和假体下沉松动的并发症。随着生物材料的发展，特别是羟基磷灰石涂层的广泛应用，生物型假体可通过早期的机械性固定及后期的生物性固定使假体稳定。股骨侧翻修中，如何重建股骨假体取出后造成的骨缺损是手术成败的关键。以下我们将采用 Paprosky 分型方法，就不同类型的股骨侧骨缺损的治疗方法进行阐述。

1. Paprosky Ⅰ型股骨骨缺损的治疗　Paprosky Ⅰ型以股骨干骺端微量骨缺损为特点，股骨干完整，由于其骨缺损少，重建与修复相对容易。可用常规长度的骨水泥型或非骨水泥型替换原股骨假体，常无须添加其他固定方式。假体类型的选择可根据患者的年龄、骨质、活动及负荷要求选择。

2. Paprosky Ⅱ型股骨骨缺损的治疗　Paprosky Ⅱ型骨缺损与Ⅰ型骨缺损相比，股骨干均完整，但Ⅱ型干骺端骨缺损更大，因此重建方式的选择主要根据干骺端残留骨量决定，常采用组配型假体合并股骨近端固定，此方法可更好的使载重负荷沿生物力学途径穿过近端骨骺。当合并股骨颈中间骨皮质缺损时，为保证近端股骨的稳定性及恢复下肢长度，常采用带有股骨距的多孔涂层股骨假体。Emerson 等的研究表明，应用带股骨距的多孔涂层股骨假体治疗Ⅱ型股骨骨缺损临床疗效显著，94%的患者假体置入 11.5 年后未发生移位，此结果优于骨水泥型假体。

3. Paprosky Ⅲ型股骨骨缺损的治疗　Paprosky ⅢA 型为股骨干骺端及股骨干均失去支撑，股骨干峡部具有 > 4cm 的完整骨皮质，是较常见的股骨缺损，此型需要用非水泥型假体合并股骨远端固定。在治疗时可选择组配式假体（假体近端多孔涂层，远端有凹槽）或生物型多孔涂层长柄假体，均可获得肯定的股骨干稳定性，为减少股骨近端的微动及远端应力，可使用钢丝环扎固定（图 23-3）。临床上股骨假体型号过小是导致假体下沉，使假体失去力学支撑最常见的原因，所以术中应对股骨髓腔进行仔细处理，选择适当的股骨假体，确保骨髓腔可被假体完全填充，达到可靠固定。

Paprosky ⅢB 型为股骨干骺端及股骨干均失去支撑，股骨干峡部的完整骨皮质

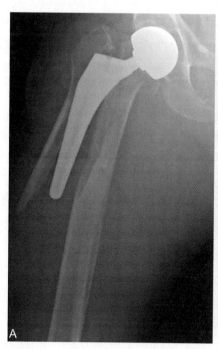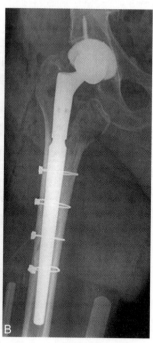

图 23-3　A. 股骨干骺端及股骨干均失去支撑；B. 应用组配假体合并钢丝环扎固定

< 4cm，此型也需合并股骨远端固定。由于广泛多孔涂层假体的术后假体生存率欠佳，所以不推荐应用此假体治疗Ⅲ B 骨缺损，股骨骨缺损打压植骨联合骨水泥型股骨假体是此型骨缺损较好的治疗方法。Lamberton 等的一项研究包含了 540 例人工髋关节翻修术，均采用打压植骨联合骨水泥型股骨假体治疗，以出现无菌性松动和再次翻修为终点，随访时间平均为 10 年，结果示假体生存率分别为 98% 和 84%。一项汇总瑞典地区髋关节翻修术的研究包括了 1305 例人工髋关节翻修术，其结果显示打压植骨联合骨水泥型股骨假体的方法在治疗Ⅲ B 型股骨骨缺损中，术后 15 年假体生存率很高，接近 94%。但是本方法中对医生的植骨技术及仪器复杂程度要求较高，手术时间长，植骨量大，所以应用生物型组配锥形凹槽假体为另一种有效

的治疗方法。但此型假体有较高的假体下沉及松动率，针对这个原因，多名学者推荐应用植骨术，将近端假体周围的股骨包裹，达到支撑近端假体的效果，同时对股骨进行楔形截骨，使近端股骨缩小，可恢复股骨解剖轴，使骨质贴附假体表面，促进骨生长。

Paprosky Ⅳ 型为广泛股骨骨质缺失，股骨干峡部无支撑，峡部增宽，正因为如此，此型的治疗较困难。常用的方法有打压植骨重建股骨腔合并骨水泥型假体或应用肿瘤型人工关节假体。

同种异体骨 - 人工关节复合体重建方式被人们所关注，有可能是因为其保留了宿主骨量并为未来的翻修提供了良好的骨性基础，特别适合年轻患者；同时此法应用结构性植骨恢复了外展功能，尽可能地保留了髋关节功能，所以它也是一种生物

学重建方法。对于人工关节的选择，研究显示，骨水泥型假体与非骨水泥型假体间，统计学上无显著差异。最近一项研究表明，应用同种异体骨 - 人工关节复合体重建术治疗股骨骨缺损的术后不同时间段的假体平均生存率分别为 92.7%（术后 2 年）、78.2%（术后 5 年）和 69%（术后 10 年），其结果也说明了此方法的可靠性。对于严重的Ⅳ型骨缺损，需要用肿瘤假体及全股骨置换等。综上所述，股骨侧翻修时，临床医师主要面临的挑战是股骨骨缺损。术前应仔细分析假体周围出现骨缺损的原因，根据不同分型，选择适当的重建方法。

附：诊治流程

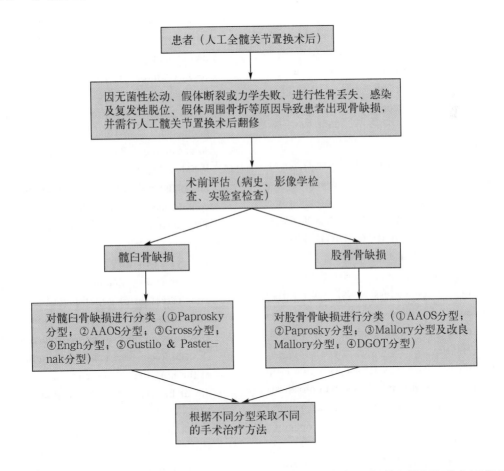

六、小　结

翻修术是指骨缺损处的修复与重建，假体的选择和固定方法等都是关节外科医生所面对的问题，它是一种复杂、危险，但临床上又日趋增多的手术。随着材料学、生物力学、组织工程学的进步和发展，新的理念、技术及假体逐渐得到广泛接纳及应用，但是仍有较多问题尚未解决，如巨大骨缺损是否应用大块移植骨尚无定论。为此关节科医生仍需共同努力探索和研究，使患者再次获得功能良好的人工关节。

（张庆熙　高福强）

主要参考文献

[1] Pivec R, Johnson AJ, Mears SC, et al.Hip arthroplasty.Lancet, 2012, 380:1768-1777.

[2] Howie DW, Neale SD, Martin W, et al.Progression of periacetabularosteolytic lesions.J Bone Joint Surg Am, 2012, 94:e1171-e1176.

[3] Paprosky WG, Perona PG, Lawrence JM. Acetabular defect classification and surgical reconstruction in revision arthroplasty.A 6-year follow-up evaluation.J Arthroplasty, 1994, 9:33-44.

[4] D'Dntonio JA, Capellp WN, Borden LS, et al.Classification and management od acetabular abnormalities in total hip arthroplasty.Clin Orthop, 1989, 243:126-137.

[5] Goldberg VM.Selection of bone grafts for revision total hip arthroplasty.Clin Orthop, 2000, 381:68-76.

[6] Gross AE, Duncan CP, Garbuz D, et al. Revision arthroplasty of the acetabulum in association with loss of bone stock. INSTRUCTIONAL COURSE LECTURES-AMERICAN ACADEMY OF ORTHOPAEDIC SURGEONS, 1999, 48:57-66.

[7] Engh CA, Classman AH, Friffin WL, et al. Results of cementless revision for failed cemented total hip arthroplasty.Clinical orthopaedics and related research, 1988, 235:91-110.

[8] Gustilo RB, Pasternak HS.Revision total hip arthroplasty with titanium ingrowth prosthesis and bone grafting for failed cemented femoral component loosening.Clinical orthopaedics and related research, 1988, 235:111-119.

[9] Meneghini RM, Stultz AS, Watson JS, et al.Does ischial screw fixation improve mechanical stability in revision total hip arthroplasty?.J Arthroplasty, 2010, 25(7):1157-1161.

[10] Gross AE, Hutchison CR, Alexeeff M, et al. Proximal femoral allografts for reconstruction of bone stock in revision arthroplasty of the hip.ClinOrthopRelat Res, 1995, 319:151-158.

[11] Lee JM, Nam HT.Acetabular revision total hip arthroplasty using an impacted morselized allograft and a cementless cup:minimum 10-year follow-up.J Arthroplasty, 2011, 26(7):1057-1060.

[12] 王继芳，卢世璧，王岩，等.颗粒骨植骨在髋臼翻修中的应用.中华骨科杂志，2001，21(6):337-341.

[13] Magnus Tagil.The morselized and impacted bone graft:animals experiments on proteins, impaction and load.Acta Orthop Scand, 2000, 71(1):1-35.

[14] Sudo A, Hasegawa M, Fukuda A, et al.Acetabular reconstruction using a cementless cup and hydroxyapatite granules:3-to8-year clinical result.J Arthroplasty, 2007, 22(6):828-832.

[15] Lachiewicz PF, Soileau ES.Fixation, survival and dislocation of jumbo acetabular components in revision hip arthroplasty.J Bone Joint Surg(Am), 2013, 95(6):543-548.

[16] Whaley AL, Berry DJ, Harmsen WS.Extra-large uncemented hemispherical acetabular components for revision total hip arthroplasty. The Journal of Bone&Joint Surgery, 2011, 83(9):1352-1357.

[17] Delloye C, Banse X, Brichard B, et al.Pelvic reconstruction with a structural pelvic allograft after resection of a malignant bone tumor.J Bone Joint Surg Am 2007 89:579-587.

[18] Garcia-Rey E, Femandez-Fernandez R, Duran D, et al.Reconstruction of the rotation center of the hip after oblong cups in revision total hip arthroplasty.J OrthopTraumatol, 2013, 14(1):39-49.

[19] Kosashvili Y, Backstein D, Safir O, et al.Acetabular revision using an anti-protrusion(ilioischial) cage and trabecular metal acetabular component for severe acetabular bone loss associated with pelvic discontinuity.J Bone Joint Surg Br, 2009, 91(7):870-876.

[20] Dennis DA.Management of massive acetabular defects in revision total hip arthroplasty.J Arthroplasty, 2003, 18(suppl1):121-125.

[21] DeBoer DK, Christie MJ, Brinson MF, et al. Revision total hip arthroplasty for pelvic discontinuity.J Bone Joint Surg Am, 2007,

89(4):835-840.

[22] D' Antonio J, McCarthy JC, Bargar WL, et al.Steinberg ME, Wedge JH.Classification of femoral abnormalities in total hiparthroplasty.Clin Orthop Relat Res, 1999, (296):133-139. [PMID:8222415]

[23] Valle CJ, Paprosky WG.Classification and an algorithmic approach to the reconstruction of femoral deficiency in revisiontotal hip arthroplasty.J Bone Joint Surg Am, 2003, 85-A(Suppl4):1-6. [PMID:14652388]

[24] Mallory TH.Preparation of the proximal femur in cementless total hip revision.Clinical orthopedics and related research, 1988, 235:47-60.

[25] Taylor JW, Rorabeck CH.Hip revision arthroplasty:approach to the femoral side. Clinical orthopedics and related research, 1999, 369:208-222.

[26] Bettin D, Katthagen BD.The German Society of Orthopedics and Traumatology classification of bone defects in total hip endoprostheses revision operations.Zeitschrift fur Orthopadie und ihre Grenzgebiete, 2010, 135(4):281-284.

[27] Babis GC, Sakellariou VI, O' Connor MI, et al.Proximal femoral allograft-prosthesis composites inrevision hip replacement:a 12-year follow-up study.J BoneJoint Surg Br, 2010, 92:349-355.

[28] Soo-Jae Yim, Min-Young Kim, You-Sung Suh.Impaction allograft with cement for the revision of the femoral component.A minimum 39-month follow-up study with the use of the Exeter stem in Asian hips.IntOrthop, 2007, 31(3):297-302.

[29] Ornstein E, Atroshi I, Franzen H, et al.Early complications after one hundred and forty-four consecutive hip revisions with impacted morselized allograft bone and cement.J Bone Joint Surg(Am), 2002, 84-A(8):1323-1328.

[30] Cameron HU.The long-term success of modular proximalfixation stems in revision total hip arthroplasty.J Arthroplasty, 2002, 17:138-141.

[31] Emerson RH, Head WC, Higgins LL.Clinical and radiographicanalysis of the Mallory-Head femoral componentin revision total hip arthroplasty.A minimum 8.8-year andaverage eleven-year follow-up study.J Bone Joint Surg Am, 2003, 85-A:1921-1926.

[32] Kwong LM, Miller AJ, Lubinus P.A modular distal fixation option for proximal bone loss in revision total hip arthroplasty:a 2- to 6-year follow-up study.J Arthroplasty, 2003, 18:94-97.

[33] Paprosky WG, Greidanus NV, Antoniou J.Minimum10-year-results of extensively porous-coated stems in revisionhip arthroplasty. ClinOrthopRelat Res, 1999, (369):230-242.

[34] Lamberton TD, Kenny PJ, Whitehouse SL, et al.Femoral impaction grafting in revision total hiparthroplasty:a follow-up of 540 hips.J Arthroplasty, 2011, 26:1154-1160.

[35] Ornstein E, Linder L, Ranstam J, et al.Femoral impaction bone grafting with the Exeter stem-the Swedish experience:survivorship analysis of 1305 revisions performed between 1989 and 2002.J Bone Joint Surg Br, 2009, 91:441-446.

[36] Blackley HR, Davis AM, Hutchison CR, et al.Proximal femoral allografts for reconstruction of bone stock in revision arthroplasty of the hip.A nine to fifteen-year follow-up.J Bone Joint Surg Am, 2001, 83-A:346-354.

[37] Wang JW, Wang CJ.Proximal femoral allografts for bonedeficiencies in revision hip arthroplasty:a medium-term follow-up study.J Arthroplasty, 2004, 19:845-852. [PMID:15483799]

[38] Babis GC, Sakellariou VI, O' Connor MI, et al.Proximal femoral allograft-prosthesis composites inrevision hip replacement:a 12-year follow-up study.J BoneJoint Surg Br, 2010, 92:349-355.

[39] Choplin RH, Henley CN, Edds EM, el al. Total hip arthroplasty in patients with bone deficiency of the aeetabulum.Radiographics, 2008, 28(3):771-786.

[40] Haddad ES, Masri BA, GarbuzDS, et al. Femoral bone loss in total hip arthroplasty:classification and preoperative planning, 2000, 49:83-96.

第四部分
膝关节置换术并发症的处理

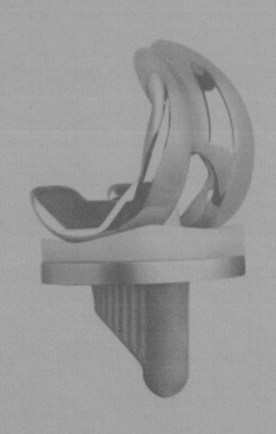

第24章 膝关节置换术后疼痛的处理

随着人口老龄化趋势的发展，因膝关节终末性疾病而需行膝关节置换术的病例越来越多，随之相关的各种并发症也日益增多。有报道95%～98%的患者10～15年的随访结果为好或非常好，同时我们也看到仍然有较多的患者术后满意度不高，出现膝关节疼痛，或者术后疼痛一直不缓解。膝关节置换术后的疼痛原因较多，甚至还有许多找不到明确的病因，我们有必要细致全面的研究这些患者的疼痛机制，提出合理的治疗方案。按照解剖部位来划分，可以分为关节内、关节外因素来探讨膝关节置换术后的疼痛的诊治（表24-1和表24-2）。

表24-1 TKA术后常见的关节内原因

感染
不稳定
髌股关节紊乱
关节内纤维化
假体周围骨溶解
假体组件失败

表24-2 TKA术后常见的非关节内原因

髋关节疾病（骨关节炎、股骨头坏死、骨折）
腰椎疾病
血管疾病（动脉栓塞、血栓、动脉瘤）
肌腱炎、滑囊炎
反射性交感神经营养不良
心理疾病

一、关节内因素

（一）感染

膝关节置换术后感染是一种难以处理的并发症。初次TKA术后的感染率分别介于0.5%～2%。一些人口研究结果表明，TKA术后更容易发生感染，而感染又是导致TKA失败的最常见原因之一。对于类风湿关节炎、肥胖、酗酒、糖尿病、创伤性关节炎、多次手术、营养不良的患者而言，感染的风险进一步增加。降低感染风险的关键因素仍然在于预防，但目前缺乏足够的循证研究文献来制订最佳的预防措施。每1例出现疼痛的TKA病例都应被怀疑可能是由于感染所导致的，需要进一步检查直至排除这种可能性。对这些病例的处理方案应包括通过标准的实验室筛查来检测是否存在感染。我们需要进行详细的病史回顾和体格检查，术后往往会有膝关节持续的疼痛，可以存在切口愈合不良、窦道形成、发热、关节僵硬等。了解疼痛是从手术过后就持续存在还是术后疼痛曾经消失一段时间后再次出现的？疼痛程度是否随活动程度而变化？膝关节周围是否存在发热或发红现象？初次手术后是否存在伤口愈合困难或渗液等问题？此前是否因怀疑感染使用过抗生素治疗？TKA术后患者是否接受过可能导致菌血症的操作，如处理牙科病变、结肠镜检查或经尿路的操作等。对可疑病例常规进行血清学检查，血WBC、ESR、CRP，观察指标变化趋势，关节滑液穿刺抽吸检查仍然是诊断感染的最好方法，但对于急性期或者类风湿关节炎的病例，目前没有确定的诊断标准，如果关节滑液的白细胞计数＞1700/μl，同时中性细胞分类＞69%则应高度怀疑感染的可能性。在术后早期，尽管关节没有感染，但炎性标志水平及滑液中的WBC计数也可能会升高。Bedair等在初次膝关节置换术后6周对膝关节穿刺结果进行分析评估，并对术后感染和未感染患者的ESR、CRP及WBC计数及其差异进行了比较。CRP水平、滑液中WBC计数及多形核细胞在不同白细胞计数中所占百分比在感染组中较高，但是滑液中WBC计数最佳值作为感染的可靠指标比上述所给数值的可靠性均较高。本研究表明，膝关节置换部位穿刺滑液中白细胞计数27 800/ml，则是术后急性感染的最佳预测指标。利用这一数值，其阳性预测率为94%，阴性预测率为98%。

有多种干预方法能够降低感染的发生率。术前医生应当确定并解决增加感染的主要危险因素，当患者为病原菌携带者时应当使用抗生素进行抗菌治疗。预防性使用抗生素对预防手术部位感染是有效的，通常在手术开始前1h给予。美国骨科医师学会（AAOS）已经出版了最适用抗生素使用指南，首选头孢唑林和头孢呋辛，对β-内酰胺类过敏者使用克林霉素或万古霉素。万古霉素也可用于骨科患者MRSA或MRSE发病率＞25%的机构进行手术的患者。

目前在治疗假体周围深部感染时有多种方案可供选择。与手术相关的感染发生

和出现症状的时间是决定TKA感染的处置能否成功的关键因素。保留假体的处置方案只能适用于急性感染（术后4周内）的病例，包括切开清创、彻底切除滑膜联合应用抗生素治疗，其有效率各种报道不一，从20%～50%。目前认为分期翻换假体是治疗TKA术后慢性假体周围感染的"金标准"，包括移除感染假体并清创去除所有坏死组织及骨水泥等异物，于关节间隙内放入含高浓度敏感抗生素的骨水泥间隔器，然后针对特定致病菌予以静脉抗生素治疗。影响疗效的因素包括骨水泥间隔器中加入的抗生素种类及剂量、骨水泥Spacer类型（静态型或关节型）、静脉抗生素治疗时间，以及取出原有假体并清创的一期手术与再次置入假体的二期手术之间的时间间隔长短。

总之，要保持对感染的高度警惕性，对于膝关节置换术后疼痛首先需要除外感染，一旦诊断，尽早规范化处理。

（二）TKA术后不稳定

膝关节不稳定是膝关节置换（TKA）失败的重要的原因之一，10%～20%的TKA翻修由此原因造成。在美国及澳大利亚，膝关节不稳是造成晚期翻修的最常见的原因之一。有研究报道膝关节不稳定是TKA术后最为常见的早期并发症之一，术后最初5年其发生率高达26%，仅次于感染和无菌性松动。

膝关节不稳定可以表现为疼痛、活动受限、负重情况下畸形加重、加速的假体部件磨损。其成因也多种多样，但大多与术中因素有关，比如软组织未平衡、截骨失误、假体位置不良、韧带损伤等。膝关节不稳定的治疗需基于准确的诊断。而准确的诊断则需要全面的病史搜集及体格检

查。对于任何出现的症状及体征也需要细致的评估。例如，CR 型的 TKA 可能会出现后交叉韧带迟发断裂继而出现屈膝不稳定。胫股关节不稳定可以分为 3 种不同的类型：屈曲位不稳定，过伸不稳定和伸直位不稳定。评估膝关节不稳定的第一步是病史回顾及体格检查，需要注意以下几个方面：初次 TKA 时的手术适应证；术前存在的畸形及挛缩情况；膝关节手术史；切口并发症；当前的不稳定感觉；症状开始的时间；反复的关节积液；局部疼痛。以上这些检查需要尽量准确，但其关注点除了膝关节本身外还应该注意导致膝关节不稳定的关节外因素。因此在评估膝关节之前，首先应该排查全身或局部可能存在的神经、肌肉病变，髋关节或踝关节畸形及疼痛的区域（尤其是鹅足及 Gerdy 结节）。膝关节内外翻应力测试应在完全伸直位，屈膝 30°和 90°来评估膝关节的稳定性。膝关节前后松弛度应该通过前后抽屉试验来评估。膝关节的影像学分析应该包括假体位置，肢体对线及假体相关部件的位置。常规的 X 线片应包括：膝关节正侧位，双下肢全长负重位，髌骨切线位片。膝关节正侧位片还应包括内外翻应力位片，借此评估内外侧副韧带的状况及确认是否存在可复位的畸形。侧位片应在完全伸直，屈膝 90°完全屈膝位 3 个位置分别拍摄。通过不同的位置来评估胫骨相对于股骨的移位情况，假体位置，屈膝间隙，胫骨后倾情况。全长位片则有利于通过参考对比股骨和胫股解剖轴及机械轴来评估假体的位置。同时应该比较术前、术后即刻的 X 线片及对疾病的演变有进一步了解。

1. 屈曲位不稳定　屈曲不稳定可见于没有影像学证据的对线不良或假体松动的患者。这个问题一直以来都存在漏诊的情况。尤其 CR 假体的病例。当然，屈曲不稳定也可见于 PS 假体的患者。这些患者症状与体征表现多样，从普通的不适感到膝关节完全脱位。在 CR 患者中，导致屈曲不稳定的原因包括：手术操作不当或后期后交叉韧带失效。手术操作不当包括屈曲间隙松弛（如股骨假体选择过小或胫骨过大后倾），也或是对术前后交叉韧带即已断裂存在误诊。在一些缓慢进展的不稳定病例中，PCL 可出现退变，进而导致屈曲不稳定。PS 假体是通过聚乙烯立柱及股骨凸轮机制来防止膝关节完全脱位。不过不平衡的的屈曲间隙可能会影响膝关节稳定性，从而导致胫骨前移及不稳定。这些患者可以表现为膝关节不稳定，但无软腿感、上下楼梯困难、反复膝关节肿胀、膝前痛和触压痛。在查体过程中，胫骨前移通常出现在屈膝 90°时。此外我们还应该仔细鉴别膝关节周围多处的软组织压痛（包括有鹅足、髌骨周围、腘绳肌腱区域），以及反复膝关节肿胀（如膝关节积血）等症状。

2. 过伸不稳定　膝关节反屈也就是指膝关节过伸不稳定。TKA 术后发生率较低，仅为 0.5%～1%。反屈畸形多由以下情况造成：股四头肌无力，瘫痪，骨骼畸形，胫骨高位截骨手术史及足部跖屈。而选择假体的限制级别也需要特别注意，需要准备髁限制性假体或者铰链膝。当仅有骨畸形而不伴有软组织无力的情况则是例外，通过截骨便可充分纠正。造成膝关节反屈的风险因素包括神经肌肉问题、类风湿关节炎、固定外翻畸形及股四头肌无力。在小儿麻痹症患者中，神经肌肉功能障碍是引发膝关节反屈的最常见的原因。这类患者进行关节置换的疗效不确切，需要非常谨慎。处理膝反屈，术中有一些预防不稳定的办法，减少股骨远端截骨量来使伸直间隙变紧；使用厚聚乙烯衬垫；股骨侧假体轻度屈曲位放置。不过需要注意的是当面对软组织情况较差的患者时，我们更倾向于选择使用旋转铰链膝关节假体来获得伸直位固定并降低术后过伸不稳定。

3. 伸直位不稳定　伸直不稳定根据伸直的矩形或梯形间隙可分为对称性和非对称性不稳定。对称性不稳定可由股骨远端或胫骨近端过多的截骨造成。而这两种情况都有可能导致间隙过大而出现假体填充不足（图24-1）。胫骨近端过多的截骨时对屈伸间隙造成的影响相对容易处理。通常使用较厚的聚乙烯衬垫就可以处理这种对称性的伸直不稳定。不过问题在于过多的胫骨截骨其基座的强度相对降低从而影响胫骨假体远期固定的质量。股骨远端截骨量过多造成的伸直不稳定使用厚聚乙烯垫片就显得不合适了。因为厚聚乙烯垫片植入后便会出现关节线上移；不仅如此，使用厚的聚乙烯垫片后还会使屈膝间隙过紧。处理方法应该是通过使用股骨远端垫块来重建恢复关节线。而过度的关节线上移会出现屈曲困难及髌股关节填塞。非对称性的不稳定则相对常见，多由于术前的膝关节成角畸形没有完全纠正或是因为手术本身导致的韧带不稳定。术中术者对软组织松解太过谨慎导致膝关节成角畸形纠正不足。因此这样的问题通常由于术者担心过度的松弛可能导致矫枉过正，从而导致相反的畸形。对于内翻膝来说，需要避免内侧副韧带松解不足或者过度松解。伸直间隙的内侧过度紧张容易导致聚乙烯垫片内侧应力集中，进而导致聚乙烯垫片内侧磨损及 TKA 术后再次出现膝关节内翻畸形

从而导致手术失败。对于外翻膝，其风险是膝关节外侧松解不足从而引起内侧松弛。这种情况下内侧软组织在术后不会恢复紧张，患者会因为复发畸形再次就诊。由于膝关节外侧不稳定很难被容忍，而进行外侧松解又需要面临损伤邻近的结构的风险，如腓总神经。因此，面对这种畸形，使用间隙平衡法技术就显得有一定的挑战性。我们现在最常使用的技术是 Pie-Crusting 技术，使用椎板撑开器撑开外侧间隙，保持一定张力，使用手术刀或针头对所有可以触摸到的紧张部分进行松解。使用椎板撑开器可以允许手术医生即刻的检查松解效果并避免过度松解导致的外侧间隙过大。对于外翻畸形＞20°的患者，外侧副韧带的松解通常就得使用拉花样松解。医源性的韧带不稳定通常是因为胫骨截骨过程中或是术中内外翻应力测试时用力过度，导致直接的内侧副韧带损伤引起的。如果韧带是完全性的撕脱则可以使用 Krackow 缝

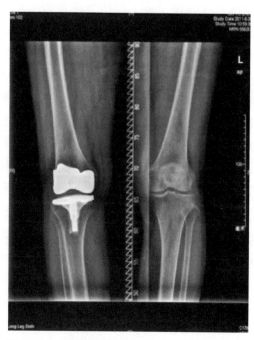

图 24-1　术后伸直位不稳定

合法将其修复回原止点。完全性的韧带断裂通常需要使用腘绳肌移植加强。典型的办法是腘绳肌胫骨侧的完整保留，通过股骨髁部的钻孔将其固定在内侧副韧带的股骨止点上。修复完成后需要仔细测试膝关节稳定性并考虑使用限制性假体。

总结：膝关节不稳定是 TKA 术后疼痛的常见原因，预防大大重于治疗，诊断需要明确不稳定的原因，选择最佳处理方案。一经确诊且非手术治疗失败则需进行翻修。

（三）髌股关节的问题

膝前痛是膝关节置换术后一种很常见的并发症，往往与髌股关节有关。在膝关节表面置换术中，是否要对髌骨进行置换仍存在争议。髌骨的置换有利于减轻髌股关节的疼痛，能提高上楼时的稳定性，但同时也增加了髌股关节并发症的产生，如假体的松动和磨损等。髌骨的常规置换、不置换或有选择的置换均为文献所推荐的方法。

膝关节置换的外科技术可直接影响髌股关节并发症的发生。术前膝关节有髌骨脱位或半脱位、内外翻畸形、髌骨磨损或囊性变等情况时（图 24-2），均为术后发生髌股关节并发症的潜在因素。尽管现代全膝置换器械的改进，显著降低了术后假体力线不良的问题，但髌股关节并发症的发生率并未因之大大减少。有的术者建议常规做髌骨外侧松解，而有的术者对此表示异议，他们认为髌骨外侧松解会破坏髌骨血供，增加髌骨骨折和髌韧带断裂的危险。股骨假体安装位置与髌骨关节的并发症也有较大关系，目前多数学者建议常规将股骨假体外旋、外移，这样可降低髌股关节并发症。有的还建议将伸肌装置远端重排、减少 Q 角以降低髌骨半脱位的发生。

膝关节置换术后，软组织卡压也影响术后的治疗效果。髌骨弹响（Clunk）综合征出现在最初使用后稳定型假体的全膝关节置换术后。纤维结节突入髌骨近端和股四头肌肌腱之间，当膝关节屈曲时，纤维结节进入股骨髁间窝并使膝关节仲直位受卡。手术切除这些纤维结节可解除症状。膝关节置换术后，髌下脂肪肥大伴低位髌骨的情况也是髌股关节疼痛的原因（图 24-3），此时切除肥大的脂肪垫，并且松解、游离髌韧带可得到治疗。

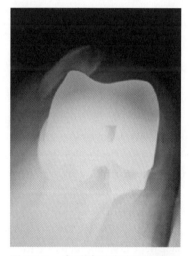

图 24-2　术后髌骨骑跨股骨外髁

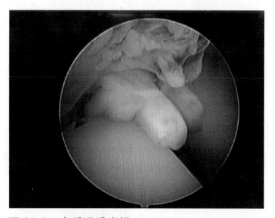

图 24-3　术后滑膜嵌顿

二、关节外因素

同侧的髋关节、腰椎或血管方面的疾病都可能引起膝关节的牵涉痛，应通过病史或查体进行鉴别。髋关节的疾病可以通过闭孔神经支配内收肌的肌支刺激膝关节的内侧，可以通过检查髋关节的旋转来了解，或者关节内注射来鉴别疼痛来源。腰椎病变特别是 $L_3 \sim L_4$ 水平的神经结构受累时可引起膝关节的牵涉痛，CT 或 MRI 检查能明确诊断。血管栓塞致间歇性跛行也能引起膝关节的疼痛，可做相关的血管造影或超声检查来明确诊断。

（李　锋　赵旻暐）

主要参考文献

[1] Gonzalez MH, Mekhail AO.The failed total knee arthroplasty:evaluationand etiology. JAAOS, 2004, 12:436-446.

[2] Callahan CM, Drake BG, Heck DA, et al. Patient outcomesfollowing tricompartmental total knee replacement:a meta-analysis.JAMA, 1994, 271:1349-1357.

[3] Diduch DR, Insall JN, Scott WN, et al.Total knee replacement inyoung, active patients:long-term follow-up and functional outcome.J Bone Joint Surg Am, 1997, 79:575-582.

[4] Kurtz S, Mowat F, Ong K, et al.Prevalence of primary and revisiontotal hip and knee arthroplasty in the United States from 1990 through2002.J Bone Joint Surg Am, 2005, 87:1487-1497.

[5] Kurtz S, Ong K, Schmier J, et al.Primary and revision arthroplasty surgerycaseloads in the United States from 1990 to 2004.J Arthroplasty, 2009, 24:195-203.

[6] Insall JN.Revision of aseptic failed total knee arthroplasty.In:Insall JN, Windsor RE, Scott WN, et al, eds.Surgery of the Knee.2nd ed, vol 2.New York:Churchill Livingstone, 1993: 935-936.

[7] Mont MA, Serna FK, Krackow KA, et al.Exploration ofradiographically normal total knee replacements for unexplained pain.Clin Orthop Relat Res, 1996, 331:216-220.

[8] Shah A, Kirchner JS.Complex regional pain syndrome.Foot Ankle ClinNorth Am, 2011, 16:351-366.

[9] Brown EC, Clarke HD, Scuderi GR.The painful total knee arthroplasty:diagnosis and management.Orthopedics, 2006, 29:129-136.

[10] Lai K, Bohm ER, Burnell C, et al.Presence of medical comorbiditiesin patients with infected primary hip or knee arthroplasties.J Arthroplasty, 2007, 22:651-656.

[11] Lamplot JD, Wagner ER, Manning DW. Multimodal pain management in total knee arthroplasty.J Arthroplast, 2014, 29(2):329-334.

[12] Dong CC, Dong SL, He FC.Comparison of adductor canal block and femoral nerve block for postoperative pain in total knee arthroplasty:a systematic review and meta-analysis.Medicine(Baltimore), 2016, 95(12):e2983.

[13] Pulos N, Sheth N.Perioperative pain management following total joint arthroplasty.Ann OrthopRheumatol, 2014, 2(3):1029.

[14] Chughtai M, Jauregui JJ, Mistry JB, et al.What influences how patients rate their hospital after total knee arthroplasty? SurgTechnol Int, 2016, 28:261-265.

[15] Apfelbaum JL, Ashbum MA, Connis TJ, et al. Practice guidelines for acute pain management in the perioperative setting:an updated report by the American Society of Anesthesiologists Task Force on Acute Pain Management.Anesthesiology,2012,116(2):248-273.

[16] Gabriel RA, Kaye AD, Nagrebetsky A, et al. Utilization of femoral nerve blocks for total knee arthroplasy.J Arthroplasy, 2016, 31(8):1680-1685.

[17] Dalury DF.A state-of-the-art pain protocol for total knee replacement.Arthroplasty Today,

第24章 膝关节置换术后疼痛的处理

2016, 2(1):23-25.

[18] Kerr DR, Kohan L.Local infiltration analgesia: a technique for the control of acute postoperative pain following knee and hip surgery:a case study of 325 patients.ActaOrthop, 2008, 79(2):174-183.

[19] Tsukada S, Wakui M, Hoshino A.The impact of including corticosteroid in a periarticular injection for pain control after total knee arthroplasty:a double-blind randomised controlled trial.Bone Joint J, 2016, 98-B(2):194-200.

[20] Vendittoli PA, Makinen P, Drolet P, et al.A multimodal analgesia protocol for total knee arthroplasty.A randomized, controlled study.J Bone Joint Surg Am, 2006, 88(2):282-289.

[21] Barrington JW, Emerson RH, Lovald ST, et al.No difference in early analgesia between liposomal bupivacaine injection and intrathecal morphine after TKA.ClinOrthopRelat Res, 2016.doi:10.1007/S11999-D16-4931-z.

[22] Ludwigson JL, Tillmans SD, Galgon RE, et al.A comparison of single shot adductor canal block versus femoral nerve catheter for total knee arthroplasty.J Arthroplasy, 2015, 30(9 Suppl):68-71.

[23] Kurosaka K, Tsukada S, Seino D, et al.Local infiltration analgesia versus continuous femoral nerve block in pain relief after total knee arthroplasty:a randomized controlled trial.J Arthroplasy, 2016, 31(4):913-917.

[24] Auyong DB, Allen CJ, Pahang JA, et al.Reduced length of hospitalization in primary total knee arthroplasty patients using an updated enhanced recovery after orthopedic surgery(ERAS) pathway.J Arthroplasy, 2015, 30(10):1705-1709.

[25] Dasa V, Lensing G, Parsons M, et al.Percutaneous freezing of sensory nerves prior to total knee arthroplasy.Knee, 2016, 23(3):523-528.

[26] Dasa V, Lensing G, Parsons M, et al.An ancient treatment for present-day surgery: percutaneously freezing sensory nerves for treatment of postsurgical knee pain.Tech

[27] Wall PD.The prevention of postoperative pain. Pain, 1988, 33:289-290.

RegAnesth Pain Manag, 2014, 18(4):145-149.

[28] World Health Organization.Traitement de la douleurcance' reuse.Geneva (Switzerland): World Health Organization, 1997.

[29] Page MG, Katz J, Romero Escobar EM, et al.Distinguishing problematic from nonproblematic postsurgical pain:a pain trajectory analysis after total knee arthroplasty. Pain, 2015, 156(3):460-468.

[30] Clarke HD, Scuderi GR.Flexion instability in primary total knee replacement.J Knee Surg, 2003, 16(2):123-128.

[31] Peralta-Molero JV, Gladnick BP, Lee YY, et al.Patellofemoral crepitation and clunk following modern, fixed-bearing total knee arthroplasty.J Arthroplasty, 2014, 29(3):535-540.

[32] Dennis DA, Kim RH, Johnson DR, et al.The John Insall Award:control-matched evaluation of painful patellar Crepitus after total knee arthroplasty.Clin Orthop Relat Res, 2011, 469(1):10-11.

[33] Meneghini RM.Revision total knee arthroplasty.In:Glassman AH, Lachiewicz PF, Tanzer M, editors.OKU 4:hip and knee reconstruction. Rosemont(IL):AAOS, 2011.

[34] Stä helin T, Kessler O, Pfirrmann C, et al. Fluoroscopically assisted stress radiography for varus-valgus stability assessment in flexion after total knee arthroplasty.J Arthroplasty, 2003, 18(4):513-515.

[35] Berger RA, Crossett LS, Jacobs JJ, et al. Malrotation causing patellofemoral complications after total knee arthroplasty.ClinOrthopRelat Res, 1998, 356:144-153.

[36] Reish TG, Clarke HD, Scuderi GR, et al.Use of multidetector computed tomography for the detection of periprostheticosteolysis in total knee arthroplasty.J Knee Surg, 2006, 19(4):259-264.

[37] Hofmann AA, Wyatt RW, Daniels AU, et al. Bone scans after total knee arthroplasty in

asymptomatic patients.Cemented versus cementless.ClinOrthopRelat Res, 1990, 251:183-188.

[38] Rand JA, Brown ML.The value of indium111 leukocyte scanning in the evaluation of painful or infected total knee arthroplasties.ClinOrthopRelat Res, 1990, 259:179-182.

[39] Scher DM, Pak K, Lonner JH, et al.The predictive value of indium-111 leukocyte scans in the diagnosis of infected total hip, knee, or resection arthroplasties.J Arthroplasty, 2000, 15(3):295-300.

[40] Basu S, Kwee TC, Saboury B, et al.FDG PET for diagnosing infection in hip and knee prostheses:prospective study in 221 prostheses and subgroup comparison with combined(111) In-labeled leukocyte/(99m)Tc-sulfur colloid bone marrow imaging in 88 prostheses. ClinNucl Med, 2014, 39(7):609-615.

[41] Della Valle C, Parvizi J, Bauer TW, et al. American Academy of Orthopaedic Surgeons clinical practice guideline on:the diagnosis of periprosthetic joint infections of the hip and knee.J Bone Joint Surg Am, 2011, 93:1355-1357.

[42] Bozic KJ, Kurtz SM, Lau E, et al.The epidemiology of revision total knee arthroplasty in the United States.ClinOrthopRelat Res, 2010, 468(1):45-51.

[43] Gonzalez MH, Mekhail AO.The failed total knee arthroplasty:evaluation and etiology.J Am Acad, Orthop, Surg, 2004, 12(6):436-446.

[44] Volin SJ, Hinrichs SH, Garvin KL.Two-stage reimplantation of total joint infections:a comparison of resistant and nonresistant organisms.Clin Orthop Relat Res, 2004, 427:94-100.

[45] Jamsen E, Stogiannidis I, Malmivaara A, et al. Outcome of prosthesis exchange for infected knee arthroplasty:the effect of treatment approach.Acta, Orthop, 2009, 80(1):67-77.

[46] Trampuz A, Piper KE, Jacobson MJ, et al. Sonication of removed hip and knee prostheses for diagnosis of infection.N Engl J Med, 2007, 357(7):654-663.

[47] Della Valle CJ, Sporer SM, Jacobs JJ, et al. Preoperative testing for sepsis before revision total knee arthroplasty.J Arthroplasty, 2007, 22(Suppl 2):90-93.

[48] Ghanem E, Parvizi J, Burnett RS, et al.Cell count and differential of aspirated fluid in the diagnosis of infection at the site of total knee arthroplasty.J Bone Joint Surg Am, 2008, 90(8):1637-1643.

第25章 膝关节置换术后伤口并发症

膝关节置换术后伤口并发症可有不同的表现形式，包括表浅的皮肤感染、皮肤坏死、深部关节感染和伤口裂开。伤口的并发症可以造成住院时间的延长、花费的增加、额外的手术、关节功能恢复的延后，甚至致残、致死，对伤口并发症的预防和积极处理对于降低并发症的发生率和伤害程度尤为重要。

对于膝关节置换术后伤口并发症的处理方式主要取决于两大因素：①皮肤坏死的表现和深度；②是否合并深部感染。

膝关节置换术后出现伤口问题而需要进一步手术的发病率并不高，梅奥的一项17 000例膝关节的回顾性研究显示，初次手术后30d以内需要再次手术的伤口问题的发生率是0.33%，但是术后早期出现伤口问题的患者在术后2年内发生深部感染的概率是6.0%，明显高于未出现伤口问题的患者（0.8%），因此避免膝关节置换术后发生伤口问题对于降低感染率至关重要。

一、血 管 解 剖

了解膝关节周围血液供应对于避免伤口并发症非常重要，特别是膝关节有既往手术切口瘢痕的情况下。膝关节前方皮肤的血供主要来自腘动脉、胫前动脉返支组成的动脉环的外侧回旋支，这些血管的穿支经过深筋膜形成血管网，因此在筋膜浅层的广泛剥离会破坏皮肤的血供，而深层剥离不会造成影响。股四头肌内侧头比外侧头的止点更靠远端，因此皮肤的外侧风险更高。而没有肌肉覆盖的部位更加依赖皮下分支的血供，比如髌骨、髌腱和胫骨结节这些部位的皮肤。膝前正中纵切口对血供的破坏最小，而皮肤越偏内侧，由于皮瓣更大，外侧皮肤的风险越高。

二、预　　防

膝关节置换术后发生伤口并发症的风险因素可以从3个方面分析：患者因素、术中因素和术后因素。

患者因素包括：营养不良（白蛋白 < 3.4g/dl）、吸烟、控制不良的糖尿病和肥胖。针对于此，我们需要改善患者的营养状况、戒烟、控制糖尿病和减轻体重。

术中的危险因素可以通过术前仔细的计划而大大降低，术前存在多条既往手术瘢痕的患者，要选择风险最小的手术入路。既往的横行瘢痕可以垂直纵向穿过，而如果是多条平行的纵向切口瘢痕，因为膝前皮肤的血供来自内侧的要多于外侧，内侧皮瓣对缺血的耐受力好于外侧，所以基本原则是尽可能的选择最外侧的皮肤切口，向内侧游离皮瓣而行髌旁内侧入路进行显露，或者最好是切口间保留7cm的皮肤过渡。切口的远端部分是并发症的最常见部位，将切口的远端置于胫骨结节稍内侧有利于保护这部分切口的血液供应。向两侧剥离时要保证全层皮瓣，皮肤厚度不足会增加皮缘坏死的风险。如果对选择切口有疑问，可以采用模拟切口手术，切开皮肤、皮下，游离皮瓣后缝合切口，如果切口能顺利愈合，可选择此切口 4～6 周后二期进行关节置换手术。而对于伴随周围血管病的患者，应最低限度使用止血带，因为这类患者的伤口并发症风险相对高。皮肤挛缩和粘连的患者术前需要特别准备，需要术前使用软组织扩张器或者术中采用内侧腓肠肌皮瓣。如果选择术前使用皮肤扩张器，需要在 6～8 周的时间里逐渐张开，在置换手术的时候一并去除。另外，术中如果需要进行髌骨外侧支持带的松解，尽量保留膝外上的动脉环和髌周脂肪垫。关闭关节囊这一层次结构要采用密封缝合，避免出现膝前的皮下血肿。皮下和皮肤建议间断缝合，而不建议采用连续缝合，因为膝关节前方的切口长度从伸直到屈曲大概会增加 40%，连续缝合无法维持良好的缝合强度。膝关节伤口并发症的术后风险因素包括包扎过紧和大的皮下血肿。尽管是否使用引流管还有争议，但是在术后 24h 内使用引流管确能降低皮下血肿的风险，必要时关伤口前松开止血带，对主要出血点进行止血。

术后 2～3d 膝关节前方皮肤的血氧是降低的，对于高风险的患者，术后早期应避免过于激进的康复治疗，避免持续的被动训练，因为这样做会进一步降低皮肤的血氧饱和度。

三、治　疗

对于膝关节置换术后伤口并发症的治疗，首先要知道伤口什么情况下是有问题的，什么情况下小问题会变成大问题。皮钉（缝线）脓肿是不容忽视的问题，一旦出现皮钉（缝线）脓肿，首先要降低康复治疗的强度，特别是关节活动度的训练，同时伤口局部处理及口服或静脉抗生素。如果术后 2～3d 伤口出现渗液，可消毒伤口后涂抹伤口胶水，再用无菌的胶带拉紧皮缘，并暂停关节功能锻炼。如果伤口干燥 24h，可开始膝关节功能康复训练。如果渗出超过 5d，存在任何深部感染表现的话需要进行关节穿刺检查，送关节液常规检查及需厌氧培养。如果渗出持续超过 7～10d，需要在手术室对伤口进行彻底清创，可以在局部麻醉下进行，拆除渗液处缝线，进行皮下组织培养，大量水冲洗，切除 1～2mm 皮缘后间断缝合伤口。

膝关节周围的皮肤坏死对骨科医生来讲是处理起来比较困难的并发症，任何坏死或失活的皮肤都需要切除，如果没有合并关节深部的感染，可以在彻底清创后关闭伤口，或请成形科医生协助进行植皮或肌皮瓣覆盖缺损。伤口深部的假体周围感染的诊断可以参照费城专家共识。伤口皮缘坏死合并深部假体周围感染的治疗策略主要取决于感染发生距置换手术的间隔时间，如果是在术后 4～6 周，可以尝试保留假体。手术中打开关节后，要进行彻底的滑膜清除、更换垫片、坏死组织清理和关节冲洗。切除坏死皮肤至健康出血组织后，可以尝试关闭伤口。如果伤口不能在无张力下关闭，可以请成形科医生行腓肠肌翻转皮瓣。如果深部感染是发生在置换手术 4～6 周以后，需按照慢性感染处理，行一期或二期翻修。

（李子剑　李　杨）

主要参考文献

[1] Galat DD, McGovern SC, Larson DR, et al. Surgicaltreatment of early wound complications followingprimary total knee arthroplasty.J BoneJoint Surg Am, 2009, 91(1):48-58.

[?] Younger AS, Duncan CP, Masri BA.Surgicalexposures in revision total knee arthroplasty. JAm AcadOrthop Surg, 1998, 6(1):55-64.

[3] Ayers DC, Dennis DA, Johanson NA, et al. Common complications of totalknee arthroplasty.J Bone Joint Surg Am, 1997, 79(2):278-311.

[4] Møller AM, Pedersen T, Villebro N, et al.Effect of smoking on early complicationsafter elective orthopaedic surgery.J BoneJoint Surg Br, 2003, 85(2):178-181.

[5] Johnson DP.The effect of continuous passivemotion on wound-healing and joint mobilityafter knee arthroplasty.J Bone Joint Surg Am, 1990, 72(3):421-426.

[6] Jonsson K, Jensen JA, Goodson WH III, et al.Tissue oxygenation, anemia, and perfusion inrelation to wound healing in surgical patients.Ann Surg, 1991, 214(5):605-613.

[7] Ries MD.Skin necrosis after total knee arthroplasty.J Arthroplasty, 2002, 17(suppl 1):74-77.

[8] O'Connor MI.Wound healing problems inTKA:just when you thought it was over! Orthopedics, 2004, 27(9):983-984.

[9] Anthony L Y, Alfieri D C, Bartucci K N, et al. Wound Hygiene Practices After Total Knee Arthroplasty: Does It Matter?. The Journal of arthroplasty, 2016, 31(10): 2256-2259.

[10] Morrison T N, Chen A F, Taneja M, et al. Single vs repeat surgical skin preparations for reducing surgical site infection after total joint arthroplasty: a prospective, randomized, double-blinded study. The Journal of arthroplasty, 2016, 31(6): 1289-1294.

[11] Shaath M, Sukeik M, Mortada S, et al. Compartment syndrome following total knee replacement: A case report and literature review. World journal of orthopedics, 2016, 7(9): 618.

[12] Harato K, Tanikawa H, Morishige Y, et al. What are the important surgical factors affecting the wound healing after primary total knee arthroplasty?. Journal of orthopaedic surgery and research, 2016, 11(1): 7.

[13] Izuta Y, Yasumoto M, Yoshikawa M, et al. Efficacy of Wound Closure with Cyanoacrylate Glue for Total Knee Arthroplasty without Drain. Advances in Modern Medicine, 2017: 317.

[14] Calvert N, Milne L, Kuster M. A comparison of kneeling ability after lateral or midline incisions in total knee arthroplasty. European Journal of Orthopaedic Surgery & Traumatology, 2016, 26(8): 915-919.

[15] Carli A, Haas S B. Novel non-invasive secure skin closure following total knee arthroplasty leads to fewer wound complications and no patient home care visits compared to surgical staples. Bone Joint J, 2016, 98(SUPP 7): 68.

[16] Chan V W K, Chan P K, Chiu K Y, et al. Does Barbed Suture Lower Cost and Improve Outcome in Total Knee Arthroplasty? A Randomized Controlled Trial. The Journal of arthroplasty, 2017, 32(5): 1474-1477.

[17] Cooper H J, Bas M A. Closed-Incision negative-pressure therapy versus antimicrobial dressings after revision hip and knee surgery: a comparative study. The Journal of arthroplasty, 2016, 31(5): 1047-1052.

[18] Xie K, Lyons S T. Soft Tissue Releases in Total Knee Arthroplasty for Valgus Deformities. The Journal of Arthroplasty, 2017, 32(6): 1814-1818.

[19] Motififard M, Heidari M, Nemati A. No difference between wound closure in extension or flexion for range of motion following total knee arthroplasty: a randomized clinical trial. Knee Surgery, Sports Traumatology, Arthroscopy, 2016, 24(1): 74-78.

[20] Motififard M, Heidari M, Nemati A. No difference between wound closure in extension or flexion for range of motion following total

knee arthroplasty: a randomized clinical trial. Knee Surgery, Sports Traumatology, Arthroscopy, 2016, 24(1): 74-78.

[21] Cerciello S, Morris B J, Lustig S, et al. The role of wound closure in total knee arthroplasty: a systematic review on knee position. Knee Surgery, Sports Traumatology, Arthroscopy, 2016, 24(10): 3306-3312.

[22] Cerciello S, Morris B J, Lustig S, et al. The role of wound closure in total knee arthroplasty: a systematic review on knee position. Knee Surgery, Sports Traumatology, Arthroscopy, 2016, 24(10): 3306-3312.

[23] Manoharan V, Grant A L, Harris A C, et al. Closed incision negative pressure wound therapy vs conventional dry dressings after primary knee arthroplasty: a randomized controlled study. The Journal of arthroplasty, 2016, 31(11): 2487-2494.

[24] Verburg H, Mathijssen N M C, Niesten D D, et al. Comparison of Mini-Midvastus and Conventional Total Knee Arthroplasty with Clinical and Radiographic Evaluation: A Prospective Randomized Clinical Trial with 5-Year Follow-up. JBJS, 2016, 98(12): 1014-1022.

[25] Tayton E R, Frampton C, Hooper G J, et al. The impact of patient and surgical factors on the rate of infection after primary total knee arthroplasty. Bone Joint J, 2016, 98(3): 334-340.

[26] Tseng T H, Jiang C C, Fu S H, et al. Topical anesthesia for staple removal from surgical wounds on the knee: a prospective, double-blind, randomized trial. Journal of Surgical Research, 2017, 215: 167-172.

[27] Kapadia B H, Zhou P L, Jauregui J J, et al. Does preadmission cutaneous chlorhexidine preparation reduce surgical site infections after total knee arthroplasty? Clinical Orthopaedics and Related Research®, 2016, 474(7): 1592-1598.

[28] Nikolaus O B, McLendon P B, Hanssen A D, et al. Factors associated with 20-year cumulative risk of infection after aseptic index revision total knee arthroplasty. The Journal of arthroplasty, 2016, 31(4): 872-877.

[29] Ko J H, Yang I H, Ko M S, et al. Do zip-type skin-closing devices show better wound status compared to conventional staple devices in total knee arthroplasty? International wound journal, 2017, 14(1): 250-254.

[30] Harato K, Maeno S, Tanikawa H, et al. What are the important manoeuvres for beginners to minimize surgical time in primary total knee arthroplasty? Knee Surgery, Sports Traumatology, Arthroscopy, 2016, 24(8): 2704-2709.

第四部分 膝关节置换术并发症的处理

第26章　传统膝关节置换术后冠状位不良力线的处理

一、概　　述

TKA 术后良好的力线，有助于患者快速地康复及获得满意的功能。而不良的术后力线，会导致患者局部疼痛的产生，并降低术后满意度。Bourne 和 Klit 的研究显示，TKA 术后 1 年随访，有高达 20% 的患者对手术疗效不满意。Beswick 报道术后 3 个月至 5 年，有 10% ~ 34% 的患者存在局部疼痛。更重要的是，TKA 术后假体冠状位不良力线会降低假体的生存期。术后内翻不良力线会导致内侧平台的塌陷产生无菌性松动，而残留外翻则会引起内侧副韧带的松弛而引起关节不稳定。在美国、日本和韩国报道中，无菌性松动和关节不稳定都是翻修手术的重要原因。因此，获得优良的冠状位假体力线，是获得快速康复、提高术后满意度及实现假体长期生存的重要因素。准确的截骨是获得假体良好力线的前提。因此，截骨方法的准确性，一直是外科医生多年来关注的重点。本章对传统 TKA 操作技术进行探讨，结合相关文献分析冠状位不良力线的原因。

二、传统 TKA 方法胫骨侧截骨

人工膝关节置换术胫骨截骨操作，可分为髓外（extramedullary guide，EM）和髓内（intramedullary guide，IM）定位系统两大类。Cashman 和 Reed 的研究认为，髓内定位截骨较髓外定位系统更能获得良好的力线。Karade 以偏离冠状位水平中垂线 ±2° 内为优良，显示髓外定位系统可获得冠状位 54% 的优良率，而髓内定位则为 67%。其他的研究结果则显示两种方法均可获得术后良好的假体力线。髓内定位系统存在骨折、导致脂肪栓塞的风险，而髓外系统避免了开髓操作、更为简便，因此大多数医生倾向于采用髓外定位系统进行截骨。另一方面，国人存在更高比例的胫骨形态弯曲，不便于髓内系统的应用。髓外定位截骨法也因此更常见于国人的膝关节置换手术。

在髓外截骨系统中，避免术后冠状位不良力线的产生，确定解剖标志尤为重要。尽管现有的定位方法众多，但是仍缺乏统一认可的标准。近年来随着相关研究的深入，既往应用的一些定位方法遭受到了质疑。胫骨结节结构明显、术中辨识清晰，将其作为胫骨近端理想的解剖标志已被广泛接受。Dalury 对 50 例膝关节置换病例进行了研究，建议将胫骨结节内缘外侧 1 ~ 2mm 作为近端定位标记，可获得良好截骨力线的同时，也能保证了股骨和胫骨假体的旋转匹配，有助于改善术后髌骨关节的不适。然而，术中辨识胫骨结节内侧缘外 1～2mm 的实际可操作性不强。Akagi 等对 39 例健康志愿者进行 CT 扫描显示，发现胫骨结节内缘与后交叉韧带止点间的连线，能够很好地同胫骨平台前后位轴线吻合，指出应将胫骨结节内侧缘作为髓外定位系统的近端标志。但是，这一结论是基于健康志愿者的数据得出的。尽管 Tao 等在国人膝关节置换中初步肯定了 Akagi 的结论，可该学者随后的研究发现，以胫骨结节内侧缘作为定位标志未必能获得良好的股骨与胫骨假体旋转匹配。另外，以胫骨结节内侧缘定位的方法，其结果会受不同胫骨截骨厚度的影响。将胫骨结节中内 1/3 作为近端解剖定位标志受截骨高度影响小，并具有更高的可行性。Lutzner 的新近研究认为该方法可取得更好的股骨与胫骨假体旋转匹配。

远端定位的方法则存在有更大的争议，现有的一些方法被认为缺乏足够的解剖学依据。术中将抱踝器中点指针内移 5～10mm 进行定位是常用的方法之一，然而伴随着新近研究的深入，部分学者对此提出了质疑。Cinotti 对 50 例膝关节炎患者的 CT 研究发现，由于胫骨存解剖学扭转，踝关节的中心较胫骨前后位轴线外移可多达 9～11mm，因此为避免内翻截骨，应将远端定位放置在踝关节更靠内的位置，而不是以往方法的内移 3～5mm。该研究来自西方人的解剖数据，并且固定内移远端定位装置也缺乏患者个体化的考虑。Sobti 介绍了一种粘贴心电图导联电极片确定踝关节中心的方法，尽管花费低廉，但需要常规透视辅助，增加了操作步骤。Schneider 对尸体的研究认为，踇长伸肌腱内侧缘能够更好地定位踝关节的中心，应

将其作为远端定位标志。然而，由于术中抱踝器的遮挡，踇长伸肌腱往往不易触及，特别在肥胖患者中更是如此，因此该方法的可行性不高。胫前肌腱在踝部毗邻踇长伸肌腱，肌腱相对表浅粗大，受患者体型影响小，无须额外辅助设备便可在术中准确定位，将其作为远端定位标志具有较好的可行性。

国人解剖结构同西方人种存在差别。何种解剖定位方法适合于国人的髓外截骨操作，鲜见研究报道。笔者曾对采用胫骨结节中内 1/3 及胫前肌腱的定位方法进行髓外截骨操作的 212 例国人 TKA 手术情况进行分析，结果显示术后出现 17 例力线不良，不良率为 8.7%，术前重度畸形（机械轴成角＞20°）病例采用本方法更容易产生术后力线不良。

综上所述，胫骨侧截骨一般采用髓外定位系统，多可获得良好力线。解剖定位方法众多，目前仍缺乏统一标准。国人解剖结构有其特殊性，可使用胫骨结节中内 1/3 结合远端胫前肌腱作为定位标志，术前重度畸形病例易产生术后不良力线。

三、传统 TKA 方法股骨侧截骨

在传统 TKA 手术中，股骨侧一般采用髓内定位截骨的方法。Moon 等报道采用髓内定位法的 154 例手术中，有 34 例股骨侧术后冠状位力线不良，优良率为 77%。尽管 Laskin 等报道有 96% 的患者采用髓内方法截骨可获得股骨侧良好力线，但这一结果在肥胖或者髓腔宽大的患者中，则下降到了 72%。

既往研究对股骨侧冠状位不良力线产生的原因进行了诸多探讨，Teter 等的研究认为，股骨远端 1/3 的弯曲会造成髓内定

位截骨的不准确。Yau 等的研究支持这一观点，并指出这种股骨冠状位的弯曲在中国人终末期骨关节炎患者中，有更高的比例。股骨侧开髓点的定位错误，也会造成截骨的误差，导致术后力线不良。Reed 等通过对 40 例下肢影像学的测量指出，滑车切迹偏内 6.6mm 是符合冠状位解剖轴线的开髓点。Mihalko 等对尸体的研究发现，在股骨同一前后位轴线上的 3 个不同位置开髓，结果只影响术后假体矢状位力线，而在冠状位的力线上彼此没有显示出统计学差异。Novotny 等对 45 例尸体进行了研究，指出开髓点到股骨远端外侧皮质距离与整体横径比值为 0.53 时，才是理想的冠状位开髓位置。髓内杆的直径和长短也是影响股骨侧冠状位力线准确性的另一因素。在 Novotny 的研究中，将髓内杆由直径 8mm、长度 101.6mm 增加为直径 9mm、长度 228.6mm，则可将冠状位力线最大潜在误差由 5.78°降低至 0.66°。由此可见，股骨远端的弯曲、错误的开髓点及不适宜的髓内杆直径和长度，均可能是导致股骨侧截骨术后冠状位力线不良的原因。

四、小　结

全膝关节置换术（total knee arthroplasty，TKA）是治疗终末期骨关节病的有效方法，目前开展广泛。良好的术后冠状位力线，是保证满意疗效、假体长期生存的重要基础。传统技术仍是目前主流的操作方法，依靠股骨侧髓内定位、胫骨侧髓外定位完成的截骨操作，直接影响术后冠状位的力线。在胫骨侧，选择合适的近、远端解剖定位标志尤为重要，胫骨结节和胫前肌腱值得考虑，术后多可获得满意的效果。股骨侧髓内截骨受患者体态、股骨远端弯曲、髓腔与髓内杆匹配

等因素的影响，导致术后不良力线的产生，应当引起术者的足够重视。

（李子剑　李　锋）

主要参考文献

[1] Longstaff LM, Sloan K, Stamp N, et al. Good alignment after total knee arthroplasty leads to faster rehabilitation and better function.J Arthroplasty, 2009, 24(4):570-578.

[2] Gromov K, Korchi M, Thomsen MG, et al. What is the optimal alignment of the tibial and femoral components in knee arthroplasty?. Acta Orthop, 2014, 85(5):480-487.

[3] Bourne R B, Chesworth BM, Davis AM, et al.Patient satisfaction after total knee arthroplasty:who is satisfied and who is not?. Clin Orthop Relat Res, 2010, 468(1):57-63.

[4] Klit J, Jacobsen S, Rosenlund S, et al. Total knee arthroplasty in younger patients evaluated by alternative outcome measures.J Arthroplasty, 2014, 29(5):912-917.

[5] Beswick AD, Wylde V, Gooberman-Hill R, et al.What proportion of patients report long-term pain after total hip or knee replacement for osteoarthritis? A systematic review of prospective studies in unselected patients.BMJ Open, 2012, 2(1):e435.

[6] Moreland JR.Mechanisms of failure in total knee arthroplasty.Clin Orthop Relat Res, 1988, 226(226):49-64.

[7] Schroer WC, Berend KR, Lombardi AV, et al.Why are total knees failing today? Etiology of total knee revision in 2010 and 2011.J Arthroplasty, 2013, 28(8 Suppl). 116-119.

[8] Ritter MA, Faris PM, Keating EM, et al. Postoperative alignment of total knee replacement.Its effect on survival.Clin Orthop Relat Res, 1994(299):153-156.

[9] Fang DM, Ritter MA, Davis KE.Coronal alignment in total knee arthroplasty:just how important is it?.J Arthroplasty, 2009, 24(6 Suppl):39-43.

[10] Kasahara Y, Majima T, Kimura S, et al. What are the causes of revision total knee arthroplasty in Japan?.Clin Orthop Relat Res, 2013, 471(5):1533-1538.

[11] Bozic KJ, Kurtz SM, Lau E, et al.The epidemiology of revision total knee arthroplasty in the United States.Clin Orthop Relat Res, 2010, 468(1):45-51.

[12] Koh IJ, Cho WS, Choi NY, et al.Causes, risk factors, and trends in failures after TKA in Korea over the past 5 years:a multicenter study.Clin Orthop Relat Res, 2014, 472(1): 316-326.

[13] Matsuda S, Kawahara S, Okazaki K, et al. Postoperative alignment and ROM affect patient satisfaction after TKA.Clin Orthop Relat Res, 2013, 471(1):127-133.

[14] Cashman JP, Carty FL, Synnott K, et al.Intramedullary versus extramedullary alignment of the tibial component in the Triathlon knee.J Orthop Surg Res, 2011, 6:44.

[15] Reed MR, Bliss W, Sher JL, et al.Extramedullary or intramedullary tibial alignment guides:a randomised, prospective trial of radiological alignment.J Bone Joint Surg Br, 2002, 84(6):858-860.

[16] Karade V, Ravi B, Agarwal M.Extramedullary versus intramedullary tibial cutting guides in megaprosthetic total knee replacement.J Orthop Surg Res, 2012, 7:33.

[17] Jeffcote B, Shakespeare D.Varus/valgus alignment of the tibial component in total knee arthroplasty.Knee, 2003, 10(3):243-247.

[18] Caillouette JT, Anzel SH.Fat embolism syndrome following the intramedullary alignment guide in total knee arthroplasty.Clin Orthop Relat Res, 1990(251):198-199.

[19] Phillips AM, Goddard NJ, Tomlinson JE. Current techniques in total knee replacement: results of a national survey.Ann R Coll Surg Engl, 1996, 78(6):515-520.

[20] Chiu KY, Yau WP, Ng TP, et al.The accuracy of extramedullary guides for tibial component placement in total knee arthroplasty.Int

Orthop, 2008, 32(4):467-471.

[21] Cinotti G, Sessa P, Rocca AD, et al.Effects of tibial torsion on distal alignment of extramedullary instrumentation in total knee arthroplasty.Acta Orthop, 2013, 84(3):275-279.

[22] Cobb J P, Dixon H, Dandachli W, et al.The anatomical tibial axis:reliable rotational orientation in knee replacement.J Bone Joint Surg Br, 2008, 90(8):1032-1038.

[23] Dalury D F.Observations of the proximal tibia in total knee arthroplasty.Clin Orthop Relat Res, 2001(389):150-155.

[24] Akagi M, Oh M, Nonaka T, et al.An anteroposterior axis of the tibia for total knee arthroplasty.Clin Orthop Relat Res, 2004 (420):213-219.

[25] Tao K, Cai M, Li S H.The anteroposterior axis of the tibia in total knee arthroplasty for chinese knees.Orthopedics, 2010, 33(11):799.

[26] Tao K, Cai M, Zhu Y, et al.Aligning the tibial component with medial border of the tibial tubercle--is it always right?.Knee, 2014, 21(1):295-298.

[27] Graw BP, Harris AH, Tripuraneni K R, et al. Rotational references for total knee arthroplasty tibial components change with level of resection.Clin Orthop Relat Res, 2010, 468(10):2734-2738.

[28] Scott WN.Surgery of the knee.4th ed.Philadelphia:Churchill Livingstone/Elsevier, 2010, 2(2).

[29] Lutzner J, Krummenauer F, Gunther KP, et al.Rotational alignment of the tibial component in total knee arthroplasty is better at the medial third of tibial tuberosity than at the medial border.BMC Musculoskelet Disord, 2010, 11:57.

[30] Schneider M, Heisel C, Aldinger PR, et al. Use of palpable tendons for extramedullary tibial alignment in total knee arthroplasty.J Arthroplasty, 2007, 22(2):219-226.

[31] Maestro A, Harwin SF, Sandoval MG, et al.Influence of intramedullary versus

extramedullary alignment guides on final total knee arthroplasty component position:a radiographic analysis.J Arthroplasty, 1998, 13(5):552-558.

[32] Simmons EJ, Sullivan JA, Rackemann S, et al.The accuracy of tibial intramedullary alignment devices in total knee arthroplasty.J Arthroplasty, 1991, 6(1):45-50.

[33] Sobti A, Maniar S, Chaudhari S, et al.Reliable and reproducible technique to mark center of ankle in total knee arthroplasty.J Clin Orthop Trauma, 2015, 6(2):144-146.

[34] 张博，潘江，林源，等.国人膝关节参数对假体设计的意义.中国组织工程研究与临床康复，2010(48):8941-8944.

[35] 王岩，周飞虎，周勇刚，等.国人正常膝关节三维几何形态测量及相关研究.中国矫形外科杂志，2004(08):59-61.

[36] Yang B, Yu JK, Zheng ZZ, et al.Computed tomography morphometric study of gender differences in osteoarthritis proximal tibias.J Arthroplasty, 2013, 28(7):1117-1120.

[37] 赵晔，田华，曾琳，等.中国人采用胫骨结节及胫前肌腱定位的髓外截骨法术后胫骨假体冠状位力线的测量与分析.北京大学学报(医学版)，2016:1-10.

[38] Moon YW, Han JH, Lee KH, et al.Clinical Outcome of IM-Guided Total Knee Arthroplasty with Inappropriate Femoral Resection in Coronal Plane.Knee Surg Relat Res, 2013, 25(1):19-24.

[39] Laskin R S.RMC total knee replacement. A review of 166 cases.J Arthroplasty, 1986, 1(1):11-19.

[40] Teter KE, Bregman D, Colwell CJ.The efficacy of intramedullary femoral alignment in total knee replacement.Clin Orthop Relat Res, 1995(321):117-121.

[41] Yau WP, Chiu KY, Tang WM, et al.Coronal bowing of the femur and tibia in Chinese:its incidence and effects on total knee arthroplasty planning.J Orthop Surg(Hong Kong), 2007, 15(1):32-36.

[42] Nuno-Siebrecht N, Tanzer M, Bobyn J D. Potential errors in axial alignment using intramedullary instrumentation for total knee arthroplasty.J Arthroplasty, 2000, 15(2):228-230.

[43] Reed SC, Gollish J.The accuracy of femoral intramedullary guides in total knee arthroplasty.J Arthroplasty, 1997, 12(6):677-682.

[44] Mihalko WM, Boyle J, Clark LD, et al.The variability of intramedullary alignment of the femoral component during total knee arthroplasty.J Arthroplasty, 2005, 20(1):25-28.

[45] Novotny J, Gonzalez MH, Amirouche FM, et al.Geometric analysis of potential error in using femoral intramedullary guides in total knee arthroplasty.J Arthroplasty, 2001, 16(5), 641-647.

第27章 膝关节置换术后假体周围骨折的处理

假体周围骨折是 TKA 术后不常见的并发症，TKA 术后的假体周围骨折发生率在 0.3% ~ 2.5%。随着 TKA 手术量在全世界范围内的不断增长，以及人口老龄化的到来，假体周围骨折的发生率也势必随之不断增加。另一方面，这类骨折会造成巨大的经济压力，并严重地影响患者的生活质量。因此，对这类并发症的诊疗，应当引起我们足够的关注。

恢复下肢力学轴线，并保证膝关节的稳定性和活动度，是这类骨折的治疗目标。Su 等提出，无论是手术或非手术治疗，在保证上述疗效的前提下，可允许有 < 2cm 的肢体短缩，矢状面上残留 < 10° 的屈曲畸形，冠状面上残留 < 5° 的内外翻畸形。具体的治疗方法取决于骨折发生的部位、类型、局部骨量及假体的松动情况。发生在股骨髁上的骨折是最常见的类型，此时关节假体往往固定牢固，内固定治疗是理想的方法，可遵照治疗创伤性骨折的原则和技术进行处理。经皮、有角度带自锁定功能内固定板的应用，为这类骨折的治疗带来了革命性的改变。早期的临床效果和生物力学研究报告显示了良好的效果。胫骨侧的骨折较为少见，多伴有假体的松动，此时，翻修手术在所难免。骨量丢失、骨缺损、局部骨质疏松及较小的垂直于关节

面的骨块，都对翻修手术的实施有不利的影响。高龄患者，则需要考虑使用肿瘤假体来处理较差的骨质或巨大的骨缺损。

值得注意的是，对特定技术细节的掌握是获得良好疗效的关键，进行假体周围骨折翻修手术的医生，应当具备良好的关节重建外科和创伤骨科技术。

一、风险因素与患者评估

TKA 术后假体周围骨折的患者相关风险因素包括类风湿、骨质疏松、骨量丢失、高龄、外伤（如经常性摔倒）；技术相关风险主要是初次手术时的股骨前侧皮质切迹，这已被大量研究证实是假体周围骨折的潜在风险。

对于假体稳定、骨折前无疼痛症状的患者，不需要常规进行感染方面的排查。然而，对于存在或可疑假体松动，或者在骨折前有膝关节疼痛的患者，应该常规进行感染筛查，如血常规、红细胞沉降率、C反应蛋白、膝关节穿刺等。同时，这类患者骨折前是否存在的膝关节不稳定或僵硬的情况，也应当予以了解。应尽可能获得初次置换的原始病历资料（手术记录等），这对于只计划更换一部分假体的患者尤为重要。由于产品的更新换代，一些老款假

体可能出现无法提供限制性垫片或型号不匹配的情况，因此，如果进行翻修手术，假体的兼容性也应当在术前计划中予以考虑。对患者的评估还应包括下肢的血管、神经的检查，以及局部皮肤瘢痕情况。高质量的影像学资料是必不可少的，对评估假体稳定性、骨缺损情况和术前计划都至关重要。

二、股骨假体周围骨折

目前使用较为普遍的分型方法是由 Rorabeck 等在 1998 年提出的，该分型方法在注意了骨折移位情况的同时，也考虑了假体的稳定性，具体方法：Ⅰ型，骨折无移位，假体稳定；Ⅱ型，骨折有移位（移位＞5mm 或成角＞5°），但假体稳定；Ⅲ型，假体松动或毁损，无论骨折有无移位。2006 年，Kim 等依据了骨量、假体固定和位置及骨折的可复性提出了一种分型，对治疗方式的选择更具有指导意义。Ⅰ型：骨量好，假体位置和固定均好。ⅠA 型：骨折无移位或易复位的，可选择非手术治疗；ⅠB 型：骨折不能复位的，应选择切开复位内固定。Ⅱ型：骨量好，骨折可复位，但假体已松动或对位不齐，应行翻修术。Ⅲ型：严重的粉碎性骨折，远端骨量减少，假体位置不佳，需要进行翻修手术。

此类骨折的治疗原则：促进骨愈合，恢复下肢长度，纠正不良力线和旋转，避免相关并发症。对于骨折块较小、力线良好、无明显短缩和旋转的 Rorebeck Ⅰ型或 Kim ⅠA 型骨折，可以考虑非手术治疗，但这种情况是较少见的，非手术治疗的方法主要是长腿石膏，同时可考虑辅助髋部支具以纠正下肢的旋转。此期间，需要密切的影像学随访，如果发现有骨折不稳定或移位迹象，需要及时进行手术干预。长时间

的石膏固定会导致骨量的丢失，对未来可能的进一步手术带来潜在的风险。除此以外的骨折，均应考虑手术治疗。实施这类手术，往往需要面对局部骨质疏松、肢体短缩、假体遮挡及可能的骨折不愈合的挑战。术前计划应当考虑合适的内固定装置来维持冠状位的稳定性，以防止愈合过程中的内翻塌陷。成角钢板和动力髁螺钉曾被使用，但对其疗效的报道良莠不齐。

股骨假体周围骨折往往非常靠近股骨远端，假体的遮挡使得必须靠近近端安置内固定钉板。一些股骨髁支撑钢板允许远端螺钉的成角安置，但其对冠状位稳定性的维持欠佳。复杂、不稳定的假体周围骨折可采用逆行髓内钉的方法获得良好的效果，同时该方法具有创伤较小的优点。然而，逆行置钉的挑战在于锁定螺钉能否为远端的骨折块提供足够的冠状位稳定性；因此，有学者建议该方法使用于骨折远端有足够骨量的患者，并且要保证至少有两枚锁定螺钉置入，以维持足够的稳定性。另一方面，股骨假体（如 CR 型假体）可能会阻挡髁间逆行置钉的操作。最近的生物力学研究表明，内侧皮质接触、逆行髓内钉能够比外侧锁定板提供更强的力学稳定性。一些情况下，远端骨块较大的，可选择顺行髓内钉治疗，但这些病例比较少见。顺行髓内钉的操作难点在于获得骨折良好的力线；同样的，该方法也在髓内钉远端和假体远端的区域内造成了一个高应力集中区，因此依然需要远端螺钉以维持足够的稳定性。

三、胫骨假体周围骨折

胫骨假体周围骨折较少见，发生率约为 1.7%。目前常用的分型方法由 Felix 等提出，该分型按骨折部位分为：Ⅰ型，胫

骨平台骨折；Ⅱ型，靠近假体柄部的骨折；Ⅲ型，假体以远的骨折；Ⅳ型，胫骨结节骨折。各型中又分为 A、B 和 C3 个亚型，具体分为：A 型，假体固定良好；B 型，假体松动；C 型，术中骨折。

Felix Ⅰ型骨折是最常见的类型，多伴有假体松动和不同程度的骨丢失，一期翻修胫骨侧假体同时稳定骨折是首选的治疗方案，翻修假体配合使用延长杆，可采用骨水泥型或生物型方式固定，应保证延长杆远端超过骨折部位以传导应力，如存在骨缺损，可根据大小及范围选择楔形垫片或植骨方法进行修复。Ⅱ型骨折，多由外伤暴力导致，如假体松动同时合并有骨溶解、胫骨干骺端骨缺损，治疗则非常具有挑战性，翻修手术应选择延长杆，可考虑结构性植骨或金属垫块来处理骨缺损。Ⅲ型骨折，可能因为外伤或下肢力线不良导致局部应力过大，胫骨不当截骨造成局部骨质薄弱与应力相对集中的应力性骨折，也是原因之一。大部分为ⅢA型骨折，治疗的关键在于重建下肢的正常力线与维持膝关节的活动度，一般可选择非手术治疗。ⅢB型骨折则需要个体化的治疗方案，结合延长杆的一期翻修加骨折复位并固定术是一种选择，也可以先行非手术治疗，待骨折愈合后再行二期假体翻修术。Ⅳ型骨折主要由于直接暴力或股四头肌牵拉造成，由于破坏了伸膝装置，此类骨折的膝关节功能受损严重。假体固定良好、骨折无明显移位的ⅣA型骨折可予非手术治疗；但对移位明显的ⅣA或ⅣB型骨折，则应采取手术治疗，其重点在于重建伸膝装置。

四、髌骨骨折

外伤、髌骨缺血性坏死、局部异常应力等是导致髌骨假体周围骨折的原因，其发生率约为 1%。75% 的骨折类型为髌骨外缘纵行骨折，伸膝装置的完整性多不受累，患者也往往无明显的临床症状，有时为术后随访时偶然发现。

Goldberg 等提出的髌骨假体周围骨折分型方法使用较为普遍，其依据伸膝装置的完整性、假体的固定情况和骨折部位分为 4 型。

1. Ⅰ型：伸膝装置完整性未受累，骨折线未累及假体与骨界面。

2. Ⅱ型：伸膝装置完整性受累，或骨折线已累及假体与骨界面。

3. Ⅲ型：髌骨下极骨折，其中 A 型为髌韧带断裂者，B 型为髌骨韧带未受累。

4. Ⅳ型：髌骨骨折脱位。

由于多无临床症状，髌骨假体周围骨折一般无须处理。大部分髌骨假体周围骨折经 6 周制动及后续正确的功能锻炼，可取得满意的疗效。手术治疗往往很难达到解剖复位，内固定的效果也多不确切，同时，由于髌骨骨量的丢失，使得再固定变得极其困难，易产生术后并发症。因此，非手术治疗是目前处理髌骨假体周围骨折较理想的方法。

五、结　　语

TKA 术后假体周围骨折发生率不高，应根据患者情况、骨折部位、假体固定情况和局部骨质条件选择合适的治疗方式。股骨或胫骨侧骨折的治疗，存在一定的难度，特别是高龄患者或合并伸膝装置损伤的病例，更是如此。良好的术前评估、慎重的术前计划，是获得良好疗效的保证。锁定板结合小切口微创技术，在治疗股骨侧复杂骨折中体现出了一定的优势，远期疗效仍有待更多高质量的研究证实。在实施胫骨侧关节翻修手术时，应考虑使用延长杆以使应力通过骨折或骨缺损部位，应用金属垫块或者骨移植的方法可用来处理缺损，这些都有赖于术者良好的技术和丰富的经验。髌骨假体周围骨折多无临床症状，非手术治疗即可取得满意疗效。

（李子剑　李　锋）

主要参考文献

[1] 钟航，杨静，裴福兴，等 . 皮质骨板联合髁钢板治疗全膝置换术后股骨假体周围骨折 . 实用骨科杂志，2016，22:225-228.

[2] 兰平文，沈彬 . 全膝关节置换术后假体周围骨折的诊疗进展 . 中华关节外科杂志（电子版），2013: 240-244.

[3] 刘钟阳，陈新，苏佳灿 . 全膝关节置换术后假体周围骨折的研究进展 . 中国骨与关节外科，2010，3:163-166.

[4] Scott WN.Surgery of the knee.4th ed.ed. Philadelphia:Churchill Livingstone/Elsevier, 2006.

[5] Burnett RS, Bourne RB.Periprosthetic fractures of the tibia and patella in total knee arthroplasty.Instr Course Lect, 2004, 53:217-235.

[6] Su ET, DeWal H, Di Cesare PE.Periprosthetic femoral fractures above total knee replacements. J Am Acad Orthop Surg, 2004, 12:12-20.

[7] Dennis DA.Periprosthetic fractures following total knee arthroplasty.Instr Course Lect, 2001, 50:379-389.

[8] Rorabeck CH, Taylor JW.Classification of periprosthetic fractures complicating total knee arthroplasty.Orthop Clin North Am, 1999, 30:209-214.

[9] Marczak D, Kowalczewski J, Czubak J, Okoń T, Synder M, Sibiński M. Short and mid term results of revision total knee arthroplasty with Global Modular Replacement System. Indian J Orthop, 2017 May-Jun, 51(3):324-329.

[10] Sa-Ngasoongsong P, Chulsomlee K, Wongsak S, Suphachatwong C, Kawinwonggowit V. The Use of Dual Reconstruction Plates for Failed Fixation of Patellar Fracture after Total Knee Replacement: A Case Report. Malays Orthop J, 2016 Nov, 10(3):52-55.

[11] Lee DH, Lee SH, Song EK, Seon JK, Lim HA, Yang HY. Causes and Clinical Outcomes of Revision Total Knee Arthroplasty. Knee Surg Relat Res, 2017 Jun 1, 29(2):104-109.

[12] Abdel MP, Ledford CK, Kobic A, Taunton MJ, Hanssen AD. Contemporary failure aetiologies of the primary, posterior-stabilised total knee arthroplasty. Bone Joint J, 2017 May, 99-B(5):647-652.

[13] Czekaj J, Fary C, Gaillard T, Lustig S. Does low-constraint mobile bearing knee prosthesis give satisfactory results for severe coronal deformities? A five to twelve year follow up study. Int Orthop, 2017 Jul, 41(7):1369-1377.

[14] Lim JB, Bin Abd Razak HR, Zainul-Abidin S, Allen JC, Koh JS, Howe TS. What Are the Preoperative Outcome Measures That Predispose to Periprosthetic Fractures After Primary Total Knee Arthroplasty? J Arthroplasty, 2017 Mar 16, pii: S0883-5403(17): 30215-2.

[15] Lim HA, Song EK, Seon JK, Park KS, Shin YJ, Yang HY. Causes of Aseptic Persistent Pain after Total Knee Arthroplasty. Clin Orthop Surgm, 2017 Mar, 9(1):50-56.

[16] Moussa ME, Lee YY, Patel AR, Westrich GH. Clinical Outcomes Following the Use of Constrained Condylar Knees in Primary Total Knee Arthroplasty. J Arthroplasty, 2017 Jun, 32(6):1869-1873.

[17] Wallace SS, Bechtold D, Sassoon A. Periprosthetic fractures of the distal femur after total knee arthroplasty : Plate versus nail fixation. Orthop Traumatol Surg Res, 2017 Apr, 103(2):257-262.

[18] Zwingmann J, Krieg M, Thielemann F, Südkamp N, Helwig P. Long-Term Function following Periprosthetic Fractures. Acta Chir

Orthop Traumatol Cech, 2016, 83(6):381-387.

[19] Gottfriedsen TB, Schrøder HM, Odgaard A. Transfemoral Amputation After Failure of Knee Arthroplasty: A Nationwide Register-Based Study. J Bone Joint Surg Am, 2016 Dec 7, 98(23):1962-1969.

[20] Loures FB, Motta JR, Albuquerque RS, Barretto JM, Cavanellas NT. Bilateral distal femoral fracture after total knee arthroplasty. Rev Bras Ortop, 2016 Aug 30, 51(5):606-609.

[21] Welch T, Iorio R, Marcantonio AJ, Kain MS, Tilzey JF, Specht LM, Healy WL. Incidence of Distal Femoral Periprosthetic Fractures after Total Knee Arthroplasty. Bull Hosp Jt Dis (2013), 2016 Nov, 74(4):287-292.

[22] Konan S, Sandiford N, Unno F, Masri BS, Garbuz DS, Duncan CP. Periprosthetic fractures associated with total knee arthroplasty: an update. Bone Joint J, 2016 Nov, 98-B(11):1489-1496.

[23] Kim SH, Lim JW, Ko YB, Song MG, Lee HJ. Comparison of ultra-congruent mobile- and fixed-bearing navigation-assisted total knee arthroplasty with minimum 5-year follow-up. Knee Surg Sports Traumatol Arthrosc, 2016 Nov, 24(11):3466-3473.

[24] Masmoudi K, Grissa Y, Benzarti S, Cheikhrouhou H, Mensi Z. Open Periprosthetic Patellar Fracture after Total Knee Replacement. J Orthop Case Rep, 2016 Apr-Jun, 6(2):89-91.

[25] Choi HS, Nho JH, Kim CH, Kwon SW, Park JS, Suh YS. Revision Arthroplasty Using a MUTARS® Prosthesis in Comminuted Periprosthetic Fracture of the Distal Femur. Yonsei Med J, 2016 Nov, 57(6):1517-1522.

[26] Ozdemir G, Azboy I, Yilmaz B. Bilateral periprosthetic tibial stress fracture after total knee arthroplasty: A case report. Int J Surg Case Rep, 2016, 24:175-178.

[27] Lee LV, Esmende SM, Born CT. Knee Disarticulation for a Total Knee Arthroplasty Periprosthetic Fracture. Orthopedics, 2016 Jul 1, 39(4):e775-778.

[28] Kim KT, Lee S, Lee JI, Kim JW. Analysis and Treatment of Complications after Unicompartmental Knee Arthroplasty. Knee Surg Relat Res, 2016 Mar, 28(1):46-54.

[29] Drew JM, Griffin WL, Odum SM, Van Doren B, Weston BT, Stryker LS. Survivorship After Periprosthetic Femur Fracture: Factors Affecting Outcome. J Arthroplasty, 2016 Jun, 31(6):1283-1288.

[30] Minarro JC, Urbano-Luque MT, Quevedo-Reinoso R, López-Pulido MJ, Fernández-González Á, Delgado-Martínez AD. Is obesity related with periprosthetic fractures around the knee? Int Orthop, 2016 Aug, 40(8):1583-1586.

第28章 膝关节置换术后关节失稳的处理

一、概　　述

膝关节置换术后关节失稳并不少见，因此接受翻修手术治疗的患者占翻修总数的 10% ~ 22%。TKA 术后 5 年内的早期失败，也大多同术后不稳定有关；术后 2 年内的翻修手术中，术后关节失稳则是仅次于感染的原因。

二、临床表现

关节失稳的临床症状多种多样，可表现为疼痛、反复发生的肿胀、活动度过大、屈曲受限、股四头肌无力，一些患者会存在从坐位站起行走的困难，广泛的失稳还可以造成脱位。症状出现的时间可早可晚，这与失稳的具体原因有关。

三、诊　　断

（一）病史

准确地了解病史有助于明确诊断，但需要强调的是，患者自称的"不稳定"并不能作为诊断的依据。除此之外，还需要了解术前患者的原发疾病，是否存在术前畸形，之前膝关节手术入路，应用的假体类型，置换术中特殊的手术操作，术后康复情况及术后任何可能的创伤情况等。

关节外畸形、神经肌肉病变及广泛的软组织松解，都是发生术后失稳的风险因素。研究发现，肥胖是术中侧副韧带损伤的风险因素，同时也会导致术中和术后的软组织失平衡而产生不稳定。

（二）查体

患者的主诉被仔细分析的同时，还应结合细致的查体。查体的内容包括韧带松弛度和肌肉力量的检查。步态同样应当被关注，内翻或外翻样不稳定步态，往往表示存在冠状位不稳定。要在伸直、屈曲 30° 和 90° 时检查膝关节前后位和内外侧的稳定性。当患者肌肉紧张时，一些轻微的不稳定往往难以发现。在屈膝 90° 时做抽屉试验，有助于判断膝关节的稳定性。膝关节活动度超过正常范围时，也要怀疑不稳定的存在。伸膝装置不完整也可能会导致不稳定的发生。

（三）辅助检查

实验室检查包括白细胞计数、红细胞沉降率（ESR）及 C 反应蛋白（CRP），主要用于排除感染。不稳定造成的关节积液多呈血性，关节腔穿刺红细胞计数有助于发现，一般在 64×10^9/L 以上，认为这同不稳定所致滑膜慢性刺激有关。

影像学检查应包括负重位的膝关节全长片，假体的位置、大小及下肢机械轴和解剖轴力线均需要测量。有时，负重位或应力位影像学检查会帮助明确不稳定的情况。垫片异常磨损、假体松动、骨折或骨量丢失，往往都提示不稳定情况的存在。较大的胫骨假体垫片提示术中可能存在的软组织不平衡。另外，假体过大会导致韧带强度的减弱，也是造成不稳定的一个原因。CT 则有助于判断假体的旋转对位。

四、分　类

可能造成 TKA 术后不稳定的原因有：不正确的手术技术，不良的假体设计，不正确的假体位置，以及下肢力线不良。一般将不稳定分为以下几种情况：伸直位不稳定，屈曲位不稳定，关节反屈畸形。伸直位和屈曲位不稳定又可以分为非对称性和对称性。在进行翻修手术之前，对不稳定的类型需要加以明确。

（一）伸直位不稳定：对称性

伸直位对称性不稳定见于内、外侧侧副韧带在伸直位时的松弛。处理这种相对少见的情况，仅仅使用增厚的垫片是不足以解决问题的。这类不稳定的产生，同错误的截骨有关，典型表现就是股骨远端截骨过度，导致了伸直间隙远大于屈曲间隙。

处理由于股骨远端过度截骨造成的伸直位对称性不稳定，有一定难度。单纯使用厚垫片并不理想，增加胫骨截骨会导致关节线的抬高，这会影响膝关节的运动，并对髌股关节造成影响，还会进一步紧张屈曲间隙，临床疗效不佳。有学者建议使用股骨远端垫块，在恢复伸直间隙的同时还可恢复正常的关节线，这类垫块在很多翻修系统中都能够得到。

（二）伸直位不稳定：非对称性

这种情况较对称性伸直位不稳定更为常见。产生的原因往往是术前膝关节存在较重的畸形，术后存在持续的、医源性韧带不平衡。在处理畸形较重的病例时，由于术者对可能发生的、医源性韧带损伤存在顾虑，往往会对韧带松解不彻底，以致术后残留畸形和软组织不平衡。在内翻膝中，表现为担心过度松解内侧副韧带导致松弛而使得术后内侧间隙过于紧张，导致术后内翻残留。过高的内侧副韧带张力会造成垫片内侧早期磨损，同时后期导致外侧副韧带牵张性松弛，术后内翻畸形进一步加重。处理在这种情况，需要重新进行适当的内侧副韧带松解，这一技术已被 Insall 和他的同事阐述过。之后，采用更厚的垫片来重建内外侧副韧带的平衡。

另一种造成伸直位非对称性不稳定的原因是外翻膝矫形不足，这是由于没有对外侧紧张结构进行有效松解，并残留了内侧副韧带的松弛。轻度的内侧副韧带松弛在外翻膝术中可以接受，但内侧副韧带张力并没有后续自我增高的能力，因此，术后内侧副韧带松弛会产生术后外翻，并不断加重畸形。处理这一情况，同样需要重新对外侧副韧带进行松解。苹果派技术（pie-crust），即多点戳孔技术常常被使用，效果良好。

在进行胫骨近端截骨时，医源性侧副韧带损伤时有发生。过度激进的测试侧副韧带张力也会导致损伤，特别是内侧副韧带。手术修补在所难免，可以考虑腘肌腱移植进行修复，同时采用髁限制性假体以增加稳定性，并在术后辅以支具保护降低修复后韧带的张力。

（三）屈曲位不稳：对称性

屈曲位不稳定的发生率由于诊断的困难而一直被低估。这一情况可以发生在后稳定型（PS）假体术后，也可能出现在后交叉保留型（CR）假体术后，典型的临床表现为半屈曲位时胫骨侧的疼痛。影像学检查假体力线大多良好，无松动表现。

假体填充不够是造成屈曲位不稳定的主要原因，术后早期出现大多同技术上失误有关。一种情况是，术者为了避免过度上抬关节线，而较为保守地进行股骨远端截骨，这一做法使得术者选择较薄垫片避免伸直间隙紧张，从而造成了屈曲间隙的松弛和不稳。另外，当选择了小于前后径的假体时，后侧偏心距被降低，屈曲间隙便异常增大了。对术前、术后侧位片进行比较，就可以发现是否存在这一问题。过大的胫骨后倾是第3个可能的原因，这一情况也会大大增加术后交叉韧带损伤的风险。

PS假体的术后屈曲位不稳定可发生脱位，发生率为0～0.5%。这是由于在屈曲间隙过于松弛时，膝关节屈曲同时施加内翻或外翻应力下，立柱能够跳跃过横柱而出现脱位（比如盘腿穿袜子或穿鞋时）。术前明显外翻畸形的患者，术后有更高的脱位风险。首次脱位可采用闭合复位的方法治疗，同时采用支具限制活动避免再次脱位。对于反复脱位或活动性内衬脱位患者，则需要考虑切开复位。若伸直间隙允许，翻修时可以采用更厚的垫片解决。髁限制性假体可以部分解决问题，但不能完全改善屈伸间隙的不平衡。

PS假体在屈曲位不稳时也可以不伴有脱位，这类患者通常表现为膝关节反复的肿胀、散在压痛及在屈膝90°时关节查体的不稳定。

对于CR型假体术后屈曲位不稳定，临床表现同PS假体相近，在诊断上同样相当困难。查体上可表现为后抽屉试验阳性或屈膝胫骨近端下垂凹陷。在伸直位时，膝关节内外翻稳定性良好。造成CR假体术后屈曲位不稳定的原因很多，特别是当垫片矢状位轮廓较为平坦时，会由于无法阻挡前后滑移而造成屈曲位不稳定。术后后交叉韧带的损伤可以造成术后早期或晚期的不稳定。医源性后交叉韧带损伤是早期不稳定的主要原因；而当屈曲间隙过紧时，同样会造成后交叉韧带损伤，后续出现屈曲松弛、不稳定，这是因为过紧的屈曲间隙往往会迫使患者进行更为激进的功能训练以获得足够的活动度，有时突然的响声伴随活动度的陡然增加往往表明出现了后交叉韧带的断裂。迟发不稳定大多源于后交叉韧带的退变或炎症疾病侵犯，后者在类风湿病例中更为常见。

初步的治疗包括股四头肌肌力的训练，支具保护有时对减轻症状有一定帮助，但是总体而言，非手术治疗的疗效存在争议。对于症状重、明显不稳定的患者，则需要考虑手术治疗。手术更换内衬是一种较为简单的方法，具有手术时间短、出血少、不增加截骨的优点。但是，应用这一方法需要特别注意，单纯增加垫片厚度并不能改善伸直与屈曲间隙的不平衡，同时垫片后内侧部分的磨损会再次增大屈曲间隙，导致治疗的失败。曾有报道，使用增厚垫片治疗屈曲位不稳定具有较高的失败率。对于CR假体的术后屈曲位不稳定，可以考虑更换为PS型假体，重点在于重新平衡屈伸间隙，这是翻修的关键。

（四）屈曲位不稳定：非对称性

对于轻度的侧副韧带不平衡导致的屈

曲位不稳定是否会产生症状，仍未能明确。矩形的屈曲间隙大小由股骨后髁切除骨量、股骨假体旋转和韧带松解程度决定。股骨假体的旋转不良不仅会导致髌股关节的对位不良，同时会使得屈曲间隙不对称从而产生松弛。良好的股骨假体旋转标准仍未能明确，一些遵循间隙平衡原则的医生主张在获得矩形的屈曲间隙后再进行截骨，而另一些医生则倾向于先依据解剖标记进行截骨，之后通过软组织松解调整不对称的间隙。

屈曲间隙非对称性不稳定对临床的影响尚未明了，既往的研究认为，根据解剖位置决定的股骨假体旋转伴随轻度韧带不平衡是可以接受的。然而，Laskin 指出对称的屈曲间隙较非对称的间隙而言，能获得更大的活动范围并减少胫骨内侧疼痛的出现。

（五）屈曲中位不稳定

这一概念至今仍存在争议，支持者认为是一种相对独立的临床并发症。屈曲中位不稳定被定义为在屈膝 45°～90° 范围内存在的外旋和外翻位不稳定。前内侧韧带张力、胫骨与股骨假体的型合度等都对这一情况有影响。尸体研究显示，如果股骨假体向近端和上方安置 5mm 时，在屈曲中位时就会产生明显的内/外翻松弛。关节线的变化，尽管不会影响伸直或屈膝 90° 时的内外侧副韧带张力，但是在屈曲中位时会出现松弛，这一变化可能会导致继发的松弛和垫片的加速磨损。股骨假体矢状位形态对屈曲中位松弛有独立的影响。既往假体被设计为多旋转半径式，然而，新近研究则提示单半径设计更符合膝关节运动学。

尽管对屈曲中位不稳定的研究报道较多，但至今尚没有普遍认可的治疗方法。

但有一点较为确定，即存在明显症状的患者接受非手术治疗的疗效不佳。对于因屈曲中位不稳定而进行翻修的成功率，也同样缺乏数据支持。

（六）关节反屈畸形

术前膝关节过伸畸形较为少见，这类患者多存在神经肌肉系统的疾病。例如，当股四头肌绝对力弱时，比如小儿麻痹症会导致膝关节锁定于过伸位，产生反膝步态。当患者存在外翻畸形并伴有髂胫束挛缩时，是 TKA 手术的相对禁忌证，手术时需特别注意。患者术前合并股四头肌肌力减弱时，术后站立时会有过伸倾向。解决的方法是减少截骨或者股骨远端加用垫块使得关节线下移，相当于人为让膝关节出现轻度的屈曲畸形。

TKA 术后出现的膝关节反屈治疗相当困难。对于假体失败或者股四头肌无力的患者，有伸膝阻挡装置的旋转铰链膝是值得考虑的方法。需要注意的是，屈曲位软组织的松弛可能会造成某些铰链式假体的脱位。

五、治 疗 策 略

TKA 术后不稳定的治疗，已在各类型中有所介绍。非手术治疗在部分症状较轻、不稳定程度不重的患者中有一定价值，比如股四头肌肌力训练、支具保护等。然而，对于症状和不稳定程度较重的病例，应当积极考虑返修手术治疗。总体而言，应当首先甄别不稳定的类型和产生的原因，之后针对病因制订翻修手术策略。在翻修手术的假体选择上，侧副韧带的功能状态决定了所需假体的类型髁限制性假体。假体依其限制性由低至高的顺序类型依次包括限制性内衬、PS 型假体、内外翻限制性假体（varus/valgusconstrainedprothesis，VVC）及铰链膝或旋转铰链膝。值得注意的是，提高假体限制性，只是为膝关节周围稳定结构的愈合与修复提供良好的力学环境，手术仍应当将最大程度获得屈伸间隙与软组织平衡作为首要原则，并且这些限制型假体在不同程度上增加了胫股关节的限制性，增大了假体与骨界面的应力，有降低远期生存率的可能。

（李子剑 李 锋）

主要参考文献

[1] Rodriguez-Merchan EC，Gomez-Cardero P，Martinez-Lloreda A.Revision knee arthroplasty with a rotating-hinge design in elderly patients with instability following total knee arthroplasty.J Clin Orthop Trauma，2015，6：19-23.

[2] Chang MJ，Lim H，Lee NR，Moon YW. Diagnosis，causes and treatments of instability following total knee arthroplasty.Knee Surg Relat Res，2014，26：61-67.

[3] 方镇洙，舒帆，杨荣，等.人工膝关节置换术后关节不稳定.实用骨科杂志，2012: 37-41.

[4] Rodriguez-Merchan EC.Instability following total knee arthroplasty.HSS J，2011，7：273-278.

[5] 张亮，周一新，周乙雄.全膝关节置换后胫股关节不稳定.中华关节外科杂志（电子版），2011：92-98.

[6] Niki Y，Mochizuki T，Momohara S，et al. Factors affecting anteroposterior instability following cruciate-retaining total knee arthroplasty in patients with rheumatoid arthritis.Knee，2008，15：26-30.

[7] Scott WN.Surgery of the knee.4th ed.ed. Philadelphia：Churchill Livingstone/Elsevier，2006.

[8] Camp C L，Yuan B J，Wood A J，et al. Pigmented villonodular synovitis diagnosed during revision total knee arthroplasty for flexion instability and patellar fracture. The Knee, 2016, 23(2): 338-341.

[9] Nedopil A J，Howell S M，Hull M L. What clinical characteristics and radiographic parameters are associated with patellofemoral instability after kinematically aligned total knee arthroplasty? International orthopaedics, 2017, 41(2): 283-291.

[10] Leichtenberg C，Kroon H，Dekker J，et al. Self-reported Knee Instability Associated with Pain and Activity Limitations Prior and One Year after Total Knee Arthroplasty in Patients with Knee Osteoarthritis. Osteoarthritis and Cartilage, 2017, 25: S349-S350.

[11] Xie K, Lyons S T. Soft Tissue Releases in Total Knee Arthroplasty for Valgus Deformities. The Journal of Arthroplasty, 2017, 32(6): 1814-1818.

[12] Haque O J，Kremers H M，Kremers W K，et al. Increased risk of postoperative complications after total knee arthroplasty in patients with previous patellectomy. The Journal of arthroplasty, 2016, 31(10): 2278-2281.

[13] Lamotte A，Neri T，Kawaye A，et al. Medial patellofemoral ligament reconstruction for patellar instability following total knee arthroplasty: A review of 6 cases. Orthopaedics & Traumatology: Surgery & Research, 2016, 102(5): 607-610.

[14] Bohl D D，Wetters N G，Del Gaizo D J，et al. Repair of intraoperative injury to the medial collateral ligament during primary total knee arthroplasty. JBJS, 2016, 98(1): 35-39.

[15] Grayson C W，Warth L C，Ziemba-Davis M M，et al. Functional improvement and expectations are diminished in total knee arthroplasty patients revised for flexion instability compared to aseptic loosening and infection. The Journal of arthroplasty, 2016, 31(10): 2241-2246.

[16] Athwal K K，El Daou H，Kittl C，et al. The

第四部分 膝关节置换术并发症的处理

superficial medial collateral ligament is the primary medial restraint to knee laxity after cruciate-retaining or posterior-stabilised total knee arthroplasty: effects of implant type and partial release. Knee Surgery, Sports Traumatology, Arthroscopy, 2016, 24(8): 2646-2655.

[17] Lee J H, Barnett S L, Patel J J, et al. Ten Year follow-up of gap balanced, rotating platform total knee arthroplasty in patients under 60 years of age. The Journal of arthroplasty, 2016, 31(1): 132-136.

[18] Cottino U, Sculco P K, Sierra R J, et al. Instability after total knee arthroplasty. Orthopedic Clinics of North America, 2016, 47(2): 311-316.

[19] Kuriyama S, Ishikawa M, Nakamura S, et al. Noise Generation With Good Range of Motion but Without Femorotibial Instability Has Small Effect on Patient Satisfaction After Total Knee Arthroplasty. The Journal of arthroplasty, 2017, 32(2): 407-412.

[20] Teichtahl A, Cicuttini F, Martel-Pelletier J, et al. A clinically detected knee effusion is associated with current and future knee symptoms-data from the osteoarthritis initiative. Osteoarthritis and Cartilage, 2016, 24: S433.

[21] Hamilton W G, Ammeen D J, Parks N L, et al. Patellar Cut and Composite Thickness: The Influence on Postoperative Motion and Complications in Total Knee Arthroplasty. The Journal of arthroplasty, 2017, 32(6): 1803-1807.

[22] Jethanandani R G, Maloney W J, Huddleston J I, et al. Tibiofemoral dislocation after total knee arthroplasty. The Journal of arthroplasty, 2016, 31(10): 2282-2285.

[23] Petrie J R, Haidukewych G J. Instability in total knee arthroplasty. Bone Joint J, 2016, 98(1 Supple A): 116-119.

[24] Wright T M. Joint Stability in Total Knee Arthroplasty: What Is the Target for a Stable Knee?. Journal of the American Academy of Orthopaedic Surgeons, 2017, 25: S25-S28.

[25] Martin J R, Beahrs T R, Stuhlman C R, et al. Complex Primary Total Knee Arthroplasty: Long-Term Outcomes. JBJS, 2016, 98(17): 1459-1470.

[26] Mochizuki T, Tanifuji O, Sato T, et al. Association between anteroposterior laxity in mid-range flexion and subjective healing of instability after total knee arthroplasty. Knee Surgery, Sports Traumatology, Arthroscopy, 2016: 1-6.

[27] Carbó E, Laguna R, Del Moral F, et al. Non traumatic posterior instability in primary total knee replacement and its revision. Acta ortopedica mexicana, 2016, 30(2): 105-109.

[28] Sheth N P, Husain A, Nelson C L. Surgical Techniques for Total Knee Arthroplasty: Measured Resection, Gap Balancing, and Hybrid. JAAOS-Journal of the American Academy of Orthopaedic Surgeons, 2017, 25(7): 499-508.

[29] Khan M, Osman K, Green G, et al. The epidemiology of failure in total knee arthroplasty. Bone Joint J, 2016, 98(1 Supple A): 105-112.

[30] Luttjeboer J S, Bénard M R, Defoort K C, et al. Revision Total Knee Arthroplasty for Instability-Outcome for Different Types of Instability and Implants. The Journal of arthroplasty, 2016, 31(12): 2672-2676.

[31] Vince K. Mid-flexion instability after total knee arthroplasty. Bone Joint J, 2016, 98(1 Supple A): 84-88.

第29章　膝关节置换术后关节僵硬的处理

膝关节置换的目的是为了获得一个无痛、灵活的关节，能够完成日常生活中的大部分活动，如行走、爬楼、开车等，而达到蹲下的程度就需要更高的活动度。恢复良好的膝关节置换术通常能够达到从伸直 $0°\sim5°$ 到屈曲 $115°\sim120°$ 的范围，而一个僵硬的膝关节对于患者和医生来讲，都是令人十分失望的结果，这也是导致膝关节翻修的重要原因。其病因多种多样，需要对僵硬的原因进行全面的评价，进行恰当的治疗。

一、定　　义

文献对于膝关节置换术后膝关节僵硬尚无统一定义。有学者定义，全膝关节置换术后12周膝关节伸膝迟滞 $>10°$ 和（或）屈曲 $<90°$，为膝关节僵硬。现在一般认为，膝关节置换术后膝关节屈曲 $<90°$ 为膝关节僵硬。

二、原　　因

（一）感染

膝关节置换术后感染的表现可以有多种形式，渐进性的活动受限和僵硬是比较常见的，可以有伤口愈合不良、窦道形成、发热等，在面对膝关节僵硬时，首先要排除感染的可能，通过血清学和影像检查，能够提供必要的证据。

（二）术前因素

文献报道术前膝关节屈曲度明显影响了术后屈曲度。而髋关节活动度不好同样也影响患侧膝关节的屈曲，如果有严重的髋关节屈曲挛缩或者屈曲受限，还是应该先处理髋关节的问题。其他影响因素包括心理因素、瘢痕体质、血友病、淋巴水肿、周围血管疾病、神经系统疾病（帕金森病）、反射性交感神经萎缩或关节滑膜炎等。

（三）关节内因素

1. 异位骨化　膝关节置换术后的异位骨化相对于髋关节来讲，比较少见，有学者发现术前增生严重的关节术后发生异位骨化的概率较高，手术当中对股骨前髁部位的广泛剥离暴露及术后过度康复也是骨化的诱因，异位骨化通常出现在股骨前髁及股四头肌内，如果合并有明显的骨化性肌炎，则会影响膝关节的活动度。对于这种情况的处理包括使用放射治疗和药物预防，严重时需要手术切除骨化块。

2. 术中因素　手术的影响因素包括：①保留后髁骨赘，后髁截骨不足在伸膝位会限制后关节囊伸展，在屈膝位会与聚乙烯衬垫后方发生碰撞。最好在安装试模后，使用弧形骨刀将突出股骨假体后缘的部分切掉，避免深蹲时出现撞击。②伸屈膝间隙不平衡和假体尺寸选择错误，这两种因素通常同时存在。股骨假体尺寸过大会导致软组织张力过高，假体边缘突出骨的轮廓，髌股关节过度填塞，股骨假体后置导致屈膝间隙过紧，屈曲受限。在后交叉韧带保留型假体置换术后如后交叉韧带过度紧张会限制屈曲间隙。伸膝间隙过紧常见于股骨远端截骨不足。伸屈膝间隙同时紧张常见于胫骨近端截骨不足或使用加厚的聚乙烯衬垫。③关节线高度。报道髌骨置换后如果厚度增加20%或关节线抬高16mm会明显降低术后膝关节屈曲度。④对线异常：股骨假体过度前置、后置和胫骨体前倾会限制膝关节活动度。胫骨假体前倾会导致膝关节过伸和反屈畸形，过度后倾会伸膝受限引起屈曲不稳。如果对线出现3°以上的误差，再结合软组织松解的不平衡，结果会导致紧张侧过高的压力，聚乙烯磨损加剧。⑤髌股关节，髌骨不对称性截骨，胫骨或股骨假体异常旋转，髌骨假体外置，外侧支持带过度紧张导致髌骨轨迹不良或倾斜。髌骨截骨过少或股骨假体前置导致髌股关节过度填塞造成伸膝装置紧张有学者报道髌骨相关问题占术后膝关节僵硬原因的55%，而术中髌骨假体试模厚度每增加2mm，膝关节被动活动度降低3°，但对髌骨半脱位或倾斜没有影响。⑥医源性韧带损伤，术中韧带的过度松解或者直接损伤都可能导致康复延迟，从而出现关节僵硬（图29-1）。⑦其他因素，文献报道在屈曲位缝合关节囊不会影响术后屈曲度，建议在90°缝合关节囊。

3.关节纤维化 无论是后稳定型假体还是后交叉保留型假体都可能出现术后膝关节内逐渐发展的粘连或者致密瘢痕，从而机械性地阻碍了关节的活动。大多数情况下原因都不明确，可能是生物学方面的原因，与胶原异常有关，表现在瘢痕组织迅速的纤维化生，也可能和手术技术相关，比如未能准确的平衡屈伸间隙，未恰当地松解后关节囊，未能彻底清理骨赘等。不恰当的康复训练也会增加关节内的纤维化。

（四）关节外因素

这包括膝关节股骨侧伸膝装置及股四

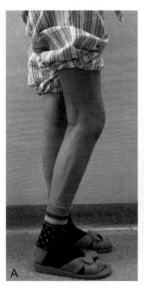

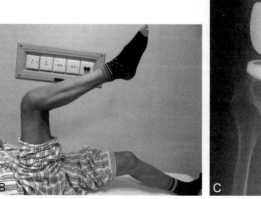

图29-1 术中内侧副韧带损伤，术后康复延迟致屈伸功能受限

头肌的粘连，可能是创伤、多次手术、贴骨瘢痕、髋部疾病等。在进行膝关节手术前，一定要评估股四头肌的延展性。

三、治　疗

（一）推拿

麻醉下推拿可以对未成熟的、早期的粘连起到撕开的作用，而不是撕开已经形成的坚硬的瘢痕或者拉伸肌肉组织。使用推拿术最佳的时间是术后6周内，超过6周，则并发症的风险大大增加。麻醉下充分放松肌肉，可以选择全身麻醉、椎管内麻醉或者局部麻醉，手法松解时，膝关节取伸直位，各方向活动髌骨，有助于撕开髌骨周围的粘连，患者屈髋90°，术者握住小腿邻近膝关节部位（减少力臂），均匀的逐渐增加屈膝力量，直到扪及或听见明显的粘连被撕开的声音。突破此点即停止施力，术后辅以积极的物理治疗，同时加强镇痛（图29-2）。

（二）关节镜

在膝关节置换术后出现问题时采用关节镜治疗是一种选择，但其应用历史相对较短，随着治疗经验的积累，其功用及安全性都在不断增加。关节镜下松解术的理想指征是非手术治疗3～6个月无改善的无痛的僵硬膝，通过关节镜能够直接对关节内纤维粘连进行松解，TKA术后关节纤维化，主要表现为内外侧沟中的瘢痕阻碍髌骨滑动，髌股关节之间的瘢痕粘连限制伸膝装置发挥作用。关节镜下松解应包括髌上囊内所有纤维束带松解、内外侧沟的重塑、髌骨粘连的松解、残留半月板的切除。关节镜下松解的顺序以H形松解为宜，由内外侧沟开始，向中线扩大松解的方法，然后绕髌骨松解。术中如发现后交叉韧带保留型假体中的后交叉韧带过紧时，也应进行松解。后交叉韧带的松解会增加屈膝间隙，并确定诊断。同时清除关节内的游离体（包括残留的骨水泥）。如果髌股关节有纤维粘连，应该附加前外上入口或前内上入口进行松解。术中尽可能减少对假体的医源性损坏，否则会加速聚乙烯磨损。

（三）切开松解术（关节松解和更换垫片）

如果膝关节置换手术超过6个月，瘢痕增多逐渐成熟并弥漫至全关节，此时关节镜和闭合松解已不可能成功，切开关节直视下松解才能奏效。手术在止血带下进

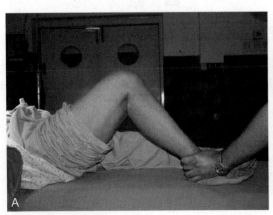
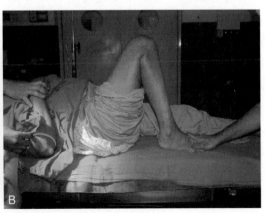

图29-2　麻醉下推拿术

行，自原切口瘢痕处切开直至深部的关节囊。一般从内侧进入关节腔，切除增生肥厚的关节囊（术中常常发现明显增生肥厚的关节囊厚度）。首先松解髌上囊处的粘连，然后切除内侧沟处的瘢痕组织，因为外侧结构比较正常，组织层次容易辨认，所以术中一般需行外侧支持带切开，然后松解伸肌装置，并对外侧沟和髌腱下方的瘢痕粘连进行处理。彻底切除对髌腱牵拉的瘢痕，尽可能完全恢复髌骨高度，预防低位髌骨的发生。髌腱完全松解后就可以轻易翻转髌骨，不需要施行股四头肌切开、翻下或者胫骨结节截骨术。然后屈膝，取出衬垫，暴露后侧结构。几乎所有病例都要进行 PCL 松解，对于瘢痕极度僵硬的病例，可以使用多针穿刺技术进行松解，延长挛缩组织。

（四）翻修手术

在因膝关节僵硬进行翻修手术前，医生需和患者进行充分的沟通，对术后的效果有客观的期望值。手术应该纠正前次手术当中的不足之处。切口选择应考虑到皮肤挛缩和纤维化，存在多个切口瘢痕时，应选择最外侧的切口。髌腱短缩和纤维化易致髌腱撕脱，手术切口应满足髌骨外翻不致过度紧张，否则需要进行胫骨结节截骨术、股四头肌斜切及 V-Y 成形术，在暴露困难时，需要这些辅助的暴露手段，以减少伸膝装置的并发症。术中术者需要判断是否通过松解和更换垫片就能解决问题，如果不能就需要进行部分或者全部部件的

翻修。股骨侧增加截骨和后关节囊松解能够增加伸直间隙，侧副韧带的松解能够增加屈曲间隙，胫骨侧的增加截骨可以同时增加屈曲和伸直间隙。翻修术中应重视髌骨的处理，因为据研究报道约有 55% 的僵硬病例存在髌骨问题，髌骨太厚是导致僵硬的常见原因，当男性髌骨厚度 > 26mm，女性髌骨厚度 > 24mm 时，就认为髌骨过厚了，应该施行髌骨置换。在屈膝和伸膝时做好软组织平衡，对于僵硬膝而言，最好将伸膝间隙做得略微松些。鉴于僵硬膝的较高复发率，一些学者认为应适当矫枉过正至过伸 5°，增加胫骨截骨 1mm 可以增加 4° 的伸膝间隙。恢复原有的关节线高度，股骨内外上髁是判断关节线高低的理想参照，然而遗憾的是，在翻修术中，股骨外上髁常常不易清晰的扪及。所以推荐对髌骨下极到关节线之间的距离进行测量，正常的关节线高度要求两者的距离 > 1cm。对冠状面、矢状面上假体位置进行检查并矫正，对冠状面的对线不良及胫骨和股骨旋转对线不良进行矫正，否则它们会影响髌骨的轨迹和软组织平衡。术毕，在屈膝位缝合伤口并使用 CPM 机进行功能锻炼将有助于改善功能。

四、结　论

膝关节置换术后僵硬对医生而言是很棘手的问题，应该尽早诊断，尽早干预，在治疗前进行详细的评估和计划，针对每个患者的具体情况来权衡手术的得失。

附：诊治流程

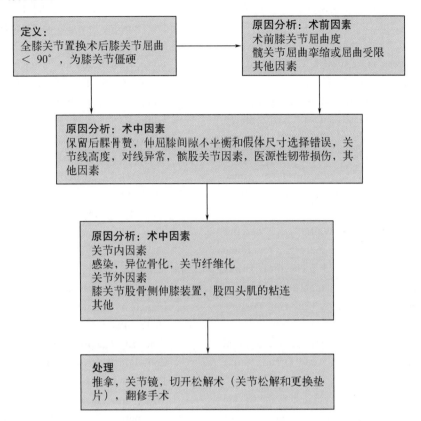

（李　锋　李子剑）

主要参考文献

[1] Berger RA, Crossett LS, Jacobs JJ et al. Malrotation causing patellofemoral complications after total knee arthroplasty.Clin Orthop Relat Res, 1998, 356:144-153.

[2] Hartman CW, Ting NT, Moric M, et al.Revision total knee arthroplasty for stiffness.J Arthroplasty, 2010, 25(suppl):62-66.

[3] Kim J, Nelson CL, Lotke PA.Stiffness after total knee arthroplasty.Prevalence of the complication and outcomes of revision.J Bone Joint Surg Am, 2004, 86:1479-1484.

[4] Laskin RS, Beksac B.Stiffness after total knee arthroplasty.J Arthroplasty, 2004, 19(suppl 1):41-46.

[5] Ries MD, Badalamente M.Arthrofibrosis after total knee arthroplasty.Clin Orthop Relat Res, 2000, 380:177-183.

[6] Gandhi R, de Beer J, Leone J, et al.Predictive risk factors for stiff knees in total knee arthroplasty.J Arthroplasty, 2006, 21:46-52.

[7] Keating EM, Ritter MA, Harty LD, et al. Manipulation after total knee arthroplasty.J Bone Joint Surg Am, 2007, 89:282-286.

[8] Yercan HS, Sugun TS, Bussiere C, et al. Stiffness after total knee arthroplasty: prevalence, management and outcomes.Knee, 2006, 13:111-117.

[9] Parvizi J, Tarity TD, Steinbeck MJ, et al. Management of stiffness following total knee arthroplasty.J Bone Joint Surg Am, 2006, 88(suppl4):175-181.

[10] Bedard M, Vince K, Redfern J, et al.Internal rotation of the tibial component is frequent in stiff total knee arthroplasty.Clin Orthop Relat Res, 2011, 469:2346-2355.

[11] Kim J, Nelson CL, Lotke PA.Stiffness after

total knee arthroplasty.Prevalence of the complication and outcomes of revision.JBone Joint Surg Am, 2004, 86-A:1479-1484.

[12]　Scranton PE.Management of knee pain and stiffness after total knee arthroplasty. JArthroplasty, 2001, 16:428-435.

[13]　Maloney WJ.The stiff total knee arthroplasty: evaluation and management.J Arthroplasty, 2002, 17:71-73

[14]　Yercan HS, Sugun TS, Bussiere C, et al. Stiffness after total knee arthroplasty prevalence, management and outcomes.Knee, 2006, 13:111-117.

[15]　Rowe PJ, Myles CM, Walker C, et al.Knee joint kinematics in gait and other functional activities measured using flexible electrogoniometry:how much knee motion is sufficient for normal daily life? Gait Posture, 2000, 12:143-155.

[16]　Bong M, Di Cesare PE.Stiffness after total knee arthroplasy.J Am Acad Orthop Surg, 2004, 12:8.

[17]　Lam LO, Switt S, Shakespeare D.Fixed flexion deformity and flexion after knee arthroplasty. What happens in the first 12 months after surgery and can a poor out-come be predicted? Knee, 2003, 10:181-185.

[18]　Harato K, Nagura T, Matsumoto H, et al.Knee flexion contracture will lead to mechanical overload in both limbs:a simulation study using gait analysis.Knee, 2008, 15:467-472.

[19]　Christensen CP, Crawford JJ, Olin MD, et al. Revision of the stiff total knee arthroplasty.J Arthroplasy, 2002, 17:409-415.

[20]　Dzaja I, Vasarhelyi EM, Lanting BA, et al. Knee manipulation under anaesthetic following total knee arthroplasty Bone Joint J, 2015, 97-B:1640-1644.

[21]　Hutchinson JR, Parish EN, Cross MJ.Results of open arthrolysis for the treatment of stiffness after total knee replacement.J Bone Joint Surg Br, 2005, 87-B:1357-1360.

[22]　Gonzalez Della Valle A, Leali A, Haas S.Etiology and surgical interventions for stifftotal

knee replacements.HSSJ, 2007, 3:182-189.

[23]　Collins NJ, Misra D, Felson DT, et al.Measures of knee function:International Knee Documentation Committee QKDC Subjective Knee Evaluation Form, Knee Injury and Osteoarthritis Outcome Score KOOSI, Knee Injury and Osteoarthritis Outcome Score Physical Function Short Form KOOS-PSI, Knee Outcome Survey Activities of Daily Living Scale KOS-ADLI, Lysholm Knee Scoring Scale, Oxford Knee Score(OKS), Western Ontario and McMaster Universities Osteoarthritis Index(WOMACI), Activity Rating Scale(ARSI), and Tegner Activity Score(TASI).Arthritis Care Res, 2011, 63(Supp111):S208-S228.

[24]　Ware JE, Sherbourne CD.The MOS 36-item short-form health survey SF-361.I Conceptual framework and item selection.Med Care, 1992, 30:473-483.

[25]　Vince KG.The problem total knee replacement. Bone Joint J, 2014, 96-B(SupplA):105-111.

[26]　Fitzsimmons SE, Vazquez EA, Bronson MJ. How to treat the stiff total knee arthroplasty?:a systematic review.Clin Orthop RelatRes, 2010, 468:1096-1106.

[27]　Issa K, Banerjee S, Kester MA. et al.The effect of timing of manipulation under anesthesia to improve range of motion and functional outcomes following total knee arthroplasty. Bone Joint Surg, 2014, 96-A:1349-1357.

[28]　Esler CAN, Lock K, Harper WM, et al.Manipualtion of total knee replace ments:is the flexion gain retained? J Bone Joint Surg, 1999, 81-B:27-29.

[29]　Yeoh D, Nicolaou N, Goddard R, et al.Manipulation under anaesthesia post total knee replacement:long term follow up.Knee, 2012, 19:329-331.

[30]　Namba RS, Inacio M.Early and late manipulation improve flexion after total knee arthroplasy.J Arthroplasty, 2007, 22(Suppl21):58-59.

[31]　Arbuthnot JE, Brink RB.Arthroscopic arthrolysis for the treatment of stiffness

after total knee replacement gives moderate improvements in range of motion and functional knee scores.Knee Surg Sports Traumatol Arthrosc, 2010, 18:346-351.

[32] Ghani H, Maffulli N, Khanduja V.Management of stiffness following total knee arthroplasty:a systematic review.Knee, 2012, 19:751-759.

[33] Barrack RL, Schrader T, Bertot AJ, et al. Component rotation and anterior knee pain after total knee arthroplasty.Clin Orthop Relat Res, 2001, 392:46-55.

[34] Bedard M, Vince KG, Redfern J, et al.Internal rotation of the tibial component is frequent in stiff total knee arthroplasy.Clin Orthop Relat Res, 2011, 469:2346-2355.

[35] Ries MD, Badalamente M.Arthrofibrosis after total knee arthroplasty.Clin orthop Relat Res, 2000, 380:177-183.

[36] Unterhauser FN, Bosch U, Zeichen J, et al. Alpha-smooth muscle actin containing contractile fibroblastic cells in human knee arthrofibrosis tissue.Winner of the AGA-DonJoy Award 2003.Arch Orthop Trauma Surg, 2004, 124:585-591.

[37] Mariani PP, SaMori N, Rovere P, et al.Histological and structural study of the adhesive tissue in knee fibroarthrosis:a clinical-pathological correlation.Arthroscopy, 1997, 13:313-318.

[38] Kim GK, Mortazavi SM, Parvizi J, et al.Revision for stiffness following TKA a predictable procedure? Knee, 2012, 19:332-334.

[39] Insall JN, Dorr LD, Scott RD, et al.Rationale of the Knee Society clinical rat-ing system. Clin Orthop Relat Res, 1989, 248:13-14.

[40] Keeney JA, Clohisy JC, Curry M, et al.Revision total knee arthroplasty for restricted motion.Clin Orthop Relat Res, 2005, 440:135-140.

第30章 膝关节置换术后深静脉血栓的预防与诊治

一、概　　述

静脉血栓栓塞症（venous thromboembolism，VTE）是骨科大手术后发生率较高的并发症，也是患者围术期死亡及院内非预期死亡的重要因素，包括下肢深静脉血栓（deep vein thrombosis，DVT）和肺动脉血栓栓塞症（pulmonary thromboembolism，PTE）。DVT是人工膝关节置换（Total Knee Arthroplasty，TKA）术后并发症之一，致死性PTE是DVT形成最严重的后果，也是TKA术后最主要的致死原因之一。Alisina Shahi等回顾了2002—2011年美国VTE年发生率，结果显示住院期间发现的TKA术后下肢DVT年发生率中位数为0.62%（95%CI 0.56～0.69），并呈逐年递减趋势，每年下降5.2%（95%CI 4.5～5.8）。Do-Kyung Lee等的Meta分析结果提示，骨关节炎患者TKA术后有症

型DVT发生率为0.5%，无症状型DVT发生率为26.2%。据统计，我国TKA术后深静脉血栓发生率已由30.8%～58.2%降至3.19%。欧洲、美洲、亚洲及中国在THA、TKA、HFS术后给予血栓预防的条件下出现DVT和PTE的发生率见表30-1。

随着中国经济发展及人口老龄化，需要接受全膝关节置换术的患者日趋增加，如何施以有效预防措施、早期识别并诊治DVT，对降低VTE及其并发症发生率，改善患者预后，提高医疗效率具有重要意义。本章旨在对TKA后深静脉血栓的发病机制、临床表现、预防及诊疗进行简要回顾。

二、发病机制

TKA是DVT发生的极高危因素，其围术期涉及Virchow理论的每一基本要素（图30-1），即血流淤滞、血管壁损伤和

表 30-1 不同地区在 THA、TKA、HFS 术后血栓预防条件下的 DVT 及 PTE 发生率（%）

	欧洲、美洲		亚洲		中国	
	DVT	PTE	DVT	PTE	DVT	PTE
THA	0.26～1.30	0.14～2.00	0.20～0.22	0.00～0.04	2.40～6.49	0.30～0.47
TKA	0.63～0.90	0.27～1.90	0.57～0.90	0.70～0.80	3.19	0.17
HFS	1.18～6.00	0.25～4.60	0.57～3.50	0.07～2.40	3.77～16.10	0

THA. 人工全髋关节置换；TKA. 人工全膝关节置换；HFS. 髋部骨折手术；DVT. 深静脉血栓；PTE. 肺动脉血栓栓塞症

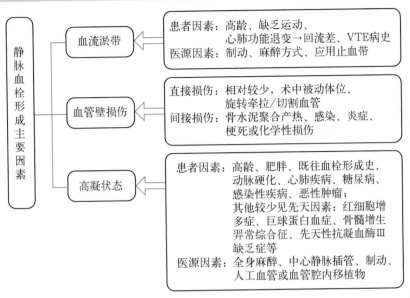

图 30-1　TKA 相关静脉血栓形成危险因素

血液高凝状态，其中血流淤滞是诱发下肢 DVT 形成最常见的原因。TKA 术后 DVT 多发生于腘窝以下腓肠肌静脉丛，称为下肢远端 DVT；腘静脉内及以上部位的血栓称为下肢近端 DVT，其引发症状及 PTE 的比例远高于前者。

三、临床表现

下肢 DVT 可分为有症状型和无症状型，通常起病较急。典型的急性期表现为突发单侧肢体肿胀，以左下肢最多见，其原因可能为左侧髂静脉前方被右侧髂总动脉跨越压迫，后方受第 3 腰椎椎体挤压而血流不畅，更易发生血栓。然而，大多数 TKA 术后 DVT 的临床表现常较隐匿，不易察觉，临床上早期诊断有一定难度。有症状者可表现出：①患肢肿胀。是 DVT 最常见的症状。急性期患肢组织张力高，呈非可凹性水肿。皮色泛红，皮温高于健侧，肿胀严重时可出现水疱。血栓部位影响临床表现：髂股静脉血栓者，患肢整体肿胀明显；小腿静脉丛血栓者，肿胀仅局限于

小腿；下腔静脉血栓者，双下肢均肿胀。血栓消退时首先表现为组织张力减弱，水肿变为可凹性，随后表现为患肢周径逐步缩小。血栓形成后期，虽然部分静脉已再通，但由于静脉瓣膜功能已被破坏，患肢静脉压仍较高，此时其表现类似原发性下肢瓣膜功能不全。②疼痛、压痛、发热。血栓在静脉内引起炎症反应，产生持续性疼痛；且血栓堵塞使静脉回流受阻，导致患肢胀痛，直立时尤甚。压痛主要局限在静脉血栓产生炎症反应的部位，如股静脉或小腿处。小腿腓肠肌压痛又称 Homans 征阳性。由于挤压小腿有使血栓脱落的危险，故查体时不宜过于用力。急性期因局部炎症反应和血栓吸收可出现低热。③浅静脉曲张。主干静脉堵塞后，下肢静脉血通过浅静脉回流，浅静脉代偿性扩张，急性期大多不明显，是后遗症期的表现。④股白肿。全下肢明显肿胀剧痛，股三角区、腘窝、小腿后方均有压痛，皮肤苍白，伴体温升高和脉率加速。⑤股青肿。少见但后果严重，当整个下肢静脉回流严重受阻时，组织张力极度增高，使下肢动脉痉挛，肢体缺血

甚至坏死。表现为剧烈疼痛，患肢皮肤青紫发亮，伴水疱或血疱，皮温低，足背动脉搏动无法扪及等动脉闭塞表现，患者全身反应强烈，可有休克表现。

四、常见辅助检查

1. 血浆 D-Dimer 测定　是反映凝血激活及继发性纤溶的特异性分子标志物，是交联纤维蛋白的降解产物。血栓形成前后血清中 D-二聚体水平均会升高，敏感性较高（＞99%），可用于术前 DVT 高危患者的筛查。急性 DVT 时 D-二聚体多 ＞ 500μg/L，故 D-二聚体 ＜ 500μg/L 可排除诊断。有研究指出，血浆 D-二聚体作为 TKA 术后急性期症状型 DVT 的筛查指标是无效的，术后短期内患者 D-二聚体几乎都呈阳性，肿瘤、炎症、感染、坏死等产生纤维蛋白的情况下，D-二聚体也可 ＞ 500μg/L，因此仅凭 D-二聚体 ＞ 500μg/L 不能诊断 DVT。

2. 彩色多普勒超声探查　具有安全无创、可重复性强、患者依从性高、准确率高及仪器可在床旁或急诊室进行检查等优势，可直接观察静脉直径及腔内情况，显示有无血栓及血栓部位，并区别阻塞是来自外界压迫或是静脉内血栓形成，目前临床上运用最为广泛。既往研究表明，超声探查诊断 DVT 的敏感性为 80%，特异性为 98%，准确性为 97%，其阳性预测值为 67%，阴性预测值为 99%；可发现 95% 以上下肢近端 DVT。最近有研究发现，术前超声评估腓肠肌静脉扩张程度，还可作为 THA 及 TKA 术后 DVT 的独立预测因子。加压超声成像（compression ultrasonography），应为筛查的首选手段，通过探头压迫观察，静脉不能被压陷或静脉腔内无血流信号为 DVT 的特定征象和诊

断依据。高度可疑者，如阴性，应 5～7d 后复查。该检查对近端静脉（股静脉及腘静脉）血栓诊断较准确（可发现 95% 以上），但对股静脉分支、腓肠静脉孤立血栓及无症状的下肢深静脉血栓，诊断率低。

3. 静脉造影（venography）　是确诊下肢 DVT 的"金标准"，最可靠的标准是至少出现两次在不同摄片位置中保持形状和部位恒定的管腔充盈缺损，其次可以是静脉不充盈或正常充盈静脉突然不显影。在其他检查难以确定诊断时，如无静脉造影禁忌证，则应立即进行。

4. 螺旋 CT 静脉造影（computed tomovenography，CTV）　是近年出现的新的 DVT 诊断方法，可同时检查腹部、盆腔和下肢深静脉情况，同时获得 PTE 及 DVT 病情信息。

5. 磁共振血管造影（MRV）　非侵入性，无须造影剂，与静脉造影及超声多普勒相比，能准确显示髂、股、腘静脉血栓，但不能满意地显示小腿静脉血栓。

6. 放射性核素血管扫描检查（radionuclide venography，RDV）　利用核素在下肢深静脉血流或血块中浓度增加，通过扫描显像，是对 DVT 诊断有价值的无创检查。

7. 阻抗血管容积描记术（impedance plethysmography，IPG）　血容量改变将导致电阻改变，通过在大腿处放置袖带探测充气前后下肢血流量的变化来判断有无静脉阻塞。该技术无创，操作简便，费用低，但只能诊断是否存在静脉阻塞，而不能区分阻塞是否有血栓导致，血管外肿块压迫或中心静脉压增高会导致结果假阳性。

五、诊断与鉴别诊断

DVT 不能仅凭临床表现做出诊断，临

床症状的假阳性率和假阴性率均较高，50%～80% 患者可无症状，需辅助检查加以证实。血浆 D- 二聚体阴性有否定诊断价值，彩色多普勒超声是目前运用最为广泛的诊断方法，静脉造影是确诊下肢 DVT 的"金标准"。注意诊断 DVT 时，应同时考虑有无 PTE 存在。对于存在 DVT 者，一旦出现突发性呼吸困难、胸闷、胸痛、咯血、低氧血症，不明原因的急性右心衰竭或休克表现，查体闻及肺动脉瓣区收缩期杂音、P2 心音亢进，应高度怀疑 PE 可能。

下肢 DVT 典型临床表现以单侧患肢肿胀疼痛为主，需与下列疾病相鉴别。

1. 下肢淋巴水肿　手术、感染、放射等损伤淋巴管后使淋巴回流受阻，也可出现单侧下肢肿胀，故需鉴别。但淋巴水肿早期表现为可凹性，组织张力较静脉血栓引起的下肢肿胀小，皮温正常。中、晚期淋巴水肿由于皮下组织纤维化，皮肤粗糙变厚，组织变硬呈团块状，一般不会出现下肢静脉血栓后遗症的表现，如色素沉着和溃疡。

2. 下肢局部血肿　外伤导致局部形成血肿也表现为下肢肿胀疼痛，由于血肿的治疗与静脉血栓的治疗相反，故需鉴别。但血肿大多有外伤史，查体可见肿胀局限，极少累及整个下肢，后期皮肤可见瘀斑，超声检查有助鉴别。

3. 急性动脉栓塞　该病也常表现为突发单侧下肢的疼痛，需要鉴别。但急性动脉栓塞时肢体多无肿胀，主要表现为剧痛，查体可见足及小腿皮温降低，可有皮肤感觉减退，足背动脉搏动消失。但若出现股青肿，也可因静脉血栓导致出现动脉闭塞表现。

4. 急性下肢弥散性淋巴管炎　该病发病也较快，肢体肿胀，常伴有寒战、高热，皮肤发红，皮温升高，浅静脉不曲张，根据以上特点，可与下肢深静脉血栓相鉴别。

5. 膝关节局部感染　感染是 TKA 术后的严重并发症，分为急性（术后 3 个月内）、亚急性（术后 3 个月至 1 年）和晚期（术后 1 年）感染。任何 TKA 术后持续性疼痛的病例均应被怀疑是感染所致，直至确认不是感染为止。早期感染可有急性关节肿胀、疼痛和发热等表现，血白细胞、C 反应蛋白及红细胞沉降率升高。晚期感染临床表现可能不典型，可有无痛期。诊断性穿刺、组织或滑膜液细菌培养可确诊；X 线检查、关节内造影、放射性核素闪烁照相可辅助鉴别。如为感染，还需明确感染是局限于浅表组织，或已深及关节。

6. 其他　以突发小腿深部疼痛为主要表现的疾病，如急性小腿肌炎、急性小腿纤维织炎、小腿肌劳损及小腿深静脉破裂出血。结合有无外伤史、起病急缓、疼痛程度及范围、是否伴皮肤瘀斑等容易鉴别，必要时行超声检查以辅助鉴别。

六、预　　防

TKA 患者均具备静脉血栓形成 3 个因素，是 DVT 发生的极高危人群。既往研究指出，常规血栓栓塞预防后，尽管 TKA 术后仍可有症状性静脉血栓栓塞发生，但较未接受预防时明显降低。中华医学会骨科学分会 2016 年《中国骨科大手术静脉血栓栓塞症预防指南》中回顾了欧美、亚洲、中国骨科大手术预防后 DVT 的流行病学研究结果，发现术后常规行 VTE 预防，可显著降低 DVT 与 PTE 的发生率。

认识和控制血栓栓塞危险因素并早期预防 DVT 发生，有较大临床价值。Caprini 血栓风险评估是基于临床经验和循证医学证据设计的有效，且简单可行、经济实用的 VTE 风险预测工具（表30-2），为指南所推荐。

表 30-2　Caprini 血栓风险因素评估表

A1：每个危险因素 1 分	A2：仅针对女性（每项 1 分）	B：每个危险因素 2 分	C：每个危险因素 3 分	D：每个危险因素 5 分
年龄 40～59 岁	口服避孕药或激素替代治疗	年龄 60～74 岁	年龄 ≥ 75 岁	脑卒中（1 个月内）
计划小手术	妊娠期或产后（1 个月）	大手术（< 60min）*	大手术持续 2～3h*	急性脊髓损伤（瘫痪）1 个月内
近期大手术	原因不明的死胎史，复发性自然流产 ≥ 3 次，由于毒血症或发育受限早产	腹腔镜手术台（> 60min）*	肥胖（BMI > 50kg/m²）	选择性下肢关节置换术
肥胖（BMI > 30kg/m²）		关节镜手术（> 60min）*	浅静脉、深静脉血栓或肺栓塞病史	髋关节、骨盆或下肢骨折
卧床的内科患者	既往有恶性肿瘤	血栓家族史	多发性创性（1 个月内）
炎性肠病史		肥胖（BMI > 40kg/m²）	现患恶性肿瘤或化疗	大手术（超过 3h）*
下肢水肿			肝素引起的血小板减少	
静脉曲张			未列出的先天或后天血栓形成	
严重肺部疾病，含肺炎（1 个月内）			抗心磷脂抗体阳性	
肺功能异常（慢性阻塞性肺疾病）			凝血酶原 20210A 阳性	
急性心肌梗死（1 个月内）			因子 Vleiden 阳性	
充血性心力衰竭（1 个月内）			狼疮抗凝物阳性	
败血症（1 个月内）			血清同型半胱氨酸酶升高	
输血（1 个月内）				
下肢石膏或肢具固定				
中心静脉置管				
其他高危因素				

每个危险因素的权重取决于引起血栓事件的可能性。如癌症评分 3 分，卧床评分 1 分，则前者比后者更易引起血栓

* 只能选择 1 个手术因素

　　Caprini 风险评估的 VTE 危险因素评分分为 1、2、3、5 分项，每分项评分可累加；临床应用时，应权衡抗凝与出血风险后进行个体化预防。根据 Caprini 评分情况分为低危、中危、高危和极高危 4 个等级，根据分级采取不同的预防措施（表 30-3）。

表 30-3　基于 Caprini 评分的 VTE 预防方案

危险因素总分	DVT 发生风险	风险等级	预防措施
0～1分	<10%	低危	尽早活动，物理预防
2分	10%～20%	中危	药物+物理预防
3～4分	20%～40%	高危	药物+物理预防
≥5分	40%～80%，1%～5%的死亡率	极高危	药物+物理预防

　　根据 Caprini 风险评估表，TKA 患者评分均≥5分，属极高危人群，因此其围术期预防措施应包括基本预防（表 30-4）、物理预防（表 30-4）和药物预防（表 30-5）。

　　1. 物理预防　对患侧肢体无法或不宜采用物理预防措施的患者，可在对侧肢体实施预防。应用前宜常规筛查禁忌证（表 30-4）。

　　2. 药物预防　应充分权衡患者的血栓风险和出血风险利弊，合理选择抗凝药物。对于出血风险高的患者，只有当预防血栓的获益大于出血风险时，才考虑使用抗凝药物。常见的出血风险、药物预防的绝对与相对禁忌证见表 30-5。常用抗凝药物包括普通肝素、低分子肝素、Xa 因子抑制剂类、维生素 K 拮抗药、抗血小板药物。阿司匹林在 VTE 预防上有一定作用，可用于下肢静脉血栓的预防。注意：①低分子肝素、磺达肝癸钠、利伐沙班、阿哌沙班等

不适用于严重肾损害患者，可选用普通肝素。②椎管内血肿少见，但后果严重，行椎管内操作前 12h 及后 2～4h，使用抗凝药物会增加出血风险。服用阿哌沙班时，需要在末次给药 20～30h 后才能取出硬膜外导管；服用利伐沙班时，需要在末次给药 18h 后才能取出硬膜外导管；若使用低分子肝素，应于末次给药 18h 后拔管；磺达肝癸钠半衰期较长，不建议在硬膜外麻醉或镇痛前使用。③佩戴心脏起搏器、冠心病需长期服用氯吡格雷或阿司匹林的患者，术前 7d 停用氯吡格雷，术前 5d 停用阿司匹林，停药期间桥接应用低分子肝素。④对于使用口服抗凝药预防 VTE 的患者，需关注术后呕吐症。有高出血风险的 TKA 患者，推荐采用足底静脉泵、间歇充气加压装置及梯度压力弹力袜等物理预防，不推荐药物预防；当高出血风险下降时再采用与药物联合预防。

表 30-4　TKA 围术期深静脉血栓基本预防与物理预防措施

基本预防	物理预防
1. 手术操作规范，减少内膜损伤	1. 足底静脉泵
2. 正确使用止血带	2. 间歇充气加压装置
3. 术后抬高患肢，促进静脉回流	3. 梯度压力弹力袜等
4. 宣教，指导早期康复锻炼	禁忌证
5. 适度补液，避免血液浓缩	● 充血性心力衰竭、肺水肿或下肢严重水肿
	● 下肢 DVT 形成、肺栓塞发生或血栓（性）静脉炎
	● 间歇充气加压装置及梯度压力弹力袜不适用于下肢局部异常（如皮炎/坏疽/近期皮肤移植手术）
	● 下肢血管严重动脉硬化或狭窄
	● 下肢缺血性血管病（糖尿病性等）
	● 下肢严重畸形

表 30-5　TKA 围术期深静脉血栓药物预防措施

药物预防		
相对禁忌证	绝对禁忌证	常见的出血风险
近期颅内出血、胃肠道出血病史	近期有活动性出血及凝血功能障碍	大出血病史
急性颅内损害或肿物	骨筋膜间室综合征	严重肾功能不全
血小板计数减少至（20～100）×10⁹/L	严重头颅外伤或急性脊髓损伤 血小板计数＜20×10⁹/L	联合应用抗血小板药物
类风湿视网膜病，有眼底出血风险者	肝素诱发血小板减少症病史者禁用肝素和低分子肝素 华法林具有致畸性，孕妇禁用	手术因素：难以控制的手术出血 手术范围大、翻修手术等

药物预防		
	特点	使用注意事项
1. 普通肝素	治疗窗窄，有增加大出血发生的风险	①监测活化部分凝血酶原时间，以调整剂量 ②监测血小板计数变化，预防肝素诱发血小板减少症导致的血栓/出血事件 ③如应用后引起严重出血，则可静脉滴注硫酸鱼精蛋白进行急救
2. 低分子肝素：与活性因子 X 和 II 有更高的亲和力，在血栓形成早期有更为有效的抗凝作用	优点： 显著降低 TKA 术后患者 DVT 发生率 不增加大出血发生风险 一般无须常规血液学监测	①可根据体重调整剂量 ②仍必须注意小概率的肝素诱发血小板减少症的发生 ③有出血倾向时检测血小板计数
3. Xa 因子抑制药 直接抑制药：利伐沙班、阿哌沙班 间接抑制药：磺达肝癸钠	优点： 治疗窗宽，剂量固定 无须常规血液学监测	肌酐清除率＜20ml/mim 者，禁忌磺达肝癸钠 肌酐清除率＜15ml/min 者，不建议使用直接 Xa 因子抑制药
4. 维生素 K 拮抗药 代表药物华法林	优点： 可降低 VTE 的发生风险；价格低廉 不足： 增加出血风险趋势 治疗剂量范围窄，个体差异大 调整剂量，常规监测控制 INR 在 2.0～2.5 易受药物及食物影响 显效慢，半衰期长	如应用该药物，则在手术前 20h 必须使用 INR＞3.0 会增加出血风险
5. 抗血小板药物 阿司匹林	优点：口服方便，小剂量，高耐受性；价格低廉；属于非处方药容易购买 不足：易诱发胃肠道功能失调和溃疡	

七、治疗策略

尽管经过各种预防措施，人工关节置换术后DVT的发生率会大大降低，但目前的预防手段还不能将DVT的发生率完全降低为零。经充分抗凝预防后仍然发生DVT的高危患者，还应在早期积极治疗，目的是防止血栓的局部蔓延，阻止血栓脱落发生栓塞，加速纤溶，降低因DVT导致PTE的发生率和死亡率，降低DVT及PTE的再发生率。治疗主要包括基础治疗、抗凝、溶栓、下腔静脉滤器及手术取栓治疗。

（一）一般治疗

DVT急性期应卧床，抬高患肢，疼痛严重者可用镇痛药；开始起床活动时应穿医用分级弹力袜。

（二）抗凝治疗

抗凝治疗可以有效降低血栓发生危险及复发概率，是急性期DVT治疗的基础。国内外关于VTE治疗的指南也均将抗凝疗法作为A1级推荐。抗凝治疗从诊断明确

或高度怀疑时即可进行。目前临床上常用的抗凝药物有肝素、低分子肝素、维生素K抑制药等。

美国胸科医师协会（American College of Chest Physicians，ACCP）发表的《2016年静脉血栓栓塞症与抗血栓治疗指南》指出，对于急性下肢远端孤立DVT患者：如无严重症状且无限期治疗的危险因素，建议2周深静脉系列成像，优于抗凝治疗（2C级）；如有严重症状或存在无限期治疗的危险因素，则建议抗凝治疗，优于深静脉系列成像（2C级）。如采用系列成像：①如果血栓没有延伸进展，建议不行抗凝治疗（1B级）；②如果血栓扩散但局限于远端血管，建议抗凝（2C级）；③如果血栓扩散到近端血管，建议抗凝（2C级）。具体抗凝疗程（图30-2）及用药（图30-3）如下。

1. 肝素　肝素的抗凝效果受血浆非特异性结合蛋白及肝素清除率的影响，血浆非特异性结合蛋白多为急性期反应产物，在患者有不同程度的升高，导致肝素抵抗，且肝素的清除存在个体差异，应根据个体

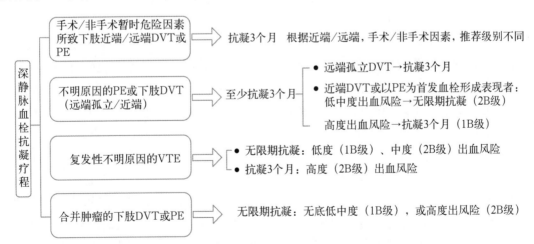

图30-2　ACCP《2016年静脉血栓栓塞症与抗血栓治疗指南》推荐抗凝疗程
停止抗凝治疗1个月后，患者的性别和D-二聚体水平可能影响停止或延长抗凝治疗的决策
抗凝3个月后，应评估患者无限期抗凝治疗的风险-获益比
无限期抗凝治疗者，均应行周期性评估以决定是否继续治疗（如每年评估1次）

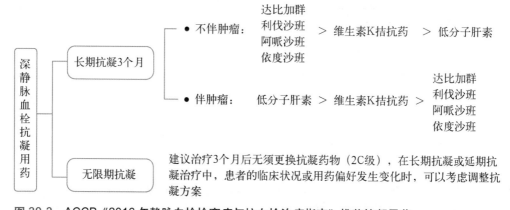

图 30-3　ACCP《2016 年静脉血栓栓塞症与抗血栓治疗指南》推荐抗凝用药

"＞"表示优于；使用达比加群和依度沙班时，需提前起始肠外抗凝；使用利伐沙班和阿哌沙班时，无须提前肠外抗凝。初始肠外抗凝治疗应与维生素 K 拮抗药治疗重叠

APTT 调节肝素用量，使 APTT ＞正常对照的 1.5 倍；如果 APTT ＜正常对照的 1.5 倍，尽管治疗时间足够长，却不能降低血栓再发率；如果在第 1 个 24h 内肝素水平达不到治疗范围，血栓蔓延的危险增加 5 倍，栓塞再发危险也明显增加。肝素抗凝的主要并发症是出血（＜ 2%）和血小板减少（＜ 1%），长期使用可能引起骨质疏松。血小板＜ 100×10^9/L 时应停用肝素。低分子肝素上述不良反应发生率较低。

2. 低分子肝素　由于肝素剂量反应的不可预测及使用不便，低分子肝素的应用越来越多。对于 DVT 和 PE，低分子肝素与普通肝素静脉给药同样有效。与普通肝素相比，低分子肝素抗 Xa 活性更强，抗栓效果更好；血浆半衰期较长，生物利用度高；剂量反应可预测，个体差异小，可按体重给药；且无须监测，皮下注射，使用方便。低分子肝素不通过胎盘，孕妇使用较安全。

3. 维生素 K 拮抗药　代表药物华法林。研究证明，肝素治疗后继以 3 个月的华法林治疗，出院患者的栓塞再发率显著降低。华法林可通过胎盘导致胎儿畸形，孕妇禁用。别嘌醇、胺碘酮、西咪替丁、奎尼丁

可加强华法林的作用；巴比妥、皮质激素、口服避孕药可抑制其作用。华法林与阿司匹林同时应用，出血风险明显增加。

4. 方达帕鲁　是人工合成的高选择性凝血因子 Xa 抑制药，具有高效抗血栓作用。相比于低分子肝素，可降低包括远近端下肢 DVT 及 PTE 等各种血栓发生危险达 50%，在预防性治疗骨科大手术后静脉血栓方面的疗效显著优于目前使用的低分子肝素；其死亡率与严重出血不良反应与低分子肝素无显著差异。

5. 水蛭素　是一种直接抑制凝血酶的肽类，不与抗凝血酶发生作用，有效抑制血栓形成过程中纤维蛋白的沉积，抑制与血凝块结合的凝血酶，从而直接抑制血栓。抗栓效果优于肝素，可用于伴有血栓形成的肝素诱导血小板减少症患者。

6. 阿司匹林在 VTE 延长治疗中的应用　不明原因的下肢近端 DVT 患者，如计划停止抗凝治疗，且无阿司匹林禁忌，则建议使用阿司匹林，以预防血栓复发（2B 级）。由于阿司匹林在预防血栓复发方面的效果远不如抗凝药物，如果患者能继续抗凝治疗，则不建议用阿司匹林代替抗凝药物。

（三）溶栓治疗

1. 下肢DVT的溶栓治疗　早期溶栓可减轻DVT患者患肢随后的疼痛肿胀，改善静脉瓣功能，并减低深静脉血栓形成后综合征发生率。但溶栓治疗的出血风险较大，花费昂贵，DVT患者溶栓时应权衡利弊。ACCP《2016年静脉血栓栓塞症与抗血栓治疗指南》推荐急性下肢近段DVT患者，建议单纯抗凝治疗，优于导管溶栓治疗。溶栓治疗须检测纤维蛋白原（FG）和凝血酶时间（TT），FG < 1.0g/L的应停药，TT应控制在用药前正常值的2～3倍。

2. 适应证　大的近端深静脉血栓形成（髂股静脉血栓形成）患者，急性栓塞2周内，如无溶栓禁忌，可行溶栓治疗。对初始怀疑DVT而直接行肝素抗凝者，如已确诊DVT且符合溶栓适应证，可停用肝素，行溶栓治疗。

3. 禁忌证　绝对禁忌包括活动性出血，近2个月内有卒中史者。术后及高危出血者不能溶栓治疗。

4. 溶栓药物　尿激酶最常用，对急性期血栓起效快，效果好，过敏反应少；溶栓剂量无统一标准，一般首剂4000U/kg，30min内静脉注射，继以60万～120万U/d，维持48～72h，必要时使用5～7d。重组链激酶溶栓效果较好，但过敏反应多，出血发生率高。重组组织型纤溶酶原激活药，溶栓效果好，出血发生率低，可重复使用。

（四）下腔静脉滤器治疗

对于急性DVT或PE已接受抗凝治疗者，ACCP《2016年静脉血栓栓塞症与抗血栓治疗指南》不推荐放置下腔静脉滤器（1B级）。存在严重出血并发症或抗凝禁忌证的肢体近端深静脉血栓形成者，以及尽管充分抗凝仍复发血栓栓塞的患者，建议置入下腔静脉滤器，术后仍需长期使用华法林抗凝。需要注意的是，滤器属于金属筛状物，血流流过时栓子被留挂于滤网中心，且血流流度快、加速纤溶，可有效预防肺动脉栓塞，但却增加DVT的复发率，对近、远期死亡率没有影响，不主张常规置入。

（五）手术取栓治疗

早期快速摘除急性静脉血栓可防止静脉壁和内膜损伤，避免发展为深静脉血栓形成后综合征。但若血栓形成时间延长，或血栓本身为继发性，取栓会严重损伤内膜，术后血栓仍易复发，此时不宜取栓治疗。中华医学会血管外科学组发布的第2版深静脉血栓形成诊疗指南推荐：出现股青肿时，应立即手术取栓；≤48h的原发性髂股静脉血栓形成可行手术取栓；病史 < 7d的中央型或混合型DVT患者，若全身情况良好，无重要脏器功能障碍也可手术取栓；取栓术后需辅以抗凝治疗。

（李　杨　李子剑）

主要参考文献

[1] Shahi A, Chen A F, Tan T L, et al.The Incidence and Economic Burden of In-Hospital Venous Thromboembolism in the United States. Journal of Arthroplasty, 2016.

[2] Lee DK, Kim HJ, Lee DH.Incidence of Deep Vein Thrombosis and Venous Thromboembolism following TKA in Rheumatoid Arthritis versus Osteoarthritis:A Meta-Analysis.PloS one, 2016, 11(12).

[3] 彭慧明，翁习生，翟吉良，等.初次全膝关节成形术后常规抗凝患者症状性静脉血栓症发生率的调查研究.中国骨与关节外科，

2014, 7(2):101-104.DOI:10.3969/j.issn. 1674-1439.2014.02-003.

[4] Anderson F J, FA Spencer.Risk factors for venous thromboembolism.Circulation, 2003, 107(Suppl 1):19-16.

[5] Abe K, et al.Soleal vein dilatation assessed by ultrasonography is an independent predictor for deep vein thrombosis after major orthopedic surgery.J Cardiol, 2016.

[6] 李晓强, 王深明.深静脉血栓形成的诊断和治疗指南.2 版.中国血管外科杂志 (电子版), 2013(01):23-26.

[7] An TJ, et al.Elevated d-Dimer Is Not Predictive of Symptomatic Deep Venous Thrombosis After Total Joint Arthroplasty.J Arthroplasty, 2016, 31(10):2269-2272.

[8] Righini M, et al.Age-adjusted D-dimer cutoff levels to rule out pulmonary embolism:the ADJUST-PE study.JAMA, 2014, 311(11): 1117-1124.

[9] Falck-Ytter Y, et al.Prevention of VTE in orthopedic surgery patients:Antithrombotic Therapy and Prevention of Thrombosis, 9th ed:American College of Chest Physicians Evidence-Based Clinical Practice Guidelines. Chest, 2012, 141(Suppl):e278S-325S.

[10] Geerts WH, et al.Prevention of venous thromboembolism.Chest, 2008, 133S(6):381S-453S.

[11] Falck-Ytter Y, et al.Prevention of VTE in Orthopedic Surgery Patients Antithrombotic Therapy and Prevention of Thrombosis, 9th ed:American College of Chest Physicians Evidence-Based Clinical Practice Guidelines. Chest, 2012, 141S(2):E278S-E325S.

[12] Kearon C, et al.Antithrombotic Therapy for VTE Disease Antithrombotic Therapy and Prevention of Thrombosis, 9th ed:American College of Chest Physicians Evidence- Based Clinical Practice Guidelines.Chest, 2012, 141S(2):E419S-+.

[13] Kearon C, Akl EA, Ornelas J, et al.Antithrombotic Therapy for VTE Disease:CHEST Guideline and Expert Panel Report.Chest, 2016, 149(2):315-352.

[14] Turpie AG, Bauer KA, Eriksson BI, et al. Pentathalon 2000 Study Steering Committee. Postoperative fondaparinux versus postoperative enoxaparin for prevention of venous thrombo-embolism after elective hipreplacement surgery:a randomised doubleblind trial.Lancet, 2002, 359(9319):1721-1726.

[15] Lassen MR, Bauer KA, Eriksson BI, et al. European Pentasaccharide Elective Surgery Study(EPHESUS) Steering Committee. Postoperative fondaparinux versus preoperative enoxaparin for prevention of venous thromboembolism in elective hip-replacement surgery:a randomised double-blind comparison.Lancet, 2002, 359(9319):1715-1720.

[16] Eriksson BI, Borris LC, Dahl OE, et al.ODIXa-HIP Study Investigators.A once-daily, oral, direct Factor Xa inhibitor, rivaroxaban(BAY 59-7939), for thromboprophylaxis after total hip replacement.Circulation, 2006, 114(22):2374-2381.

[17] Eriksson BI, Borris LC, Friedman RJ, et al.RECORD1 Study Group.Rivaroxaban versus enoxaparin for thromboprophylaxis after hip arthroplasty.N Engl J Med, 2008, 358(26):2765-2775.

[18] Lassen MR, Ageno W, Borris LC, et al. RECORD3 Investigators.Rivaroxaban versus enoxaparin for thromboprophylaxis after total knee arthroplasty.N Engl J Med, 2008, 358(26):2776-2786.

[19] Turpie AG, Lassen MR, Davidson BL, et al. RECORD4 Investigators.Rivaroxaban versus enoxaparin for thromboprophylaxis after total knee arthroplasty(RECORD4):a randomised trial.Lancet, 2009, 373(9676):1673-1680.

[20] Kakkar AK, Brenner B, Dahl OE, et al.Record 2 Investigators.Extended duration rivaroxaban versus shortterm enoxaparin for the prevention of venous thromboembolism after total hip arthroplasty:a double-blind, randomised controlled trial.Lancet, 2008, 372(9632):31-39.

[21] Fuji T, Wang CJ, Fujita S, et al.Safety and efficacy of edoxaban, an oral factor Xa inhibitor, versus enoxaparin for thromboprophylaxis after total knee arthroplasty:the STARS E-3 trial.Thromb Res, 2014, 134(6):1198-204.

[22] Fuji T, Fujita S, Kawai Y, et al.Efficacy and safety of edoxaban versus enoxaparin for the prevention of venous thromboembolism following total hip arthroplasty:STARS J-V. Thromb J, 2015, 12；13:27.

[23] Raskob GE, Gallus AS, Pineo GF, et al. Apixaban versus enoxaparin for thromboprophylaxis after hip or knee replacement:pooled analysis of major venous thromboembolism and bleeding in 8464 patients from the ADVANCE-2 and ADVANCE-3 trials.J Bone Joint Surg Br, 2012, 94(2):257-264.

[24] Hughes, Sue.Apixaban approved in Europe for use after hip/knee surgery.http://www.theheart. org/article/1229117.do, 2016.

[25] Frost C, Song Y, Barrett YC,et al.A randomized direct comparison of the pharmacokinetics and pharmacodynamics of apixaban and rivaroxaban.Clin Pharmacol, 2014, 6:179-187.

[26] Lassen MR, Gent M, Kakkar AK, et al. The effects of rivaroxaban on the complications of surgery after total hip or knee replacement:results from the RECORD programme.J Bone Joint Surg Br, 2012, 94(11):1573-1578.

[27] Caprini JA, Arcelus JI, Reyna JJ.Effective risk stratification of surgical and nonsurgical patients for venous thromboembolic disease. Semin Hematol, 2001, 38:12-19.

[28] Kulshrestha V, Kumar S.DVT prophylaxis after TKA:routine anticoagulation vs risk screening approach-a randomized study.The Journal of arthroplasty, 2013, 28:1868-1873.

[29] Drescher FS, Sirovich BE, Lee A, et al.Aspirin versus anticoagulation for prevention of venous thromboembolism major lower extremity orthopedic surgery:a systematic review and meta-analysis.J Hosp Med, 2014,

9(9):579-585.

[30] Intermountain Joint Replacement Center Writing Committee.A prospective comparison of warfarin to aspirin for thromboprophylaxis in total hip and total knee arthroplasty.J Arthroplasty, 2012, 27(1):1-9.e2.

[31] Hardwick ME, Pulido PA, Colwell CW .A mobile compression device compared with low-molecular-weight heparin for prevention of venous thromboembolism in total hip arthroplasty.Orthop Nurs, 2011, 30(5):312-316.

[32] Colwell CW, Froimson MI, Anseth SD, et al.A mobile compression device for thrombosis prevention in hip and knee arthroplasty.The Journal of bone and joint surgery American volume, 2014, 96:177-183.

[33] Gómez-Outes A, Terleira-Fernández AI, Suárez-Gea ML, et al.Dabigatran, rivaroxaban, or apixaban versus enoxaparin for thromboprophylaxis after total hip or knee replacement: systematic review, meta-analysis, and indirect treatment comparisons.BMJ, 2012, 344:e3675.

[34] Neumann I, Rada G, Claro JC, et al.Oral direct Factor Xa inhibitors versus low-molecular-weight heparin to prevent venous thromboembolism in patients undergoing total hip or knee replacement:a systematic review and meta-analysis.Ann Intern Med, 2012, 156(10):710-719.

[35] Loke YK, Kwok CS.Dabigatran and rivaroxaban for prevention of venous thromboembolism-systematic review and adjusted indirect comparison.J Clin Pharm Ther, 2011, 36(1):111-124.

[36] Pedersen AB, Johnsen SP, Sørensen HT. Increased one-year risk of symptomatic venous thromboembolism following total hip replacement:A nationwide cohort study.J Bone Joint Surg Br, 2012, 94(12):1598-1603.

[37] Wilke T.Patient preferences for an oral anticoagulant after major orthopedic surgery:results of a german survey.Patient, 2009, 2(1):39-49.

[38]　National Institute for Health and Clinical Excellence(NICE).Rivaroxaban for the prevention of venous thromboembolism after total hip or total knee replacement in adults. London(UK):National Institute for Health and Clinical Excellence(NICE), 2009:23.

[39]　Lu G, DeGuzman FR, Hollenbach SJ, et al.A specific antidote for reversal of anticoagulation by direct and indirect inhibitors of coagulation factor Xa.Nat Med, 2013, 19(4):446-451.

第31章 膝关节置换术后假体周围感染的处理

人工关节置换术在世界范围内得到迅速发展的同时，假体周围感染(periprosthetic joint infection，PJI)的发生例数也日趋增加。PJI是全膝关节置换(total knee arthroplasty，TKA)术后最难治疗的并发症之一。虽然经过多年的努力，其发生率也始终徘徊在1%～2%。由于膝关节位置表浅，周围肌肉软组织覆盖少，治疗方案相对困难。因此，如何更加合理有效的治疗全膝关节置换术后感染是骨科医生亟待解决的一个难题。

一、流 行 病 学

假体周围感染发生率在各国甚至各地区间报道都有很大不同，其感染致病菌也有所区别。在美国1997—2006年统计的数据发现接受择期TKA的65岁以上老年患者中，术后出现PJI的比例为1.55%，目前已稳定于0.46%；美国全国住院患者数据库显示，从1990—2004年，TKA术后出现PJI的总比例增长了2倍(表31-1)。且

PJI的累计病例数逐年增长5%。澳大利亚国家关节注册系统报道表明感染是膝关节翻修手术的第2常见原因，感染发生率为0.64%。PJI的致病菌呈多样性分布，美国及澳大利亚以金黄色葡萄球菌多见，而英国等欧洲国家数据显示以凝固酶阴性的葡萄球菌为主。

导致感染的危险因素包括术前关节假体选择不当、类风湿关节炎、免疫缺陷或糖尿病、术中血糖控制不佳、营养状况差、银屑病、长期导尿、高龄、循环障碍等。此外，较高的麻醉评分、病态肥胖、双侧关节置换、膝关节置换、异体输血、术后房颤、心肌梗死、尿路感染、住院时间较长、二次手术或手术时间较长的患者，也易引起PJI。

二、诊 断

截至目前膝关节假体周围感染的定义还未统一。肌肉骨骼感染学会(Musculoskeletal Infection Society，MSIS)提出了PJI的定义并受到广泛认同(表31-

表 31-1 美国全国住院患者数据库中 1990—2004 年假体周围感染的发生率

	初次手术	翻修手术	总和
年份	1990—2004	1990—2004	1990—2004
全膝关节 PJI	0.05%～0.18%	3.31%～8.01%	0.66%～1.23%

第四部分　膝关节置换术并发症的处理

2）。只要满足 2 项主要标准中的 1 项或 6 项次要标准中的 4 项，即可认为存在感染。美国骨科医师协会（American Academy of Orthopaedic Surgeons，AAOS）所采用的关于假体周围感染的诊断标准，它适用于进行人工关节置换术后出现疼痛或者失败的患者（图 31-1）。然而，临床上有些假体周围感染可能达不到以上标准，尤其是那些低毒力的细菌感染病例（如丙酸杆菌）。关节液白细胞酯酶试验可以作为快速诊断方法，或者在术中使用尿分析试纸进行测定。在血液学检查中可以使用离心法

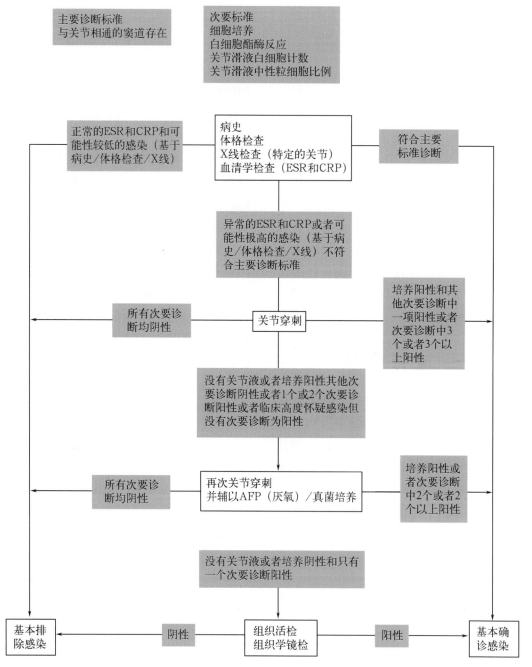

图 31-1　AAOS 对 PJI 诊断标准

表 31-2　MSIS 对 PJI 的定义

主要诊断

独立的两处假体周围组织培养可见病原菌
存在渗液的窦道

次要诊断

红细胞沉降率和 C 反应蛋白升高
关节液白细胞计数升高
关节液中性粒细胞百分比升高
关节内可见脓液
假体周围组织病理检查提示中性粒细胞增加
单次的假体周围组织培养阳性

保证白细胞酯酶比色试验的准确性。细菌培养时间应在 5 ～ 14d，而对于那些怀疑低毒力细菌的假体周围感染或者术前培养阴性但是临床高度认为是假体周围感染的病例（培养阴性而怀疑假体周围感染）细菌培养需要保留 14d 或者更长。培养标本应该留取 3 份以上，并应该从不同的部位留取，尤其是在假体接触的界面。同时，对于所有怀疑假体周围感染的病例都应该进行普通 X 线平片检查。MRI、CT 和核素扫描对于诊断假体周围感染并没有直接帮助，但有助于找出关节疼痛或者失败的原因。

三、治疗方案

对于关节置换术后感染的治疗主要有以下几个方面：抗生素治疗，保留假体清创，去除假体清创（一期翻修、二期翻修）等。目前，较为流行的做法是参考 Tsukayama 感染分类法确定治疗方案（表31-3）。Tsukayama 分类法将人工关节假体周围深部感染分成 4 类：① Ⅰ 型，仅术中标本培养阳性（缺乏其他直接证据）；② Ⅱ型，术后早期感染（发生于术后 1 个月以内）；③ Ⅲ 型，急性血源性感染（假体功能良好）；④ Ⅳ 型，术后晚期慢性感染（手术 1 个月以后发病，并呈隐匿发病）。这种感染分类法较好地将发病时间和感染病因进行了综合考虑，临床判断容易并能有效的指导治疗，是一种实用的分类方法。根据这一方法，Tsukayama 制定了相应的治疗策略：术中培养阳性患者术后静脉应用抗生素 6 周；术后早期感染行清创治疗；术后晚期感染行二期翻修置换；急性血源性感染行清创治疗。Tsukayama 报道采用这种治疗策略，4 种类型的感染分别取得了90%、71%、85%、50% 的治疗成功率。

但最终的治疗方案选择还需要根据病原体的毒力、伤口情况及周围软组织条件、患者的一般情况等因素才能确定。

（一）单纯抗生素治疗

清除 PJI 最好的方法是通过手术去除感染组织，在取出或保留假体的同时给予足够剂量和时长的抗生素。单纯使用抗生素只能压制细菌发展而无法彻底根除假体周围深部感染，治疗效果不佳。若患者全身情况可耐受，应即刻行手术彻底清创。

表 31-3　Tsukayama 感染分类法

	Ⅰ 型	Ⅱ 型	Ⅲ 型	Ⅳ 型
时间定义	术中培养阳性 2 个以上标本（含 2 个）培养阳性	术后早期 感染于术后 1 个月以内发生	急性血源性播散 功能良好的关节突发血源播散的感染	晚期慢性感染 手术 1 个月以后发生
治疗	静脉应用抗生素	清创保留假体	清创保留假体	取出假体、清创、二期置换

此种方法的适应证：患者自身情况无法耐受手术或拒绝手术治疗；低毒性细菌感染；病原菌对抗生素敏感；长期口服抗生素治疗有良好的耐受性，对人体毒副作用小；假体无松动；体内其他部位无关节假体存在。在全世界范围内，葡萄球菌属是最为常见致病菌，占 PJI 的 50%～65%。耐甲氧西林金黄色葡萄球菌感染主要包括社区获得性和医院获得性两种。其中，社区获得性感染对 β-内酰胺类抗生素、红霉素、喹诺酮类药物更为敏感。耐甲氧西林金黄色葡萄球菌感染仅采用单纯清创和更换聚乙烯衬垫失败率高达 63%，即使二期翻修失败率也高达 25%。

（二）冲洗清创、滑膜切除术，更换假体衬垫

以往，冲洗清创和更换假体衬垫常作为术后急性血源性 PJI 的推荐方法，其理论依据为发病早期时生物膜未形成，易于清创及可通过更换衬垫的方法清除感染，从而保留假体。术中清创去除血肿、彻底清除感染病变的组织、切除滑膜，更换衬垫，大量脉冲冲洗但保留假体。术后应用敏感抗生素 2～6 周。临床症状出现的时间是作为早期清创而保留假体或是假体取出术的指导依据。多数临床研究证明清创术要在出现症状后 4 周内及早进行，一些临床证据表明也许在 2 周内进行清创术效果更好，这可能与生物膜形成时间有关。Costeroton 等研究表明生物膜是一种微生物细胞的聚合体，可与某一表面或彼此之间黏附并包裹在可以自我产生的聚合物基质中。生物膜中细菌和单细胞细菌及浮游细菌特性有显著不同。细菌污染后在假体材料表面一般 3 周左右形成不可逆生物膜，生物膜形成后使得细菌即使在抗生素治疗

这样的不适宜其生长的环境下也可存活。不同菌株与假体材料生物膜附着强度不同，金黄色葡萄球菌更易在金属表面附着，而表皮葡萄球菌更易与高分子聚合物发生黏附。生物膜成熟后脱落则会引起感染灶转移。因此，清创保留假体的方法并不适用于治疗晚期、慢性感染。Sherrell 等对既往文献进行了系统回顾性研究表明，冲洗清创平均失败率为 68%（61%～82%）。而冲洗清创的效果和感染症状及距离膝关节置换手术的时间有关。清创保留假体适应证：①感染症状、体征持续时间在 3 周以内；②无假体松动或感染的影像学改变；③软组织条件尚好，无大量瘢痕及窦道形成；④病原体对药物敏感。

（三）一期翻修

一期翻修是指在同一次手术中取出感染的关节假体及所有异物，彻底清创，并再次置入新的假体。一期翻修可以减少并发症、改善术后功能、降低治疗费用。但是一期翻修感染率明显高于二期翻修。Oussedik 等描述了适合接收一期翻修的病例选择标准（表 31-4），且这些患者在术后 7 年随访时未见感染复发。

（四）二期翻修

二期人工关节翻修手术最早出现在 20 世纪 70 年代后期，是指首次手术取出所有异物，彻底清创，经过一定间隔时间后，第二次手术置入新的假体。Insall 等报道，认为，这种治疗方法对 PJI 治疗有确切疗效。二期翻修是目前推崇和应用最广泛的方法，若采用非骨水泥型假体和抗生素骨复合物的成功率可达 90%。在二期手术之间可采用带抗生素的骨水泥链珠或临时间隔体，其可增加关节稳定性、防止关节挛

表31-4 一期翻修治疗假体周围感染的指征

一期或二期翻修的指征

一期翻修
软组织情况良好
骨缺损较少且不影响股骨侧的骨水泥重建，致病菌和药敏结果明确

二期翻修
除一期翻修的其他影响因素

其他需要考虑的影响因素

类别	影响因素
致病菌因素	多重耐药菌 MRSA/MRSE
	多重细菌感染
	少见的共生菌
	少见的耐药性
	致病菌不明确
患者因素	免疫抑制
	共存的感染灶
	全身性疾病
	再发的感染
局部因素	明确的骨缺损
	骨水泥重建
	软组织条件明显欠佳
	周围血管疾病

MRSA. 耐甲氧西林金黄色葡萄球菌；MRSE. 耐甲氧西林表皮葡萄球菌

缩、局部有效释放抗生素、简化了二次假体的手术过程。在二期置入人工关节之前必须明确PJI是否已经成功清除。通常情况下，患者会接收6周的肠外敏感抗生素治疗，并在使用占位器的同时行关节穿刺。再次置入人工关节之前无须停用预防性抗生素，且再次置入人工关节术中应至少取3个样本进行培养。二期置换的手术适应证：①晚期慢性人工全膝关节置换术后感染，周围软组织条件尚可，伸膝装置未受损；②未及时处理的术后早期深部或急性血源性感染（超过4周）；③病原体对药物敏感；④医疗条件能满足需要；⑤能耐受多次手术。

（赵　然　李子剑）

主要参考文献

[1] Kurtz SM, et al.Prosthetic joint infection risk after TKA in the Medicare population.Clin OrthopRelat Res, 2010.468(1):52-56.

[2] Insall JN, FM Thompson, BD Brause.Two-stage reimplantation for the salvage of infected total knee arthroplasty.J Bone Joint Surg Am, 1983, 65(8):1087-1098.

[3] Fulkerson E, et al.Antibiotic susceptibility of bacteria infecting total joint arthroplasty sites. J Bone Joint Surg Am, 2006, 88(6):1231-1237.

[4] Phillips JE, et al.The incidence of deep prosthetic infections in a specialist orthopaedic hospital:a 15-year prospective survey.J Bone Joint Surg Br, 2006, 88(7):943-948.

[5] Esposito S, et al.Italian guidelines for the diagnosis and infectious disease management of osteomyelitis and prosthetic joint infections in adults.Infection, 2009, 37(6):478-496.

[6] Pulido L, et al.Periprosthetic joint infection:the incidence, timing, and predisposing factors. Clin Orthop Relat Res, 2008, 466(7):1710-1715.

[7] Parvizi J, et al.New definition for periprosthetic joint infection:from the Workgroup of the Musculoskeletal Infection Society.Clin Orthop Relat Res, 2011, 469(11):2992-2994.

[8] Berbari E, et al.Inflammatory blood laboratory levels as markers of prosthetic joint infection:a systematic review and meta-analysis.J Bone Joint Surg Am, 2010, 92(11):2102-2109.

[9] Cipriano CA, et al.Serum and synovial fluid analysis for diagnosing chronic periprosthetic infection in patients with inflammatory arthritis.J Bone Joint Surg Am, 2012, 94(7):594-600.

[10] Butler-Wu SM, et al.Optimization of periprosthetic culture for diagnosis of Propionibacterium acnes prosthetic joint infection.J Clin Microbiol, 2011, 49(7):2490-2495.

[11] Atkins BL, et al.Prospective evaluation of criteria for microbiological diagnosis of prosthetic-joint infection at revision arthroplasty.The OSIRIS Collaborative Study Group.J Clin

第
四
部
分

膝
关
节
置
换
术
并
发
症
的
处
理

Microbiol, 1998, 36(10):2932-2939.

[12] Kobayashi N, et al.Simultaneous intraoperative detection of methicillin-resistant Staphylococcus and pan-bacterial infection during revision surgery:use of simple DNA release by ultrasonication and real-time polymerase chain reaction.J Bone Joint Surg Am, 2009, 91(12):2896-2902.

[13] Zimmerli W, A Trampuz, PE Ochsner.Prosthetic-joint infections.N Engl J Med, 2004, 351(16):1645-1654.

[14] Rao N, et al.Long-term suppression of infection in total joint arthroplasty.Clin Orthop Relat Res, 2003(414):55-60.

[15] Segreti J, JA Nelson, GM Trenholme.Prolonged suppressive antibiotic therapy for infected orthopedic prostheses.Clin Infect Dis, 1998, 27(4):711-713.

[16] Del Pozo JL, R Patel.Clinical practice.Infection associated with prosthetic joints.N Engl J Med, 2009, 361(8):787-794.

[17] Patel A, et al.Methicillin-resistant Staphylococcus aureus in orthopaedic surgery.J Bone Joint Surg Br, 2008, 90(11):1401-1406.

[18] Parvizi J, et al.Periprosthetic infection due to resistant staphylococci:serious problems on the horizon.Clin Orthop Relat Res, 2009, 467(7):1732-1739.

[19] Hartman MB, et al.Periprosthetic knee sepsis. The role of irrigation and debridement.Clin Orthop Relat Res, 1991(273):113-118.

[20] Silva M, R Tharani, TP Schmalzried.Results of direct exchange or debridement of the infected total knee arthroplasty.Clin Orthop Relat Res, 2002(404):125-131.

[21] Costerton JW, et al.Microbial biofilms.Annu Rev Microbiol, 1995, 49:711-745.

[22] Shirtliff ME, JT Mader, AK Camper.Molecular interactions in biofilms.Chem Biol, 2002, 9(8):859-871.

[23] Gristina AG.Biomaterial-centered infection: microbial adhesion versus tissue integration. Science, 1987, 237(4822):1588-1595.

[24] Gracia E, et al.Adherence of Staphylococcus aureus slime-producing strain variants to biomaterials used in orthopaedic surgery.Int Orthop, 1997, 21(1):46-51.

[25] Sherrell JC, et al.The Chitranjan Ranawat Award:fate of two-stage reimplantation after failed irrigation and debridement for periprosthetic knee infection.Clin Orthop Relat Res, 2011, 469(1):18-25.

[26] Crockarell JR, et al.Treatment of infection with debridement and retention of the components following hip arthroplasty.J Bone Joint Surg Am, 1998, 80(9):1306-1313.

[27] Waagsbo B, et al.Treatment results with debridement and retention of infected hip prostheses.Scand J Infect Dis, 2009, 41(8):563-568.

[28] Oussedik SI, MB Dodd, FS Haddad.Outcomes of revision total hip replacement for infection after grading according to a standard protocol. J Bone Joint Surg Br, 2010, 92(9):1222-1226.

[29] Langlais F.Can we improve the results of revision arthroplasty for infected total hip replacement? J Bone Joint Surg Br, 2003, 85(5):637-640.

[30] Hofmann AA, et al.Treatment of infected total knee arthroplasty using an articulating spacer:2- to 12-year experience.Clin Orthop Relat Res, 2005(430):125-131.

[31] Ghanem E, et al.Perioperative antibiotics should not be withheld in proven cases of periprosthetic infection.Clin Orthop Relat Res, 2007, 461:44-47.

[32] 曹力.人工全膝关节置换术后假体周围感染的处理.中华医学会第十三届骨科学术会议暨第六届 COA 国际学术会议论文集, 2011:129-134.

[33] Spangehl MJ, Masri BA, O'Connell JX, et al. Prospective analysis of preoperative and intraoperative investigations for the diagnosis of infection at the sites of two hundred and two revision total hip arthroplasties.J Bone Joint Surg Am, 1999, 81(5):672.

[34] Ghanem E, Antoci V, Pulido L, et al.The use of receiver operating characteristics analysis

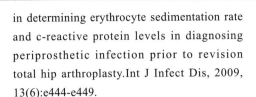

in determining erythrocyte sedimentation rate and c-reactive protein levels in diagnosing periprosthetic infection prior to revision total hip arthroplasty.Int J Infect Dis, 2009, 13(6):e444-e449.

[35] Johnson AJ, Zywiel MG, Stroh A, et al.Serological markers can lead to false negative diagnoses of periprosthetic infections following total knee arthroplasty.Int Orthop, 2010, 35(11):1621-1626.

[36] Rasouli MR, Harandi AA, Adeli B, et al. Revision total knee arthroplasty:infection should be ruled out in all cases.J Arthroplasty, 2012, 27(6):1239-1243.e1-2.

[37] Greidanus NV, Masri BA, Garbuz DS, et al. Use of erythrocyte sedimentation rate and C-reactive protein level to diagnose infection before revision total knee arthroplasty.A prospective evaluation.J Bone Joint Surg Am, 2007, 89:1409.

[38] Squire MW, Della Valle CJ, Parvizi J, et al. Preoperative diagnosis of periprosthetic joint infection:role of aspiration.AJR Am J Roentgenol, 2011, 196(4):875-879.

[39] Bedair H, Ting N, Jacovides C, et al.The Mark Coventry Award:diagnosis of early postoperative TKA infection using synovial fluid analysis.Clin Orthop Relat Res, 2011, 469(1):34-40.

[40] Schinsky MF, Della Valle CJ, Sporer SM, et al.Perioperative testing for joint infection in patients undergoing revision total hip arthroplasty.J Bone Joint Surg Am, 2008, 90(9):1869-1875.

[41] Trampuz A, Hanssen AD, Osmon DR, et al. Synovial fluid leukocyte count and differential for the diagnosis of prosthetic knee infection. Am J Med, 2004, 117(8):556-562.

[42] Ghanem E, Parvizi J, Burnett RS, et al.Cell count and differential of aspirated fluid in the diagnosis of infection at the site of total knee arthroplasty.J Bone Joint Surg Am, 2008, 90(8):1637.

[43] Parvizi J, Jacovides C, Zmistowski B, et al.

Definition of periprosthetic joint infection:is there a consensus? Clin Orthop Relat Res, 2011, 469(11):3022-3030.

[44] Cipriano CA, Brown NM, Michael AM, et al.Serum and synovial fluid analysisfor diagnosing chronic periprosthetic infection in patients with inflammatory arthritis.J Bone Joint Surg Am, 2012, 94(7):594-600.

[45] Ghanem E, Houssock C, Pulido L, et al. Determining "true" leukocytosis in bloody joint aspiration.J Arthroplasty, 2008, 23(2):182-187.

[46] Wyles CC, Larson DR, Houdek MT, et al. Utility of synovial fluid aspirations in failed metal-on-metal total hip arthroplasty.J Arthroplasty, 2013, 28(5):818-823.

[47] Parvizi J, Jacovides C, Antoci V, et al.Diagnosis of periprosthetic joint infection:the utility of a simple yet unappreciated enzyme.J Bone Joint Surg Am, 2011, 93(24):2242-2248.

[48] Aggarwal VK, Tischler E, Ghanem E, et al. Leukocyte esterase from synovial fluid aspirate:a technical note.J Arthroplasty, 2013, 28(1):193-195.

[49] Lachiewicz PF, Rogers GD, Thomason HC. Aspiration of the hip joint before revision total hip arthroplasty.clinical and laboratory factors influencing attainment of a positive culture.J Bone Joint Surg Am, 1996, 78(5):749.

[50] Spangehl MJ, Younger AS, Masri BA, et al. Diagnosis of infection following total hip arthroplasty.Instr Course Lect, 1998, 47:285-295.

[51] Larsen LH, Lange J, Xu Y, et al.Optimizing culture methods for diagnosis of prosthetic joint infections:a summary of modifications and improvements reported since 1995.J Med Microbiol, 2012, 61(3):309-316.

[52] Atkins BL, Athanasou N, Deeks JJ, et al. Prospective evaluation of criteria for microbiological diagnosis of prosthetic-joint infection at revision arthroplasty.J Clin Microbiol, 1998, 36(10):2932.